Hayykitap - 237
Hayat Güzeldir - 34

Yemezler!
Dr. Yavuz Dizdar

Editör: Şiirsel Taş
Kapak tasarımı: Mükremin Seçim
Sayfa Tasarımı: Turgut Kasay

ISBN: 978-605-5181-45-1
1. Baskı: İstanbul, Kasım 2013

Baskı: Yıkılmazlar Basım Yay.
Prom. ve Kağıt San. Tic. Ltd. Şti.
Evren Mah. Gülbahar Cad. No: 62/C
Güneşli - İstanbul
Sertifika No: 11965
Tel: 0212 630 64 73

Hayykitap
Zeytinoğlu Cad. Şehit Erdoğan İban Sk.
No: 36 Akatlar Beşiktaş 34335 İstanbul
Tel: 0212 352 00 50 Faks: 0212 352 00 51
info@hayykitap.com
www.hayykitap.com

Yemezler!

Dr. Yavuz Dizdar

Dr. Yavuz Dizdar

1964'te İstanbul'da doğdu. İstanbul Erkek Lisesi'ndeki orta eğitimini 1982'de; İstanbul Üniversitesi İstanbul Tıp Fakültesi'ndeki eğitimini 1988'de tamamladı. Tıp eğitiminin ardından, o yıllarda Siirt'e bağlı olan Batman'da yaklaşık bir yıl mecburi hizmet yaptı. 1989-1992 yıllarında İstanbul Tıp Fakültesi Farmakoloji Anabilim Dalı'nda ilaç bilimi üzerine, 1992-1996 yıllarında Radyasyon Onkolojisi Anabilim Dalı'nda kanser üzerine uzmanlık eğitimini tamamladı. Bu eğitimlerinin yanı sıra İstanbul Üniversitesi Onkoloji Enstitüsü'nde kanser biyolojisi ve immünolojisi doktorası unvanını aldı. Halen aynı enstitüde radyasyon onkolojisi uzmanı olarak çalışmaktadır.

Tıbbi çalışmalarına paralel olarak 1994'ten bu yana Dünya Gazetesi'nde sağlık ekonomisi ve politikası konusunda yazılar yazmaktadır. İstanbul Üniversitesi'ne ve üniversite eğitimine yönelik yazılarının yer aldığı Fakülte dergisi 2008 yılından beri yayın hayatındadır. Bireysel çalışmalarının amacı bilimde yeni düşüncenin desteklenmesidir. Faaliyetlerinin bütünü "hakkaniyetli, bağımsız ve sürdürülebilir bir yaşam" başlığı altında özetlenebilir.

Çocukluğuma...

İçindekiler

Okura not: Bu kitabın hazırlık aşamasında gözettiğimiz başlıca amaç, bilimsel verileri olabildiğince anlaşılabilir kılmaktı. Yine de anlatım yer yer fazla teknik gelebilir. Okurdan beklentimiz, böyle bölümlerle karşılaştığında yılmayıp, sabır göstererek kitabın bütününü okumasıdır. Her türlü eleştiri ve yeterince açık olmadığı düşünülen bölümlerle ilgili geribildirim bu metnin giderek daha anlaşılabilir hale gelmesini sağlayacak, daha geniş bir paylaşıma imkân tanıyacaktır. Yazarla **yavuz.dizdar@gmail.com** adresinden iletişime geçebilirsiniz.

Giriş:

Batı akademisine "beslenme temelinde" samimi bir eleştiri

Khirim Ghore'un aziz anısına...

Nullius in verba

Ac ne forte roges quo me duce, quo Lare tuter;
nullius addictus iurare in verba magistri,
quo me cumque rapit tempestas, deferor hospes.

Bana hangi önderi, hangi üstadı, hangi fikir akımını
izlediğimi soracak olursanız,
derim ki, ben kendimi hiçbir ustanın sözüne, düsturuna,
hazır reçetesine bağlı olmadan fırtınaya bırakmışım.

Horatius (1. mektup)

İnsanlar dahil bütün canlılar bir şekilde beslenmek zorundadır, çünkü beslenmek yaşamın sağlıklı sürdürülmesinin temel koşuludur. Bu kitabın yazılmasındaki ana neden, gıda kaynaklarımızın biz fark etmeden geçirdiği derin değişikliktir. "Uzun ömürlü gıda" kavramı çerçevesinde UHT kutu süt, ekşimeyen yoğurt, ayranla ve kokuşmayan sosis ile başlayan bu değişiklikler silsilesi aslında "akıl tutulmasının" hazin bir öyküsüdür. Tavuk olduğunu zannederek aldığımız "kırk beş günde" büyütülüp yirmi dakika haşlamayla dağılan piliçler karşısında akademinin sunduğu "bunlar körpe" açıklaması da aynı akıl tutulmasının bir başka yüzüdür. Kitap gıdadaki bu değişikliklerin ve biyolojinin sınırlarını aşan üretim yönteminin nasıl gerçekleştiğini anlamaya yönelik araştırmaların ışığında ortaya çıkmıştır. Bir gıdanın olması gerekenden çok uzun süre dayanması, farklı bir şekilde bozulması, daha kısa sürede pişmesi; hayvanın çok kısa sürede büyümesi, olağandan çok daha fazla ürün vermesi, bitkinin genetiğiyle oynanması ve bütün bunların olası biyolojik sonuçları kolay açıklanabilir kavramlar değildir. Gıdanın endüstrileşmesi Batı'da yaklaşık yüz yıl içerisinde gerçekleştiğinden, bugün alışverişin bütünüyle marketlerden yapıldığı metropollerde gıdanın doğal özelliklerini hatırlayan hiç kimse kalmamıştır. Bizim ülkemizdeki derin değişiklik ise son 30 yıla sığdırılmıştır. Çünkü muz cumhuriyetlerine layık bir darbe, sadece insanları süpürmekle kalmaz, emperyalist bir akademik işgalin de kapılarını açar. Nitekim Cumhuriyet'in ilk kuşağı idealisttir, ama üçüncü kuşak haris çıkar. Okusunlar diye gönderildikleri Batı'ya "imrenirler", dünya algılarını sadece daha çok kazanmak çerçevesinde biçimlendirirler.

Bir süre önce "Tıp Bu Değil" adlı kitaba bir bölüm yazmam istendi. O kitapta ve takip eden ikincisinde ortaya konan görüşler, tıp mesleğinin bugün içine düştüğü durumu dile getiren ilk ciddi eleştirilerdi, ancak daha çok "tıbba sosyalist bakış açısı" olarak algılandılar. Oysa bir sorunla karşılaştığınızda bilginiz yeterli değilse, dünya görüşünüz çerçevesinde irdelemeniz durumu kurtarmaz. Üstüne üstlük günümüzde sadece tıp değil, bütün bilim alanları "aşırı uzmanlaşma" çıkmazına girmiştir ve yeni düşünceye erişim şansları kısıtlıdır. Zira birbiriyle ilişkisiz sanılan çoğu durum, bir bütün içerisinde incelediğinizde çok güzel örtüşür hale gelir. Böyle bir düşünce sistematiğinde bugüne dek hiç sorgulanmamış, sorgulanmış ama unutulmuş ya da bir daha hatırlanmamış "yeni" bilgilerin ipuçlarını rahatlıkla bulabilirsiniz. Gıda üretimi ve işlenmesinde kasıtlı ya da sehven başarılmış bu değişiklikler, canlı sistemin çalışma prensiplerine ilişkin çok önemli detayları da aslında içerisinde barındırır. Bilimsel makalelerin "yöntem" ve "bulgular" kısmı, çalışmanın bütününü araştırmacının amacı ve bulguların yorumundan bağımsız da irdeleyebilmenize olanak sağlar. Bu kitabın oluşturulması sürecindeki okumaların en önemli getirisi de aslında bu olmuştur, doğanın ve varoluşun mantığına ilişkin bambaşka anlamlar sunmuştur.

Ancak anlama vakıf olmak isteyen birinin yolu ilimden geçmek zorundadır. Batı bilimi uzmanlığı diplomayla bir tuttuğundan, o alanda diploması olmayan kimseyi uzman saymaz, konu hakkında görüş bildirmesini bile "bilgi kirliliği" diyerek eleştirir. Oysa diploma uzmanlığın sadece belgesidir, kişi bilmiyorsa zaten hiçbir şey olmaz. Bugün "âlim" diye anılanlar aslında birden fazla alanda çalışmış diplomasız kişilerdir. Vardığımız noktada ise Batı'nın kurallar zemininde kurduğu "düzen" (Batı akademisi, her iki anlamda) hâkim hale gelmiştir. Paraya endekslenmiş bir dünya algısı bırakın ilmi, bilimsel gelişimi bile asla besleyemez. "Bilim zeminine dayandırıyoruz" diye kurdukları "düzen" ne bir uygarlık efsanesi ne de bilim sevgisidir; olsa olsa Ar-Ge ve patent zırhına büründürdükleri mezalimin güzellemesidir. Ancak süreç bununla kalmaz, endüstrileşme döneminde akademi endüstriyle işbirliğine girer ve kapital düzenleyici otoriteyi kontrol altına almak amacıyla kendi akademisini de kurar hale gelir. Bugüne gelindiğinde ABD'de FDA, Avrupa'da EFSA gibi kurumlar artık tamamen endüstrinin danışmanlarının ya da bizatihi eski yöneticilerinin yönetimindedir. Kapitalin gücünü kendi yarattıkları kâğıttan kulelerin bilim safsatasına bulayıp "müktesebat" derler, steril endüstrinin uzun ömürlü şifasız gıdalarını bizlere yedirirler.

Yöntem konusunda açıklama

Hangi konuda bir meslek icra ediyor olursanız olun, karşınıza yeni bir sorun çıktığında, bunu "yeni" olarak niteleyebilmek için yeterli bilgi ve deneyime sahip olup olmadığınızı sorgulamak başlangıç aşamasıdır. Sorunun "yeni" olduğundan eminseniz, biliniz ki bunu o konuda yazılmış diğer bilgileri kullanarak çözemezsiniz. Bizim bu kitapla sizlere sunmaya çalıştığımız bakış açısı "doğanın bir mantığı var mı?" sorusunun cevabını aramaya yöneliktir. Çünkü işin içine mantık girdiğinde, buradan elde ettiğiniz ipuçlarını takip ederek henüz bilmediğiniz başka şeyleri de öngörmeye başlarsınız. Bu bilinmeyenlerden, oluşturmaya başladığınız mantığı sınama şansını elde edebilirsiniz. Aslında var olup da, sizin dağarcığınızda yer almayan bilgileri edinerek öğrendikleriniz, oluşturduğunuz mantığı hâlâ destekliyorsa, o zaman kurgunuz doğru demektir. Böylelikle açtığınız yeni patikada, önceki bildiklerinizi yeni bakış açısına göre okuyup tasnif etmeye başlarsınız. Yapmanız gereken kendi alanınızın dışına çıkıp komşu alanlarda benzer bir meselenin olup olmadığını gözden geçirmektir.

Doğanın mantığı konusundaki bu yaklaşımın en güzel yanı ise size aradığınız şeyi daha kolay bulma imkânını vermesidir. Beslenme-sağlık ilişkisi gibi kavramlar da belli bir sistematik üzerine kuruludur. Bugün için tıp aslında duraklama devrini de tamamlamış, öğretisini bilişim ve teknolojiye yükleyerek gerileme devrine geçmiştir. Mevcut çığ gibi büyüyen bilgi birikimini dikkate aldığınızda, duraklaması için aslında hiçbir gerekçe yoktur. Önemli olan, "disiplinler arası" bilgileri birleştirmeye başlamaktır. O nedenle, bu kitap Batı akademisine samimi bir eleştirinin ötesinde, hamisi olduğu bilim ve tıp kurgusuna da Doğu'nun gözüyle bir düzeltme amacı taşımaktadır. Okuyucu konuyu beslenme paradigmasıyla kısıtlı tutmamalıdır.

Bu kitapta anlatılan ana kavramlar yazılı ve görsel medyada tartışılmıştır. Eleştirilerin hedefinde olan gıda endüstrileri konuyu tartışmaktan asla kaçınmamış, imkânlar ve talep doğrultusunda üretim değişikliğine gitmiştir. Zaman zaman görüş alışverişinde bulunduğumuz Gıda Tarım ve Hayvancılık Bakanlığı ise denetim ve önlemlerini artırmıştır. Buna karşılık başta tıp olmak üzere, konuyla ilgili akademilerden hiçbir bilimsel iletişim talebi gelmemiştir. Kendini bilim erbabı olarak görenler yeniyi öğrenmek için en ufak bir çaba bile göstermiyorlarsa, bunun adı en hafif nitelendirmeyle "merak eksikliği, bağnazlık ya da öğrenme özürlülüğüdür". Tartışmadan kaçma ve farklı düşüncelere kapalılık bilimin önündeki "akademik" engeldir. Nitekim bu kitabın yazılmasına neden olan "süt, yoğurt ve piliç sorunları" 20. Ulusal Kanser Kongresi'nin prevantif (koruyucu) onkoloji alanına bildiri olarak gönderilmiş, ama her üçü de reddedilmiştir. Bu nedenle, doğanın, beslenmenin ve hastalıkların anlayabildiğim mantığını doğrudan halkla ve ilgilenen genç beyinlerle paylaşmanın en doğru yaklaşım olacağına inanıyorum; anlaşılan, Hitabe'nin "gençliğe" yazılması da nedensiz değildir.

Nullius in verba'dan Çapa-Dirvana Prensibi'ne

Doktorlar da dahil, bilim insanlarının çoğunun bakış açısı "kabullenmeler" üzerine kurulmuştur. Bu kabullenmelerin önemli bir kısmı öğretilenlerin sorgulanmamasından kaynaklanır. Mevcut bilgileri, duruma uymadıkları halde, "bu zaten böyle" diye okursanız, yeni bir vargıya erişmeniz mümkün olmaz. Hayır, daha farklı düşünür, anlatılanların mevcut gerçeğin açıklanmasında yeterli olmadığından yola çıkarsanız, bu kez anlatılanların bütününü gözden geçirmeniz gerekir. Bu temel ilkeye "*nullius in verba*", "kimsenin sözüne bakmamak" adı verilir; The Royal Society'nin bugün unutulmuş ya da uygulanmayan merkezi felsefesini oluşturur.

Bununla ilintili olarak, bir kavram, yapılan onca araştırmaya rağmen gerçek bir ilerlemeyle karşılık bulamıyorsa ortada sıra dışı bir durum söz konusudur. Bugün tıpta yapılan ve yayımlanan milyonlarca araştırmaya rağmen ne diyabetin ne kanserin gelişim mekanizmalarını, ne de canlı sistemin işleyişini anlamada elle tutulur bir ilerleme sağlanamamıştır. O halde paradigmanın bütününün yeniden gözden geçirilmesi ve gözden kaçmış ortak noktaların bulunması gereklidir. "Yapılan onca araştırmaya rağmen ilerleme sağlanamıyorsa, o zaman paradigmanın kendisi sorgulanır", buna "Çapa-Dirvana Prensibi" adını veriyorum. Prof. Dr. Süleyman Dirvana, İstanbul Tıp Fakültesi'nin son ordinaryüsüydü; 1980 darbesi öncesinde, akademinin duyarsızlığını içine sindiremediğinden Senato'da gerilimli bir tartışma sonrasında 60 yaşında kendi isteğiyle emekliye ayrıldı. Tıpkı zemine erişemeyen çapanın tutunamaması gibi, bilimsel zaaf da olayların açıklanmasında tutunacak zemin bulamadığında tarar. Ona, yüzeyden görünemeyen zemine erişebilecek kadar derine uzanacak bir Çapa gereklidir. Bilimin gerçek anlamda hiçbir gelişim göstermemesine rağmen, duyarsız kalıp "durumu nasıl paraya çevirebilirim" diyen tıp erbabı ya da aklı sütün bir ay dayanmasının, pilicin 45 günde büyümesinin mantıksız olduğunu göremeyecek kadar Batı akademisinin eksenine kapılmış akademisyenler de Çapa-Dirvana Prensibi'ne tabidir.

Kitabın içeriği

Bu kitapta anlatılanlar ve dile getirilen görüşler, Batı akademisinin sunmuş olduğu verilere dayanarak "doğaya ve tıbba yeni yorum" getirmeyi amaçlamaktadır. Kitabın düşünsel arka planı, süt ve yoğurdun artık ekşimediğinden yola çıkan, pilicin 45 günde nasıl kesilebilir boyuta ulaştığı ve neden hızlı piştiği sorularına yanıt arayan, bu okumalardan elde edilen bilgileri tıpla birleştirerek, olabildiğince biyolojinin bütününü irdelemeye çalışan dört yıl içerisinde oluşturulmuştur. Kitapta doğrudan atıfta bulunulan yüzlerce makalenin bütünü okunmuş, gıda ve beslenme dışında kalanlara ise okunmalarına karşılık yer verilmemiştir.

Birinci bölüm, bu kitabın nasıl bir bakış açısıyla yazıldığının anlaşılabilmesi için ilim ve bilim konularında kısa bir tarihçe ve bakış açısı sunmaktadır. İkinci bölümde beslenmenin biyolojik olarak ne anlama geldiğine, üçüncü bölümde ise sindirim sisteminin nasıl çalıştığına değinilmektedir. Dördüncü bölüm beslenmenin neden gelenek üzerine kurulu olması gerektiğini açıklamakta, bunu izleyen beşinci bölüm ise gıdanın endüstrileşmesi ve hastalıklar arasındaki bilinen ilişkileri dile getirmektedir, genetiği değiştirilmiş organizmalar da (GDO) bu başlık altında tartışılmaktadır. Altıncı bölüm gıdanın endüstrileşmesinin hangi süreç içerisinde geliştiğini anlatmakta, bu uygulamaların ülkemiz için özellikle önemli olan süt, yoğurt ve ayranda meydana getirdiği değişiklikler yedinci bölümde açıklanmaktadır. Endüstriyel gıdaya raf ömrünü uzatmak amacıyla uygulanan aşırı fiziksel işlemin etkileri sekizinci bölümde tartışılmaktadır. Dokuzuncu bölüm ise et, piliç ve yumurta üretiminin endüstrileşmesinin getirdiği sakıncalara gerekçeleriyle birlikte yer vermektedir. Onuncu bölüm şeker ve hastalık ilişkisine dair verileri sunmakta, on birinci bölüm ise tarım ilaçlarının kontrolsüz kullanımının ne gibi sonuçlara yol açabileceğini açıklamaktadır. On ikinci bölüm bütün bu değişikliklerin nasıl hasta edebileceğine dair detaylı bir analizi sunar ve mekanizmaları irdeler. Kitabın on üçüncü bölümü olan "Çıkarımlar" biyolojinin ve tıbbın bugün olandan çok daha farklı bir bakış açısıyla yorumlanabileceğini, "varoluşa" ilişkin görüşlerin sanılandan farklı olabileceğini kısaca anlatmaya çalışır, erişilebilen bilgilerin bütününü Batıni (içrek) bakış açısıyla birleştirmeyi hedefler. Sonuncu bölümde ise endüstriyel gıdanın ekonomik boyutuna yer verilmiştir.

Teşekkürler

Bilgilerin irdelenerek bu kitaba aktarılması yaklaşık dört yıllık bir okuma sürecinin ardından gerçekleştirilmiştir. Bana okumayı öğretenlerle bağlantım hiçbir zaman kopmadı. Okuduklarımı anlayabilmem için esas altyapıyı veren İstanbul Erkek Lisesi, İstanbul Üniversitesi ve İstanbul Tıp Fakültesi'ne derin bir şükran borçluyum. Farmakoloji (ilaç bilimi) formasyonumu aldığım Farmakoloji Anabilim Dalı'na Prof. Dr. Yağız Üresin nezdinde, onkoloji ile ilgili bilimsel nosyonum açısından İstanbul Üniversitesi Onkoloji Enstitüsü'ne Prof. Dr. Nijad Bilge nezdinde, Biyokimya Anabilim Dalı'na Prof. Dr. Müjdat Uysal nezdinde, Mikrobiyoloji Anabilim Dalı'na Prof. Dr. Bülent Gürler nezdinde, Anatomi Anabilim Dalı'na Prof. Dr. Kayıhan Şahinoğlu nezdinde ve Cerrahi Tıp Bilimleri'ne Prof. Dr. Ali Akyüz nezdinde teşekkür ederim.

Gıda ile ilgili okumalarım sürecinde gıda endüstrisinden sadece çok değerli bilgiler değil, samimi dostluklar da edindim. Zaman zaman hararetli tartışmalara tanık olsanız da, çalışma "şevkimi" güçlendirdikleri ve ufkumu genişlettikleri için Şeker Kurumu'na Başkan Hüsnü Tekin, Biyogüvenlik Kurulu'na Başkan Hakan Yardımcı, Türkiye Gıda ve İçecek Sanayi Dernekleri Federasyonu'na (TGDF) Başkan Şemsi Kopuz, Nişasta ve Glikoz Üreticileri Derneği'ne (NÜD) Başkan Rint Akyüz, Ambalajlı Süt ve Süt Ürünleri Sanayicileri Derneği'ne (ASÜD) Başkan Harun Çallı, Beyaz Et Sanayicileri ve Damızlıkçıları Birliği Derneği'ne (BESD-BİR) Başkan Dr. Sait Koca, Şeker-İş' Sendikası'na Başkan İsa Gök nezdinde teşekkürlerimi sunarım. Bu kitaba konu olan tartışmalar sırasında tanıştığımız Prof. Dr. Selim Çetiner, Prof. Dr. Yaşar Kemal Erdem, Prof. Dr. Ali Esat Karakaya, Dr. Samim Saner bilgilerini aktararak doğrudan ya da dolaylı katkıda bulundular.

Hastalıkların ortaya çıkmasında ve tedavisinde beslenmenin önemini hiç bıkmadan ve cesaretle dile getiren Prof. Dr. Ahmet Aydın, Prof. Dr. Canan Efendigil Karatay, Prof. Dr. Ahmet Rasim Küçükusta, Prof. Dr. Kenan Demirkol ve Prof. Dr. Erkan Topuz anlattıkları ve yazdıklarıyla aslında sadece bilgilendirmekle kalmadılar, bize dayatılan beslenme ve tıp paradigmasının bütünüyle tartışılmasını ve bu kitabın yazılmasını tetiklediler, kendilerine çok şey borçluyum.

Basılı ve görsel medya konunun gündemde tutulması ve toplumda beslenme bilincinin yeniden oluşturulması konusunda üzerine düşen sorumluluğu fazlasıyla yerine getirdi. Onlara ilişkin bir büyük teşekkürü Vatan Gazetesi yazarı Mine Şenocaklı'nın nezdinde sunuyorum.

Anneannemiz Nursan Taş, kitaba gözlemlerini aktararak çok sıra dışı bir katkıda bulundu, kendisine bunun ötesinde, kedilerime kol kanat gerdiği için de ayrıca teşekkür ediyorum. Kızım Okyanus Pera Dizdar, çocukluğunun masum gözlemiyle, piliç konusundaki tartışmaları başlatmakla kalmadı, sonrasında görsel dokümanların hazırlanmasında da desteğini sürdürdü.

Kitabın irdelediği konuların genel çerçevesi DÜNYA Gazetesi'nde yayımlanmış olan yazılarıma dayanılarak oluşturulmuştur. Gazete yönetimi, çoğu ciddi tartışma yaratan bu yazıların yayımlanmasındaki "kamu yararı" sorumluluğunu, DÜNYA'yı kuran merhum Nezih Demirkent'in "Para kazanılır, ama itibar asla satın alınamaz" ilkesi doğrultusunda kusursuz yerine getirmiştir, kendilerine en derin şükranlarımı sunuyorum. Nitekim kitabın yazılmasına neden olan gözlemler, özellikle okuyucular tarafından doğrulanmıştır. Halkın sergilediği bu kararlı tutum, tüketim alışkanlıkları ve piyasa koşullarındaki değişimin de kapısını aralamıştır.

Kitapla ilgili okumalar özellikle Şiirsel Taş ile tartışılmıştır, bunun nedeni biyolojinin ve tıbbın temel ilkeleri konusundaki objektif yetkinliğidir. Aynı gerekçe kitabın editörlüğünü üstlenmesi açısından da geçerlidir, titiz okuması ve değerlendirmeleri olmasaydı kitabın bu haline erişmesi mümkün olmayacaktı, müteşekkirim.

Kediler, köpekler ve aslında cümle âlem, davranışları, anlattıkları, yiyecek konusundaki seçicilikleri, kararlılıkları ve derin dostluklarıyla şükranın ötesinde yoldaş, paydaş ve sırdaştır.

Keyifli okumalar dilerim.

Bölüm 1:

Bilimin endüstrileşme süreci

Ord. Prof. Dr. Süleyman Dirvana'nın değerli anısına...
İlmi ve bilimi ayırt etmenin ötesinde, ufku tarayan yelkenleri olsa bile fakiri fukarayı her zaman kolladığı için.

Gıdanın endüstrileşmeyle içerisine girdiği kısır döngü, genel çerçevede bilimin endüstrileşmesi mantığından fazla ayrıştırılamaz. Tıp, dünyadaki en eski disiplinlerden biridir; ancak günümüze eriştiğinde artık olayları anlamlandırma arayışından tamamen uzaklaştığını görürsünüz. Giderek sağlık ya da hastalıkla ilişkili durumları sadece tanımlar hal alır ve ilişkilendirmeyi de mantıkla değil, matematikle yapmaya başlar. Örneğin; her hastalığın döküntüsü kendine özeldir. Virüslerin kanda serbestçe dolaştığını varsayarsak, döküntülerin neden birbirinden bu kadar farklı biçimlerde ortaya çıktığını açıklamamız gerekir. Çocuk hastalıkları disiplini açısından döküntünün biçimi karakteristik bir klinik bulgudur, ancak dağılımın neden farklı olduğu konusunda kimsenin ayağı yere basan bir teorisi yoktur. İşin daha da garibi, suçiçeği virüsü çocuklarda döküntülü hastalık tablosu yaratırken, erişkinlerde çoğumuzun tanıdığı zonaya neden olur. Zonanın özelliği sinir hatlarını takip etmesidir. Uçuk dediğimiz hastalık ise ya ağız kenarında ya da genital bölgede olur; strese girince çıkar, normale dönünce geçer. Döküntüyle seyreden kızamık, kızamıkçık gibi hastalıkları aşılamanın giderek yaygınlaşması nedeniyle çok daha az görüyoruz. Ancak bu durumların aslında "güzel olan basittir" ilkesiyle pek açıklanabilirliği yoktur.

Geçtiğimiz sene katıldığım, İstanbul Tıp Fakültesi Deontoloji ve Tıp Tarihi Anabilim Dalı'nın Polonya ile ortaklaşa gerçekleştirdiği bir toplantıda "tıbbın romantik dönemi"nden bahsediliyordu. Hiç "tıbbın romantizmi olur mu?" diye sormayın, elbette olur, bu rasyonalizm öncesi dönemdir.[1] Rasyonalizm olayları matematikleştirerek açıklama, o şekilde bir mantığa oturtma eğilimindedir.

1 Moerman D. Medical romanticism and the sources of medical practice. Complement Ther Med 1998; 6:198-202.

Descartes ile ortaya çıkan kartezyen akım, karmaşık olayları en basit parçasından başlayarak bütüne doğru açıklayabileceğini ileri sürer. Oysa nasıl ki kızamığın döküntü biçimi virüsün vücutta bulunmasıyla açıklanamıyorsa, gülün yaprak biçimi de aynı şekilde açıklanamaz. Rasyonalizm biyoloji alanında doruk noktasını DNA (yaklaşık 50 yıl önce) ve genlerin keşfiyle yaşadı (İnsan Genom Projesi de on yıl önce tamamlandı), ama (bana göre) aynı zamanda da sonlandı, çünkü varoluşu açıklamak şöyle dursun, formun gelişimine bile ışık tutamadı.

Desen, onu oluşturan çizgi ve renklerden çok daha farklı bir şeyi anlatır

Romantizm elbette sadece tıp alanında yaşanmadı, bizim daha çok felsefeci-yazar olarak tanıdığımız Goethe, aynı zamanda botanikçiydi.[2] Varoluşun açıklamasına pek soyunamadı ama buradan elde ettiği bilgileri kullanarak duygu uyandırabilecek derinlikte eserler vermeyi başardı. Romantizmin sonlanmasının bir nedeni elbette insanoğlunun olayları mantıksallaştırma-matematikleştirme merakıdır. Ne var ki, yaşayan bir varlığın izlediği yollar besbelli düz mantığa tabi değildir, daha farklı örüntüler izlemektedir. O halde kabul etmeliyiz ki, romantizmin çok iyi tasvir ettiği desen (örüntü, patern) onu oluşturan renk ve çizgilerden farklı bir anlam içermektedir. Rasyonalizmin tıkanma noktası dediğimiz de budur: eldeki teknik imkânlar sayesinde sadece DNA'nın değil, proteinlerin yapıtaşları, nasıl sentezlendikleri de öğrenildi, ancak asla bir çıkarıma gidilemedi. Desenin anlamını nasıl renk ve çizgilerle açıklayamıyorsanız, yaşamı, sağlık ve hastalık durumunu da bunlarla açıklayamıyorsunuz.

Müzik temel olarak yedi nota ve beş ara ses üzerine oturur. Piyanoda da çalsanız, kemanla da verseniz tını farklı, ama ses aynıdır. Bunları sıra ve zaman kavramı içinde kullanarak melodiyi oluşturursunuz. Eseri belli gamlar üzerine kurarsınız, sonunda sizi derinden etkileyen bir müzik ortaya çıkar ve piyanonun tuşlarının ya da kemanın tellerinin ve tınılarının çok ötesinde bir şeyi anlatır. İnsanı derinden etkileyen bir oratoryoyu, bir semaiyi tuş, tel ya da notayla açıklayamazsınız. Peki nedir onlar, neye dokunmaktadır? Üstelik bunu senfoni ile de gerçekleştirebilirsiniz, arabeskle de başarabilirsiniz. Ne anlattığı önemlidir, görkemli konser salonlarında ya da minibüs teyplerinde çalınmalarının polemik yaratmak dışında bir önemi yoktur. Hatta kanımca maharet çok daha "cigerden" giren kaliteli arabeski esas duygusunu kaybettirmeden senfonileştirebilmektir, çok zordur. İfade etmek istediğim de budur, yani içrek olan (Batını,

2 Claben-Bockhoff R. Plant morphology: The historic concepts of Wilhelm Trol, Walter Zimmermann and Agnes Arber. Ann Bot 2001; 88:1153-1172.

ezoterik). Bütün bunları "insan aklı alamaz" diye reddedip kolaya kaçmak da var, başka bir desene oturtup daha kullanışlı sonuçlar elde etmeye çalışmak da.

Burada esas yanıtlamamız gereken soru şudur: Romantik dönemden bu yana, rasyonalizm (ve teknoloji) sayesinde elde edilen bilgilerle daha fazlasını söylemek mümkün mü? Elimizde işe yaramaz bir bilgi kirliliği ve kâğıt çöplüğü mü var, yoksa doğru okumayı başarırsak daha başka bir bakış açısı yakalayabilir miyiz? Sanırım bu mümkün; bıkmadan okursanız, okuduklarınızı başka gözle yorumlarsanız, gözlemin en basit kuralı "benzerlikler üzerinden" düşünürseniz farklı bir yoruma varmanın da mümkün olduğunu görürsünüz. Bu arada, elbette çok hoş tesadüflerle (kısmet mi desem), bambaşka alanlarda (süt, yoğurt, NBŞ, tavuk, GDO vb.) okumaya başladığınızda, sadece yeni dostluklar değil, yeni olasılıklar da geliştirirsiniz. Bir doktor olarak bir gıda mühendisinin bakış açısına sahip değilsiniz, bir veterinerle biraz daha fazla kesişme alanınız var, ama esas onların neler yaptığını ve başardığını okuduğunuzda, tıpta yazılanların bütününü okusanız erişemeyeceğiniz ufuk genişlemesi yaşarsınız. Ana yöntem (ve aynı zamanda ana sorun) "aklı serbest bırakmak". Çünkü en modern donanıma sahip olduğuna inanmış disiplinler bile aklı serbest bırakmakta zorlanıyor, varsayımları koşulsuz kabullenmekle başlıyorlar işe.

Yeni düşünce farklı fikir akımlarının çarpışma hattında ortaya çıkar

İnsan neslinin bugün geldiği yere baktığımızda "uygarlık" adına geliştirdiğimiz her şeyin aslında bir şekilde doğanın taklidi ya da en azından tekrarı olduğunu görürüz. Bu yeteneksiz olduğumuz anlamına gelmez, ancak ister istemez "faydacı" bir yaklaşımı beraberinde getirir. Bana bir zamanlar sorulan soruyu (aslında bir istem) bu kez de ben size yönelteyim. Sorulduğunda içimden ilk geçirdiğim "şimdi nasıl cevaplar üretirim, şaşırır kalırlar" olmuştu. Ancak çok değil, beş dakika içerisinde soruya özgün yanıt verme olasılığının olmadığını anladım, yetersizliğim şaşkınlıkla örtülmüştü, çünkü istem çok basit görünüyordu: "Yeni bir hayvan tasarlayınız." Yeni bir hayvan tasarlamak, gördüm ki, aslında yanıtı olmayan bir istek. Çünkü bu isteği gerçekleştirmeye çalıştığımda elimde kalan hep birkaç farklı hayvanın birleştirilmesinden oluşan bir bileşiğe dönüşüyordu. Benzer örneği daha sonra Leonardo da Vinci'den istenen, düşmanı ürkütmek amaçlı "korkutucu bir kalkan süslemesi" hikâyesinde de okudum. Leonardo bunu gerçekleştirmişti, ama yaptığı yine aslanın pençeleri, kertenkelenin kuyruğu, kartalın kanatları ya da böceğin yüzünün birleştirilmesinden öteye geçememişti. Soru ve çıkarım şuraya varıyor: İnsanın "yeni" olarak ürettiği kavramlar aslında var olanların tekrarından ibarettir, insan yepyeniyi geliştirme anlamında aslında fazlasıyla kısıtlıdır. Peki o halde, gerçekten yeni bir düşüncenin geliştirilebilmesi hiç mi mümkün değil? Bu sorunun yanıtını henüz bulamadım, anladığım, yeni düşüncenin ya da bakış açısının geliştirilmesi ancak eskiden öğrenilmiş olanların tamamen eleştirilmesi ya da yeniden sınanması ile mümkün olabilmektedir. Her şeyi yeni baştan denemeniz mümkün olamayacağına göre, yapmanız gereken biraz içinize kapanıp, önceki mantığı sorgulamanızdır.

Bizim eğitim-öğretim sürecindeki ciddi bir kısıtlılığımız, farklı düşüncelerin aynı kurum içerisinde barınmasına katlanamamamızdan kaynaklanır. Oysa bilimsel gelişme dinamiğini çeşitlilikten alır. Ortamda farklı düşünce akımları olmalı, bu akımlar birbirleriyle fikri ortamda çarpışabilmelidir. Bu çarpışma kendi çapında bir dalga ve fırtına ortamı yaratır. Karşı akımı olmayan bir dalga sahili süpürür geçerken, karşı akımı olan dalga köpüklerin ortaya çıkmasına yol açar. Yeni düşünce bir yerde bu köpükler gibi çarpışma ya da kavuşma hatlarından doğar. Bir tarihte dünyanın en büyük ilaç firmalarından birinin İngiltere'deki Ar-Ge merkezini görme şansım oldu. Merkezin mimarisi, farklı laboratuvarlarda, bambaşka alanlarda çalışan bireylerin kahve alanının ortak olması üzerine kuruluydu. Bu yaklaşımı "parasını ödediğimiz adamın kahve molasında bile suyunu sıkmaya devam edelim" biçiminde algılamayın. Büyük Ar-Ge merkezleri ya da dünyaya yön veren üniversiteler küçük kasabalarda kuruludur. Maksat karşılaşma şansını ve konsantre kalma becerisini artırmaktır. Gerisi öğrencilerin ve çalışanların sorumluluğudur. Bunun bizim de içinden yetiştiğimiz bir başka biçimi yatılı okul kavramıdır. Görüldüğü kadarıyla yatılı okullar seçilerek alınmış öğrencilerin eğitim-öğretim sistemiyle temasının artırılması prensibini dikkate alır.

İlim bilinmeyeni açıklar, endüstriyel bilim işine geleni pazarlar

Akademi de dahil, hemen herkesin karıştırdığı iki kavram var: ilim ve bilim. Kendini aydın kabul edenlerin pek çoğu dahi ilmin eski dil, bilimin ise onun Türkçesi olduğunu zanneder, oysa ilim ve bilim aynı şey değildir. İlim belirtileri değerlendirerek bir çıkarıma varma durumudur, bilim ise bunu bilme halidir. Bir konuyu ilmen öğretmeye kalktığınızda felsefe başta olmak üzere, pek çok disiplini de öğretmeniz gerekir; zaten bu anlamda bakıldığında ilim öğretilemez, çalışarak, bilgi edinilerek, akıl ve hissiyat güçlendirilerek kazanılır. Bilim ise bilmek durumu olduğundan zaten var olan bilgilerin türevlerini araştırır, yeni bir düşünceye varma olasılığı kısıtlıdır. İlim olayların arkasındaki iradenin ne olduğunu anlamaya çalışır, oysa bilimin bu kaygısı geri plandadır, varılan sonuca bir açıklama getirmekte zorlanır, bu durumda sonucun ne olduğuyla yetinir. Sonuç biyolojik olarak "katlanılabilirse" (yani yemekle bir şey olmuyorsa), hele bir de ekonomik olarak üstünlük taşıyorsa, yeni geçerli kural olarak kanunla yerleştirilmeye çalışılır. Bugün konuşulduğu zaman rahatsızlık yaratan pek çok konuyu doğrudan halka anlatmaya çalışmamızın nedeni, aslında kanunla da güvence altına alınmış tabulara dönüştürülmüş olmalarıdır.

İlim tezahür edendeki bilinmeyeni görüp emarelerden çıkarıma gider. Bu durumda dil zaman zaman genel prensiplere dayanarak bilinmeyene gönderme yapar, uhrevi bir özellik de kazanabilir. Örneğin sütün yoğurda ya da peynire dönmesi teknik/bilimsel yanlarının ötesinde henüz bilinmeyenleri de kapsar. Yılın ilk yoğurdunun Hıdrellez'de yağan ilk çiğin üç gün üst üste toplanmasıyla tutturulması sadece gelenek değil, doğanın sıra dışı ve anlaşılamamış ilkbahar uyanışının bir başka tezahürüdür. Zeytin ağacı bir yıl meyve verir, bir yıl vermez. Uhreviden kastım da budur; sofular, mistikler, bilimciler vb. bunu farklı farklı isimlendirir. Ama tanımladıkları şey aynıdır. Bu bakış açısını okura aktarmak kolay olmasa da ek katkı sağlar, aslında pek bir şeyin bilinmediğini de anlatır. Ama bu yolu takip ederseniz sizi yükseltecek, tepeye çıkan patikayı bulursunuz, yoksa dağın yamaçlarındaki kaybolmuşluğunuz sürer gider.

Endüstri ve akademi işbirliği, engizisyon yapısının yeni biçimi

Bugün kulaklarımıza "bilimsel olarak ne kadar ilerlediğimiz" fısıldanmaya çalışılsa da, aslında varlığımızın ve kaynaklarımızın sürdürülebilirliği açısından değil yerimizde saymak, gerilemekteyiz, çünkü yeni bakış açıları geliştirebilmekte çok zorlanıyoruz. Ortaçağda hür düşünceyi kısıtlayan tutucu yaklaşım kilisenin savunduğu dogmalardı. Dünya'ya yönelik düşünceleri nedeniyle Galileo kilise tarafından sapkın olmakla suçlanmıştı. Avrupa bin beş yüz yıl sonrasındaki ikinci aydınlanma hareketini ancak Rönesans'la yaşayabildi. Kaderin bir cilvesi olsa gerek, Rönesans aslında İslam'ın yükseliş döneminin bir tercümesidir. Ne var ki bu aydınlanma hareketi uzun ömürlü olamadı, çünkü endüstri devriminin gerçekleşmesiyle birlikte insana artık "tüketici" olarak ihtiyacı kalan endüstri, kısa süre içerisinde bilimi ele geçirmekte çok fazla zorlanmadı. Bunun adı endüstri-akademi işbirliğiydi. Bugün marka haline geldiği kabul edilen Batı üniversitelerinin çoğunun bilimsel rüştü sahip oldukları patent sayısıyla ölçülür. Halkın doğruyu söylediği konusunda fazlasıyla güvendiği "sözde ulema", endüstriyle koşulsuz ortaklığa girdiğinden beri "bu işbirliğinin çok önemli olduğunu" söylemeye başladı. Akıl tutulmasının doğal sonucudur bu, bilim gerçekliğini yitirdi. Bir mal ya da hizmetin gerekli gereksiz ve sadece kâr amacıyla üretilmesi ile doğanın açıklanması açısından nasıl bir ortak nokta bulduklarını ben hâlâ anlayamadım.

İnsanlığın binlerce yıllık yolculuğunda aydınlanma dönemleri son derece kısıtlıdır. Bilinebilen tarih içerisinde bu ilerlemelerin ilki milattan kısa süre önce Akdeniz çevresinde başlar, İslam'la birlikte Doğu coğrafyasında sürdürülür. İkinci aydınlanma dönemi olan Rönesans ise daha çok Doğu coğrafyasındaki bilgilerin bir tercümesi olarak ortaya çıkar, varlığını dünya savaşlarına dek sürdürür. İki dünya savaşı, bilimin ilerlemesindeki temel kırılma noktalarını da oluşturur. On yedinci yüzyılda başlayan ivmelenme, dünya savaşlarının hâkimiyeti değiştirmesiyle birlikte "Vahşi Batı" kavramının modern versiyonuna dönüşür. Bilgi gerçeklik temeline oturmaktan çıkar, aslında çok fazla şey anlatmayan kâğıt yığınlarına dönüşür. Bugün okuduğum makalelerin hemen hepsi, bir görüş beyan etmek, bunu desteklemek, bir yargıya varmak açısından 1950'lerde yazılmış makalelerden çok daha geride. Görüş yoktur, matematiksel sonuçlar ve bunların dokümantasyonu vardır; her yıl bunlardan milyonlarcası üretilir. Bilimsel araştırmaya yapılan harcamanın yüz milyarlarca dolar olduğunu bildiğinizde, diyabet, astım, kanser gibi hastalıkların önlenmesi ve tedavisinde neden bir yere varılamadığını anlamak mümkün olmaz. Bugün Nobel ödüllerinin bile üçe bölünerek üleştirilmesinin ana gerekçesi budur, ortada büyük buluş adayı kalmadığından, farklı ülkeler dengeli dağıtımla onurlandırılır.

Akademi ile endüstri bu işbirliğinden yeni dogmaları türetmeyi kolaylıkla başarır. Endüstri kâr amaçlı bütün girişimleri için sadık yandaşı olarak akademiyi yeniden formatlar. Akademisyenlere yazdırdığı, yazılmasına destek olduğu, alan açtığı yeni bilim algısının sonucunda "kâğıttan kuleler" kurdurur. Kâğıttan kulelerin yardımıyla kazanılan paralar, gökdelenlerin maliyetini fazlasıyla karşılar, yüksek şehirler inşa ederler. Akademi kendini halktan tamamen soyutlar; doktorlar hastalar için, ziraatçiler çiftçiler için var olduğunu unutur; onları sorunlarını çözüp yol gösterecekleri kişilerden çok, kazanç kapısı olarak algılar hale gelirler. Bu düzenin sürdürülmesine karşı çıkanlar da "yeni sapkınlara" dönüşür. Bir zamanlar kilisenin sapkınlıkla suçladıkları artık onlardır; süte en az işlem uygulanmasının gerçeklik olduğunu, yoğurdun ekşimesi gerektiğini, en doğrusunun hayvanın merada otlaması olduğunu, tavuğun 45 günde 2 kiloya çıkamayacağını ve kongrelerin panayır yerine döndüğünü söyleyenler...

Batı, hamisi olduğu ve hakikatten uzaklaşmış yeni bilimin kâğıttan kulelerinde oturur

Bugün Batı akademisi, üstelik "kanıta dayalı tıp" adını verdiği yaklaşımla, küçük araştırma gruplarının sonuçlarını daha gelişemeden yok etme eğilimindedir. Marketler sokak satıcılarından ve pazarlardan neden haz etmezlerse, yeni bilim de küçük araştırmaları yeşeremeden yok eder, çünkü yeni düşünce değil, paraya tedavül edilebilir buluş peşindedir. Kurduğu patent sistemi amacından sapmış, yenilikçi düşünceyi değil, endüstrinin çıkarlarını korumanın garantisi haline gelmiştir. Üstelik bunu sistematikleştirmiştir. Yozlaşma anlayabildiğim kadarıyla Büyük Buhran yıllarında şekillenir ve İkinci Dünya Savaşı sonrasında hâkimiyet kazanır. Bu dönem aynı zamanda Birleşik Devletler'in bütününün de endüstrinin hâkimiyetini ele geçirdiği dönemdir. Bugün baktığınızda Dünya Sağlık Örgütü, Amerikan Gıda ve İlaç Dairesi (Food and Drug Administration, FDA) ya da Birleşmiş Milletler Dünya Tarım Örgütü (Food and Agriculture Organization, FAO) gibi kuruluşların yönetimi endüstrinin eski çalışanlarının elindedir. Kuş gribi, domuz gribi gibi hastalıkların pazarlanması, genetiği değiştirilmiş organizmaların (GDO) zararsız olduğunun kabul edilmesi gibi bütün hatalı tutumlar bağımsız gibi görünen otoritenin tasarrufudur. Bugün hâkim otorite olarak algılama hatasına düştüğümüz Batı, hamisi olduğu ve hakikatten uzaklaşmış yeni bilimin kâğıttan kuleleri üzerine oturur. Ve yine hatırlatayım, bu yeni dünya algısında insan sadece tüketici, doğa ise bitirilene dek tüketilebilecek kaynaktır.

Tıptaki ilerlemeler denen hemen her şey aslında teknoloji alanındaki ilerlemelerdir. Örneğin; bilgisayar teknolojisindeki gelişmeler sayesinde insan vücudunun bugün daha detaylı görüntülerini elde edebiliyoruz; radyasyon tedavisi alanında daha donanımlı cihazlarımız var. Hatta neredeyse cep telefonları aracılığıyla tansiyon ya da kalp ritmini ölçer hale geldik. Ancak doğayı keşfetme, hastalıkların nedenini anlama, onları engelleme amacından sürekli uzaklaşıyoruz. Aslında günlük yaşamın sürdürülmesi ve geleceğin planlanması için bir başvuru mercii olması gereken akademi, yani üniversiteler, kendi dar alanlarına kapanmayı, bununla yetinmeyi tercih ettiler. Akademisyenler korunaklı binalarının ışıklı koridorlarında, sıcak odalarında oturuyorlar. Kendilerini toplumun sorunlarından tamamen soyutladılar. Gerek ilaç, gerekse gıda ve hatta temizlik endüstrisinin satmak zorunda olduğu ürünleri var. Akademi onlara bu ürünlerin sağlıklı ve tüketilebilir olduğunun garanti belgesi olarak gereklidir. Malı konusunda güven duygusu "satın almak" isteyen endüstri, bir koşu derneklerin kapısını çalar. Uygun bir sponsorluk bedeli ödenir, sonra "bilmem ne derneği destekliyor" diye televizyonlara reklamlar verilir. Bu şekilde ait olmadığı coğrafyanın ürününü bile pazarlayabilirsiniz.

Tıpçılar ilaç, veterinerler hayvan ürünleri, ziraatçılar sebze ve meyve, gıdacılar ise marketler için gereklidir. Onlar onaylayacaklar ki, endüstri mallarının tüketilebilirliği konusunda devletten izin alabilsin. Bu ilişki başlangıçta dürüstçe götürülebilmiş, fakat özellikle son otuz yıldır bütün dünyada genel, ama ülkemizde özel, daha hızlı ve daha derin bir yozlaşma yaşıyoruz. Bu durum "benim memurum işini bilir" sözünün yol açtığı bir durum değildir, söz zaten mevcut durumun saptaması, bilinenin ilanıydı. Yozlaşma daha önceden başladı, Marshall yardımını alarak başlayan süreç demiryolundan tamamen vazgeçip asfalta, sütü bırakıp süttozuna yöneldiğinde endüstriyel bir işgalin de kapıları açılmış oldu. Endüstriyel işgal lafını sakın hafife almayın, günümüz dünyasında sıcak savaşların yeri kısıtlıdır; hedefte az üretecek, daha çok tüketecek müşteriler vardır. Bunlar her halükârda tüketmeli, daha çok yemeli, kullanmasalar bile teknoloji bağımlısı olmalı, daha çok hastalanmalı ama "ölmemelidir". Endüstrinin ideolojisi yoktur, inancı ise paradır. Her yıl ne kadar büyüdüğüne bakar; ne kadar çok satmış, ne kadar çok kazanmış ve sınırlarını ne kadar genişletmiştir, sadece bunu dikkate alır.

Endüstri güven pekiştirmek ve pazarlamak açısından akademiye ihtiyaç duysa da, bugün geldiğimiz noktada aslında hemen her alanda bilim çevrelerinin çok ilerisindedir. Dünyanın en iyi biyologlarını, kimyacılarını ilaç endüstrisi barındırır, en iyi genetikçiler biyoteknoloji endüstrisinin istihdamındadır. Akademi, endüstri için sadece kanunların gerekli kıldığı bir onay mercii halini almıştır, hatta daha da ötesi endüstri geleceğin kalem erbabı akademisyenlerinin yetiştirilmesine de katkıda bulunur. Kendileri için gereken üniversiteleri doğrudan destekler, hatta Batı'da örneklerini gördüğümüz üzere, kurabilir. Bu bir köşesiz kazan-kazan ("win-win") sistemidir, kısır bir döngü olduğundan da daireseldir, işte o yüzden globalizasyon (küreselleşme) olarak adlandırılır. Sonuç olarak bilim günümüzde sadece ana akımlardan oluşur, bunlara Ortodoks bilim adı verilir. Umberto Eco'nun Gülün Adı adlı romanında anlatılan hikâyedir. Ortaçağ Avrupa'sında bir manastırdaki cinayetleri araştırmak için görevlendirilen bir keşişin tanıklığında, kilisenin kendini koruyabilmek amacıyla suçsuz insanları nasıl cadılıkla itham edip yakabileceğini anlatır. Yani kilise her şey, dogmatik olanın dışında kalan alanla uğraşanlar ise sapkınlardır (heretik). Zaman geçmiş, roller değişmiştir.

Böyle bir sistem kendi kendini besler ve büyütür, amacının orta yerinde aslında insanın refahı, çevrenin korunması yoktur. Bunları göstermelik amaçlar olarak kullanır, kendini var eden nedeni sürdürmeye çalışır ama sorun da orada çıkar, çünkü bu sistem sürdürülebilir değildir. O nedenle zaman zaman savaşlarla kesilir, sermayenin dönüştüğü ürün tamamen ortadan kalkmalıdır ki, açılan alanda aynı yaklaşım sürdürülebilsin. İşte bu nedenlerle, bu kitapta okuyacağınız yazılar yeni bir yoruma gitme, bir büyük düzeltme yapma amacına yöneliktir. Anlatılmak istenenler kimi kez teknik detaylara girmeyi zorunlu kılsa da, temelde kaynaklarla desteklenmiş basit ve yalın bir metin kaleme almak amaçlanmıştır; en önemli hedef anlaşılabilir olmasıdır.

Özetle

- İlim ve bilim birbirinden farklı kavramlardır. İlim belirtilerden kavram oluşturur, bilimse bunu bilme halidir.
- İkinci Dünya Savaşı sonrasında bilim giderek endüstrinin kontrolüne girmiştir. Fikir geliştirme yetisi giderek zayıflayan Batı akademisi, özellikle gıda alanında endüstrinin kanunen gerekli onay merciidir.
- Aydınlanma öncesi engizisyon, artık Batı akademisi tarafından temsil edilmektedir. Alternatif düşüncelerin tartışılmasına ve gelişmesine asla izin vermez.
- Hedefin merkezinde bilimsel merak değil, paraya dönüştürülebilir ürün vardır. Bu, bilimin gözlerini giderek körleştirir.
- Yapılan milyonlarca araştırmaya rağmen, hastalıkların neden arttığı araştırılmadığı gibi bilimin kulakları anlatılanlar karşısında giderek sağırlaşır.
- "Gözleri olsa da görmeyen, kulakları olsa da işitmeyen" akademi halk için var olduğunu giderek unutur, zamanla tamamen sermayeye hizmet eder hale gelir.

Bölüm 2:

Beslenmenin genel felsefesi

Prof. Dr. Ercüment Özdoğan'ın değerli anısına...

Hastanın anlattıklarını dinlemeyi, sorgulamayı ve muayeneyi öğrettiği için.

İnsanların varoluşlarından beri pek de sorgulamaksızın yaptıkları işlerin başında yemek gelir. Neden yaşadığımız sorusuna verilebilecek cevaplar çok çeşitli olsa da, neden yediğimiz sorusunun iki farklı yanıtı olduğu söylenir; yaşamak için yeriz ya da yemek için yaşarız. İnsanlar yaşamak için yemekte olduklarını düşünürler ama yemek için yaşadıklarına inanırlar, çünkü davranışlarına yansıyan artık budur. Yiyeceğe erişimin kolaylaşmasından bu yana, yemek ihtiyaç olma özelliğini yitirmiş, daha çok bir keyif halini almıştır. Öyle ya da böyle, biz konuya yine de yaşamak için yemek zorunda olduğumuz düşüncesinin nedenlerini sorgulayarak başlayacağız.

Canlıların vücudunun gelişimi ister anne karnında, isterse yumurta içerisinde olsun bir taslakla başlar. İnsanlarda yaklaşık dokuz aylık hamilelik dönemine karşılık, taslak ilk üç ay içinde tamamlanır. Bu taslak erişkin vücudundan oransal farklılıklar gösterse de (örneğin; baş vücudun bütününe göre daha büyüktür, bu doğum sırasında da belirgindir), organlar çerçevesinde baktığınızda eksiksizdir. Ancak küçük olmasının getirdiği çok büyük bir avantaj vardır, annenin beslenme durumundan en azından ilk üç aylık dönemde etkilenmez. Annenin kaynakları ya da civciv gibi yumurtadan çıkan hayvanlarda yumurtanın içeriği dünyaya gelecek yavrunun eksiksiz olarak doğması için yeterlidir. Annenin beslenme yetersizliği içinde olması durumunda bile, bebek yine eksiksiz, ama ortalama doğum ağırlığının altında doğar.

Canlı vücudu yapıtaşlarından oluşur ama mimariyi başka kavramlar belirler

Bir bütün olarak irdelendiğinde, insanlığın varoluşuna yönelik sorgulaması da bebeğin büyümesinin kurallarına tabi görünmektedir. Bebek doğup büyümesinin ardından çevresinin farkına varmaya başlar, kazandığı bilgileri deneyim olarak pekiştirir.

Tarihe bakıldığında, gelenekten edinilmiş deneyimi bir kenara bırakırsanız, insanlığın bilgi hazinesindeki birikimin de belli dönemlerde sıçrama gösterdiğini görürsünüz. İnsan içerisinde yaşadığı dünyayı en son Rönesans sonrası dönemde daha fazla irdelemeye başlar; birkaç yüz yıl süren bu dönem çok başarılı geçirdiği ilk iki yüzyılın ardından, 1800'lerin başlarında rasyonalizm akımının ağırlık kazanmasıyla, yani canlı sistemin de matematikleştirilebilir olduğunun düşünülmesiyle ciddi bir zaafa düşer. Oysa canlılığın kuralları fizik, matematik ve hatta kimya ile karşılaştırılamayacak kadar farklıdır.

Çoğumuz büyük buluşlar devrinin artık tamamlandığını düşünürüz, bilimin bunu dayandırdığı en önemli gerekçe, maddenin ve moleküllerin yapısı konusunda elde ettiğimiz detaylardır. Oysa detaylar kavramın bütünü konusunda ne kadar fikir verebilir? Şöyle bir örnek vereyim, atlı araba çağından kalma birine motorlu araba gösterseniz, "bu demir atın kendiliğinden yürümesini" egzozundan çıkan duman, ön kaputun ısınması ya da sesiyle doğrudan ilişkilendirecektir. Bu durumda kontağı kapalı aracı çalıştırmasının yolunun, ısınması için altına ateş yakmak ya da egzozuna tüten ot tıkmak olduğunu düşünebilir. Motoru sökme imkânı olsa, bulabildiği her bir parçanın hareketi sağlayan gerekçe olduğunu düşünür. Sonuç olarak vardığı nokta, "karmaşık bir şeyin parçalarına ayırıp onları inceleyerek çözülebileceğini" ileri süren kartezyen düşüncenin iflasıdır. Günümüz bilimi detayda elde ettiği bunca sonuca Descartes'ın kartezyen düşüncesine dayanarak gelmiştir. Ama Batı akademisi, özellikle biyolojiyle ilgili bilimlerde (hele hele DNA dizisi bile çözülmüşken) kartezyen düşüncenin artık tükenmiş olduğunu kabul etmek zorundadır. Meselenin bundan sonrası "anlam"a dayanmaktadır ve başka bir bakış açısı gerektirmektedir.

Canlılar, detayları hayli iyi anlaşılmış yapıtaşlarının birleşmesinden meydana gelir. Bu yapıtaşlarının neler olduğu ana hatlarıyla anlaşılmışsa da, canlılığa olan katkılarının ayrıntıları henüz fazla bilinmemektedir. Bir bütünün hangi parçalardan oluştuğunun anlaşılması, bütünün nasıl işlediğini ama daha önemlisi canlılık kavramının nasıl ortaya çıktığını açıklamada yetersizdir. İnsan vücudunu oluşturan başlıca moleküllere protein adı verilir.[1] Proteinler vü-

1 Proteinlerdeki aminoasitlerin sırası, DNA adı verilen genetik madde tarafından kodlanır. DNA'nın günümüzde en çok araştırılan moleküllerden biri olmasına karşılık, İnsan Genom Projesi bütün dizinin çıkarılmasına rağmen bekleneni vermedi. Çünkü DNA'da topu topu 25-30 bin genin kodlandığı anlaşıldı. Bu sıranın ne olduğu bugün pek çok canlı türü için belirlenmiş, hatta "Genom Kütüphaneleri" altında erişime açık bir biçimde herkesin kullanımına sunulmuştur.

cudun yapısını oluşturmakla kalmaz, işlevlerin de önemli bir kısmını üstlenir. Ancak daha detaya inildiğinde, proteinlerin de aminoasit adı verilen yapıtaşlarından oluştuğu görülür. Aminoasitler aynı basit iskeleti içerir, onları birbirinden farklı kılan eklentileridir. Bu eklentiler aminoasitlerin yapım maliyetini de değiştirir, en büyük maliyet sülfür (kükürt) ve aromatik halka eklenmesiyle ortaya çıkar. Aminoasitler için bilinmesi gereken bir başka özellik, D ya da L denen geometrik simetriyi göstermeleridir. Canlı sistemler aminoasitlerin L formunu kullanır ama D formunu L formuna dönüştürebilecek bir kimyasal beceriye de (rasemaz aktivitesi) kısmen sahiptir.

Vücudu oluşturan bir diğer önemli molekül sınıfı ise yağlardır. Biz günlük yaşamda yağları her ne kadar olabildiğince uzak durulması gereken unsurlar olarak algılasak da, hücre zarının yapısından tutun, kimyasal reaksiyonlarda üstlendikleri aracılığa kadar, yağlar aslında beslenme açısından çok önemli gereksinimleri giderir. Onlar kadar önemli bir diğer sınıf ise karbonhidratlar olarak bilinir. Karbonhidratlar değişik şeker moleküllerinin tek başına ya da uzun zincirler oluşturan formlarıdır. Bu uzun zincirlerin buğday ya da pirinç gibi tohum özelliği gösteren kaynaklarda bulunan depo formlarına nişasta, kas ya da karaciğerde bulunan depo formlarına ise glikojen adı verilir. Buna karşılık meyvelerde bulunan zincir formları früktanlar olarak adlandırılır. Sağlıklı bir beden ihtiyaç duyduğu karbonhidratları sentezleyebilir, dolayısıyla bilindiği kadarıyla esansiyel karbonhidrat diye bir kavram yoktur. Karbonhidratların yağlarla birlikte vücudun enerji kaynağını oluşturduğu düşüncesi genel kabul görmüştür. Ancak bu düşünce de aynen yağlar için geçerli olduğu gibi eksiktir. Şekerler sadece enerji kaynağı oluşturmaz, pek çok protein molekülünün yapısına doğrudan bir yan dal olarak katılır.

Formun ve sağlıklı yaşamın oluşmasında önemli role sahip bir diğer sınıfı ise vitamin olarak adlandırılan maddeler meydana getirir. Vitaminler genel olarak yapıya katılmaz, ancak işlevin sürdürülmesinde, yani biyokimyasal süreçlerde kolaylaştırıcı rol üstlenir.

Günümüzde belli başlı bazı hastalıklardaki çarpıcı artışa karşılık, beslenme konusundaki tartışmaların çoğu estetik kaygılarla ortaya çıkmaktadır. Bu kitabın amacı beslenme ve kilo ilişkisine değinmek değildir. Ancak yiyeceklerin kalori içeriği ve bizde oluşturduğu fazla kilolar konusunda düz kalori hesaplamasının ötesinde söylenebilecek çok fazla şey vardır. Bunların ilki, yiyeceklerin kalori içeriğinin hesaplanmasının aslında biyolojik değil, kalorimetrik olduğudur. Kalorimetrik yaklaşımda gıda doğrudan yakılır ve içerisinde bulunduğu suyu ne kadar ısıttığından yola çıkılarak bir hesaplama yapılır. Oysa biyolojik süreç böyle işlemediğinden, kalori hesaplamalarının, hele hele günümüzün endüstrileşen gıda ortamında bir geçerliliği kalmamıştır. Obezite olarak ortaya çıkan durum, aşırı kalori alınmasından çok, alınan enerjinin yakılamayarak yağa dönüşmesine bağlı görünmektedir. Nitekim doğada obezite diye bir sorun yoktur. Alınan enerji ve bunun vücut tarafından nasıl düzenlendiği hâlâ çok az bilinmektedir; görece yeni edindiğimiz bir bilgi, yağ dokusunun bir iç salgı organı gibi davranabileceğidir.[2] Öte yandan enerji metabolizmasına iskelet de bir şekilde etkide bulunur.[3] Endüstriyel gıda, alınan kalorinin yakılmasını engelleyen bir özellik göstermektedir. Oysa bugüne dek yaşam süresini uzattığı saptanan tek yöntem ortaya konmuştur: kalori kısıtlaması (hayat boyu alınabilecek toplam kaloriler önceden mi belirlenmiştir?). İnsanlar ve hayvanların aldığı kalori, ihtiyaç duydukları hesaplanan kalorinin altında kalırsa yaşam süresi uzar. Çok sayıda araştırma, bunun sadece kaloriyle değil, yenen şeyin içeriğiyle de ilişkili olduğunu göstermiştir. Drosophila'da (sirke sinekleri) yapılan araştırmalar, hayvanın kalori kısıtlaması dışında, bazı maddeleri tüketmesi durumunda da yaşam süresinin uzadığını göstermektedir.[4]

Günümüz bilimi, yukarıda çok kısa özetlemeye çalıştığımız yapıtaşlarının neler olduğunu ana hatlarıyla anladığında, bunların bir kısmının insan ya da hayvan vücudunda yapılabildiğini, ancak bir kısmının ise sadece bitkiler ya da mikroorganizmalarda sentezlenebildiğini görmüştür. İnsan ya da hayvan vücudunda sentezlenemeyen aminoasit, yağ molekülü ve vitaminler bulunmaktadır. İşte bu maddelere büyüme ve sağlıklı yaşamın sürdürülmesi için gerekli oldukları anlamında "esansiyel" adı verilir. Proteinleri oluşturan 20 aminoasidin sekizi, insan ve hayvan vücudunda yapılamadığından esansiyeldir. Hangi aminoasidin esansiyel olduğu 1800'lerin ikinci yarısı ve 1900'lerin ilk yarısında yürütülen titiz çalışmalarla saptanmıştır.[5] Bu çalışmalar daha çok hızlı büyüme özelliği gösteren sıçanlarda yürütülmüştür ve formüle edilmiş yemden her bir aminoasidin tek tek eksiltilerek büyümeyi nasıl etkilediğinin gözlemlenmesi

2 Kershaw EE, Flier JS. Adipose tissue as an endocrine organ. J Clin Endocrinol Metab 2004; 89:2548-2556.
3 Lee NK, Sowa H, Hinoi E et al. Endocrine regulation of energy metabolism by the skeleton. Cell 2007; 130:456-469.
4 Mair W, Piper MDW, Partridge L. Calories do not explain extension of life span by dietary restriction in Drosophila. PLoS Biol 2005; 3:e223.
5 Beslenmeyle ilgili temel çalışmaların genel destekleyicisi Rockefeller Enstitüsü'dür. Bu durum aslında aradan geçen zaman içerisinde de pek değişiklik göstermemiştir. Bugün beslenme araştırmalarının çoğu ya tıbbi beslenme alanında gerçekleştirilmekte ya da yem sanayisinin hâkimiyetinde yürütülmektedir.

üzerine kuruludur.[6,7,8,9,10,11] Bugün görebildiğimiz kadarıyla lizin ve metionin büyüme açısından ilk hız kısıtlayıcı aminoasitleri oluşturur. Esansiyel aminoasitlerin eksikliği durumunda hayvanlar normal beslenen kontrol grubunun büyüme hızını yakalayamazlar. Bu durum genellikle diğer canlılarla da ortak bir özellik gösterir, yani örneğin civcivler ve maymunlar için de geçerlidir.[12,13]

Aslında fizyolojinin anlaşılmasında çok değerli olan bu veriler sonraki dönemde hayvan besiciliğinin de temelini oluşturmuştur. Ancak bu kez durum farklıdır, çünkü ana hedef, yetiştirilen hayvanın sağlıklı olup olmadığı dikkate alınmaksızın büyümenin en kısa sürede sağlanabilmesidir. Üstelik beslenmeyle ilgili temeli oluşturan ilk araştırmalar daha çok sıçanlarda ve sonrasında civcivlerde yürütülmüştür. Her iki soyun da ortak özelliği, metabolizma hızlarının çok yüksek olmasıdır. Kemirgenler pek çok olumsuz koşulda hayatta kalmayı kolaylıkla başarır ve besin yetersizliğinden insanlar kadar ciddi etkilenmez.[14] Dolayısıyla bu, yeterli beslenme kavramının irdelenmesinde kullanılan hayvan modellerinin insanı ne derece başarılı yansıttığı sorusunu gündeme getirir.[15] İnsanlarda yürütülen çalışmalar genellikle aminoasitlerin bağırsaklardan emilimine ilişkindir. "İnsan deneyi" olarak nitelenebilecek araştırmalar sadece Nazi döneminin toplama kamplarında gerçekleştirilmiş olabilir.

Proteinler aminoasitlerden oluşsa da, protein yapısına katılmayan aminoasit benzeri pek çok bileşik vardır ve bunlar büyüme açısından esansiyel özellikler gösterir. Aminoasit benzeri bir madde olan taurin kedilerin büyümesinde ve sağlıklı kalmasında vazgeçilmezdir. Büyüme döneminde taurin alamayan

---

6 Ackroyd H, Hopkins FG. XLV. Feeding experiments with deficiency in the amino-acid supply: Arginine and histidine as possible precursors of purines. Biochem J 1918; 12:552-576.
7 Totani G. XXXII. Feeding experiments with a Dietary in which tyrosine is reduced to a minimum. Biochem J 1916; 10:382-398.
8 Rose W. The nutritive significance of the amino acids. Physiol Rev 1938; 18:109-136.
9 Carter HE. Essential amino acids. NYAS 1979; 325:237-252.
10 Stewart CP. The Essential Amino-acids. Proc Nutr Soc 1946; 4:225-237.
11 Wu G. Amino acids: metabolism, functions, and nutrition. Amino Acids 2009; 37:1-17.
12 Eriksson M, Waldenstedt L, Engström B et al. Protein supply in organic broiler diets. Acta Agr Scand A-An 2009; 59:211-219.
13 Jha GJ, Deo MG, Ramalingaswami V. Bone growth in protein deficiency: A study in Rhesus monkeys. Am J Pathol 1968; 53:1111-1123.
14 Wei HW, Fuller M. Dietary deficiencies of single amino acids: Whole-body amino acid composition of adult rats. Arch Anim Nutr 2006; 60:119-130.
15 Bu, İstanbul Tıp Fakültesi Farmakoloji Anabilim Dalı'nda çalışırken bütün araştırma ekibinin ortak gözlemi olmuştur. Sıçanlar gerekirse sabunu dahi rahatlıkla besin kaynağı olarak kullanabilir. Hatta bir keresinde bir beyaz sıçan kafesten kaçmayı başararak asma tavan arasına yerleşmişti. Gündüzleri sesini çıkarmıyor, ancak geceleri ortaya çıkarak bütün kafeslerin sularını yerlerinden çıkarıp, deneyleri sabote ediyordu. Bölümün bel kemiği olan, yani hayvanların bakımından sorumlu olan, hangi maddenin nerede ve ne kadar olduğuna dek her şeyi bilen Kadir Emmi sıçanı yakalamayı başaramadı. Bugün anabilim dalının başkanı olan Yağız Üresin de sıçana Che adını verdi. Bizim Che asla ele geçirilemedi, deney sıçanları hareketinin ölümsüz liderine dönüştü.

yavru kedilerde kalıcı körlük meydana gelir.[16,17] Bu aminoasit benzeri maddenin önemi anne kediler için de söz konusudur.[18] Benzer şey erişkin köpeklerde histidin için geçerlidir, uzun süreli histidin eksikliği köpeklerde iştahsızlık ve sürekli ishalle başlayan ve ölümle sonuçlanan bir tabloya neden olur.[19]

Proteinler, yağlar ya da karbonhidratlar, herhangi bir eksiklik durumu yoksa, biyokimyasal sentez yollarında geniş ölçüde birbirine çevrilebilir, yani yaşam aslında sürdürülebilirlik açısından oldukça esnek bir yapı göstermektedir. Maddeler arasındaki bu dönüşüm enzim adı verilen moleküller tarafından kolaylaştırılır; bir başka deyişle, enzimler kendiliğinden gerçekleşmesi mümkün olmayan reaksiyonların gerçekleşmesini olası kılar. Dolayısıyla normal beslenme koşullarında beslenme eksikliğinin ortaya çıkması beklenmez. Yiyecek kaynakları doğal koşullarda yetiştirildiği/üretildiği sürece, yani hayvan otlakta otluyorsa, domates tarladan geliyorsa ya da un tam buğdaydan elde ediliyorsa (örnekler sınırsızdır), beslenme yetersizliğinin ortaya çıkması çok düşük olasılıktır. Bugün "omega 3 çok faydalı, aman vitaminden eksik kalmayalım" şeklinde toplumda geniş karşılık bulan yaklaşımın bir nedeni beslenme paradigmasının iyi anlaşılamamış olması, ama esas nedeni ise bunların piyasada satın alınabilir ticari formlarının bulunmasıdır.

Beslenme eksikliğinin ortaya çıkabileceği durumlar kaynakların yeterince dengeli alınamaması (Batı bilimi bu konuda haklıdır, ancak dengeli beslenememenin nedeni de ileride görecemiz gibi, aynı bilimsel anlayışın kaynakları ileri derecede bozmasıdır) ya da enfeksiyonlardır.[20,21] İşin ilginç yanı enfeksiyonlar ya da bir mikroorganizmanın hastalık yapma becerisi de (virülans) büyük ölçüde vücudun beslenme yetersizliğinden ya da mikroorganizmanın besinleri sentezleyip sentezleyemediğinden etkilenir görünmektedir. Vücut her zaman karşılaştığı mikroorganizmalarla denge içerisinde yaşayacaksa kendi kaynakları yeterli olmalıdır.[22,23] Bu durum HIV için çok fazla araştırılmamış olsa da, hepatitin sosyoekonomik durumla olan ilişkisi iyi bilinir. Hastalığın

16 Knopf K, Sturman JA, Armstrong M et al. Taurine: An essential nutrient for the cat. J Nutr 1978; 108: 773-778.
17 Sturman JA, Messing JM. Dietary taurine content and feline reproduction and outcome. J Nutr 1991; 121:1195-1203.
18 Sturman JA, Gargano AD, Messing JM et al. Feline maternal taurine deficiency: Effect on mother and offspring. J Nutr 1996; 116:655-667.
19 Cianciaruso B, Jones MR, Kopple JD. Histidine, an essential amino acid for adult dogs. J Nutr 1981; 111:1074-1084.
20 Balint JP. Physical findings in nutritional deficiencies. Pediatric Clinics of North America. 1998; 45:245-260.
21 Reeds PJ, Jahor E. The amino acid requirements of disease. Clin Nutr 2001; Suppl 1:15-22.
22 Rothman S, Corwin LM. Factors affecting virulence of Shigella flexneri: Defective methionine synthesis in an Escherichia coli-Shigella hybrid. Journal of Bacteriology 1972; 112:176-182.
23 Pascon RC, Ganous TM, Kingsbury JM et al. Cryptococcus neoformans methionine synthase: expression analysis and requirement for virulence. Microbiology 2004; 150:3013-3023.

kronik alkol kullanımında artıyor ya da şiddetleniyor olması büyük olasılıkla alınan besinlerin bir kısmının zaten alkolün zehirsizleştirilmesinde kullanılmasına bağlıdır.

Proteinlerin yapıtaşlarının kodlanması

Pek çok bilim alanı gibi, tıp da bugüne dek olan sürecinde romantik dönemden geçmiştir. Tıbbın romantik dönemi aklın reddedilmesi değildir, sağlık ve hastalık durumunu daha insani bir bakış açısıyla irdeler, zira romantizm olasılıkla en insani üsluptur. Dahası romantizm akılcılıkla da birleştirilebilir, ancak bu harmanlama yöntemi rakamsal değerlerle değil, anlamla ilişkili olmalıdır. Anlam dediğiniz zaman da "neyi ifade ediyor?" sorusunun karşılığını bulmak durumundasınız. Yaşamın ve biyolojinin anlamının ne olduğunu sorgularken, kuşkusuz romantik dönemde elimizde fazla veri yoktu. Bugün varılan noktada anlamı kaybetsek de, oldukça fazla veri birikimine sahibiz. Hücrenin akıbetini belirleyecek genetik bilgiyi oluşturan DNA, toplam dört harf üzerinden yazılmıştır, bunlara baz adı verilir. Bazların belli bir proteini kodlayan dizilerine ise gen denir. İnsanda yaklaşık 25-30 bin gen, toplam 20 aminoasidin kodlanmasıyla proteinlerin oluşmasını sağlar. DNA'daki dört harf bir şekilde yirmi ayrı anlam ifade etmek üzere kombine edildiğinden, mevcut sistemde üçlü kombinasyon geçerlidir. Yani her bir aminoasit dört bazın üçlü kombinasyonlarına tabidir ki bu da 64 koda karşılık gelir, yani bazı aminoasitler için birden fazla kod vardır. Yapılan onca çalışmaya karşın DNA hâlâ anlam açısından bilinmemektedir. Çoğalan bütün hücrelerde vardır, eşlenmediği sürece çıplak değildir (histon adı verilen moleküllerle kapatılmıştır), hangi kısmının açılıp sentezleneceği dışarıdan gelen talebe bağlıdır (yediklerimiz de bunu etkiler). Bu talep histonlara ya da DNA'ya metil denen, bir karbon ve üç hidrojenden yapılmış ekler takılarak belirlenir. Bir bölge metillenmişse etkinleştirilir. İşin ilginç yanı, bu araştırmalar aslında yeni değildir, başlangıcı ta 1960'lara dek uzanır.[24,25] Ancak genel sorun, "molekülün aklı mı var?" sorusunda düğümlenir. Sinyal DNA'nın her yerini etkileyebilecekken neden belli bir gen etkinleşmektedir?

Aynı şey embriyonun gelişimi için de söz konusudur, birkaç milimetre büyüklüğünde olsa da, hangi hücrenin neyi oluşturacağı bellidir. Omurgalılarda kol gelişimi araştırmaları daha çok civcivlerde yapılmıştır. Civciv cenininde

24 Allfrey VG, Faulkner R, Mirsky AE. Acetilation and methylation of histones and their possible role in the regulation of RNA synthesis. PNAS 1964; 51:786-794.
25 Allfrey VG, Littau VC, Mirsky AE. On the role of histones in regulating ribonucleic acid synthesis in the cell nucleus. PNAS 1963; 49:414-421.

kol gelişiminden sorumlu "tomurcuğu" şerit biçiminde çıkartırsanız, kanadın ucu gelişmez. Bu deneyi zamana yaydığınızda şeridi ne kadar erken çıkarırsanız, kolun o kadar büyük bir parçasının gelişimini engellemiş olursunuz. Ama bu şeridin serçe parmak kısmını kesip (gen değil, hücre topluluğu) yeniden eklerseniz, "ayna simetrisinde tam bir el" daha gelişir. Bu durum genel şehir efsanesi, "piliç restoranları bu kadar kanadı nereden buluyor?" sorusunun bir açıklaması mıdır bilinmez, ama ayna simetrisinde ikinci bir kol gelişimi çok önemlidir. Çünkü bu model hücre gruplarının önceden belirlenmiş yapıyı oluşturduğunu anlatır. Bu özellik sinekten köpekbalığına pek çok hayvan embriyosunda denenmiştir, kural değişmez. Üstelik simetrik yeni kol gelişimi bazı kimyasal uyaranlar kullanarak da gerçekleştirilebilir. Oysa yine aynı sorunun yanıtı açıkta kalır: Bu gelişimde etkin olan molekülün aklı mı vardır ki ne zaman etkin hale geçeceğini bilmektedir? Evrimciler bu durumu olasılıkla "en uygun koşullar bu şekilde olduğu için" tadında gevrek bir açıklamayla karşılar. Oysa o açıklamaya göre "yeni nakledilen kolun susması" en uygunudur. Yok değilse, o halde dört kanatlı tavuk evrimsel açıdan piliç restoranlarında yer bulmak konusunda mı avantaj kazanır? Kafa karıştırıcı değil mi?[26]

Bugünkü bilgiler çerçevesinde DNA'nın nasıl kendini eşlediğini, proteinleri nasıl kodladığını çok iyi, bunun nasıl düzenlendiğini kısmen, ancak kodlanan proteinin nasıl işlevsel bir yapıya dönüştürüldüğünü çok az biliyoruz. Bir protein 15 aminoasitten oluşuyorsa, bu basit bir yapıdır. Ancak kollajen gibi bütün vücudun destek dokusunu oluşturan büyük yapısal proteinler binlerce aminoasitten oluşur.[27] Proteinin işlevsel hale gelmek üzere kendi üzerine katlanması (üç boyutlu yapı) yüzlerce olasılığı içerir ve şablonun ne olduğu konusunda hâlâ bir fikrimiz yoktur. O halde aynı soru geçerlidir, "molekülün aklı mı vardır?"[28]

Moleküler biyolojinin neredeyse bütünü, mevcut DNA ve proteinlerin yapıtaşlarına odaklanıp, genleri de türlerdeki dizileri karşılaştırıp aralarındaki benzerlikleri saptayarak anlamlandırmaya çalışır. Fakat o aşamada düz mantık işlemez. İnsan kendine çok uzak görünen canlılarla bile yüzde 80'e varan gen dizilim benzerliği gösterir. Ama tezahür tamamen farklıdır. Bu araştırmaların büyük kısmı 2. Dünya Savaşı sonrasında ve özellikle de tavuk yumurtası üzerinde yapılmıştır. Tavukçuların (kendi adlandırmalarıyla piliççiler, "broiler"cılar) tıptan en az 50 yıl ileride olduğunu söylerken saptamam abartı-

26 Shubin N. İçimizdeki Balık, NTV Yayınları, 2010.
27 Van der Rest M, Garrone R. Collagen family of proteins. FASEB J 1991; 5:2814-2823.
28 Baker D. A surprising simplicity to protein folding. Nature 2000; 405:39-42.

sızdır. Moleküler genetikte de işler DNA'nın kodu bütünüyle çözülene dek iyi gider, karmaşa milyonlarca proteinden oluşan çeşitliliğin ve bunların düzenlenmesinin sadece 25-30 bin gen üzerinden gerçekleşmesi aşamasında ortaya çıkar.[29] Doktorların bile çoğunun hâlâ inandığı üzere "kulak geni, dudak geni" gibi bir kavram olmadığı anlaşılınca, tek bir hücreden ve bu kadarcık genden böylesi karmaşık bir yapı oluşabilmesi düz mantıkla açıklanamaz.

Aminoasitlerin kodlanması, olması gerekenden farklı bir düzen

İnsan ve hayvanlarda sentezlenemeyen sekiz esansiyel aminoasit, sadece bitkilere ve bakterilere özgüdür, diğerleri bunları bitkilerden ya da o bitkiyi yemiş hayvanların etini yiyerek alırlar. Bu gereksinim yaşa göre değişir, büyüme dönemindeki çocuğun birim kilo başına ihtiyacı erişkininkine göre çok daha yüksektir. Ancak aminoasitlere özgü 64 kodun birden fazla aminoasidi kodlaması gerektiği prensibine dayanarak, bunların hangileri olduğunu irdelediğimizde durum karışır, çünkü kodun dışarıdan almaya muhtaç olduğumuz esansiyel aminoasitlerin hepsine aynı genişliği sağlamadığını görürüz. Aşağıda önce esansiyel aminoasidin adı, parantez içinde kaç farklı kodla şifrelendiği, sonrasında ise vücut için genel bilinen önemi yazılmıştır.

- İzolösin (3) glikoz ya da yağ yapımında kullanılır.
- Lösin (6) kas yapımını uyarır, hormon yapımında, hücre döngüsünün uyarılmasında etkindir. E641 adıyla "tat duyusunu güçlendirmede" de kullanılır (bakın bu çok ilginçtir).
- Lizin (2) bağ dokusunun bütününde bulunan kollajen ve elastin (elastikiyeti sağlar) çapraz bağlarının yapımında kullanılır. Elinizde saf olarak varsa, mısırı da piliç yemi olarak kullanabilmenizi sağlar.
- Fenilalanin (2) bütün fenolik bileşiklerin ortak başlangıç noktasıdır, tatlandırıcı olarak kullanılan aspartam bundan oluşur.
- Valin (4) ve treonin (4) adlı aminoasitlerin doğrudan işlevi çok açık değildir.

---

29 DNA kodlayıp eşlemek için vardır, genler büyük bir sistemin gereğinde başvurulacak hafıza yedeklemeleri gibi görünmektedir. Başvuru sadece ihtiyaca binaen olmaz, zamansal bir düzenlenmeyi de beraberinde gerekli kılar, yani canlıların doğma, olgunlaşma ve ölme süreçleri bir cins zamansal hafızayı da içinde barındırır. Bunun sonunda bizim yaşlanma olarak adlandırdığımız durum ve değişiklikler ortaya çıkar. Ancak bunların hiçbiri formun oluşumunu açıklamaz. DNA ve gen araştırmaları canlının formunun oluşumu açısından bakıldığında çok kısırdır (kulak ya da burun geni yoktur). Madem öyle, yaşamda DNA daha çok yedek hafıza ya da gereğinde kullanılan şablon görevi yapıyor olsa gerek. Benim anladığım, form daha çok "önceden belirlenmiş bir boşluğun içinin doldurulması" şeklinde ortaya çıkmaktadır. Bu bir yere kadar koşullar, kaynaklar ve dış uyaranlara bağımlıdır. Ancak moleküllerin aklı olmadığına göre (en az bir metreye ulaşan bir "aura"ları da yoksa) formu oluşturmak için gereken ortamı yaratamazlar. Görünen o ki, formun gelişimini açıklamak farklı bir bakış açısını gerektirmektedir. Bu nedenle canlılığın nasıl başladığına ilişkin teoriler de aminoasitlerin oluşumu üzerine kurgulanmıştır. Stanley-Miller deneyi olarak adlandırılan düzenek organik olmayan kaynakların dünyanın başlangıç aşamasındaki tahmini bileşiminde elektrik akımına (şimşek) maruz kalması sonucu bazı aminoasitlerin ortaya çıkabileceğini varsayar. Oysa sorun bu değildir, aminoasit gibi bir ürünün kendini kodlayacak sistemi nasıl kurabildiği yanıtlanmak zorundadır.

Bu altı esansiyel aminoasidin hepsi birden çok koda sahiptir, ama diğer iki esansiyel aminoasidin sadece birer kodu vardır: metionin ve triptofan. Her ikisi de çok çok önemlidir, peki neden tek kodla karşılanır? Birden çok kodla garantiye almak daha uygun olmaz mıydı? Bu durumda her iki aminoasidin neyi karşıladığını gözden geçirmek gerekir.

Metionin protein yapımında başlatıcı roldedir. Bütün proteinlerin sentezi metionin koduyla başlar, ancak sonrasında bu ilk metionin kesilerek çıkartılır. Öte yandan metioninin protein sentezini başlatmak dışında çok önemli başka işlevleri de vardır. Gen etkinliğinin düzenlenmesinden tutun (hangi genin aktif hale geçip, hangisinin kapatılacağı), histonların açılıp kapanmalarına neden olan metil eklenmeleri metioninden aktarılan metil gruplarıyla gerçekleşir. Organik moleküllerin hemen hepsi metil grubu içerir, ama bunu aktarma becerisi özellikle metionine özgüdür.[30] DNA'nın metillenmesi durumu kanser açısından da fazlasıyla incelenmiştir. Bugün en azından bu aşamadaki değişikliklerin kanserle ilişkili olabileceğini söylemek yanlış olmayacaktır ama kesin mekanizmanın ne olduğu hâlâ tam olarak anlaşılamamıştır.[31,32] Hatta kanserin dışında, genel olarak yaşlanmanın da DNA metillenmesine bağlı olduğuna dair görüşler vardır.[33]

Triptofan ise sentezle ilgili bir rol oynamaz, ama ürünün bileşiminde yer alır. Bitkiler ve hayvanlarda "aroma" denen karakteristik özellikleri veren bileşikler (sağlığımız için çok önemli flavonoidler) triptofandan sentezlenir. O halde metionin yaşamın başlangıcının, triptofan ise olgunlaşmasının göstergesidir. Nitekim yine sıçanlarda yapılan çalışmalar olgunlaşmanın bir göstergesi olan çene gelişiminin triptofan eksikliğinde bozulduğunu ortaya koymaktadır. Bu verilere göre triptofan normal kemik gelişiminin tamamlanması açısından çok önemli bir yere sahip görünmektedir.[34,35]

Metionin (ve bundan yapılan sisteinin) ortak özelliği sülfür grubu, triptofanın özelliği ise aromatik yapı içermesidir. Lütfen bu yazının anlatım dili teknik detaylar içerdiği için beni bağışlayın ama metionin (sistein) ve triptofanın bu

30 Brian D. Strahl BD, Allis CD. The language of covalent histone modifications. Nature 2000; 403:41-45.
31 Jones PA. The DNA methylation paradox. TIG 1999; 15:34-37.
32 Baylin S, Bestor TH. Altered methylation patterns in cancer cell genomes: Cause or consequence? Cancer Cell 2002; 1:299-305.
33 Issa JP. Aging, DNA methylation and cancer. Crit Rev Oncol Hematol 1999; 32:31-43.
34 Bavetta LA, Bernick S, Geiger E et al. The effects of tryptophane deficiency on the jaws of rats. J D Res 1954; 33;309-315.
35 Sibilia V, Pagani F, Lattuada N et al. Linking chronic tryptophan deficiency with impaired bone metabolism and reduced bone accrual in growing rats. J Cell Biochem 2009; 107:890-898.

kadar üzerinde durmam boşuna değildir, endüstriyel gıdanın hatalarına ilişkin genel açıklamanın temelini oluşturacaktır.[36]

Beslenmenin anlamı nedir? Beslenmek ve karnını doyurmak birbirinden farklı şeylerdir

Beslenme genel olarak yaşam işlevlerinin sürdürülmesini amaçlar. Bu sadece gıda anlamında beslenme için değil, aslında entelektüel ya da ruhsal beslenme için de geçerlidir. Aldığı basit hammaddelerle bütün ihtiyacını karşılayabilen gelişmiş bir canlı formu bulunmamaktadır. Ne var ki, gıda anlamında beslenme söz konusu olduğunda, mevcut anlayış iki farklı ihtiyacın karşılanması gerektiğini söyler, bunlar vücutta yapılamayan maddelerin düzenli biçimde alınması (esansiyel aminoasitler, yağ asitleri ve vitaminler bu kapsam içerisinde yer alır) ve enerji için gereken karbonhidratların yeterince karşılanmasıdır. Beslenmeyle uğraşan bilim camiası bu gereksinimler hiyerarşisini Harvard Beslenme Piramidi olarak adlandırır. Piramidin tabanı karbonhidratlardan, ortası yağlardan ve tepesi de proteinlerden meydana gelir, dolayısıyla piramit neyin ne miktarda alınması gerektiğini de üç aşağı beş yukarı anlatmaya çalışır.

Oysa alınan kaynakları protein, yağ ya da karbonhidrat gibi kaba başlıklara ayırmak yeterli görünmemektedir. Bu eleştirinin birkaç nedeni var. Birincisi, biz kaynakları genel başlıklar altında sınıflasak bile içerikleri besleyici unsur açısından çok büyük değişiklik gösterir. Örneğin; tereyağı, zeytinyağı ya da margarin, her üçü de birbirinden son derece farklı bileşenlere sahiptir. Margarin, tohum yağının hidrojenle doyurularak katılaştırılmış biçimidir, aslında yarı-sentetiktir. Zeytinyağı bir meyve yağı olarak bileşen açısından çok zengindir. Buna karşılık gerçekten meraya yayılarak beslenmiş hayvanın sütünden elde edilen tereyağı, size aslında bütün bir meranın özetini (doğanın usaresi demek belki en doğrusudur) sunar. Benzer durum protein olarak sınıflanan yiyecekler için de söz konusudur. Hepsi benzer zannedilse de, protein kaynakları arasında derin fark bulunmaktadır. Süt proteini sağlıklı erişkinde ihtiyacı bir yere kadar karşılayabilir, hayvanın nasıl beslenmiş olduğu dikkate alındığında durum daha da karışır. Endüstriyel amaçlı et üretimi ise kaliteyi değil, miktarı dikkate alır. Yaklaşık yüz yıllık bir besicilik deneyimi, kalitesi düşük, ama miktarı büyük et

36 Beslenmenin esansiyel unsurlarını saptamaya yönelik araştırmalar geçtiğimiz yüzyılın ortalarına doğru doruk seviyeye ulaşır. Özellikle aminoasitleri saflaştırmanın başarılmasının ardından, her bir aminoasidin tek tek eksikliğinin araştırılması mümkün hale gelmiştir. Esansiyel aminoasitlerin hangileri olduğu bu şekilde saptanmıştır. Ne var ki, bu çalışmaların ortak eksikliği, sadece büyüme üzerindeki etkilerinin araştırılmış, buna karşılık sağlıklı erişkindeki uzun süreli eksiklik durumunun neye yol açacağının dikkate alınmamış olmasıdır.

üretimini mümkün hale getirmiştir. Dolayısıyla Harvard Beslenme Piramidi aslında bütün gıdaların aslına uygun olduğu bir durum için geçerlidir, endüstriyel tarım, büyük çiftliklerde standart üretim ve doğasının dışına saptırılmış beslenme kaynakları açısından bakıldığında piramidin geçerliliği zayıflamaktadır.

Beslenmenin diğer amacı olan "yaşamın sürdürülebilmesi için enerji temini" daha esnek bir yapı gösterir. Bütün ana bileşik formları bir şekilde enerji sağlayan son bileşiklere dönüştürülebilmektedir. Bu son bileşikler sadece vücudun kendi rezervlerinden tüketerek sentezleniyorlarsa, bu duruma yıkım, yani katabolizma adı verilir. Sentez vücuda da bir katkı sağlayacak şekilde gerçekleşiyorsa, anabolizma (yapım) olarak adlandırılır. Bir canlının yaşam sürecinin başlangıcı daha çok yapım ile başlar, canlının büyümesi, gelişmesi için bu genel bir kuraldır.[37,38] Doğada sentez her nasılsa farklı ortamlarda farklı enerji maliyetiyle gerçekleştirilir. Örneğin; maliyet Antarktik bölgede yaşayan kimi canlıda daha düşüktür.[39] Üretkenliğin sağlıklı sürdürülebilmesi de yapımla ilişkilidir. Buna karşılık yapım ve yıkım doğal yaşam sürecinin evresine göre değişkenlik gösterir, fakat buna ilişkin detaylar bilinmemektedir. Dolayısıyla öyle ya da böyle, bir canlının yaşamının bütününü "aynı dengeli beslenme" mantığı içerisinde sürdürmesi mantıklı görünmemektedir, çünkü yapımla ilgili süreçler yaşlanmanın etkisiyle zayıflamaktadır. Genç bir bireyin yapım becerisinin yüksek olması nedeniyle kolaylıkla üstesinden gelebildiği hastalık durumları, yaşlanmayla birlikte yaşamı tehdit eder hale gelir. Beri yandan benzer şey hayatın ilk yılları için de geçerlidir. Olgunlaşmayı uyaracak olan bileşikler (aromatikler) ergenlik öncesi dönemde doğal olarak reddedilir. Çocuklar olgun meyveler, uzun süre olgunlaşmış peynirler gibi tat unsuru keskin yiyecekleri doğal olarak reddetme eğilimindedir. Bunun bir örneği kuşkusuz hastalık halleri için de söz konusudur. Hastalık durumu vücudun metabolizmasını genel olarak değiştirdiğinde, vücutta yiyeceklerin işlenmesi de değişir. Hastalık dönemi vücutta sentezi maliyetli olan bileşiklerin doğrudan verilmesini gerekli kılar, bunun en çok bilinen örneği de tavuk suyuna çorbadır.[40] Tavuk suyu kollajen ve proteoglikan adı verilen kaynaklar açısından çok zengindir ve bu bileşiklerin bir kısmının sindirim sisteminden emilerek doğrudan vücuttaki eksiği giderebileceği çok eskilerden beri bilinmektedir, "gerçek" tavuk suyuna çorbanın anlamı budur.

---

37 Millward DJ, Garlick PJ. The energy cost of growth. Proc Nutr Soc 1976; 35:339-349.

38 Hengsberger S, Amman P, Legros B et al. Intrinsic bone tissue properties in adult rat vertebrae: modulation by dietary protein. Bone 2005; 36:134-141.

39 Marsh AG, Maxson Jr RE, Manahan DT. High macromolecular synthesis with low metabolic cost in Antarctic sea urchin embryos. Science 2001; 291:1950-1952.

40 Melendez-Hevia E, Cornish-Bowden A, Cardenas ML. A weak link in metabolism: the metabolic capacity for glycine biosynthesis does not satisfy the need for collagen synthesis. J Biosci 2009; 34:853-872.

İnsan beslenmesinde göz ardı edilen çok önemli noktalardan biri aslında yediklerimizin kompozisyonudur. Buna karşılık kompozisyon kavramı hayvan besiciliğinin temelini oluşturur ve yem endüstrisi olarak adlandırılan bambaşka bir alanla karşılık bulur.[41,42,43] Öyle ya da böyle, en azından gıdayla alınan proteinlerin yapıtaşlarına ayrıştırılarak vücuda emildiği bilgisi, kompozisyon kavramının daha iyi irdelenmesi gerektiğini göstermektedir. Proteinleri oluşturan aminoasitler tek başına verildiğinde hormonal etki de gösterebilmektedir. Örneğin; dallı zincirli aminoasitler olarak adlandırılan grup kas büyümesini artırıcı özelliklere sahiptir, bu nedenle vücut geliştirme sporu yapanlarda yaygın kullanım alanı bulur. Normal koşullarda, doğal ve aynı zamanda doğasında yetiştirilmiş bir ürünün yenebilirliğini belirleyen en önemli unsurlardan biri bu kompozisyondur. Gıdanın kompozisyonu mevsim, hava koşulları gibi değişkenlerden etkilenir. Bu kompozisyon değişikliği gıda yoluyla alındığında vücudun adaptasyon sürecini de olasılıkla etkiler.

Ancak kompozisyon değişikliğinin oluşturabileceği ana sorun genetiği değiştirilmiş organizmalar (GDO) kavramıyla ortaya çıkmıştır. Zira bitki metabolizmasının özel bir aminoasit miktarının artırılmasını hedefleyerek değiştirilmesi, başka sentez sistemlerinin de değişmesine neden olur.[44] Bu nedenle GDO'lar bir şekilde kompozisyonu değiştirilmiş ürünlerdir, bu özellikle onların kullanıldığı entegre besicilik sistemi için gereklidir. Hayvanın daha hızlı et tutması ya da daha fazla süt vermesi, yediğinin kompozisyonuna bağlıdır. Örneğin; soyanın lizin içeriğinin artırılması pilicin daha kısa sürede et oluşturmasına neden olur. Ancak kompozisyon değişikliğinin ortaya çıktığı esas uygulama, endüstriyel gıdada geniş uygulama alanı bulan aşırı fiziksel işlemlerdir. Çok yüksek sıcaklık (140 santigrat derece), süt gibi su bazlı sistemlerde bu sıcaklığa erişmek için uygulanması zorunlu basınç, yüksek frekanslı ses dalgaları (ultrasonik) kullanarak enerji aktarımına dayanan homojenizasyon ya da sıcaklık olmaksızın çok yüksek basınç uygulanması (et ürünlerinde ve sütte de uygulama alanı bulur) ile verilen enerjinin, reaksiyona açık moleküllerde kimyasal reaksiyonlara neden olduğu ve gıdanın kompozisyonunu değiştirdiği pek çok çalışmada gösterilmiştir. Hatta mevcut kaynaklar iyi taranırsa,

41 Tesseraud S, Everaert N, Boussaid-Om Ezine S et al. Manipulating tissue metabolism by amino acids. World Poultry Sci J 2011; 67:243-252.

42 Lobley GE, Milne V, Lovie JM et al. Whole body and tissue protein synthesis in cattle. Br J Nutr 1980; 43:491-502.

43 Dahlman T, Antysalo MM, Rasmussen PV et al. Influence of dietary protein level and the amino acids methionine and lysine on leather properties of blue fox (Alopes lagopus) pelts. Arch Anim Nut, 2002; 56:443-454.

44 Zhu X, Galili G. Increased lysine synthesis coupled with a knockout of its catabolism synergistically boosts lysine content and also transregulates the metabolism of other amino acids in Arabidopsis seeds. Plant Cell 2003; 15:845-853.

bu araştırmaların 1950'lere dek gittiği görülür.[45] Özellikle son elli yılda ortaya çıkan gıda mühendisliği gibi yeni uzmanlık alanları, buna bağlı düzenlemeler ve disiplinler arasındaki kopukluk, gıdanın yeni teknolojiler sonucunda geçirdiği değişikliğin dikkatlerden kaçmasına neden olmuştur.

Besin kaynaklarının biyolojik sınıflaması: Taze, uyandırılmış ya da mayalanmış ürünler

Öyle ya da böyle, gıdaların "protein, karbonhidrat ve yağ" olarak sınıflandığı dengeli beslenme yaklaşımı arada bir güncellenerek hâlâ yoğun bir biçimde kullanılmaktadır. Bu yaklaşım gıdanın içeriğine göre fazla bir şey söylemez, oysa yiyeceğin gıda haline dönüşmesi doğrudan içeriğine bağlıdır. O nedenle, biz gıdaların bileşik olarak değil de, biyolojik anlamda bir sınıflama kapsamında düşünülmesinin daha doğru olduğuna inanıyoruz. Gelenekte tüketilen ürünler iki ya da üç farklı içerik biçimine ayrılmaktadır. İlki, elbette taze tüketilen gıdalardır; taze sebze, meyve, et, balık, süt gibi gıdalar bu sınıfa girer. Taze gıdalar bileşen olarak vücuda en uygun kompozisyonu gösterir, kaynak temini açısından değerlendirildiğinde yapıtaşının ötesinde, vitaminler gibi işlevsel öğeleri de sağlar. Buna karşılık suda bekletilerek canlandırılmış fasulye, nohut, mercimek gibi bakliyat ya da buğday da içerik olarak farklı özellikler gösterir (uyandırılmış gıdalar). Bunlar taze gıdanın aksine "tohum formları"dır, içerik olarak yeni bir canlının oluşması açısından tamdır ve bu gözle irdelendiğinde aslında ete üstünlük gösterirler.

Taze sebze ve meyveler özellikle vitamin açısından zengindir, ancak bu durum meyvenin olgunlaşmasıyla ilişkilidir. Beslenme için gereken flavonoidler gibi pek çok madde bitkinin ve meyvenin olgunluk düzeyiyle en üst değerine ulaşır.[46,47] Flavonoidler tohumun olgunlaşmasından, bitkinin doğal zararlılarına karşı savunmasından, çevre koşullarıyla etkileşimine dek pek çok farklı etki gösterir.[48,49,50] Meyvenin tatlanması da flavonoidlerin bir işlevi olarak or-

---

45 Jenness R. Milk proteins, effects of heat treatment on serum proteins. J Agric Food Chem 1954; 2:75-81.
46 Harborne JB, Williams CA. Advances in flavonoid research since 1992. Phytochemistry 2000; 55:481-504.
47 Pourcel L, Routaboul JM, Cheynier V et al. Flavonoid oxidation in plants: from biochemical properties to physiological functions. Trends Plant Sci 2006; 12:29-36.
48 Mauch-Mani B, Mauch F. The role of abscisic acid in plant-pathogen interactions. Curr Opin Plant Biol 2005; 8:409-414.
49 Gutierrez L, Wuytswinkel OW, Castelain M et al. Combined networks regulating seed maturation. Trends Plant Sci 2007; 12:294-300.
50 Leon-Kloosterziel KM, Schwartz SH et al. The genetic and molecular dissection of abscisic acid biosynthesis and signal transduction in Arabidopsis. Plant Physiol Biochem 1998; 36:83-89.

taya çıkar.[51] Buna karşılık sistemin işleyişi göründüğü kadarıyla hayvanlar ve insanlarda da çok farklı değildir. Flavonoidler aslında bitkilere ait bileşiklerdir, ancak yapılan pek çok araştırma canlı sistemlerde tat ve kokunun dışında da biyolojik etkileri olduğunu ortaya koymuştur. Çoğu antioksidandır, hücre bölünmesini durdurarak kansere karşı koruyucu etki gösterir.[52,53,54]

İkinci sınıfı ise taze gıdalardan üretilmiş mayalanmış ürünler oluşturmaktadır; yoğurt, peynir, sucuk, salam, sosis, mayalı ekmek, boza, malt, turşu bu sınıfa girer.[55,56] Şarap ve bira gibi mayalanmış hafif alkollü içecekler de bu sınıfta yer alır. Mayalama pratik açıdan gıdayı saklama avantajı sağlar. Taze olarak ömrü çok kısa olan salatalık, turşuya çevrildiğinde çok daha uzun süre saklanabilmektedir. Aynı şey sütten yoğurt ya da peynir, etten sucuk üretilmesi için de geçerlidir. Buna karşılık mayalanmış ürünler taze ürünlerin "ikamesi" değildir; beslenme biçimi tamamen mayalı ürünlere dayandırılamamaktadır, zira mayalanma sırasında gıda içerisindeki dönüşüm özellikle vitamin benzeri işlevsel maddelerin de mayalanmayı sağlayan mikroorganizmalar tarafından tüketilmesiyle gerçekleşir. Beri yandan insan beslenme paradigması açısından bakıldığında mayalanmış ürünlerin ayrıcalıklı bir yeri vardır, zira bakteri ya da mayalarla gerçekleşen mayalanma süreci ürünün aslında bulunmayan bileşiklerin de ürün içerisinde geliştirilebilmesini sağlar. Mayalanmayı sağlayan bakterilerin biyokimyasal becerileri insanlardakinden çok daha yüksektir. Ekmek de genellikle buğday unundan elde edilen hamurun mayalanmasıyla oluşur. Sözgelimi ekşi mayalı ekmek, besleyici içerik açısından aynı undan yapılan endüstriyel ekmeğe göre daha zengindir. Günlük yaşamda tükettiğimiz gıdaların önemli bir kısmı mayalanmış ürünlerdir. Mayalanma hammaddedeki bizim sindiremeyeceğimiz bileşenleri sindirilebilir hale getirir (ön sindirim) ve içeriği zenginleştirir.[57,58,59,60] Mayalanma, tahılın protein içeriğini artırır. Bu özellik,

---

51 Gazzarrini S, McCourt P. Genetic interactions between ABA, ethylene and sugar signaling pathways. Curr Opin Plant Biol 2001; 4:387-391.
52 Lairon D, Amiot MJ. Flavonoids in food and natural antioxidants in wine. Curr Opin Lipidol 1999;10:23-28.
53 Fotsis T, Pepper MS, Aktas E et al. Flavonoids, dietary-derived inhibitors of cell proliferation and in vitro angiogenesis. Cancer Res 1971; 57:2916-2921.
54 Le Marchand L. Cancer preventive effects of flavonoids - a review. Biomed Pharmacother 2002; 56:296-301.
55 Steinkraus KH. Classification of fermented foods: worldwide review of household fermentation techniques. Food Control 1997; 8:311-317.
56 Panesar PS. Fermented dairy products: Starter cultures and potential nutritional benefits. Food Nutr Sci 2011; 2:47-51.
57 Reddy G, Altaf M, Naveena BJ et al. Amylolytic bacterial lactic acid fermentation - A review. Biotechnol Adv 2008; 26:22-34.
58 Arendt EK, Ryan LAM, Dal Bello F. Impact of sourdough on the texture of bread. Food Microbiol 2007; 24:165-174.
59 Gobbetti M, Corsetti A. Lactobacillus sanfrancisco a key sourdough lactic acid bacterium: a review. Food Microbiol 1997; 14:175-187.
60 Mondal A, Data AK. Bread baking - A review. J Food Engng 2008; 86:465-474.

bugün Afrika'nın protein eksikliği olduğu düşünülen pek çok bölgesinde bitki sıvılarının protein içeriğinin artırılmasında da geleneksel olarak kullanılan bir yöntemdir.[61,62,63]

Benzer durum peynir için özellikle geçerlidir. Peynirin yapım süreci aslında benzer uygulamalarla başlar, ancak sonraki mayalanma ve saklama koşullarına göre önemli değişiklik gösterir.[64] Peynirin nasıl bu kadar farklılık yaratabileceği kesin olarak bilinmemektedir, ancak Roquefort ya da Van peynirinden de hatırlanacağı üzere, aslında farklılıklar yerel özelliklere bağlıdır. Bu anlamda baktığınızda Van peyniri Van dışında bir coğrafyada üretilemez, benzer şey Kars kaşarı ya da Ezine beyaz peyniri için de söz konusudur. Bu nedenle peynirin değerini veren, yapıldığı sütün kalitesi ve olgunlaşma derecesidir. Olgunlaşma sürecinde peynirin biyokimyasal içeriği düzenli bir değişiklik gösterir.[65] Yapılan araştırmalar peynirde karakteristik tadın oluşumunun da metionin gibi sülfürlü aminoasitlerin olgunlaşmayı sağlayan bakteriler tarafından yıkılmasına bağlı olduğunu ortaya koymaktadır.[66] Benzer durum mayalar için de geçerlidir. Bu, olasılıkla peynirin neden yerel özellik gösterdiğini de açıklar, çünkü her iklimin, her yörenin florası bir şekilde kendine özgüdür. Öte yandan olgunlaşmış peynir kavramının tahmin edildiği kadar basit olmadığına da işaret eder. Kaliteli sütten yapılmış ve olgunlaşmış peynir, sütün başlangıç haline göre çok farklı bir bileşim gösterir, sadece saklama avantajı açısından değil, "kullanılabilir sülfür içeriği" açısından da üstündür.[67,68,69]

Oysa endüstriyel taze peynirlerde olgunlaşma diye bir kavram söz konusu değildir. Endüstriyel taze kaşar daha çok bir mühendislik bilimi çerçevesinde aşırı fiziksel işlemden geçmiş sütten hazırlanır. Bu uygulamada bir olgunlaşma işlemi söz konusu olmadığı gibi, aşırı işlemden geçirildiği için isteseniz de

---

61 Shewry PR. Improving the protein content and composition of cereal grain. J Cereal Sci 2007; 46:239-250.
62 Liljeberg HGM, Lönner CH, Björck IME. Sourdough fermentation or addition of organic acids or corresponding salts to bread improves nutritional properties of starch in healthy humans. J Nutr 1995; 125:1503-1511.
63 Scazzina F, Del Rio D, Pellegrini N et al. Sourdough bread: Starch digestibility and postprandial glycemic response. J Cereal Sci 2009; 49:419-421.
64 McSweeney PLH, Sousa MJ. Biochemical pathways for the production of flavour compounds in cheeses during ripening: A review. Lait 2000; 80:293-324
65 Klein N, Lortal S. Attenuated starters: an efficient means to influence cheese ripening - a review. Int Dairy J 1999; 9:751-762.
66 Bonnarme P, Psoni L, Spinnler HE. Diversity of L-methionine catabolism pathways in cheese-ripening bacteria. Appl Environ Mirobiol 2000; 66:5514-5517
67 Weimer B, Seefeldt K, Dias B. Sulfur metabolism in bacteria associated with cheese. Antonie van Leeuwenhoek 1999; 76:247-261.
68 Spinnler HE, Berger C, Lapadatescu C et al. Production of sulfur compounds by several yeasts of technological interest for cheese ripening. Intern Dairy J 2001; 11:245-252.
69 Smit G, Verheul A, Van Kranenburg R et al. Cheese flavour development by enzymatic conversions of peptides and amino acids. Food Res Intern 2000; 33:153-160.

olgunlaşma sürecine giremez, içerik olarak da daha zayıftır.[70] İleride çok daha detaylı olarak anlatacağımız aşırı fiziksel işlem baştan uygulandığı için, bu tür peynirler olgun peynirin aksine ambalaj açıldıktan sonra hızla küflenmeye başlar. Eski kaşarın yüzeyden küflenmemesine karşılık, yüksek basınçtan geçirilmiş sütten hazırlanan taze kaşar benzeri ürünler hızla yüzeyden küflenme özelliğine sahiptir.[71] Bu durum büyük olasılıkla, olgunlaşmayı sağlayan bakterilerin mevcut ortamda çoğalamıyor ya da çalışamıyor olmasına bağlıdır. Nitekim peynirde oluşan pek çok maddenin doğal antibiyotik özelliği gösterebileceği olasılığı akıldan uzak tutulmamalıdır. Mevcut gıda endüstrisi ne yazık ki eski kaşarın taklidini bile üretebilmekte, marketlerde olamayacağı kadar ucuz fiyatlarla pazarlamaktadır. Bu, gıdaya mühendislik mantığıyla bakmanın ana sakıncalarından birini de tanımlar. Mühendislik kavramında gıdanın biyolojik değişiminin ya da yiyen üzerindeki biyolojik etkilerinin kaygısı yoktur. Bunun yerine doku ("texture"), akışkanlık ("viscosity") gibi başka kavramlar oluşturulmuş, aslına ne kadar benzediği ya da tüketici beğenisini ne kadar karşıladığı gibi kavramlar önem kazanmıştır. Halbuki mayalanmış gıda, içeriğinin farklı ve zengin olmasından ötürü tahmin edilenden daha önemlidir.[72,73,74,75,76]

Beslenmede sindirim sisteminin esas işlevlerinden biri de, mide ve incebağırsaklarda serbestleştirilen yapıtaşlarının emilmesinin ötesinde, kalınbağırsaktaki bakterilerin (flora) gerçekleştirdiği fermantasyonun sağladığı bileşiklerin vücuda alınmasıdır. Çünkü bu açıdan bakıldığında, sindirim işlevi bakterilerde olandan büyük bir farklılık göstermez, yani mayalanma aslında insandaki bağırsak bakterilerinin mayalama özelliğini gösterir. Esansiyel olarak adlandırılan bileşiklerin bile çoğu, bakterilerde ya da bunların hücre içi formlarında üretilir. Dolayısıyla insan beslenmesinin temel unsurlarından biri aslında kalınbağırsak florasının beslenebileceği maddelerin yiyeceklerle alın-

70 Herzallah SM, Humeid MA, Al-Ismail KM. Effect of heating and processing methods of milk and dairy products on conjugated linoleic acid and trans fatty acid isomer content. J Dairy Sci 2005; 88:1301-1310.

71 Eski kaşarı "eskitilmiş kaşar"dan ayırt etmenin en kolay yollarından biri bir parça kesip, çatalın ucuna takıp ocağın alevinde kızartmaya çalışmaktır. Eski kaşar ateş karşısında sülfür içeriği nedeniyle hareler çıkararak "cozurdar". Aynı gözlem gerçek sucuk için de geçerlidir. Buna karşılık "eskitilmiş kaşar" yağını bırakarak nemli bir görünüm alır. Piyasa işi tostlarda kullanılan yapma taze kaşarlar ise genellikle ateşin etkisiyle tamamen eriyip yok olmaktadır.

72 Tuncturk Y, Ocak E, Zorba O. Farklı homojenizasyon basıncı derecelerinin kaşar peynirinin kimyasal, biyokimyasal, mikrobiyolojik ve duyusal özelliklerine etkisi. YYU J Agr Sci 2010; 20:88-99.

73 Trujillo AL, Capellas M, Saldo J et al. Applications of high-hydrostatic pressure on milk and dairy products: Review. Innov Food Sci Emerg Technol 2002; 3:295-307.

74 Voigt DD, Chevalier F, Donaghy JA et al. Effect of high-pressure treatment of milk for cheese manufacture on proteolysis, lipolysis, texture and functionality of Cheddar cheese during ripening. Innov Food Sci Emerg Technol 2012; 13:23-30.

75 Law BA. Controlled and accelerated cheese ripening: the research base for new technologies. International Dairy Journal 2001: 11:383-398.

76 O'Reilly CE, Kelly AL, Murphy PM et al. High pressure treatment: applications in cheese manufacture and ripening. Trends Food Sci Technol 2001; 12:51-59.

masıdır. Batı bilimi bu içeriğe posa adını verse de, posa bir nevi "kullanılamayan kalıntı" anlamını taşıdığından, kavramı karşılamamaktadır.

Mayalı gıdalarda da kalınbağırsaklardaki sindirime benzer bir süreç söz konusudur. Yoğurt sütün mayalanmış halidir, dışarıdan eklenen mikroorganizmalar aracılığıyla ekşidiğinde, mayalanma sürecinin bizde yapılamayan başka unsurları da ortaya çıkar. Benzer şekilde kaliteli sütten yapılmış peynirde mayalanma süreci olgunlaşmayla devamlılık gösterir. Aynı şey mayalanmış et ürünleri olan sosis, salam ve sucuk için de geçerlidir. Bu ürünlerde mayalanma, iç malzemenin doldurulduğu bağırsak çeperindeki mikroorganizmalar tarafından sağlanır. Bu, insandaki sindirim işlevinin bir benzeri olmasa da, içeriğe katılan baharatlarla zenginleştirilir. Gıdanın mayalanma süreci bizim vücudumuzda gerek zaman (kalınbağırsaklardan geçiş hızı mayalanmaya bir dereceye dek izin vermektedir), gerekse biyokimyasal yeterlilik açısından oluşturulamayacak besleyici unsurların ortaya çıkmasını sağlar. Bu durum olasılıkla bozanın ekşitilmesi, şarabın yıllandırılması kavramları için de geçerlidir.

Gıdaların bir başka biçimi ise belki de "mayasız mayalanma" olarak nitelendirilebilecek et ürünleridir. Burada etin sindirilerek olgunlaşması kendi içeriğindeki enzimlerle gerçekleşir. Pastırma, kurutulmuş et, balık, dumanda kurutulmuş (füme) ürünler böyle bir olgunlaşmaya olanak sağlamaktadır. Bunlar görüldüğü kadarıyla başlangıç ürününe üstünlük göstermese de, gıdanın uzun süre saklanmasını olanaklı hale getirir.

Besin gıda olabilmek için canlılığını koruyor olmalıdır

Bütün bunlara karşılık beslenme paradigmasında ek bir kavramın daha söz konusu olduğunu söylemek yanlış olmayacaktır; bu da, yiyeceğin taze, yani canlılığını koruyor olmasıdır. Sözü edilen canlılık kavramı aslında varlığı hissedilebilen, ancak tanımlanması bugüne kadarki bilgilerimizle mümkün olmayan ayrı bir özelliktir. Bir domates, elma ya da ıspanak üretimden toplandığında kuşkusuz hâlâ canlıdır; çiğ yenmesi durumunda da canlılığını korur. Benzer şey bir yere kadar etin ya da balığın pişirilmesi durumunda da söz konusudur, etin işlenmemiş halinin pişirilerek tüketilmesi veya sucuk olarak tüketilmesi birbirinden farklı durumlardır. Burada canlılıktan kastedilen gıdanın doğal süreç içerisinde bozulabiliyor olmasıdır (ekşimesi ya da kokuşması). Günümüz gıda endüstrisinin ya da beslenmeyle uğraşanların anlamakta zorlandıkları kavram da budur. Örneğin; bilinen pişirme usulleriyle hazırlanmış geleneksel yemekteki mevcut içerik, içine havadan düşen ya da pişirme sırasında ortadan kalkmayan mikroorganizmaların üremesine olanak sağlayacak yeterli unsuru taşımaktadır. Bekletilen yemek sonunda ekşir. Aynı şey evde pişirilen kek için de söz konusudur, bir süre sonra acır ve ardından küflenir. Ne var ki, bu dönüşümü endüstriyel kekler için söylemek mümkün olmamaktadır. Endüstriyel kekler küflenme özelliği göstermez. Uzun raf ömürlü yiyecekler başka canlı formlarının üremesine olanak sağlamayacak bir bileşim özelliği gösterirler, yani bir şekilde mumyalanmışlardır.

Gıdanın bozulma yolunun ne olduğu da canlılığını değerlendirmek açısından çok önemlidir. Normal koşullar altında gıdaların büyük kısmı günler içerisinde ekşiyerek bozulur, ekşime gıda içerisine havadan düşen mayalar tarafından gerçekleştirilir, ancak doğrudan gıdanın içeriğine bağlıdır. Bizim on, on beş yıl öncesine dek günlük yaşamımızda en iyi bildiğimiz ekşime özelliği süt, yoğurt, ayran gibi gıdalar için söz konusuydu. Çiğ ya da kaynatılmış süt ekşimenin gerçekleşmesiyle oluşan ortam değişikliği (pH) nedeniyle aynı zamanda "kesilir". Kesilme, proteinlerin doğal yapısının ortadan kalktığı yani denatüre olduğu anlamına gelmektedir. Ortaya çıkan beyaz kesiğe lor adı verilir ve börek, poğaça gibi hamur işlerinde katık olarak sorunsuzca tüketilebilir. Yoğurt ise zaten proteinlerin mayalanma sonucunda denatürasyonuyla oluştuğundan ekşime ile yapısal değişiklik göstermez. Buna karşılık mayaların ortamda, özellikle yoğurdun suyunda oluşturduğu ek bileşikler vücut için ileri derecede besleyicidir. Örneğin; bu bileşiklerden lipoik asit vücudun ana denge molekülü olan glutatyonun aktif formuna dönüştürülmesinde bilinen en güçlü moleküldür ve ekşimiş yoğurt suyu yaşlılar açısından özellikle önemlidir, ancak çok daha ilginci bu araştırmaların çoğunun yakın zamanda yayımlanmış olmasıdır.[77,78] Ekşimiş yoğurttan da benzer şekilde besleyici değeri çok yüksek olan ayran hazırlanabilir. Bozanın ekşimesi de benzer ürünlerin ortaya çıkmasını sağlar. Sözü edilen ekşime özelliği günümüzün endüstriyel süt, yoğurt, ayran ürünlerinde söz konusu değildir. İçerisinde yeterli su bulunan gıda elbette bir şekilde bozulmaktadır, ancak endüstriyel gıdada bu süreç ekşimeden küflenmeye doğru kaymıştır.

Canlı gıdanın bir diğer özelliği vücudun doğal işlevlerini harekete geçirebilmesidir. İşlemden geçmemiş gerçek süt ve yoğurt sindirim sistemi salgılarını

77 Biewenga GP, Haenen GRMM, Bast A. The pharmacology of the antioxidant lipoic acid. Gen Pharmac 1997; 29:315-331.

78 Hagen TM, Liu J, Lykkesfeldt J et al. Feeding acetyl-L-carnitine and lipoic acid to old rats significantly improves metabolic function while decreasing oxidative stres. PNAS 2002; 99:1870-1875.

uyarıcı özellik gösterir. Bu ürünlerin yenmesiyle birlikte sindirim sisteminde "guruldama" olarak kendini belli eden salgı akışı başlar. Ne var ki, bu uyarı sadece sindirim sistemine özgü değildir, solunum sisteminin salgıları da benzer şekilde uyarılarak nefes borusunun üst kısmına doğru bir akım meydana getirir. Bu durum solunum sistemine erişmiş olan yabancı maddelerin, tozların ve sigara kullanımı varsa katranın uzaklaştırılması açısından çok önemlidir. Geçmişe baktığınızda özellikle yoğurdun bu özelliklerinin daha iyi kavranmış olduğu ama sonradan unutulduğu açıkça görülmektedir. Maden işçilerine ve kimya çalışanlarına ve radyasyonla uğraşanlara her gün yoğurt verilmesi kanuni bir gereklilikti r. Aynı şey zehirlenme durumunda yoğurt yedirilmesi şeklindeki yaklaşım için de geçerlidir. Ancak bu yoğurdun ana denge ve savunma molekülü olan glutatyonu yükseltgeyecek kaliteye ve değere sahip olması, yani ekşiyebilir şekilde canlı olması gerekir.

Beslenmenin adaptasyon özelliği, yenerek alınan kozmik bilgi

Giriş satırlarında ayrıntısıyla anlatmaya çalıştığım gibi, Batı bilimi bütün teknolojik ilerlemeye rağmen aslında "mekanistik", yani mekanizmalara dayanan bir daralma içerisindedir. Bunun bir nedeni, didikleye didikleye DNA'nın şifresini de çözmelerine rağmen karşılaştıkları olağanüstü kurguyu yorumlayamamalarıdır. Aynı durum kuşkusuz beslenme paradigması açısından da geçerlidir; 1900'lerin ilk yarısına dek bulunanlar, o bakış açısında kaldıkları sürece varoluşu anlamalarını olanaklı kılmaz. Beri yandan içerisine düştükleri bir derin hata da aşırı uzmanlaşmadır. Bir konuda uzmanlaşmak elbette iyidir, ancak uzmanlaşma alanlarını uca götürdüğünüzde ve bunların hepsine bütüncül bakabilecek konumdan uzaklaştığınızda, tıpkı bir yazının harfler çerçevesinde bir şey ifade etmemesi gibi, anlamdan da uzaklaşmaya başlarsınız. Uzmanlaşma kavramı gıda mühendisliği gibi yeni alanların doğmasına neden olmuş, ancak bunların beslenme paradigması altında birleştirilmesi ne yazık ki mümkün olmamıştır. O nedenle bilime Doğu kaynaklı bir bakış açısı şarttır. Doğu, coğrafyası gereği konuları bütüncül ve daha yüksekten görme eğilimindedir.

Tıp fakültelerinde okutulan derslerin içerisinde en zayıf olanlarından biri beslenmedir, çünkü herkes bir şekilde karnını doyurmaktadır. Tıp bu anlamda çok eksiktir, çünkü disiplinin genel kuralları çok fazla değişiklik göstermese bile, toplumun beslenme özelliklerinde çok az kişinin dikkatini çeken ciddi değişiklikler olmuştur. Bir diğer sorun da bir kere yerleşmiş olan kavramın olduğu gibi kabullenilmesi ve değiştirilmeye açık olmamasıdır. Beslenme günümüzde "sağlıklı beslenme" kavramına dönüştürülmüş, "dengeli beslenme" denip işin içinden çıkılmıştır. Oysa Batı bilimini Doğu gözüyle okumaya başladığınızda iş değişir. Şöyle düşünün, birey olarak varsınız, bir vücut ve bilinçten oluşuyorsunuz. Bu vücut anne karnındayken steril koşullarda bulunuyor, beslenmesi annenin kan dolaşımından aldıklarına bağlı. Buna karşılık göbek bağının ucunda bulunan plasenta nedeniyle yine de apayrı; anne ve bebeğin kanı birbirine asla karışmıyor, besleyici öğelerin de sadece bir kısmının geçmesine müsaade ediliyor. Derken doğum oluyor, bebek artık dış ortamda. Ortalama bir erişkinin bedeninde bir buçuk kilogram bakteri bulunmasına karşılık bebekte hiç yok. Daha annesinden doğarken bir kısmını doğum kanalından alıyor, önemli bir kısmı da emzirme sırasında geliyor. Anne sütü bağırsakların doğal bakteri örtüsünün oluşmasında tamamen belirleyici, bu öyle bir durum ki, anne sütü alınması ileride daha sağlıklı bir yaşamın anahtarı, olmazsa olmuyor. Formül mamalar bunu bir yere kadar sağlayabiliyor. Sütten kesilince de bu denge sürüyor, bağırsaklardaki bakteri örtüsü vücudun doğal bir parçası olarak işlev görmeyi sürdürüyor.

Beslenmenin mikroorganizmaların bir işlevi olduğu dikkate alındığında, beslenme işlevi de doğal olarak bir adaptasyon sistemine dönüşür. Hepimizin diline dolanmış olan bir "bağışıklık" (immünite) kavramı vardır; Latince "immunus" sözcüğünden türetilmiştir ve bize tıp fakültelerinde öğretildiği kadarıyla "vergi vermeyen" anlamına gelir. Oysa Doğu gözüyle işlevsel olarak okuduğunuzda vardığınız kavram vergi vermemek değil, bedel ödememek, uzlaşmak, bir anlamda adapte olmak anlamını taşır. Bağışıklık sistemi aslında savaşmaz, bizi adapte eder. Peki bağışıklık sistemi vücutta nerede en çok bulunur, elbette bağırsaklarda. Amaç gıdalarla alınması olası mikroplara karşı korumak değil (mikrop zaten sizde de var), bizim dış dünyaya uyumlu kalmamızdır, hastalıkların önemli bir bölümü bu uyumun kaybedilmesiyle ortaya çıkar. Adaptasyon (bedel ödetmeyen uyum, bağışıklık) sistemi başka nerelerde vardır? Bir miktar deride, solunum sisteminde, özellikle vücudun girişi ağız-yutak bölgesinde, genel kavram olarak vücudun dışarıya açık bütün boşluklarında, bir de vücudun içinde. Oysa adaptasyonun temel anlamda bulunduğu yer sindirim sistemidir, beslenme işlevini de ister istemez bir adaptasyon kavramına dönüştürür. Bir besini yediğimiz zaman sadece onu yapıtaşlarına indirgeyip vücudumuzun eksiğini gidermeyiz, besinin bir kısmı bağırsaktaki bakteriler tarafından parçalanıp bambaşka ürünlere dönüştürülür. Üstüne üstlük, bağırsaklardaki bakteriler dediğiniz üç yüz civarında farklı türü içerir ve bu nedenle kendi içlerinde de uyumlu ve dengeli olmak zorundadır. Dengenin biri lehine bozulması vücudun hastalanması anlamına gelir. Son on yıldır giderek dillendirilmekte olan "işlevsel gıda" kavramı aslında beslenmenin ticari alana dökülmesinin incelikli bir kanalıdır. Probiyotik yoğurt olarak pazarlanmaya çalışılan yoğurtlar sadece "olması gereken" yoğurtlardır, bakteri örtüsünün dengeli kalmasını sağlar. Oysa bu kavram, Doğu gözüyle okursanız, yediğiniz bütün taze (daha doğrusu endüstriyel aşırı fiziksel işlemden geçmemiş) gıdalar için geçerlidir. Zira adaptasyon sistemi sizi doğuştan yabancısı olduğunuz dış dünyayla bu şekilde dengeler. Böyle bakıldığında "turist diyaresi" (ishali) denen tablo sizin "öteki" coğrafyalara adaptasyon öykünüzden başka bir şey değildir, vücut başka ortamlarla ve farklı beslenme kültürleriyle tanışır, adapte olabilmek için bağırsak florasını değiştirir.

Batı biliminin temel hatalarından biri de insanı birey olarak çevreden soyutlayabileceği yanılgısına düşmesidir. Bunun temelinde yatan gerekçe bir yerde rasyonalizmdir, yani biyolojik olayların matematiksel kavramlarla açıklanabileceğinin savunulması. Geçtiğimiz yüzyılın ilk yarısında hayvan besleme deneylerinden elde edilen sonuçlar da bunu kanıtlar görünmüştür. Ne var ki, hayvan deneyleri doğal koşullarda yapılmamaktadır ve nihai hedef büyümenin sürdürülmesi için gereken asgari maddelerin saptanması olmuştur. Dahası bu araştırmaların çoğu fareler gibi kemirgen sınıfında yürütülmüştür, kemirgenlerin metabolizma hızı insanlardakine göre çok daha yüksektir. Farede açığa çıkmayan bir sorunun, aynı yaklaşım uzun süre insanda uygulandığında ortaya çıkmayacağı öngörülemez. Üstelik gerçek dünya koşullarına geçildiğinde durum değişir. Deney hayvanları sıcaklık ve ışık açısından sabit ve yapay ortamlarda yaşar ki bu, öngörülemeyen deneysel koşulların olabildiğince dışlanması için gereklidir. İnsan ise her şekilde doğaya tabidir; mevsimden, hava koşullarından, hatta sosyal ortamdan da fazlasıyla etkilenir. Karnını doyurmak amacıyla yediği yiyecekler de mevsime ve çevreye tabidir. Beslenme mevsime bağlı kaldığınızda size mevsimin özelliklerini de bir şekilde sunar. Bu kavram bugüne kadar araştırılmamış bir unsurdur, ancak Doğu gözüyle okuduğunuzda beslenmenin yerel kaynaklara ve mevsime tabi olması gerektiğinin altını çizer.

Beslenmeyle ilişkili çalışmalar arttıkça, kavramların değiştiği açık bir şekilde görülmektedir. Böylelikle gıdanın yapıtaşlarına ayrılıp, sonra ihtiyaca binaen yeniden birleştirildiği düşüncesinin aslında çok sığ bir yaklaşım olduğu da anlaşılır hale gelmiştir. Yeni pek çok araştırma gerek proteinlerin gerekse genetik kod taşıyan bileşenlerin sindirim sisteminden parçalanmadan geçebileceğini de ortaya koymaktadır. Örneğin; süt proteinleri midede kısmen parçalanarak emildiğinde vücutta fizyolojik işlevlerin güçlenmesini sağlar; bunlar içerisinde en iyi bilinenleri salgı işlevlerinin artması ve bağışıklık sisteminin güçlenmesidir.[79,80]

Ama daha ilginci, gıdaların yenmesiyle genetik kodun da alınabilir olduğudur, bunlardan en iyi bilineni de miRNA olarak adlandırılan küçük kodlardır. miRNA'lar son yıllarda araştırılmaya başlanan yeni bir molekül sınıfını oluşturmaktadır. DNA molekülünün dizisi çıkarıldığında, bütününün proteine dönüşmediği, bazı alanların gen kodlama yapmadığı saptanmıştır. Derken protein sentezinde görevi olmayan 19-24 birimden oluşan küçük RNA moleküllerinin de bulunduğu fark edilmiştir.[81] Bu moleküller kendileri protein kodlamasa da, protein yapımını (genin proteine yazılmasını) düzenleyici role sahiptir.[82] Bugüne dek yapılan çalışmalar miRNA'ların özellikle yağ metabolizmasıyla ilişkili olduğuna dair bulgular vermiştir.[83,84,85] Ancak miRNA'ların hastalık durumuyla ilişkili olabileceğine dair veriler de birikmektedir.[86,87]

Batı akademisi miRNA'lara henüz fazla bir anlam verememiş, ama onlara ilişkin internet üzerinden de erişilebilen veritabanları oluşturmuştur. Ortaya çıkan veri birikimi aslında hayli ilginç sonuçlara işaret etmiştir. miRNA'lar her bir organ için ayrı özellik göstermektedir. Şimdiye kadar öğrendiklerimiz doğrultusunda miRNA'lar dokuların farklılaşması, apoptoz denen programlı hücre ölümü, hücre çoğalması, bağışıklık yanıtı ve hücre-doku özellikleri açısından özel bir öneme sahip. Böylelikle soylar arasında yemek yoluyla bir biyolojik düzenleme olabileceğinin ilk bulguları da elde edilmiş oldu.[88] Yeni bulgular ise gıda olarak tüketilen bitkilerden alınan miRNA'ların kan dolaşımına geçtiğini

---

79 Zoghbi S, Trompette A, Claustre J et al. Beta-casomorphin-7 regulates the secretion and expression of gastrointestinal mucins through a mu-opioid pathway. Am J Physiol Gastrointest Liver Physiol 2006; 290:G1105-113.
80 Chabance B, Marteau P, Rambaud JC et al. Casein peptide release and passage to the blood in humans during digestion of milk and yogurt. Biochimie 1998; 80:155-165.
81 Vaucheret H, Chupeau Y. Ingested plant miRNAs regulate gene expression in animals. Cell Res 2012; 22:3-5.
82 Wu L, Zhou H, Zhang Q et al. DNA methylation mediated by a microRNA pathway. Mol Cell 2010; 38:465-475.
83 Davalos A, Goedeke L, Smibert P et al. miR-33a/b contribute to the regulation of fatty acid metabolism and insulin signaling. PNAS 2011; 108:9232-9237.
84 Fernandez-Hernando C, Suarez Y, Rayner KJ et al. MicroRNAs in lipid metabolism. Curr Opin Lipidol 2011; 22:86-92.
85 Wilfred BR, Wang WX, Nelson PT. Energizing miRNA research: a review of the role of miRNAs in lipid metabolism, with a prediction that miR-103/107 regulates human metabolic pathways. Mol Genet Metab 2007; 91:209-217.
86 Eis PS, Tam W, Sun L et al. Accumulation of miR-155 and BIC RNA in human B cell lymphomas. PNAS 2005; 102:3627-3632.
87 Boutz DR, Collins PJ, Suresh U et al. Two-tiered approach identifies a network of cancer and liver disease-related genes regulated by miR-122. J Biol Chem 2011; 286:18066-18078.
88 Lewis BP, Burge CB, Bartel DP. Conserved seed pairing, often flanked by adenosines, indicates that thousands of human genes are microRNA targets. Cell 2005; 120:15-20.

ve onu yiyenin işlevlerini de etkileyebileceğini ortaya koymakta. Pirinç gibi ürünlerin yenmesiyle alınan bitki miRNA'ları sindirim sisteminden "parçalanmadan" geçebiliyor. Çinli araştırmacılar bu durumu farelerde de denemişler, pirinç miRNA'larını dışarıda asitle karşılaştırmışlar, moleküllerin yine parçalanmaması üzerine, söz konusu direnci bu moleküllerin "sindirime dirençli özel ekler" içermesine bağlamışlardır. Daha da önemlisi pirinç miRNA'ları yenen canlının dokusunda da aktif kalır ve hücrelerin işlevlerinde değişikliklere neden olur.[89] Üstüne üstlük, sindirim sisteminde işlev gören genler de alınan gıdayla değişiklik göstermektedir.[90] Dolayısıyla Galen'in "ne yersen osun" saptaması moleküler olarak da doğrulanmıştır.

Beslenmenin "yapıtaşı alma" mantığı

Beslenerek vücudumuz için yapıtaşı topladığımız düşüncesi kuşkusuz tamamen hatalı değildir. Ancak bu yapıtaşlarından zengin besin bulmaya geldiğinde durum değişir. Yapıtaşları açısından da düşünseniz, yenen gıdanın kompozisyonu insanla benzer (izoform) ya da üstün olmalıdır. Birinci durum, bıçak sırtında da olsa yaşamınızı sürdürmenizi sağlar ama sizden üstün olan bir şeyin yenmesi ek bir "şifa" katkısını beraberinde getirir. Bu, et kaynakları için özellikle geçerlidir. Burada anlatmaya çalıştığım üstünlük kavramı elbette zekâ ya da kuvvet üstünlüğü değildir, yenen gıda doğanın katma değerini yeterince almış olmalıdır. Başka yerlerde yine dile getireceğim bu kavram beslenme uzmanları tarafından nedense göz ardı edilmiştir.

Çünkü insan vücudu her ne kadar birbirinden farklı organlardan oluşuyormuş gibi görünse de, hatta söylemi daha ileri götüreyim, canlılar âlemi birbirinden çok farklıymış izlenimi verse de, aslında yapıtaşlarından tutunuz, desene kadar pek çok ortak özelliğe sahiptir. Dört baz ve 20 aminoasitle birbirinden çok farklı senfoniler bestelenebilir, yani gamlar farklı olsa da notalar aynıdır. Benzer şekilde, vücudun akciğer, böbrek, kalp gibi dokuları işlev açısından birbirinden farklı olsa da, çatı yapılanması büyük örtüşmeler gösterir. Çünkü her organın özelleşmiş işlevinden sorumlu bir yapısı olmasına karşılık (mesela böbreğin süzme işlevi), bir de bu yapının içerisine yerleştiği destek dokusu bulunur. Gözünüzde gergef örneğini vererek canlandırmaya çalışalım. İki tahta halka arasına gerilen kumaşa gergef denir, bunun üzerine desen işle-

---

89 Zhang L, Hou D, Chen X et al. Exogenous plant MIR168a specifically targets mammalian LDLRAP1: evidence of cross-kingdom regulation by microRNA. Cell Res 2012; 22:107-126.
90 Sanderson IR, Naik S. Dietary regulations of intestinal gene expression. Ann Rev Nutr 2000; 20:311-338.

nir. Kumaş çatıyı oluşturur, organın işlevi ise desen demektir. Destek dokusu tahmin edebileceğiniz gibi bütün organlarda üç aşağı beş yukarı benzer bileşimi gösterir, iplik olarak aynıdır ama dokuması farklıdır.

İnsan vücudunun destek dokusu aynı molekülün varyasyonlarından oluşur ki bu moleküllerin en büyük bölümünü oluşturana kollajen adını veriyoruz. Kollajenin yapısal içeriğinin belirlenmesi hayli eskidir, 1950'lere dek gider.[91] Kollajen çok ilginç bir moleküldür, kemikteki formu aynen DNA gibi sarmal yapı gösterir, ancak bu ikili değil, üçlü bir sarmaldır. Bu üçlü sarmalın her bir dalı diğerleriyle çapraz bağlarla birleştirilir. Böylelikle çok sağlam bir molekül ortaya çıkar. Kollajen esas olarak çatının desteklenmesinden sorumludur, yani iskelet kası, kasları kemiklere bağlayan kirişler ve elbette kemiğin matriksi (örgüsü) kollajenin farklı formlarından oluşur. Buna karşılık damarların cidarı, kalp, karaciğer gibi iç organların destek dokusu da (kumaşı) kollajenden meydana gelir. Damar duvarını döşeyen kollajen ise daha farklı yapısal özellik gösterir, yüzeyi örter. Omurgalı canlılarda en az 46 değişik protein yapan 27 cins kollajen tanımlanmıştır, bunun dışında pek çok proteinin yapısına eklenti verir.[92]

Dolayısıyla bizim yiyecek olarak tükettiğimiz etin de önemli bir kısmı kollajendir. Ancak bu molekül suda kolay çözünen bir özellik göstermez, biz kollajeni daha çok yemeğin suyuna geçtiğinde fark ederiz. Kollajen yemeğin pişme süresini belirler, çünkü dokunun içinden süzülüp yemeğin suyuna geçmesi uzun sürer. Proteinler yaklaşık 60 derece sıcaklıkta üç boyutlu doğal (orijinal) yapısını yitirir (denatürasyon). Yumurtadan örnek vererek anlatalım, yumurtayı kızgın yağa kırdığınız anda proteinden çok zengin şeffaf kısmı anında beyazlaşır, yani doğal yapısını yitirir, işte bu pişme anlamına gelir. Aynı durum (60 derece sıcaklık), elbette etteki proteinlerin doğal yapısını yitirmesi için de geçerlidir. Ancak içinde kollajen olduğundan et lastik kıvamına gelir. Yemekteki etin "yenebilir hale gelmesi" içindeki kollajenin çözülüp suya geçmesine bağlıdır (çorba oluşur). Bunun en açık örneği paça yemeğidir, etten çok kas kirişi ve kemik içerdiğinden paçada çok fazla kollajen açığa çıkar. Ama tencere soğuduğunda kollajen çözünürlüğünü yitirir, donar, jel (jöle) oluşturur, son derece besleyicidir (kediler neden mamanın suyuna dalar sanırsınız?). Hatta şöyle söyleyelim, hayvan beslenme deneylerinde, içeriğe kollajen konulması beslenme eksikliğini doğrudan düzeltebilmektedir. Oysa günümüz yaşam koşullarında insanların yemek alışkanlıkları değişmektedir. Çalışan kesim için bunun en

91 Eastoe JE. The amino acid composition of mammalian collagen and gelatin, Biochemistry 1955, 61:589-600.
92 Shoulders MD, Raines TR. Collagen structure and stability. Ann Rev Biochem 2009; 78:929-958.

önemli sonucu, çabuk hazırlanan yemeğin tercih edilir hale gelmesi olmuştur. Paça pişirmek ya da kapama gibi sulu yemek hazırlamak çok daha zahmetli olmasa da, çok daha uzun bir süre gerektirir. Aynı şey işkembe için de geçerlidir. Ciğerde ise çok fazla kollajen bulunmaz, o yüzden ateşi görür görmez pişiverir.

Bütün bunları özellikle şunu anlatmak için vurguluyoruz, insan vücudu kendine tamamen yeterli değildir. Alınanların bir kısmı enerji ve vitamin ihtiyacının karşılanmasında kullanılsa da, önemli bir kısmı binanın (gergefin) tadilatında kullanılır. Düzenli yapılan spor, gergefin düzenli bir biçimde yenilenmesine yardımcı olur. Sporun sağlığın korunmasındaki olumlu etkisi büyük olasılıkla doku yapımını uyarmasına bağlıdır.[93] Ne var ki siz hiç yaralanmasanız, hiç spor yapmasanız, hatta kendinizi hiç yormasanız bile vücudun bir "dönüşümü" ("turn over") vardır, eskisi yıkılarak yerine yenisi konur.[94] Bu matriks basit bir destek dokusu özelliği göstermez, organın oluşumu ve esas işlevinin gerçekleştirilmesi matriksin varlığına bağlıdır. Örneğin; sinir hücrelerinin miyelin adı verilen kılıfı oluşturması hücrenin dışındaki matrikse bağlıdır.[95] Benzer şekilde pankreasın iç salgı işlevini üstlenen hücreler de ancak doğru matriksin varlığında adacık hücrelerine dönüşebilir.[96] O nedenle dışarıdan alınması gerekenlerin düzenli alınması özellikle büyüme çağındaki çocuklar, hamileler ve emzirme dönemindeki kadınlar için "fazlasıyla" zorunludur. Matriks dokusunun yapımı uyku ile de uyarılır, bu "uyusun da büyüsün" ninnisindeki saptamanın doğru olduğunu göstermektedir, çünkü uykuda salgılanan melatonin kemik kollajen yapımını uyarıcı bir etki göstermektedir.[97] Hastalık durumunda ise vücut bambaşka bir dengeye geçer, hastanın beslenmesi o nedenle özelliklidir. İşte günümüz yaşam koşullarında, kaynak (gıda) sağlanması açısından ortaya çıkan kısıtlılık da budur. Gezin şehri sokak sokak, sayın kaç dükkân göreceksiniz vitrininde sakatat olan, halbuki bir ülkenin beslenme alışkanlıkları kendine özeldir.

Tıpta aşırı branşlaşmanın getirdiği en önemli sorun, ortak noktaların gözden çok kolay kaçırılabilmesidir. Doktorlar aslında bir binanın farklı daire-

---

93 Langberg H, Skovgaard D, Asp S et al. Time pattern of exercise-induced changes in type I collagen turnover after prolonged endurance exercise in humans. Calcif Tissue Int 2000; 67:41-44.
94 Stetler-Stevenson WG. Dynamics of matrix turnover during pathologic remodeling of the extracellular matrix. Am J Pathol 1996; 148:1345-1350.
95 Podratz JL, Rodriguez E, Windebank AJ. Role of the extracellular matrix in myelination of peripheral nerve. Glia 2001; 35:35-40.
96 Montesano R, Mouron P, Amherdt M et al. Collagen matrix promotes pancreatic endocrine cell reorganization of monolayers into islet-like organoids. J Cell Biol 1983; 97:935-939.
97 Nakade O, Koyama H, Ariji H et al. Melatonin stimulates proliferation and type I collagen synthesis in human bone cells in vitro. J Pined Res 1999; 27:106-111.

rinde iştigal ederler, ön tarafta oturanlar caddeye bakarken şehirde yaşadıklarını düşünürler, arkada oturanlar için mekân bir orman kenarı da olabilir, bodrum katta yaşayanlar içinse ne sokak ne de orman bilinir. İşte bu komşu branşlar birbirleriyle görüş alışverişini ne kadar azaltırsa, iştigal ettikleri binanın konumu ve şartları konusunda da o kadar ayrı düşeceklerdir. İhtiyaçlarının hepsinin apartman görevlisi tarafından karşılandığını varsayın (ilaç endüstrisi mi desek?), birbirlerini görmeleri bile gerekli değildir. Peki nereye kadar? Elbette ortak bir sorun ortaya çıkana dek. Mesela kanalizasyon tıkanırsa her daireyi etkiler, bu durumda doktorlar da dışarı çıkmak zorunluluğu hissedeceklerdir. Vücudun çatısından yola çıkıp, kollajenin nimetlerine vurgu yapıp, doktorların aşırı uzmanlaşmasıyla devam ettik, biraz alakasız gibi görünüyor. Ancak inanın öyle değil, biz doktorların tıkanan burnunu açmaya çalışıyoruz.

Kollajene benzer bir kısıtlılık durumu, protein yapısına girmeyen başka aminoasit benzeri bileşikler için de geçerlidir. Bu bileşiklerin en iyi bilinenlerinden biri, her şeyden önce beyin gelişimi için gerekli olan taurindir.[98] Taurin normal koşullarda sülfür içeren bir aminoasit olan sisteinden sentezlenebilir, ancak özellikle kediler ve bebekler bunu sentezleyemediğinden gıda ile mutlaka alınması gerekir.[99] Büyümekte olan kedilerde taurin eksikliği retinanın bozulmasına yol açarak körlüğe ve yanı sıra kalp yetersizliğine neden olur (kedilerin en önemli beslenme sorunudur). Bebeklere gelince, anne sütü alanlarda taurin eksikliği söz konusu olmaz. Ama işin doğasına baktığınızda, sütün taurin içeriği de emzirme sürecinde değişiklik gösterir. Başlangıçta çok zengindir, sonrasında giderek azalmaya başlar. Erişkinler ise taurini ya besinlerle alarak ya da sistein adlı esansiyel aminoasitten sentezleyerek elde ederler. Hiç hayvansal ürün yemeyenlerde ciddi taurin eksikliği riski vardır, araştırmalar değerin "yüz kat" değişebileceğini göstermiştir.

Protein yapısına katılmayan bir aminoasidin neden bu kadar önemli olduğu çok iyi bilinmese de nerelerde işlev gördüğü daha fazla aydınlatılmıştır.[100] Taurinin en iyi bilinen işlevi safranın oluşumuna olan katkısıdır (adı da, elde edilmiş olduğu boğa safrasından gelir).[101] İdrara da belli bir miktarda salgıla-

98 Pasantes-Morales H, Hernandez-Benitez R. Taurine and brain development: Trophic or cytoprotective actions? Neurochem Res 2010; 35:1939-1943.
99 Stipanuk MH. Role of the liver in regulation of body cysteine and taurine levels: A brief review. Neurochem Res 2004; 29:105-110.
100 Schüller-Levis GB, Park E. Taurine: New Implications for an old amino acid. FEMS Microbiology Letters 2003; 226:195-202.
101 Hardison WGM, Proffitt JH. Influence of hepatic taurine concentration on bile acid conjugation with taurine. Am J Physiol Gastrointest Liver Physiol 1977; 232:G75-G79.

nır, böbrek işlevlerinin ve boşaltım sisteminin bütünlüğünü korur.[102,103] Hücre içi sıvısının ve hücre zarının bütünlüğünün korunmasında rol oynar.[104] Bugüne dek yapılan pek çok araştırma, taurinin vücudun bağışıklık yetersizliği de dahil pek çok işlev bozukluğunu giderebildiğini göstermiştir. Örneğin; yüksek miktarda früktozla beslendiği için kollajen bozulması ortaya çıkan farelerde bu sorun taurinle önlenebilmektedir. Taurin verilmesi deneysel modellerde, yüksek tansiyonun normale inmesini, diyabetiklerde kan şekerinin, kan yağlarının düşürülmesini, karaciğer bozukluklarının önlenebilmesini sağlar.[105,106] Kalbin normal çalışmasında ve kalp kasının oksidanlara karşı korunmasında rol oynar.[107,108] Kas ve sinir işlev sorunlarını düzeltir. Kilo fazlası olanlarda zayıflatıcı etkisi vardır. Vücut genelinde baktığınızda beyin, karaciğer, böbrekler ve bağırsakların taurinden özellikle zengin olduğu görülür; et, eksiği kapatacak kadar zengin bir kaynak değildir; dil, ciğer, böbrek, kokoreç gibi sakatat yemenin önemi yeniden ortaya çıkmaktadır.

Beslenmenin "korunma" mantığı, toksinlerin tutulması ve ayrıştırılması

Beslenme konusunda özellikle tarım ilaçlarından kaynaklanan bir sorunumuz olduğu açık, ancak insan ve hayvan vücudu bu tür kimyasallara karşı tamamen savunmasız değil, aksi takdirde yaşamın sürdürülebilmesi mümkün olmazdı. Daha doğar doğmaz vücudumuza yabancı pek çok maddeyle karşı karşıya kalırız. Hatta bunların bir kısmını anne sütüyle bile alırız, buna karşılık bebek normal gelişimini sürdürür, çünkü anne sütü tarafından korunur. Öte yandan hastalanmamız durumunda kullanılan ilaçlar da aslında vücudumuza yabancı maddelerdir, ancak etkili olmalarının ardından bir şekilde zararsızlaştırılırlar, buna detoksifikasyon adı verilmektedir. Bu zararsızlaştırma işlemi daha çok karaciğerde gerçekleşir, madde parçalanır ve safra ya da böbrekler aracılığıyla uzaklaştırılır. Ne var ki, bütün bunlar dışında vücudun sürekli etkisinde kaldığı kimyasal adıyla yükseltgenme-indirgenme (redoks) reaksiyon-

102 Hagar HH, El Eter E, Arafa M. Taurine attenuates hypertension and renal disfunction induced by cyclosporine A in rats. Clin Expl Pharmacol Physiol 2006; 33:189-196.
103 Sener G, Sehirli O, Ipçi Y et al. Protective effects of taurine against nicotine-induced oxidative damage of rat urinary bladder and kidney. Pharmacology 2005; 74:37-44.
104 Burg MB, Garcia-Perez A. How tonicity regulates gene expression. J Am Soc Nephrol 1992; 3:121-127.
105 Militante JD, Lombardini JB. Dietary taurine supplementation: hypolipidemic and antiatherogenic effects. Nutr Res 2004; 24:787-801.
106 Arany E, Strutt B, Romanus P et al. Taurine supplement in early life altered islet morphology, decreased insulitis and delayed the onset of diabetes in non-obese diabetic mice. Diabetologia 2004; 47:1831-1837.
107 Xu YJ, Arneja AS, Tappia PS et al. The potential health benefits of taurine in cardiovascular disease. Exp Clin Cardiol 2008; 13:57-65.
108 Hanna J, Chahine R, Aftimos G et al. Protective effect of taurine against free radicals damage in the rat myocardium. Exp Toxicol Pathol 2004; 56:189-194.

ları da var. Bu reaksiyonlar normal işlevlerin sürdürülmesi sırasında da ortaya çıkar ve yan ürün olarak meydana gelen maddeler vücudun normal moleküllerine hasar verebilir. Bu tablonun bütününe "oksidatif stres" adı verilir. İnsan ömrünün önceden programlanmış bir yaşı olup olmadığı henüz bilinmese de, yaşlanmadan sorumlu tutulan başlıca mekanizma DNA ve proteinlerin bu sırada hasar görmesidir. Alkolün olumsuz etkilerinin bir nedeni de bu mekanizmadır. Özellikle aşırı miktarda alınan alkol, oksidatif stres kaynağı ve arada çıkan maddeler zarar verici özellikler gösterir. Korunma reaksiyonlarındaysa sülfür içeren maddeler en önemli rolü oynar.[109]

Savunma sisteminin en önemli moleküllerinden biri (daha doğrusu en önemlisi) glutatyon adı verilen bir moleküldür. Glutatyon beyin dahil bütün dokularda bulunur, aslında ikisi aktif sülfür grubu içeren üç ayrı molekülün birleşmesinden oluşur, doğrudan ya da yan ürün olarak ortaya çıkan zararlı ürünleri tutarak etkisizleştirir.[110] Bu etkisizleştirme mekanizması tarım ilaçları için de geçerlidir. Tarım ilaçlarının aktif ürünlerini de glutatyon tutar ve ortadan kaldırır. Ne var ki glutatyonu oluşturan moleküllerden biri (sistein) vücutta yapılamayan bir aminoasit olan metioninden sentezlenir, o nedenle aslında dışa bağımlıdır. Ortaya çıkan pek çok hastalık durumu vücuttaki glutatyon depolarının hızla tükenmesine neden olduğundan, glutatyonun hammaddelerinin özellikle hastalık durumunda dışarıdan alınması çok daha önemli hale gelir.[111] Dokularda bulunan glutatyon sisteine de dönüştürülebilir, o nedenle önemli bir depo özelliği gösterir. Bütün mesele rezervlerin dolu tutulabilmesi için gereken sülfürlü aminoasitleri ister metionin ister sistein olsun, bir şekilde gıdalardan alabilmektir.[112,113]

Temel koruyucu molekül olan glutatyon yapımında dışa bağımlıyız

İnsan vücudu glutatyonun yerine konması için gereken hammaddeler açısından dışa bağımlıdır. Glutatyon sentezinde kullanılan sistein gıdalarla alınabilir, ancak insan ve hayvan vücudunda sentezlenemeyen metioninden de

109 Moriarty-Craige SE, Jones DP. Extracellular thiols and thiol/disulfide redox in metabolism. Annu Rev Nutr 2004; 24:481-509.
110 Mytilineou C, Kramer BC, Yabut JA. Glutathione depletion and oxidative stres. Parkinsonism and Relat Disord 2002; 8:385-387.
111 Malmezat T, Breuille D, Capitan P et al. Glutathione turnover is increased during the acute phase of sepsis in rats. J Nutr 2000; 130:1239-1246.
112 Jones DP, Park Y, Gletsu-Miller N et al. Dietary sulfur amino acid effects on fasting plasma cysteine/cystine redox potential in humans. Nutrition 2011; 27:199-205.
113 Cho ES, Johnson N, Snider BC. Tissue glutathione as a cyst(e)ine reservoir during cystine depletion in growing rats. J Nutr 1984; 114:1853-1862.

yapılabilir. Bunların kaynağı daha çok sebzeler, yani soğan, sarımsak, ıspanak, roka, kırmızı biber, "çimlendirilmiş" mercimek gibi görünmektedir. Ancak bu durum, olasılıkla metionin sentez özelliğinden ötürü, örneğin ıspanağın yeşil kısımlarını değil, kök kısımlarını kapsar.

Dokuların glutatyon içeriği de her zaman aynı değildir, bunun bir nedeni beslenmeyle dışarıdan alınıyor olması, bir diğer nedeni ise psikolojik stres dahil pek çok durumun glutatyon miktarını etkilemesi ve azaltabilmesidir. Örneğin; deneysel bir stres modeli olan "hareket kısıtlaması" farelerde sadece karaciğer gibi iç organların değil, beynin de glutatyon içeriğini azaltmaktadır. Hayvan hiç hareket edemeyeceği kadar dar bir yere günde üç saatliğine sokulduğunda (sıçanlar için genellikle beş santim çapında ve on santim uzunluğunda silindirik bir kafes kullanılır), bir hafta içerisinde glutatyon miktarı ciddi azalma gösterir.[114] Glutatyon vücudun kimyasal reaksiyonlardaki ana koruyucu molekülü olduğuna göre, aslında bu durum aşırı üzüntü durumunda neden hızla hastalandığımızı da bir yerde açıklamaktadır. Çünkü diyabet ve kanser dahil pek çok hastalık aşırı üzüntü ile tetiklenebilmektedir. Vücut stres durumunda kendi glutatyon depolarını hızla tüketir, dışarıdan alınanlar da yetersiz kalırsa, aslında bıçak sırtında sürdürülen yaşam dengesi birden olumsuz tarafa doğru yıkılır. Benzer durum zamanından erken doğan (preterm) bebekler için de geçerlidir, annede sistein miktarı azalmışsa bu, kordon kanı üzerinden bebeğe de yansır. Hamilelik durumu iyi beslenme gereğinin doruğa ulaştığı fizyolojik durumlardan biridir.[115]

Konuyu biraz daha anlaşılabilir hale getirelim: Elde edilen bulgulara göre hücre ortamında dokunduğu yere hasar verebilecek özellikte "serseri mayınlar" vardır. Bu mayınlar (oksitleyici moleküller) dokundukları normal moleküllerin de yapısını değiştirip hasar verir. İşte glutatyonun önemi, bu serseri mayınları tutulup nötralize edilmesi, yani etkisizleştirilmesidir. Glutatyon ve benzeri moleküllerin bunu gerçekleştirebilmesi için kimyasal karşılığıyla "indirgenmiş" durumda tutulması gerekir. Mayının yutulabilmesi için kapanın ağzının sürekli açık tutulmalıdır, buna karşılık mayını yutmuş kapanın ağzının yeniden açılması ise yeni kaynak gerektirir. O nedenle, bu korunma sistemi sürekli aktif tutulmak zorundadır. Kapanın ağzının sürekli açık tutulabilmesi içinse glutatyondan daha güçlü maddelere ihtiyaç vardır. Bunlardan biri olan

114 Madrigal JLM, Olivenza R, Moro MA et al. Glutathione depletion, lipid peroxidation amd mitochondrial dysfunction are induced by chronic stres in rat brain. Neuropsychopharmacology 2001; 24:420-429.
115 Alice Küster A, Tea I, Ferchaud-Roucher V et al. Cord blood glutathione depletion in preterm infants: correlation with maternal cysteine depletion. PLoS ONE 2011; 6:1-9.

lipoik asit, vücutta sentezlenemeyen yağ asitlerinden yapılır, vücut o aşamada da dışa bağımlıdır. Oysa lipoik asit diyabet, kalp hastalıkları ve kanser gibi günümüz hastalıklarının pek çoğuna karşı doğal olarak koruyucudur. En bol bulunduğu yerlerden biri de maya ekstreleri, yani olasılıkla yoğurdun, ayranın ve kefirin ekşimiş halidir.[116]

Lipoik asit sütte de bulunan bir yağ asididir, eldeki verilere göre en zengin kaynağı ise ettir. Sütte bulunan formu (sütün bütünü mevsimsel değişiklikler gösterse de) pek mevsimsel değişim göstermez.[117] Etteki formu nedense etin ızgarada pişirilmesiyle artar. Bu artışın mekanizması açık değil, ancak ızgara ateşinin lipoik asidi artırdığı şeklinde veriler mevcuttur. Izgarada et pişirmenin hep kanserojen olduğu söylense de, bu iddialar kimyasal verilerin analiziyle ulaşılan bulgulardır. Öte yandan özellikle Güneydoğu mutfağında yer bulan kebapların kanser nedeni olduğunu gösteren hiçbir alan çalışması da bulunmamaktadır. Bilim camiası ızgaranın kanserojen maddeleri ortaya çıkardığını söylerken "çok dar bir alanda, kısa kısa paslaşmış" görünmektedir. Mesele moleküler bir detaydan yola çıkarak genel bir uyarıya gitmek olduğunda, konunun bütününün incelenmesi gerekir.

Aynı yaklaşım yağlar için de söz konusu. Yıllar önce ortaya atılan "hayvansal yağların tüketilmesinin zararlı olduğu, kolesterol yaptığı" varsayımı yeniden ve ciddi bir şekilde irdelenmeye muhtaçtır. Zira en hafif eleştiriyle, söz konusu çalışmalar Batı'nın endüstriyel hayvancılık ürünleri zemininde gerçekleştirilmiştir. Hayvanın serbest beslendiği, merada istediği otu yediği bir modelde aynı şeylerin söylenmesi mümkün değildir, hayvan zaten ihtiyacından fazlasını tüketmemektedir. Böyle bir beslenme modelinin hayvana kazandırdığı yağ dokusu ile kapalı alanda yemle beslenen hayvanın kazandığı yağın içeriği birbirinden tamamen farklıdır. Birincisi kışın olumsuz şartlarının geçirilmesine yönelik (henüz açıklayamadığımız) bir avantaj sağlar. İkincisinin sonucu ise bellidir, hayvan ticari gerekçelerle, gerek onun gerekse bizim sağlığımız açısından kabul edilemez bir biçimde şişirilir. Çünkü onun yediği yem de aynen bizim yediğimiz "uzun raf ömürlü gıda" hatasıyla hazırlanmaktadır. Kendiliğinden bozulabilir kısa ömürlü yem üretmeyi doğal olarak kimse tercih etmemektedir.

---

116 Packer L, Kraemer K, Rimbach G. Molecular aspects of lipoic acid in the prevention of diabetes complications. Nutrition 2001; 17:888-895.
117 Lock AL, Garnsworthy PC. Seasonal variation in milk conjugated linoleic acid and delta9- desaturase activity in dairy cows. Livest Prod Sci 2003; 79:47-59.

Özetle

- Beslenme hamilelik durumuna, yaşa ve kişiye özel değişiklik gösterir, hastalık durumu gereksinimleri tamamen değiştirir.

- Beslenme vücudun ihtiyaçlarının eksiksiz karşılanmasıdır. Bunun sağlanabileceği en iyi kaynaklar taze sebze ve meyveler, mayalanmış ürünler (işlemden geçmemiş sütten üretilmiş yoğurt, kefir ya da gerçek boza), bakliyat, hububat ve doğal beslenmiş hayvanın etidir.

- Gıdanın içeriğinin tam olması kalori-kilo ilişkisini de belirler. Tam gıdalar kilo aldırıcı özellik göstermez.

- Beslenmenin temel felsefesi kişinin ötesinde kalınbağırsakların da beslenmesidir, tam ve fiziksel işlemden geçmemiş ürünler en çok bunun için gereklidir.

- Beslenme mevsime uygun olmalıdır, insan da yaşadığı doğanın döngüsüne tabidir. Bu durum beslenmenin yerel özellik göstermesi açısından da geçerlidir. Mevsiminde ve olgun haliyle tüketiniz.

- Yenen her şey, kendi haline bırakıldığında doğal yolla bozulabilir olmalıdır. Bu süt, yoğurt ve ayran için ekşime, yumurta içinse kokuşma anlamını taşır.

- Yenen gıda sadece hammadde kaynağı olarak kullanılmaz, işlevinizi de değiştirir. Gıda ve işlevin yeniden birbirine uyması zaman meselesidir.

- İşlemden geçmemiş sütten yapılan yoğurt ve kefir ayrıca koruyucu özellik gösterir. Bu, ekşime ile doruğa çıkar.

- Beslenme, enerji ve işlev dışında destek dokusunu da güçlendirmelidir. Gerçek tavuk katma değeri çok yüksek bir şifa, rafine gıdalar aslında uzak durulması gereken beladır.

Bölüm 3:

Sindirim işlevi ve mekanizması

Prof. Dr. Yavuz Bozfakıoğlu'nun değerli anısına...
Tıbbın Batı akademisinin gölgesinde kalmaksızın da uygulanabileceğini gösterdiği için.

Gıdanın olağanüstü endüstrileşmesine karşılık tıp alanında en az araştırma sindirim sistemi konusunda yapılmıştır. Bunun en olası nedeni, sindirim işlevinin nasıl olsa öyle ya da böyle çalışıyor olmasıdır. Sonuçta bir şekilde yiyor ve karnımızı doyuruyoruz, çiğnediğimiz lokmanın bırakın içeriğini, akıbeti bile bizi çok fazla ilgilendirmemiştir. Çünkü bilimsel gelişime baktığınızda da aslında genel olarak modaların hâkim olduğunu görürsünüz, moda ya gizemin peşine düşen meraklılar tarafından oluşturulur ya da kanser gibi çözüm isteyen bir ihtiyaca hizmet edebilecek paraya dönüştürülebilir bir ürün tarafından belirlenir. Bu durum elbette gıdanın endüstrileşmesine dek pek sorun yaratmadı, bir şekilde karnımızı doyurduk. Ne zaman ki gıda endüstriyel hale geldi, geleneksel beslenmemizin temelini oluşturan yoğurt gibi ürünler tebliğ değişikliklerine uğradı, nişasta bazlı şeker (früktozdan zengin mısır şurubu) gibi doğamıza aykırı yeni ürünler ağırlıklı tüketilir hale geldi ve "ne versen yer" yaklaşımı hâkim oldu, işte o zaman sindirim işlevinin gerçekleri ile sunulan endüstriyel ürünlerin yapaylığı derin bir çelişki oluşturmaya başladı. Gıdadaki değişiklikleri Batı yaklaşık yüz yılda yaşadı, bizde değişim son 20 yılda olunca, hastalıkların nasıl değiştiğini de izleyebilir hale geldik. Bu kuşkusuz tek başına sigara, alkol ya da kilo fazlasıyla açıklanabilir bir değişiklik değildi. O yüzden yediklerimizin ne olduğuna bakmak zorunda kaldık, farkı fark ettik. Bu değişimi yediklerimize bağlayabilmemizin deney yaparak gerçekleştirilmesi mümkün değil, insanlar üzerinde beslenme çalışması yapmanın olanağı yok. Sadece ülkelerin beslenme geleneklerine bakarak bazı çıkarımlara varabiliriz, ama örnek alınacak ülke ABD olamaz, zira ABD fazlasıyla endüstrileşmiştir ve bir beslenme geleneği de yoktur.

Sindirim sisteminin adaptasyonu anne sütüyle başlar

Standart söylemi tekrarlayarak başlayalım, "beslenmenin kitabı yoktur, tamamen gelenek üzerine kuruludur." Bizim bu satırlarda hep birlikte yapmaya çalıştığımız ise, gelenekten gelen bilgiyi günümüz bilimsel verileri doğrultusunda yorumlamaya çalışmaktır. Bu yorum tahmin edildiğinden de önemlidir. Çünkü mevcut kilidi (bilinmeyen), doğru anahtarla çevirirseniz (yorum), açılacak olan oda (gerçek) farklı olacaktır. Şansın da payı olduğu kesin (ama araştırma çabasını da reddedemezsiniz), gelgelelim kullandığımız anahtarı sunan da yine endüstri olmuştur ve bu anahtar daha sonraki bölümlerde ayrıntısıyla tartışılacak olan "früktoz"dur.

Sindirimin mantığına anne sütünden başlamak en doğru anahtarı sunar. Batı akademisinin ve gıda endüstrisinin "mikrop fobisi"nin (fobi dememizin nedeni korkunun çok ötesinde bir tutum sergilemeleridir) aksine, anne sütü de steril özellik göstermez. Bilakis, sütte bulunan ve genel olarak laktobasiller olarak adlandırılan mikroorganizmaların süt kanallarından kaynaklandığı düşünülmektedir (sütün yoğurda dönüştürülmesinden de bu bakteriler sorumludur). İnsanın doğduğu yaşama başlaması, diğer memelilerde olduğu gibi sütle sağlanır. Altını çizerek bir kez daha söyleyelim: "Süt yenidoğan için aslında bir beslenme unsuru değildir, dış dünyaya adaptasyonunun temel öğesidir." Anne sütü, salgı kanallarında olduğu tahmin edilen bakteriler sayesinde bebeğin temel bağırsak bakteri örtüsünü kurar (flora, bir cins başlatma, "executive file"). Anne sütünün içeriği sabit değildir, zaman içerisinde değişime uğrar. Örneğin, başlangıçta mukus adı verilen sindirim yüzeyini koruyan madde miktarı fazladır ama emzirmenin ilerleyen dönemlerinde azalır (çünkü bebek artık kendi salgı sistemini kurmuştur). Altı ay kadar sürecek doğal korumayı sağlayan antikor içeriği de değişir. Bu maddelerin amacı korumanın ötesinde adaptasyondur.

Sindirim işlevinin analizi, Batı akademisiyle ayrıştığımız detaylar

Günümüzde tıbbın beslenme ve bunun gerçekleştiği sindirim sistemi konusundaki kısırlığının bir nedeni ilginin moleküler biyoloji gibi daha detay ve uç noktalara yönelmesi, ama bir başka nedeni de tıbbın bilimsel gelişiminin daha çok ilaç endüstrisinin eksenine girmiş olmasıdır. Canlı sistemin araştırılmasında başlıca sorumluluğu üstlenmiş olan fizyoloji altın çağını geçtiğimiz iki yüzyıl içerisinde yaşamıştır.[1] Ne var ki, bu durum canlı sistemin işlevlerinin tamamen açıklandığı anlamına gelmemektedir. Araya giren iki dünya savaşı, bilimin bu konudaki etkinliğinin de ortadan kalkmasına neden olmuştur. Bugün tıp, fizyolojiyi de moleküler biyolojiyle açıklayabileceği yanılgısına düşmüştür. Oysa işlev ya da bütün, onu oluşturan yapıtaşlarıyla açıklanamamaktadır. Tıbbın içine düştüğü bir başka hata ise, canlı sistemin belli bir mantık (buna doğanın mantığı adını veriyorum, insan mantığından oldukça farklıdır) içerisinde çalışması olasılığını neredeyse tümüyle göz ardı etmesidir. Oysa sindirim sistemi, bu mantığın basamaklarının en iyi şekilde anlaşılabileceği, yiyeceklerle aramızdaki ilişkiye dair örnekleri bize sunmaktadır.

İnsan sindirim sistemi anatomik yapı olarak ağızdan başlar görünse de, sindirim işlevi görme, koklama ve hatta düşünmenin de kontrolünde olan karmaşık bir yapıdır.[2] Bu algı sisteminin gelişmesi bebeğin olgunlaşmasıyla ilişkilidir, koku ve tadın öğrenilmesiyle birlikte geleceğe yönelik olarak kurgulanır.[3] Dolayısıyla çocukların tat ve koku açısından endüstriyel gıdayla tanıştırılmaları ileriye yönelik sadık müşteriler oluşturmanın da anahtarıdır. Eğer yetişmekte olan kuşağı aşırı fiziksel işlemden geçmiş, tat ve koku unsurunu yitirmiş gıdalar tüketmeye alıştırırsanız, bu ilerde de devam edecek öğrenilmiş bir alışkanlığa dönüşür.[4,5]

Anatomik olarak ağızdan başlayan sürecin asıl başlangıç noktası gıdanın çiğnenmesi bile değildir. Sistem gıdanın hayal edilmesi (limon örneği), kokusunun alınması ya da görüntüsünün algı düzeyine erişmesiyle de etkinleşmektedir. Sağlıklı bireyde gıdanın alınması isteğine iştah adı verilir ve kişinin iyilik halini gösteren en temel göstergelerden biridir. İştah hastalık halinde azalır ama tümüyle kaybolmaz. Buna karşılık hasta organizma belli yiyeceklere karşı ret, ama belli yiyeceklere karşı da özel istek gösterir.[6] Yiyeceğe karşı bu özel istek hali aslında hamilelikte aş erme durumu için de geçerlidir. Benzer özel istek durumu sağlıklı bireylerde de ortaya çıkar. Mesele bu özel istekleri "haz" kavramından ayırabilmektir. Zira istek bir gereksinimin karşılanmasına yönelik olarak ortaya çıkar, haz ise geçici bir keyif alma durumunun karşılanmasıdır. Gerçek istek karşılık bulduğunda ortadan kalkar, hazza yönelik istekse

1 Franklin KJ. A short history of the international congresses of physiologists. Ann Sci 1938; 3:229-335.
2 Krimm RF. Factors that regulate embryonic gustatory development. BMC Neuroscience 2007; 8 (Suppl 3):S4:1-18.
3 Bjorklund DF. The role of immaturity in human development. Psychol Bull 1997; 122:153-169.
4 Hill DL. Neural plasticity in the gustatory system. Nutr Rev 2004; 62:S208-S217.
5 Temple EC, Hutchinson I, Laing DG et al. Taste development: differential growth rates of tongue regions in humans. Developmental Brain Research 2002; 135:65-70.
6 Birch LL. Development of food preferences. Annu Rev Nutr 1999; 19:41-62.

tekrarını talep eder. Günümüz endüstriyel yiyeceklerinin, özellikle atıştırmalık olarak adlandırılan cips, kraker gibi sınıfları haz duyusunun uyarılması üzerine geliştirilir. Bu aslında bilimin kötüye kullanılmasıdır. Çünkü çocukların hangi tatlara özel bir ilgi gösterdikleri, bunun nasıl geliştiği aslında öyle hiç de araştırılmamış bir konu değildir.[7]

Yiyeceklerin çiğnenmesi süreci sadece tat değil, koku, kıvam gibi özelliklerle de desteklenmiştir. Bu anlamda bakıldığında sindirim sisteminin girişi vücudun en özelleşmiş dokularının birlikte çalışmasını gerektirir. İnsanlar hayvanların aksine nelerin yenebilir olduğunu duyularıyla anlayamazlar, sadece nelerin bozuk olmadığını saptayabilirler. Buna karşılık hayvan nelerin yenebilir olduğuna dair doğuştan gelen bir yeteneğe sahiptir. Bir şeyin yenebilir olup olmadığını anlaması için sadece koklaması bile yeterli görünmektedir. Hayvanın bu özelliği nasıl kazandığı bilinmemekteyse de, insanın duyularını "tüketiciyi bilgilendirme kampanyaları" kapsamında iyice kaybettiği açıkça görülmektedir.[8] Oysa tıptaki adıyla orofarengeal (ağız-yutak) giriş kapısı çok özelleşmiş bir organdır. Tadın algılanması dilde olsa da, yenilebilirlik konusundaki sinyaller geniz kısmında hazırlanır, buna damak tadı adı verilmektedir. Endüstriyel gıdanın dayanak noktası da aslında yenemeyecek bir şeyi damak tadına uygun hale getirmektir, buna da "palatibility", yani damak tadına uygunluk adı verilir. Batı akademisi yapay bilimin en iyi örneklerinden birini burada sergiler, üretilen saptırılmış gıdanın kabullenilebilir olup olmadığını ortalama kişilere tattırarak sınar ve bunu o alandaki dergilerde yayımlatır. Bu yayınlar üst üste biriktiğinde yepyeni bir yapay bilim dalının "kâğıttan kuleleri" de ortaya çıkmaya başlar. Beslenmenin bütünü geleneğe dayandığından, geleneksel yöntemi savunanlara "ama sizin bilimsel yayınınız yok" demek, endüstriyel gıdaya onay veren kurum için yeterlidir.

Gıda dişlerle öğütülerek tükürük bezlerinin salgılarıyla birleştirildiğinde sindirimin ilk aşaması ortaya çıkar. Lokma ağızda uzun süre kalmadığından bu sürecin sindirime katkısı sınırlı görünmektedir, daha çok tadın algılanmasına yöneliktir. Uzun süreli bir çiğneme alışkanlığı, yemeğin tadının alınmasını kolaylaştırmakla kalmaz, tükürük salgısının işlevini yeterince yerine getirmesini de sağlar. Ama bu sürecin en önemli işlevlerinden biri sindirim sisteminin sonraki aşamalarının uyarılması ve dahası duygusal anlamda doy-

7 Harris G. Development of taste and food preferences in children. Cur Opin Clin Nutr Metab Care 2008; 11:315-319.

8 Ülkemizde bu tür kampanyalar margarin, uzun ömürlü süt ya da "sağlıklı beyaz et" gibi aslında yenemeyecek ürünlerin yerleştirilmesi için yeterli olmuştur. İşin üzücü yanı bu tür kampanyalar ya toplumun itibar gösterdiği "Ayşe Teyze" şahsiyetli tanınmış kişileri ya da titrine bakıp da güvenebileceğini zannettiği akademisyenleri kullanmıştır.

maya da olanak sağlamasıdır. Kolay yutulan lokmaların (fast-food ürünlerin hızlı hazırlanıp, hızlı yenip yutulması genel özellikleridir) tokluk hissi oluşturma olanağı da azdır ki bu durum kısa sürede gerekenden çok miktarda yemek tüketilmesiyle sonuçlanır. Benzer kavram aslında kolay kazanılan paranın yetinme duyusunu köreltmesi şeklinde de ortaya çıkar.

Lokma yemek borusuyla mideye eriştiğinde, asit ortam nedeniyle aslında tükürük salgısının işlevi hemen tamamen ortadan kalkar. Tıp mideyi proteinlerin parçalanma yeri olarak tanımlamıştır, ancak bu tanım yeterli görünmemektedir. Midenin temel işlevi alınan yabancı proteinlerin doğal yapısının ortadan kaldırılmasıdır, bu da ortamın asit içeriğiyle sağlanır. Çünkü ilk bölümde kısmen değinildiği gibi, türe özgü genetik kod proteinleri oluşturmaktadır. Oysa şekerler (karbonhidratlar) için böyle bir türe özgü kodlama sistemi bulunmamaktadır. Benzer şey yağlar için de geçerlidir, hatta sistem yağlar açısından tamamen farklı çalışmaktadır. Midenin asit ortamının işlevi olasılıkla "yabancı" olan protein yapısının orijinal biçiminden uzaklaştırılmasıdır. Bu durum kuşkusuz besini çiğ olarak alan hayvanlarda daha baskın olarak geçerlidir. Oysa insanlar açısından bakıldığında, besinin pişirilmesi zaten başlı başına bir denatürasyon yöntemidir; pişirme işlemiyle proteinler doğal yapısını kaybetmekle kalmaz, daha kolay sindirilebilir hale gelir.[9] Hatta bu bakış açısıyla değerlendirildiğinde, pişirmenin midenin doğal işlevini bir miktar azaltacağı düşüncesi de hatalı görünmemektedir, ancak en başında söz ettiğimiz gibi, beslenme gelenekseldir, geleneksel kalmak zorundadır. Bu denatürasyon mayalanma sırasında da insan beslenme sistemindekine benzer biçimde gerçekleşir, zira mayalanma bakteriler ve mayalar aracılığıyla olur ve bakteriler sindirim açısından bütün soyların ortak işlevsel birimlerini oluşturmaktadır.

Midede sindirimle ortaya çıkan içeriğe kimus adı verilir. Kimus daha sonra onikiparmakbağırsağına (duodenum) ve ardından incebağırsaklara geçer. İncebağırsaklar gıdanın içeriğinin yapıtaşlarına ayrılmasını sağlayan zengin bir kimyasal ortam sunar. Bununla birlikte gıdanın parçalanması rastlantısal değil, özelliklidir. Gerek mide, gerekse pankreastan salgılanan parçalamayı olanaklı kılan enzimler aslında spesifik çalışır. Enzimler hedef molekülleri rasgele değil, belli birleşme noktalarından keser. Bir şeyin sindirilip sindirilemez olduğunu belirleyen de budur. Örneğin otobur hayvanlar tarafından sindirilebilen selüloz, şeker moleküllerinin o bağlanma biçimini kesebilecek enzim

9 Matthews DM, Laster L. Absorption of protein digestion products: A review. Gut 1965; 6:411-426.

bulunmadığı için insanlarda sindirilemez. O nedenle, insanın beslenme fizyolojisi içinde yaşadığı dünyanın bir parçasıdır. Neyin yenebilir neyin yenemez olduğu aslında bellidir.

Başlıca pankreastan salgılanan sindirim suyu, karaciğerden gelen safranın da katkısıyla sindirim işlevinin sürdürülmesini sağlar. Midenin asit içeriği burada yeniden bazik pH değerine kayar ki bu pH değişikliği, sindirimi sağlayan enzimlerin çalışması için elzemdir. Gıdanın parçalanmış içeriğinin büyük kısmı incebağırsaklardan emilir; onikiparmakbağırsağı ve incebağırsaklar safra ve pankreas enzimlerinin katkısıyla yapıtaşlarına indirgenen şeker ve aminoasitlerin emilimini neredeyse bütünüyle tamamlar.[10] Bağırsakların bu bölümü "villüs" adı verilen, emilim yüzeyini genişleten parmaksı çıkıntılar gösterir. Sindirilemeyen içerik ise kalınbağırsaklara geçer, ancak bu içerik çok önemlidir, zira kalınbağırsakların beslenmesini sağlamakla kalmaz, aslında vücuda yediklerimizin içeriği konusunda da enformasyon aktarır.

Bugün tıp kalınbağırsakları hâlâ "su ve tuzun emildiği bir kalın boru" olarak tanımlar. Oysa embriyolojiye baktığınızda, sindirim sisteminin gelişimi sırasında kalınbağırsakların ayrı bir organ olarak şekillendiğini görürsünüz. Haustra adı verilen boğumlanmalar içeren bu organ, ucunda apendiks denen kısım ve körbağırsakla karnın sağ alt yarısından başlar. Karaciğere doğru uzandıktan sonra karnı sağdan sola geçer, dalağın altından yeniden aşağı döner, S biçiminde bir kıvrımdan sonra düzleşerek çıkış yerine bağlanır. Bu durum aslında çok sıra dışı bir anatomik özelliktir, çünkü var olanın katlanıp yerleşmesiyle değil, özellikle böyle gelişip konumlanmasıyla kendini belli eder. Son derece zengin bir damar ağına sahiptir, kanı toplayan damarların son kısmı hariç bütünü karaciğere döner.

Kalınbağırsağın gelişimi ve sağlıklı kalması yenen gıdaların tam ve işlemden geçmemiş olmasıyla yakından ilişkilidir. Bugün özellikle endüstriyel ülkelerin sorunu olan ve bizde de ciddi artış gösteren, kalınbağırsağın iltihabı olarak tanımlanan kolit tablosu bunu açıklar. Gıda ile ilişkisine baktığınızda ise, gıdadaki aşırı fiziksel işlem ve katkı maddeleri dışında başka bir ilişki bulamazsınız. O nedenle kolit tedavisinde esas önerilen de "tahıldan zengin tam gıdaya dönüştür", hatta Batı'nın işlemden geçmiş sütle karıştırılarak yenen gevrekleri bile bunu ancak bir yere kadar karşılar.

10 Neurath H, Walsh KA. Role of proteolytic enzymes in biological regulation (A review). PNAS 1976; 73:3825-3832.

Kalınbağırsakların anatomik detayına ve işlevine baktığınızda durum daha da farklı görünmektedir. Birincisi, kalınbağırsaklar olağanüstü bir geometrik dönüşle ayrıca gelişir, gelişim süreci doğum sonrasında sürer.[11] İkincisi, bu sistemin (incebağırsağın son bölgesi de dahil olmak üzere) karmaşık bir sinirsel donanımı vardır, sistem ayrı bir "beyne" sahiptir. Bu sinir donanımı bağırsağın hareketlerini gerçekleştirmek için gerekenden çok daha karmaşıktır, dolayısıyla aslında başka bir işleve yöneliktir.[12,13] Çünkü kalınbağırsaklar insan vücudunun mayalanma organıdır. Bu işlev geviş getirenlerde (rüminantlar) daha çok işkembe tarafından sağlanmaktadır, ancak hayvanın beslenme biçimi sadece işkembenin işlevini değil, pankreas salgısı gibi sindirim sisteminin diğer organlarının işlevini de belirler.[14,15]

Parçalama ve emilme insan bağırsaklarının, sindirim işlevi ise salt vücudun değil, aynı zamanda mikroorganizmaların işlevidir. Vücut besin alarak eksiğin bir kısmını giderebilir, oysa mikroorganizmalar alınan içeriğin vücutta yapılamayan yapıtaşlarına dönüştürülmesini de sağlar. Sütün içeriğindeki esansiyel aminoasitler aslında ineğin ya da koyunun sentezlediği moleküller değildir, rumendeki (işkembe) "infüzorya" adı verilen mikroorganizmalar tarafından sentezlenir. İneğin midesi dört gözden oluşur, bunun en büyük kısmını oluşturan rumen litrelerce hacme sahiptir.[16] Hayvanın gereksinimi doğrultusunda yeşil ot, saman ya da silaj adı verilen yem karışımı yemesinin ve geviş getirerek bunları daha fazla öğütmesinin ardından, hayvan için zorunlu olup da kendi tarafından yapılamayan bileşenler rumendeki bakteri ve protozoon karışımı tarafından sentezlenir. İşin ilginç yanı, bu konudaki araştırmalar aslında 1800'lerin sonlarında başlamış, ancak sonrasında geri planda kalmıştır.[17,18] Oysa sütün besleyici unsuru doğrudan infüzoryanın iyi beslenmesi ile ilişkilidir. Bu arada ortaya çıkan uçucu yağ asitleri (bir cins esans) rumen duvarından emilip kan dolaşımına geçer. Bu mikroorganizmalar aynı zamanda hayvanın vücudunda yapılamayan esansiyel aminoasitleri de sentezler. Sözün özü, inek "mide göleti" içinde yaşayan mikroorganizmalarla olağanüstü bir iş-

---

11 Malas MA, Aslankoç R, Ungor B et al. The development of large intestine during the fetal period. Early Hum Dev 2004; 78:1-13.
12 Goyal RK, Hirano I. The enteric nervous system. New Eng J Med 1996; 334:1116-1115.
13 Bates MD. Development of the enteric nervous system. Clin Perinatol 2002; 1:97-114.
14 Harmon DL. Impact of nutrition on pancreatic exocrine and endocrine secretion in ruminants: a review. J Anim Sci 1992; 70:1290-1301.
15 MacRae JC, Bruce LA, Brown DS et al. Amino acid use by the gastrointestinal tract of sheep given lucerne forage. Am J Physiol Gastrointest Liver Physiol 1997; 273:G1200-G1207.
16 Hall JB, Silver S. Nutrition and feeding of the cow-calf herd: Digestive system of the cow. publication 400-010,
17 Stokes AC. Some new infusoria. Am Nat 1885; 19:433-443.
18 Kellicott DS. Observations infusoria, with descriptions of new species. Proc Am Soc Microscop 1884; 6:110-125.

birliği sonucunda beslenir. Bu anlamda bakıldığında geviş getiren hayvanlar için işkembe bir ön mayalama sistemi oluşturur. İnsanlar ise yapıları gereği mayalamayı sonradan yapar, bu nedenle kalınbağırsaktaki bakteri sistemini besleyecek özellikte gıda alınması büyük önem taşımaktadır.

Kalınbağırsak bakterilerinin sentez sınırı günümüzde hemen hemen hiç bilinmemektedir. Yenen gıdanın rafine, posadan arındırılmış olması (örneğin meyve yerine meyve suyu içmek) kalınbağırsak bakteri kolonilerinin beslenememesi ve gerekenleri sentezleyememesi anlamına gelir. Bu durumun bedeli ağırdır, zira bu beslenememe durumu bir süre sonra bağırsak duvarını oluşturan hücrelere ve dolaylı olarak bedene yansır. Sanılanın aksine, bağırsak duvarı hücreleri kandan değil, gıda içeriğinden beslenir. Örneğin incebağırsaklardan geçen proteinlerin bir kısmı flora sayesinde bütirik aside (tereyağında bol miktarda bulunan bir yağ asidi türü) dönüştürülür ve bağırsak hücrelerinin ana besin kaynaklarından birini oluşturur.[19,20] Benzer şekilde vücut için gerekli olan B12 vitamini sentezi de kalınbağırsaklardaki flora tarafından gerçekleştirilir. Ağızdan besin alamayan ya da ölüm orucundaki kişilerin bağırsak analizleri de bunu doğrulamaktadır, zira uzun süreli açlık durumunda bağırsak duvarının örtüsü yassılmaya başlar.[21] Farklı enerji seviyelerinden gıda alınması, bakteri kolonilerinin ihtiyacını karşılayabilmesi ve duvar yüzeyini besleyebilmesi açısından zorunludur.[22] Kalınbağırsağı bir nedenle ameliyat ile çıkarılanlarda B12 vitamini verilmesi gereklidir, ama kalınbağırsağın tamamen çıkarılması kişinin ölmesine neden olmaz, bu işlemin etkileri çok fazla araştırılmamıştır. Lakin ameliyat sonrası flora bu kez incebağırsakların son kısmına doğru kayarak buraya yerleşir, dolayısıyla kalınbağırsak çıkarılsa bile flora varlığını mutlaka sürdürür.[23]

İncebağırsaklardan emilen bütün içerik karaciğer kapı toplardamarı (vena porta) ile doğrudan karaciğere girer, ancak karaciğerin içeriği tamamen tutup işleme kapasitesi sınırlı olduğundan emilen gıdanın içeriği kana yansır.[24] Bu

19 Hijova E, Chemelarova A. Short chain fatty acids and colonic health. Bretisl Lek Listy 2007; 108:354-358.
20 Kaneda T. Biosynthesis of branched chain fattv acids. II. Microbial synthesis of branched long chain fatty acids from certain short chain fatty acid substrates. J Biol Chem 1963; 238:1229-1235.
21 Aslında bu paradoksal bir durumdur. Zira doğanın genel mantığında bir şeyin fazla olması ona olan ilginin de azalmasıyla sonuçlanır. Yani teorik olarak gıda içeriğinin zengin olması durumunda, onu emen yüzeyin yassılmasının beklenmesi daha mantıklıdır. Ne var ki içeriğin zenginleşmesi epitel adı verilen dokunun gürleşmesini de sağlamaktadır. Bu durumdan ortaya çıkan en önemli sonuç, epitelin bir emilim yüzeyi olmaktan çok, ayrı bir doku özelliği göstermesidir. Bağırsakları "dahili topraklar" olarak adlandırmamın bir nedeni de budur. Anneden alınan florayla kurulan ayrı bir doku oluşturur.
22 Hodgson E. Enterocyte protection – a new goal in ICU nutrition. SAJCC 2007; 23:6-8.
23 Bharucha AE. Lower gastrointestinal functions. Neurogastroenterol Motil 2008; 20 (Suppl 1):103-113.
24 Abdel-Misih SRZ, Bloomston M. Liver anatomy. Surg Clin N Am 2010; 90:643-653.

aslından fizyolojik bir durumdur, zira kandaki şeker ya da aminoasit içeriğinin yükselmesi insülin salgısının uyarılmasıyla kalmaz, tokluk hissini oluşturacak maddelerin salgılanmasına da yol açar. Gıdanın içeriğinde karın doyurma sonrasında tokluk hissini uyaran özel bir madde olup olmadığı bilinmiyor. Ancak endüstriyel gıda açısından bakıldığında daha önemli kavram, böyle bir madde varsa bile, bunun aşırı fiziksel işlemden etkilenip etkilenmediğidir. Malum, fast-food satan hamburgercilerde ya da piliç restoranlarında tokluk hissi ancak aşırı miktarda yenirse oluşabilmektedir. Endüstriyel gıdadaki ana sorunlardan biri tokluk hissi oluşturmaması ya da açlık hissinin daha çabuk ortaya çıkmasına neden olmasıdır. Bu durum sadece endüstriyel gıdanın daha rafine olmasıyla (dolayısıyla daha çabuk emilmesiyle) ilişkili görünmemektedir. Gıdaya uygulanan aşırı fiziksel işlemin olası sonuçlarından biri, tokluk hissi oluşturabilecek unsurların ortadan kalkmasıdır. Doyumun oluşmaması aşırı yeme isteği ile daha çok tüketilmesine neden olur.

Yağ gıdanın karakteristik özelliğidir, özeti içerir

Yukarıda anlatılan genel sindirim işlevinin en önemli istisnasını aslında yağlarların sindirimi oluşturur. Yağlar da aynı mantık içerisinde birbirinden farklıdır. Zeytinyağı bir meyve yağıdır, bu özelliğinden ötürü aynen sebzeler sınıfı gibi canlı unsurun özetini de içerir. Oysa mısırözü ya da ayçiçeğiyağı tohum yağlarıdır, uyku halinin özetini taşırlar, o nedenle bileşim açısından zeytinyağı gibi zengin değildirler. Konuya "yağda eriyen vitaminlerin emilimi" (A, D, E ve K vitaminleri) olarak bakarsanız her ikisi de aynı işlevi görür. Ancak bakış açınızı "tek başına yeterlilik" ya da "şifa verici besleyicilik" tarafına çekerseniz, işlemden geçmemiş zeytinyağının ayrı bir yere oturduğunu kendiniz de keşfedersiniz. Yeni doğan bebeğin başındaki konağa zeytinyağı sürerek geçirebilirsiniz, aynı şeyin mısırözü yağıyla da yapıldığını bugüne dek duymadık.

Yağlar yapıları gereği su bazlı ortamda bulunamazlar ve sindirilerek emilimleri ancak safra asitlerinin varlığına bağlıdır. Safra asitleri yağları su ortamıyla karıştırma özelliği gösterir. İnsanda başlıca iki safra asidi bulunmaktadır, bunlar taurin ve glisinle oluşturulan safra asitleridir.[25] Buna karşılık diğer türlerdeki safra asitleri farklı özellikler gösterir. Ancak sindirim açısından yağları farklı bir yere oturtan durum, hemen hiç parçalanmadan ve karaciğere de uğramadan kana emilmeleridir. Yağlar, sindirimle yağ asitlerine dönüştükten sonra (yağ

25 Palmer RH. The formation of bile acid sulfates: A new pathway of bile acid metabolism in humans. PNAS 1967; 58:1047-1050.

asidinin karakteristik bileşimine bir şey olmamaktadır) "ductus chilii" (duktus şili) denen ayrı bir kanalla lenfatik sistem üzerinden doğrudan kan dolaşımına verilir.[26,27] Safra asitlerinin bileşimi alınan gıdadan kuşkusuz etkilenir. Ancak yağ asitleri içerisinden aktıkları kanalla da etkileşir.[28] Ağızdan uzun süre gıda verilmemesi durumunda karaciğerin işlevinde de bozulma ortaya çıkar. O nedenle hastalar her şeyden önce gerçek gıdayla ve ağızdan beslenmelidir.[29]

Emilim, yağdan zengin beslenmenin hemen ertesinde kanın aslında berrak olan serumunun bulanık görünmesine neden olur. Ancak, doğanın mantığı açısından irdelendiğinde bu istisna fazlasıyla dikkat çekici bir durumdur ve yağları düz enerji kaynağı olmaktan çıkarıp, daha çok "doğanın özeti" mertebesine eriştirir. Nitekim günlük yaşamımızda çok kullandığımız parfümler de dahil olmak üzere, derin etkiler bırakan pek çok koku da aslında uçucu yağ asitleridir. Bu durum lezzet kavramında da kendini gösterir, gıdanın içerdiği lezzet doğrudan yağ içeriğine bağlıdır. Batı akademisinin yağlarla alıp veremediği kolesterol meselesi aslında yağın kendinden kaynaklanan bir sorun gibi görünmemektedir. Hatta özellikle kolesterol, vücudun bütün hücrelerinin temel yapıtaşıdır. Kolesterolün içerisine düşürüldüğü durumun nereden kaynaklandığına ileride yeniden döneceğiz.

Kalınbağırsağın "beyin" sistemi, yemenin adaptasyon işlevi

Kalınbağırsaklar kendine özgü bir mikroorganizma donanımına sahiptir, burada 300-600 çeşit mikroorganizmanın yaşadığı tahmin edilmektedir ve bunların büyük bir kısmının bağırsak dışında yaşatılması mümkün değildir. Mikrobiota da denen bu sistem kalınbağırsağa erişen içerikten beslenir, incebağırsakta emilmeyen gıdaları işler, bu işlem sonucunda oluşan maddelerden de kalınbağırsağın iç örtüsü beslenir.[30] Ve en az bu kadar önemli olan bir diğer nokta, incebağırsağın son kısmıyla başlayan ve kalınbağırsakta bol miktarda bulunan bağışıklık (adaptasyon) sistemi hücrelerinin, aslında vücudu mikrobiotadan korumaya çalışmayıp, alınan gıdanın içeriğinin analizinden sorumlu olmasıdır. Bu bir adaptasyon sistemidir; yenen gıdanın hatalı ya da tam olmaması demek,

26 Hofmann AF, Borgstrom B. The intraluminal phase of fat digestion in man: the lipid content of the micellar and oil phases of intestinal content obtained during fat digestion and absorption. J Clin Invest 1964; 43:247-257.
27 Friedman HI, Nylund B. Intestinal fat digestion, absorption, and transport. A review. Am J Clin Nutr 1980; 33:1108-1139.
28 Lamireau T, Zoltowska M, Levy E et al. Effects of bile acids on biliary epithelial cells: Proliferation, cytotoxicity, and cytokine secretion. Life Sci 2003; 72:1401-1411.
29 Loff S, Waag KL, Ktinzlin B et al. Long-term total parenteral nutrition-induced hepatobiliary dysfunction in a rabbit model. J Pediatr Surg 1998; 33:694-699.
30 Caroline J, Gross MS, Spillman DM. Fiber digestion in mammals. Pak J Biol Sci 2003; 6:1564-1573.

bu örtünün beslenememesi ve adaptasyonun yanlış olması anlamına gelir.[31] Bu vargı, özellikle endüstrileşmiş ülkelerde artış gösteren ülseratif kolit, Crohn hastalığı ya da kalınbağırsak duvarında cep gelişimi (divertikül) gibi hastalıklarla doğrudan ilişkili olmakla birlikte bu ilişki, endüstriyel gıda ve dışkı içeriğinin posasız olması gibi basit bir açıklamanın daha ilerisine götürülebilir.[32]

Divertiküller özellikle Batı tipi endüstriyel beslenme sonucunda sık görülen bir kalınbağırsak hastalığıdır. Hastalığın beslenmeyle ilişkisi İngiliz cerrah Burkitt tarafından saptanmıştır. Hastalığın Afrika'da hiç görülmüyor olmasına karşılık, büyük endüstriyel şehirlerde çok sık rastlanıyor olması, Burkitt'e bunun beslenme biçimiyle ilişkili bir durum olduğunu düşündürmüş ve hastalığı özellikle de gıdayla alınan lif miktarının az olmasıyla ilişkilendirmiştir.[33,34] Bu durum Hindistan'dan Amerika'ya göç edenlerde yapılan çalışmalarla da doğrulanmıştır. Batı tarzı beslenme diyabet, kanser ya da romatizmal hastalıklar için gösterildiği gibi, divertikül gelişimini de artırmaktadır.[35]

Oysa tahıldan zengin beslenme sadece divertikül gelişimine karşı değil, kalınbağırsak kanserine karşı da koruyucudur. Ancak bu koruyucu etkinin olası mekanizması posa oluşturması değil, bağırsak yüzey hücrelerinin yeterince beslenmelerini sağlamasıdır.[36] Bağırsak içeriği en sonunda dışkı olarak çıkarılır, gıdanın ağızdan dışkıya dek sindirim sisteminden geçiş süresi yaklaşık 24 saattir ve bunun en uzun kısmını kalınbağırsaklardaki süreç oluşturur.[37] Kalınbağırsaklardan geçiş süresi pek çok hastalık sırasında bozulur.[38] Fakat probiyotik tüketilmesiyle düzelir, dolayısıyla işlemden geçmemiş yoğurt, kefir ya da boza gibi gıdalar kalınbağırsakların sağlığının korunabilmesi için ciddi bir gereksinimdir.[39]

---

31 Mazmanian SK, Rund JL, Kasper DL. A microbial symbiosis factor prevents intestinal inflammatory disease. Nature 2008; 453:620-625

32 Painter NS. The high fibre diet in the treatment of diverticular disease of the colon. Postgrad Med J 1974; 50:629-635.

33 Hart ER, Kennedy HJ, Day NE. Editorial: Beyond Burkitt—is diverticular disease more than just cereal fibre deficiency? Postgrad Med J 2000; 76:257-258.

34 Stollman N, Raskin JB Diverticular disease of the colon. Lancet 2004; 363:631-639.

35 Kastuar S, Narayanan S et al. Prevalence and pattern of colonic diverticular disease in asymptomatic Indian immigrants in the U.S.A. Pract Gastroenterol 2010; 22:12-15.

36 Alabaster O, Tank z, Shivapurkar N. Inhibition by wheat bran cereals of the development of aberrant cryptic foci and colon tumours. Food Chem Toxicol 1997; 35:517-522.

37 Cummings JH, Jenkins DJA, Wiggins HS. Measurement of the mean transit time of dietary residue through the human gut. Gut 1976; 17:210-218.

38 Manousos ON, Truelove SC, Lumsden K. Transit times of food in patients with diverticulosis or irritable colon syndrome and normal subjects. Brit Med J 1967; 3:760-762.

39 Bouvier M, Meance S, Bouley C et al. Effects of consumption of a milk fermented by the probiotic strain Bifidobacterium animalis DN-173 010 on colonic transit times in healthy humans. Biosci Microflora 2001; 20:43-48.

Bu bilgilere dayanarak yenen gıda ve bunun nasıl işleneceğinin iki ayrı cephesi ortaya çıkmaktadır. Birincisi, parçalananların incebağırsaktan emilimidir ama en az bunun kadar önemli olan bir diğer husus, kalınbağırsağa geçen kısmın buradaki bağışıklık (adaptasyon) sistemi ve sinirsel ağla olan etkileşimidir. Şeker, aminoasit gibi hızla emilen yapıtaşlarının bağışıklıkla ilişkisi zayıftır ama kalan posa dokusu yenen gıdanın ne olduğunu gösterir (mevsiminde yemenin bir anlamı da budur). Ve elbette karaciğere uğramadan emilen yağlar, aslında karakteristik tat özelliliğini taşır. Yağların ayrı bir kanalla doğrudan vücuda verilmesi henüz karşılık bulmamış farklı bir anlam kazanır. Bir de Batı akademisinin klasik açıklamasını vererek farkı vurgulayalım. Onlara göre gıda ağızda, midede ve bağırsaklarda yapıtaşlarına ayrılarak içeriği emilir, geri kalanı da suyu ve tuzu emilerek dışkı olarak çıkarılır. Peki anlattıklarım çerçevesinde (mikrobiota, zengin sinir ağı ve adaptasyon öğeleri) sizce hangisi daha mantıklı görünüyor? Şimdi bu sürecin bir de enerji cephesini irdeleyelim.

Beslenmenin enerji hiyerarşisi, süt, yoğurt ve ayranın ekşiyebilmesinin önemi

Beslenmenin enerji hiyerarşisi aslında ineğin işkembesinde gerçekleşen süreçle yakın bir benzerlik gösterir. Bir veteriner arkadaşımızdan aldığımız bilgi notu bu konuda hayli açıklayıcı olmuştur: "İnekler toplam dört midelidir ve işkembe bu dört midenin en büyüğü ve en işlevselidir. İneklerin bu kocaman işkembelerinde, biz veterinerlerin infüzorya diye tabir ettiğimiz bakteri ve protozoonların bir formülasyonundan meydana gelen harika bir işkembe sıvısı mevuttur. O kadar ilginçtir ki, yedikleri gıdalara, iklime, türe, yaşa, mevsime ve diğer biyolojik faaliyetlerine göre (stres, ani sıcaklık değişimi) oldukça değişken bir bakteri popülasyonu ve formülü! Diyelim ki, biz inekleri sürekli yedikleri bir gıda ile –mesela yonca– besledik ve bu yonca Konya'da yetişti; ineklerin işkembesinde bu yoncanın parçalanması ve sindirilmesi için en az 4-7 günde tedricen farklı bir formül oluşur. Diyelim ki, yonca Trakya'da yetişti ve ineğe verildi, yine farklı bir formül ve popülasyon... Gelelim işin bam teline, diyelim ki siz ineğe hiç alışık olmadığı bir yoncayı (ya da herhangi bir gıdayı) hiç alıştırmadan, aniden ve hızlı bir şekilde verdiniz. Sonuçta inek ya aniden süt verimini düşürür ya ishal olarak bu gıdayı hızla dışarı atar ya da bunu sindirecek bakteriler çok hızlı üreyerek asidoz veya alkaloz gibi metabolik hastalıklardan birini (yoncada alkaloz) oluşturur. Zaten hayatımızın her anını mikroorganizmalar ve onların dengesi yönetiyor, biz ineği değil mikroorganizmaları besleriz. İnek onların artıklarından elde ettiği gıdaları sindirerek kendi yaşamında kullanır."

Memelilerde sindirim işlevi öyle ya da böyle bir fermantasyon (mayalanma) sürecini mutlaka içermektedir. İnekler "önden fermente eden" bir sindirim sistemine sahipken (işkembe), insanlar "sonradan fermente eden" (kalınbağırsaklar) bir sindirim sistemine sahiptir. Bu durum tavşanda, çinçillada ya da diğer memelilerde farklı olsa da, hep bir mayalanma süreci söz konusudur.[40] Dahası aynı mayalama sistemi bizim peynir ya da sucuk gibi fermente süt ve et ürünlerini hazırlamamızda da kullanılır. Peynir şirdenle mayalanır, sucuğun mayalanması da bağırsaktaki bakterilerle olur, yani ürün aslında bir ön sindirim işleminden geçmekte, daha doğrusu "biyolojik anlamda entegre" olmaktadır. Burada kastettiğimiz şey gıdanın kalori bazında enerji içeriği değildir. Madem biz bakteri topluluğunu, yani florayı besleyerek besleniyoruz, o halde floranın her üyesinin (kolonisinin) kendine uygun gıdayı bulabilmesi gereklidir. İşte burada bilginin yanı sıra, yine gözlemin gücüne başvuracağız. Her bir bakterinin farklı besi ortamında üretilebildiğini mikrobiyolojide anlatılanlardan biliyoruz, yani gıda gereksinimleri farklıdır. Mutfakta unuttuğunuz içinde yemek olan tenceredeki bozulma süreci de belli bir hiyerarşiyi izler (siz elbette yapmamışsınızdır, ama ben sık sık izlerim). Yemek günler içerisinde önce ekşir, ekşime süreci bitince bu kez ardından küflenme başlar. Küflenme de kendi içinde bir sıra izler, ortaya çıkan koloniler ve oluşturdukları dantelsi yapılar (hifler) birbirinden tamamen farklıdır. O halde ana soru şudur, neden önce küflenme, sonra ekşime olmaz? İşte enerji hiyerarşisi kavramıyla anlatmaya çalıştığımız durum budur. Ortamın besin içeriği tamsa, bozulma sürecinin sırası hep aynıdır. Dolayısıyla içeriğin kalori dışında başka bir özelliğinin olduğunu da (enerjetik) kabullenmek durumunda kalırız.

Gıdanın mide ve incebağırsaklarda parçalanan kısmı hammadde olarak emilir, yağlar gıdanın "karakteristik özeti"ni içerdiklerinden kural olarak parçalanmadan kana aktarılır. Kalan kısım flora tarafından türevlere dönüştürülür (fermente edilir), örneğin proteinlerden sentezlenen kısa yağ asitleri bağırsak hücrelerini besleyen ana kaynaktır.[41] Ve şimdi gelin, endüstriyel sütün, yoğurdun, ayranın asla ekşimemesi, ama küflenmesi meselesini bu gözle okuyalım: İçerikte öyle bir değişiklik meydana gelmektedir ki, "enerjetik hiyerarşisini by-pass etmektedir." Küflenme çok yavaş bir süreçtir, endüstriyel yoğurdun

40 Johnson-Delaney CA. Anatomy and physiology of the rabbit and rodent gastrointestinal system. Association of Avian Veterinarians, 2006 Proceedings, 9-17.

41 Scheppach W. Effects of short chain fatty acids on gut morphology and function. Gut 1994; Suppl 1:S35-S38

en hızlı (haftalar içinde) küflenen kısmı bile zaten margarinden hazırlanan kaymak tabakasıdır (yeşil ya da kırmızı koloniler oluşur). Ekşime sürecinin ortadan kalkması ise bağırsak florasının beslenememesi anlamına gelir, çünkü bağırsak yüzeyi doğrudan gıda içeriğinden beslenmektedir. Yani mesele basit bir "süt içtim dilim yandı" meselesi değildir, bedeli çok ağırdır.[42]

Fransa'nın şarabı, Almanya'nın birası; bize kalan uzun ömürlü yoğurt sevdası

Doğumun ertesinde anne sütüyle kurulan sistemin korunması ve sürdürülmesi, benzer fermente (örneğin; yoğurt) ya da fermente olabilir (örneğin; işlenmemiş süt) gıdanın alınmasına bağlıdır. Sadece pastörizasyondan geçmiş süt ve yoğurt gibi gıdaların ekşime gibi ileri fermantasyon süreci yine de hızlıdır, o nedenle endüstriyel gıda üretiminin "raf ömrü" kaygısıyla doğrudan çelişir. Süt endüstrisi bu sorunu ileride daha detaylı değineceğimiz üzere, ürünü homojenizasyon ve UHT gibi aşırı fiziksel işlemden geçirerek aşar. Ne var ki, bu durumda bize sunulan ürün yine de farklı enerji seviyelerini besleyebilir olmaktan çıkar, çünkü sadece küflenerek bozulabilir. Dikkat ediniz, gıdanın doğrudan fizyolojik etkilerini (mesela işlemden geçmemiş yoğurdun daha yenir yenmez akciğer salgısını uyarması gibi) hiç hesaba katmıyoruz. Beslenmemizin ana unsurlarından biri olan (üstelik bebekte tek unsur) süt ve ürünlerinin bizi besleyememesi kavramından söz ediyoruz.

Yoğurdu bu kadar yoğun vurgulamamın nedeni ülkemizde tüketilen ana fermente ürün olmasıdır. Başka coğrafyalardaki beslenme alışkanlıklarına baktığımızda durum değişir, oralarda yoğurt zaten ana fermente gıdalardan birini oluşturmaz. Ne var ki, Fransızlar bol miktarda peynir yer ve sofra şarabı tüketirler; bunlar, yoğurdun ve ayranın yerini tutmasa da mayalanmış ürünün bir başka biçimidir. Almanlar ise bira tüketirler, o da tahılın mayalanmasıyla elde edilir. Amerikalılara gelince, onlar da mecburen tam tahıllı gevreklerle "idare eder." Yani her ülke kendi beslenme alışkanlıklarına göre "mayalanma seviyesinde" enerji içeren gıdaları bir şekilde vücuduna alır. O yüzden endüstriyel gıda sorunu bizim ülkemizde Avrupa ülkelerindekinden çok daha ağır bir şekilde ortaya çıkar.

42 Compher CW, Frankel WL, Tazelaar J et al. Wheat bran decreases aberrant crypt foci, preserves normal proliferation, and increases intraluminal butyrate levels in experimental colon cancer. J Parenter Enteral Nutr 1999; 23:269-278.

Doğada "enerjinin korunumu" olarak adlandırılan genel bir prensip vardır. Buna göre enerji yoktan var olamaz, varken de yok olamaz, ancak farklı farklı şeylere dönüşerek toplam varlığını her zaman korur. Bizim enerjinin korunumu prensibiyle kastettiğimiz genellikle fiziksel ve kimyasal süreçlerdir, ancak biyoloji alanına geldiğinizde enerjinin korunumu prensibinin varlığı ya da geçerliliği çok iyi bilinmemektedir. Genel örnek olarak insanı verecek olursak, insanın beslenme yoluyla aldığı enerji de benzer özellikler gösterir. Vücudun aldığı, yakabileceğinden fazla enerji yağ dokusu olarak depolanır. Kişi günlük gereksiniminden fazla enerji tüketirse enerji yağ dokusundan dönüştürülerek karşılanır. O halde temel olarak enerjinin korunumu prensibi canlılar için de geçerli görünmektedir.

Süt ve mayalanmış ürünleri olan yoğurt, ayran ve kefir, aynı adaptasyon ve farklı enerji seviyelerine yaşam şansı sundukları için hayat boyu temel beslenme unsurlarının başında gelir. Üstelik sütün türevi olan yoğurt ve peynir, başlangıç ürününün üzerinde katma değer taşır. Bu katma değer, sindirim sistemimizin ayrılmaz parçası olan bakteriler ve ortamın enerjisi ile sağlanır. Bu enerji elbette sütün kaynatılmasıyla verilen enerji değildir. Enerji "kaliteli" sütün doğasında vardır, yani "serbest otlayan hayvanın sütü" bunun esasıdır. Aynı enerji süt kesildiğinde gaz olarak kendini gösterir, kutuyu ya da pet şişeyi şişirir. Bir tarihlerde bir gazeteci dostumuz Ayvalık'tan kargoyla yoğurt göndermişti, yaz günleriydi ve kargo bir gün gecikmeli geldiğinde yoğurtların bütünü ekşimişti, ama ne ekşimek! İşte bu ekşime derecesine yemle beslenmiş hayvanın sütünde erişilememektedir, bu doğrudan hayvanın beslenmesiyle ilişkili bir durumdur. Ve yine çok ilginçtir, salt kalori içeriği olarak bakıldığında bile, arada bakterilerin işlem yapmasına, yani bir şekilde enerji harcamasına rağmen, kalori tablolarına göre yoğurt aynı miktarda sütten daha yüksek enerji içerir. Peynirin yöresel olması, yoğurdun mayasının her yıl hıdrellezde yağan çiğin ilk üç gün boyunca toplanmasıyla başlatılmasının mantığı da olasılıkla budur. Kim bilir, peynirin kahvaltının ayrılmaz parçası olması da belki bu "başlatma" mantığına dayanır.

Özetle

- Sindirim sistemi doğumla birlikte işlemeye başlar, anne sütü doğru işlevin kurulması için en büyük gerekliliktir.

- Sindirimin nasıl gerçekleştiği hâlâ anlaşılamamıştır, ancak bütün canlılarda benzer yöntemleri kullanır. Doğası dışına çıkmış gıdayı yiyemezsiniz.

- Çocuklar gelişim açısından tada ve kokuya çok hassastır, onlara gerçek tat ve yemek eğitimini vermek ailenin birinci sorumluluğudur.

- Sindirim sistemi kandan değil, doğrudan yediğiniz gıdadan beslenir. Bağırsaklar, sizin dahili topraklarınız gibidir.

- Bütün gıdalar sindirildikten sonra emilip karaciğerden geçer ama yağlar ayrıca emilip karaciğere uğramadan kana verilir; o halde yenilenin özeti yağdır.

- Alınan gıda sistemin bütününü besleyebilmelidir, kalınbağırsaklar besin ihtiyacı çeken en az üç yüz farklı türde mikroorganizma kolonisi içerir. Yediklerinizle doğrudan değil, onlar yoluyla dolaylı olarak da beslenirsiniz. İşte bu yüzden, doğal bozulma özelliği olmayan gıdayı yememelisiniz.

- Her ülkenin beslenme alışkanlıkları kültürüne özeldir, pişirmekten vazgeçtiğiniz paça ve işkembe yapınızın zayıflaması demektir.

Bölüm 4:

Beslenme neden geleneKseldir?

Victor Ananias'ın değerli anısına...
Beslenmenin doğadan geldiğini anlatmadaki çabaları için.

Tıp özellikle İkinci Dünya Savaşı sonrasında girdiği akıl tutulmasından henüz kurtulabilir gibi görünmemektedir. Bu akıl tutulması biyolojik sistemlerin matematiksel mantıkla açıklanabileceği yanılsamasından köken alır. Oysa uyduyu yörüngeye yerleştirebilmeye olanak sağlayan matematik ve fiziğin, örneğin kolesterol yüksekliği ve kalp-damar hastalığı arasındaki biyolojik mantığı açıklamadaki yeri çok kısıtlıdır. Dahası histeri bulaşıcıdır, başlangıç nedeni ne olursa olsun kolaylıkla kontrolden çıkar. Kolesterolün yükselme mantığını algılayamayacak kadar körelmiş bilimsel zekâ, meseleyi sakatata bağlayarak sonlandırmaya çalışırken, National Geographic belgesellerinde ceylanı avlayan aslanın önce nereyi yediğini algılamakta elbette zorlanır. Kolesterol akıl tutulmasının açık durumlarından biri olsa da, en baskın örnek "mikrop var" histerisidir. Bugünlerde "Kamu Spotu" biçiminde güğüm sütüne bile bulaşan "brusella histerisi", aşırıya kaçan ve giderek yaygınlaşan sterilizasyon işleminin sonuçlarının hangi boyutlara varabileceğini asla hesaba katmaz.

Geçen zaman içinde gerçekleştirilen araştırmaların büyük bölümü insanların beslenme ihtiyaçlarının en doğru nasıl karşılanabileceğine yönelik olmaktan çok, gerçek gıdayı taklit eden ürünlerin tüketiciyi nasıl daha başarılı kandırabileceğine yönelmiştir. Gıdanın doğru üretimi, saklanması ve tüketiciye değerini kaybetmeden eriştirilmesini sağlamakla sorumlu gıda mühendisliğinin en önemli faaliyet alanı, bu tür gıda benzeri ürünlerin bilimsel çalışmalarla desteklenmesi olmuştur. Çünkü Batı bilimi "bir şeyin makale olarak yayımlanmış olmasına" bağımlıdır. Hiç olmayacak bir bileşim aslını taklit edebiliyorsa, bunun söz konusu bilimsel anlayış içindeki karşılığı "damak tadına uygun" olmasıdır ("palatibility"). Bu kavram karşılandığı ve yayımlandığı sürece, yoğurt olmayan yoğurtların, ayran olmayan ayranların satışa sunulmasının da önü açılır. Batı bilimi "bunların yoğurt olmadığı ve zararlı olabileceği" konusundaki eleştirileri "kanıt yok" diye reddederken, kendi ürettiği taklit ürünün damak tadına uygunluğunu yeterli sayar. İşin daha da üzücü yanı, aynı bilimsel tornadan çıkan doktor, mühendis gibi okumuş olduğu varsayılan kesimin de bu kanıt meselesine kendilerini kurtaran bir peygamber gibi sarılmış olmalarıdır. Bir defasında "ama imambayıldının da kanıtı yoktur, gelenekte nasılsa öyle pişirilir" dediğimde, hiçbir şey ifade edememiş olduğumu meslektaşımın gözlerinden okumuştum. Bu güruh dünyada olan biten her şeyi bir kanıt temeline oturtacağını zanneden genel bilgi donanımı yetersiz bir kesimi temsil eder. Yayımlanmış bir kanıt (ispat da değil) olması, onların varlıklarını o cehalet içerisinde sürdürebilmelerinin yegâne güvencesidir.

Beslenmeyle ilgilenen bilim camiası, yürütmeye çalıştığı bilimin yazılı bir kaynağı bulunmaması, buna karşılık insanların varoluştan beri yemek yiyor olmasından ötürü ciddi bir açmaz içerisindedir. Bu açmaz sonradan türeme pek çok bilim dalı için de benzer özellik gösterir. Herkesin doğal olarak ve kendi için yemek zorunda olduğu bir ortamda "biz beslenmeciyiz" diye ortaya çıkan birilerine, işlerinin sorumluluk sınırını anlatmakta zorlanırsınız. Mensubu oldukları bilim dalının adı gereği, her yemek yiyen kişiden bizatihi sorumlu olduklarını düşünürler, ama ezelden beri yapılan bir işin sonradan olma bilim dalında uğraşı verdiklerinden, esas alabilecekleri bir temel kitapları da yoktur. Aslında böyle bir temel kitap, dinler dışında çok az alanda mevcuttur. Buna karşılık o alanlar varlığını kitap üzerinden değil, "usta-çırak" ilişkisi içerisinde yürüttüğünden, bilgi gelenek, deneyim ve iletişimle aktarılır. Fırıncının ekmeği nasıl yapacağı bellidir, aşçı malzeme seçmeyi ve yemek pişirmeyi ustasından öğrenmiştir. Benzer kavramlar duvarcılık, berberlik gibi bütün meslek dalları için de geçerlidir. Günün birinde, yani bundan sadece elli ya da yüz yıl önce, gıda mühendisliği ve beslenme diyetetik bölümleri icat edildiğinde binlerce yıldır var olan fırınların nasıl ekmek yapacağı bir anda onların hükümranlık alanına geçer. Eski bilgileri okuyabilecekleri gerçek bir kitap olmayınca, bu yeni yetme bilim dalları da kendi yayın envanterlerini oluşturmaya başlar. Tıbbın pek çok alanında olduğu üzere, camia kendi içinde yeni bir disiplin yaratırken, onu koruyacak duvarları da beraberinde örmeye başlar. Etrafın cahilden (bilgi ve görgü eksiği olan) geçilmediği bir ortamda bu yapay durum kolaylıkla kabullendirilebilir. Gereksinim duyulan tek şey zamandır, o gıdanın gerçek halinin ne olduğunu bilen insanların unutmaları için gereken süre taş çatlasın 15-20 yıldır. Hele hele bir de yapısı gereği cahil olmaları gereken bürokratları ve politikacıları kandırıp, kuralları da kendi lehinize değiştirmeyi başarırsanız, ortada gerçek gıda üreten kimsenin kalmayacağını garanti edebilirsiniz. Yolunuz geleneksel üretimin ve küçük üreticinin bütünüyle yok olacağı zamana dek pürüzsüz bir seyir izleyecektir.

Neyin nasıl pişirilerek yeneceği gelenek üzerine kuruludur

İnsanlar hayvanların aksine et başta olmak üzere, tahıl (buğday, çavdar vb.) ve bakliyat (mercimek, nohut, fasulye vb.) gibi besin kaynaklarını önden pişirerek tüketir, buna yemek yapmak diyoruz. Neyin yenebileceği ve nasıl pişirilmesi gerektiği ise tamamen gelenek üzerine kuruludur.[1] Yemek kitapları bu geleneği anlatır ama nasıl beslenilmesi gerektiği ve bunun mantığı üzerine bilgi vermez. O nedenle yemenin her öğesi gelenek üzerine kurulmak zorundadır. Bu noktada geleneğin gücünü vurgulamamız gerekiyor, çünkü gelenek size gerçek bir güvence sunar. Bu ülkede son yıllara kadar kanser ciddi bir sorun olmamışsa, çocukluk çağı astımı çok nadir görülmüşse bu, geleneğin verdiği güvencenin getirisidir. Herkesin ortak gözlemidir, köy ortamında "yetişen" çocuklar, toprakla daha fazla haşır neşir olsalar da, şehirde steril ev ortamlarında ve alışveriş merkezlerinde "yetiştirilen" çocuklara göre çok daha sağlıklıdır. Bu durum sadece toprağın katkısı değil, geleneğin beslenme sistemine daha fazla hâkim olmasının da bir sonucudur. Günümüzde köylünün bile marketlere mahkûm kaldığını dikkate alırsanız, aslında geleneğin ne yazık ki bundan sonra çok uzun yaşayamayacağını öngörebilirsiniz. Sorumluluk yine bize düşmektedir. Neyin yenebileceği ve nasıl pişirilmesi gerektiği kuşaktan kuşağa aktarılmalıdır. Erkek olsun, kız olsun bütün çocuklar yemeklerin nasıl yapıldığı, gerçek tatlarının ne olduğu konusunda bilgi ve görgü sahibi olmak zorundadır ki, bir daha kandırılmasınlar.

İkinci bölümde ayrıntılı olarak dile getirdiğimiz gibi, yediğimiz gıdaların parçalanan kısımları incebağırsaklardan emilse de, önemli bir kısmı kalınbağırsaklara geçer ve oradaki bakteriler tarafından işlenir. Gıdanın rafine olmamasının, aşırı işlemden geçirilmeden yenmesinin gerek kalp-damar hastalıkları gerekse kanser gibi pek çok hastalıktan koruyucu olduğu genel olarak bilinmektedir. Batı ülkeleri bu durumu "kepekli" kavramıyla çözmeye çalışmıştır, ancak eldeki bütün veriler kepeğe değil, gıdanın "tam" olması gerektiğine işaret etmekte. Mesela "önce ekmekler bozuldu" derken tanımlanan kav-

1 Uhri A, Boğaz Derdi, Ege Yayınları, 2011.

ram, buğdayın kepek ve ruşeyminin ayrılmasıdır. Kepek liften zengindir, ama ruşeym buğdayın canlılık özelliği taşıyan ceninidir. Canlılık özelliği taşıdığı için de bozulmaya açıktır, unun acımasının (ardama) engellenmesi amacıyla ruşeym ayrıldığında, tam besleyicilik için gereken esas unsur da ayrıştırılmış olur. Beyaz ekmek olarak önümüze gelen geriye kalan kısmı ise aslında buğdayın dolgu maddesi olan nişastadır. Nişasta rafinedir ve incebağırsaklardan hızla emildiği için kan şekerinde hızlı artışlara neden olur.

Bu bakış açısıyla yaklaştığınızda neyin yenebilir, neyin yenemez olduğu da açıklık kazanacaktır. Yediklerimizin kalınbağırsak florası tarafından işlenebilir olması gerekir. Bu anlamda baktığınızda taze ürünlerden yapılan geleneksel yemekler açısından bir sorun yoktur. Geleneksel fermente ürünler açısından da bir sorun görünmemektedir, çünkü binyıllardır bu şekilde tüketilmişlerdir. Sütün fermantasyonuyla ortaya çıkan yoğurt, bağırsağa doldurularak olgunlaştırılan et, yani sucuk ya da sosis, sütün başka bir fermente ürünü olan peynirlerde bir sorun yoktur. Bu ürünler ayrıca koruyucu katkı maddeleri gerektirmez, zaten yöntemin kendisi uzun saklamaya yönelik koruma sağlamaktadır. Ancak günümüz gıda teknolojisi yardımıyla hazırlanan ürünlerde bu durum sorgulamaya açıktır. Örneğin evde tutturduğunuz yoğurt ne kadar iyi saklarsanız saklayın sonunda ekşir; bu, tencerede pişirdiğiniz yemeğin ekşimesi gibi, doğal ve kaçınılmaz bir süreçtir. Ancak piyasadan aldığınız yoğurt bir ay bekleseniz de ekşimez ama küflenir. Ekşime bizim vücudumuzda gerçekleşen fermantasyonun bir benzeridir, o gıdanın sindirilebilir olduğunu gösterir; buna karşılık bizim vücudumuzdaki sindirimde "küflenerek sindirim" diye bir kavram yoktur. Daha sonra yeniden döneceğimiz "ekşiyebilirlik" özelliği bu nedenle kaçınılmaz olarak gereklidir.

Yiyecekler neden pişirilir?

Yiyecekleri tüketmeden önce pişirmenin iki temel amaca hizmet ettiğini söylemek yanlış olmayacaktır. Bunlardan birisi sindirim işleminin kolaylaştırılmasıdır, pişirmek gıdanın daha kolay sindirilmesini sağlar. Öte yandan pişirme işlemi bulaşmış olduğu düşünülen mikropları etkisizleştirir, sağlıklı saklama süresini birkaç gün, içeriğe göre bir hafta kadar uzatır. Pişirme yöntemleri içerisinde bizim gelenek olarak en sık kullandığımız yöntem tencerede pişirmedir. Tencere yemeklerinin en önemli özeliği, gıdadaki besleyici öğelerin yağ ya da su bazlı yemek suyuna geçmesine (ekstraksiyonuna) olanak tanımasıdır. Ancak pek çok sebzenin ve etin çiğ formuna karşı bir iştah ifadesi yokken, yemeğin kokusunun bile çekici olması başka kavramlara da işaret edebilir. Tencerede pişirme sıcaklığı 100 dereceyi geçemez, bu da pek çok öğenin yapısı bozulmadan alınması için çok uygundur. Son yıllarda mutfak sanatlarında giderek daha fazla vurgulanmaya başlanan sebzelerin az haşlanması (bir uç noktası "raw food action" olarak adlandırılan çiğ gıda hareketidir) mutfak geleneğimizin doğruluğunun bir göstergesidir.

Ancak mesele kızartmalara gelince durum değişir. Kızartma işleminde sıcaklık 200 derecenin üstüne çıkar, "derin kızartma" olarak adlandırılan daha çok fast-food endüstrisinde yer bulan yaklaşım için çok daha yüksek sıcaklıklar gerekir. Bu durumdan 200 derecenin üzerinde fonsiyonel yapısı bozulacak besleyici öğeler de etkilenir, yiyeceğin besin değeri düşer. Ne var ki, sağlık açısından çok ciddi bir başka sorun daha vardır, bu da yağın kendisinin yanma sürecidir. Kızartma yapılmamış yağ toprağa döküldüğünde herhangi bir çevre sorunu oluşturmaz, çevredeki mikroorganizmalar tarafından enerji kaynağı olarak kullanılır, geri dönüştürülür. Buna karşılık çok fazla kullanılmış kızartma yağları enerjinin etkisiyle uç uca eklenerek polimerize olduklarından çevre için ciddi bir sorundur, çevre kirliliği yaratır. Atık yağların geri dönüşümünün en iyi yolu biyodizele dönüştürmektir. Bu konuda büyük çaba sarf edenlerin kurduğu atık yağ toplama noktaları ve geri dönüşüm çalışmaları hedefine henüz ulaşamadı, dahası toplanamayan atık yağların büyük kısmının yem endüstrisine girdi oluşturduğu ve özellikle piliç besiciliğinde kullanıldığı ileri sürülmektedir. Üstüne üstlük tavuğun yüksek metabolizma kapasitesi dikkate alındığında, böyle bir sav çok da mantıksız değildir.

Kızartmanın amacı pişirmek değil, "lezzetlendirmek" olmalıdır

Ancak yukarıda açıklamaya çalıştığım temel mekanizma başka sorgulamaları da getirir. Polimerizasyon sıcaklığın mı, yoksa enerjinin mi bir fonksiyonudur? Eğer sıcaklığın eriştiği nokta sonucunda oluşuyorsa özelikle Batı tarzı beslenmede yer bulan fritözler ve fast-food teknolojisinde kullanılan yöntem fazlasıyla risklidir. Eğer toplam enerjinin bir fonksiyonuysa, bu durumda bir tava yağ ile yapılabilecek kızartma miktarı ateşin harını düşürerek ya da kızartılacak gıda ince dilimlenerek artırılabilir. Bu nedenle kızartma konusunda genel öneriler şunlardır: (1) Kızartma yağının aşırı (gereksiz) kızgın olmaması gerekir. (2) Kızartılacak gıdalar patates, patlıcan her ne ise ince dilimlenmiş, çabuk kızarabilir olmalıdır. (3) Daha hacimli şeylerin çiğden kızartılması doğru ve mümkün değildir, önce bir miktar haşlanmalı, sadece lezzet için kızartılmalıdır. Nitekim Güneydoğu'nun vazgeçilmezi içli köftenin malzemeleri zaten pişirilmiştir, kızartmada amaç pişirme değil, lezzetlendirmedir.

Beri yandan, "kızartma bana dokunuyor" yakınmaları ya da kızartmadan uzak durun uyarıları günlük yaşamımızda sık karşılaştığımız sözlerdir. Oysa kızartma geleneksel, sevilen, yerel pişirme yöntemleri arasında sık yer bulan yöntemdir. Okuduğumuz endüstriyel makaleler, ev mutfağındaki kızartmanın neden zararlı olduğunu açıklamamaktadır. Kızartma yaptığınız yağ ne zaman artık kullanılamaz hale gelir, işte bunu anlayabilmek önemlidir. Mutfak becerisi yüksek herkes farkında olmasa da bunu bilir. Yağın kızdığını ancak içine kızartacağınız şeyden bir parça atıp ölçebilirsiniz. Daha sonra kızartmaya başlarsınız, benim gözlemim birinci parti, ikinci parti vb. derken attığınız partinin kızarma süresi bir süre sonra kısalmaya başlar, ev hanımları bunu "artık kolayca olur" diye anlamlandırırlar. Tavaya ilk koyduğunuz patatesler açık sarı çıkarken, sonuna doğru kahverengileşir. Aynı şey fast-food restoranlardan aldığınız patatesler için de geçerlidir, öğlenin patatesleri sarıdır, sonra kahverengileşir, oysa onlar yağı yerine göre 40 defa kullanmaktadır. Bu aşama yağın ateşten gelen enerjiyi artık ememeyip doğrudan pişirilen malzemeye aktardığı dönemin başlamış olduğu anlamına gelir, daha da ısrar ederseniz siyah bir duman çıkarak oksidatif yanma süreci başlar, yağ gerçek anlamda yanar. İşte gelenek neyin yenebileceğinin ötesinde, nasıl pişirilmesi gerektiğinin de güvencesini sunar.[2]

Gıdanın saklanmasında da güvence gelenekten gelir

Günümüz gıdasını açmaza sokan en önemli unsur kuşkusuz büyüyen şehir nüfusuna uzak coğrafyalardan gıda temin etmek zorunda kalınması ve marketler aracılığıyla buna soyunmuş olan gıda endüstrisinin dağıtım maliyetini azaltmak amacıyla raf ömrü uzun gıdaya ihtiyaç duymasıdır. Uzun raf ömrü, sadece gıdanın seyrek dağıtılmasını ya da daha fazla stoklanabilmesini değil,

2 Kızartma yağı nasıl yanar? Biyolojik sistemler sıcaklığa karşı "terleme, buharlaşma" yoluyla korunur. Su bazlı bir tencere yemeği kaynama, buharlaşma nedeniyle 100 derecenin üzerine çıkamaz, ancak kızartma yağları çok daha yüksek sıcaklıklara çıkabilmesine rağmen yağda kaynama olmaz. Eğer tava başına geçip kızartma yaptıysanız bilirsiniz ki (tenceredeki suyun kaynadığını kolaylıkla anlamanıza rağmen) yağın kızdığını bakarak ya da üstüne elinizi yaklaştırarak anlayamazsınız, oysa altında harlı ateş yanmaktadır. Peki yağa verdiğiniz enerji nereye gidiyor, enerji bir şekilde yağın içerisine hapsolmuş durumdadır; aslında yağda kimyasal dönüşüme neden olarak soğurulmaktadır (absorbe edilmektedir). Yağlar konusundaki bilimsel yayınlar bunu "yağın polimerizasyonu" olarak adlandırır. Polimerizasyon, moleküllerin birbirine bağlanarak zincirler oluşturmasıdır. Uzun ve hidrofob yağ molekülleri tavanın altından gelen enerjiyle bile kaynayıp buharlaşamaz, buna karşılık birbirlerine bağlanma reaksiyonuyla enerjiyi emer. Bu durumda doğada bulunmayan, sindirim sistemimizin tanımadığı ya da mikroorganizmaların parçalayamadığı "doğa dışı" moleküller oluşur. İşte bu moleküller çevre için "petrol sızıntısı" gibi bir soruna neden olur; çevreye atılmamalı, yem endüstrisinde kullanılmamalı, biyodizele dönüştürülmelidir.

esas üretici olan küçük çiftçiden alınacak taze malın uzun süreli saklanabilmesi mümkün olmadığından, köylüye karşı asimetrik bir pazarlık gücünü de olanaklı kılar. Ülkemiz gibi, köylüsünü kollama becerisi olmayan ülkelerde endüstrinin kendi içerisinde işbirliğine giderek ve buna bürokratları da "ortak ederek" hâkim hale gelmesi çok daha kolaydır.

Oysa gelenek kısa sürede bozulabilen gıdanın uzun süreli (buna aslında mevsim ötesi demek en doğrusudur) saklanması konusunda güvenli seçenekleri zaman içerisinde biriktirmiştir. Bunlar mayalama (süt için peynir, sebze için turşu, et için sucuk ve pastırma, meyve için marmelat), konsantre hale getirme (domatesten salça, üzümden, duttan vb. pekmez); mikroorganizmaların üremesini engelleyecek şekilde ortam içeriğini değiştirme (şeker koyarak reçele dönüştürme ya da tuzlama); kurutma (domates, patlıcan vb. sebzelerin güneşte kurutulması [bu kurutma işlemi olasılıkla içerikten fakir sera ürünlerine uygulanamamaktadır], ekmeğin kurutularak peksimete çevrilmesi, balığın kurutulması) şeklinde yaklaşımlardır. Pişirilmiş hazır karışımı kavanoza koyup kaynatma (konserve) gibi gelenekte kullanılmış başka yöntemler de söz konusudur. Örneğin; ürünün bol olduğu dönemde domates ve biberin, soğan ve sarımsakla birlikte meyaneye çevrilmesinin ardından, karışım kavanozlar içerisine alınarak kaynamakta olan suya atılır ve bir süre sonra kapağı sıkıştırılır. Bu yöntem tamamen sürdürülebilir ve sağlıklı bir saklama yöntemidir, zira basınç işlemini içermez. Kapağın içerik sıcakken sıkıştırılması ise soğumayla birlikte doğal bir vakumlama sağlar ve serin ya da soğuk ortamda çok uzun süre saklanabilir. İçerik yeterli dengeye sahip değilse, zaten kavanozun kapağı şişer ya da içerisindeki renk değişimi rahatlıkla fark edilir.

Etin sucuk, sosis ya da salama dönüştürülmesi geleneksel üretimde mayalanma ile olur. Endüstriyel üretim içinse mayalanma zaman, stoklama ve düzenli dağıtım nedeniyle ek kısıtlılıklar ve maliyet getirir. Endüstri bu durumu kimyasal enzimatik yöntemlerle çözmeye çalışır ama gerek ete uyguladığı aşırı işlem, gerekse bunun maya içermemesi ürünün yenemeyecek kadar bozulmasına yol açar. Hatta endüstri mayalama yapmadığından ve olasılıkla yeterince bağırsak da bulamadığından, bu tür ürünleri plastik ya da sentetik membranlar içerisine doldurur. Sosislerin "soyulmuş sosis" olmasının nedeni budur, çeperleri zaten plastik borudur, hatta "bağırsak içinde boğumlanmış" görünümü bile, uçlara kalıp basılarak sağlanır. Oysa mayalanma zaten bir ön sindirim biçimidir. Bu tür "markalı" endüstriyel sucuk, sosis ya da salamların tüketilmesi yanlıştır. Kerevit işlenmesinde bile doğal ya da endüstriyel enzimatik yöntemler arasında derin fark vardır.[3]

Dondurma gelenekte kullanılmış yöntemlerden biri değildir. Buna karşılık gıdanın saklanması kiler adı verilen serin ve karanlık yerlerde gerçekleştirilir. Yağ gibi unsurların karanlıkta ve serin ortamda saklanması, içeriğin bozulmaması açısından büyük önem taşır. Gıdadaki çoğu unsur sıcaklığa ve güneş ışığına karşı doğal olarak hassastır. O nedenle özellikle zeytinyağı serin ve karanlık ortamda saklanır, zeytinyağı şişelerinin koyu renkli cam olmasının ya da tenekeye konmasının nedeni de bu hassasiyettir. Tahıl ve kuru bakliyat da rutubetsiz ve karanlık ortamda saklanır. Ancak aynı yaklaşım aslında kök özelliği taşıyan soğan, patates ya da sarımsak için geçerli olmaz, çünkü içerikteki su karanlık ortamın etkisiyle çimlenmeleri için yeterlidir. Kök bitkiler ve soğanlar ışık gören yerde saklanır. Doğrudan güneş gören yerler ise, içeriğin kuruyarak kaybına neden olur. Bu kuruma sadece su kaybı anlamına gelmez, sarımsakta çok sık görüldüğü gibi, içerik doğrudan "boşalır".

Buna karşılık ülkemizde özellikle son yıllarda evlerde buzdolabının yanı sıra derin dondurucu kullanımı da artmaktadır. Uygun gıdaların dondurulması olasılıkla çok az değer kaybına neden olduğundan en iyi saklama biçimidir. Taze bakliyat (bezelye, barbunya fasulye vb.) dondurularak saklanmaya en uygun ürünlerdir. Zaten pişirilerek yenecek olan domates, biber gibi lif dokusu zengin ürünler de mevsiminde dondurulabilir. Buna karşılık su içeriği zengin olan ama pişirilmeden tüketilen salatalık, karpuz gibi ürünler dondurulduklarında dokuları bozulur. Derin dondurucunun gıdada ne kadar değer kaybına neden olduğu aslında çok fazla araştırılmamıştır. Bunun güvenli bir yöntem olduğuna ilişkin ana bulgu daha çok tıptan, yani canlı dokuların sıvı azot gibi çok düşük derecelerde dondurulmasının ardından hâlâ işlevlerini kaybetmiyor olmasından gelir. Ancak bu dondurma işlemlerinin bir kısmının özel sıvılar ilave edilerek gerçekleştirildiği akıldan uzak tutulmamalıdır.

Geleneksel kavramlar bütününe bir örnek olarak pekmez

Bu kavramlar bütününün en iyi örneklerinden biri pekmezdir. Fransızlar bol miktarda kolesterol içeren peynir ve tereyağı tüketmelerine karşılık, kalp hastalıkları ortalama Batı toplumlarındakine göre daha az görülür, bu duruma Fransız Paradoksu adı verilir. Fransız Paradoksu'nun açıklamasında en çok

3 Baek HH, Cadwallader KR. Volatile compounds in flavor concentrates produced from crayfish-processing byproducts with and without protease treatment. J Agric Food Chem 1996; 44:3262-3267.

vurgulanan neden, düzenli tükettikleri kırmızı şaraptır. Yapılan çalışmalar kırmızı şarapta bol miktarda resveratrol bulunduğunu gösterince, bu molekül ve benzerlerinin canlılardaki etkileri de yeni bir araştırma alanı oluşturmuştur. Resveratrol kanser, kalp hastalıkları ve pek çok kronik hastalığa karşı önemli bir koruyucu etki gösterir. Daha da ilginci, resveratrol uzun ömürle ilişkilendirilmiş genlerle etkileşir ve deney hayvanlarının yaşam süresini uzatır.[4]

Bugüne dek yaşam süresini uzatan tek bir yöntem bilinmektedir, o da günlük kalori ihtiyacının altında kalınması, yani az yemektir. İşte resveratrol de benzer bir etki gösterir; bu etkinin benzer mekanizmalarla gerçekleşip gerçekleşmediği, yani kışa giren bitkinin resveratrol sentezlemesi gibi, az kalori alan birinin de benzer maddeler salgılayıp salgılamadığı henüz bilinmemektedir. O nedenle resveratrolü Doğu gözüyle okursanız, durum değişir. Aslında resveratrol sadece üzümde bulunmamaktadır, o ve benzeri moleküller yeterince olgunlaşmış pek çok meyvede vardır. Bu moleküller üzüm suyunun şaraba fermantasyonu sırasında oluşmaz, dolayısıyla mesele şarapla değil, olgun üzümle ilişkilidir. Molekül üzümün içinde değil, özellikle kabuk ve çekirdeklerinde bulunmaktadır. Muskat cinsi üzümlerde diğerlerine göre kırk kat fazladır, ancak meyvedeki resveratrol miktarının yükselmesi ultraviyole ışınlarına bağlıdır, üzümün güneş ışığı altında iyice olgunlaşması gerekir. Bu nedenle üzümün resveratrol içeriği ekvatora yakın bölgelerde daha yüksektir. Doğu mantığına göre bu molekül bitki için koruyucu bir etki gösterir (meyveyi kışa hazırlar), o meyveyi tükettiğinizde sizde de koruyucu etki yaratır.

Durumu bir de üzüm tüketim alışkanlıklarımız açısından irdeleyelim. Ülkemiz zaten çok fazla üzüm tüketen bir ülke değildir yerel üzüm soylarını koruyamadığından, üzüm envanteri açısından giderek fakirleşmektedir. Piyasaya çiğ meyve olarak sürülen üzümler, nakil sırasında ezilmesin diye biraz ham toplanır, resveratrol açısından çok fazla zenginleşemez. Resveratrol çekirdekte ve kabukta olmasına karşılık, "tüketici beğenisi" denen kandırmacayla giderek çekirdeksiz ve ince kabuklu üzüm tüketir hale gelmemizin ötesinde, kalın kabuklusunu beğenmiyor, almıyor ya da içini yiyip kabuğunu atıyoruz. Üzüm suyu niyetine piyasaya sürülen çok fazla seçenek olmadığı gibi, gerçekten üzüm suyu denilebilecek "buruk" olanı sadece Atatürk Orman Çiftliği tarafından üretilmekte, cam şişede sunulmakta, ama her yerde bulunmamaktadır. Eskiden şıra tüketme alışkanlığımız vardı, artık ancak Vefa

4 Lekli I, Ray D, Das DK. Longevity nutrients resveratrol, wines and grapes. Genes Nutr 2010; 5:55-60.

Bozacısı'nda ya da Hacı Bekir'de (yolunuz düşerse) bulabilirsiniz. Üzüm pekmezi ve pestil gibi türev ürünlerdeki resveratrol miktarı ayrı bir araştırma konusudur, ancak onların da fazla tüketicisi yoktur. Millet pekmezi demirle eşdeğer tuttuğundan, doktorun demir ilacı yazmasıyla yetinmektedir. Üzüm hoşafı yapan pek kalmamıştır, artık çocuklara endüstriyel puding tozlarından yapılan yapay tatlılar yedirilmektedir. Üzümün besleyicilik açısından en zengin olgun hali ise bizde tüketimi çok kısıtlı olan şarap üretiminde kullanılmaktadır. Ve derken birileri çıkar, kansere karşı üzüm çekirdeği satmaya başlar. Bu nedenle taze sebze ve meyveyi özellikle zamanında tüketmek gerekir, bağ bozumunun kışı sağlıklı geçirmek açısından sağladığı yıllık faydayı endüstriyel ürünler veremez.

Alkollü içecek kavramının güncellenmesi, boza ve malt meselesi

Madem denk düştü, alkollü içecekler kavramını farklı bakış açısıyla yeniden gözden geçirmek de uygun olacaktır. Öncelikle açık bir saptama, "alkol insan beslenmesinde yeri olan bir madde değildir". Lakin mesele alkollü içecekler olduğunda, alkol de sonradan eklenen bir katkı maddesini oluşturmaz. Alkol içeceğin yapımı sırasında ortaya çıkan bir yan üründür, esas işlevi "keyif vermek" değildir. Şekerin mayalanmasıyla ister istemez ortaya çıkar ve diğer bileşiklerin bozunmaya karşı olan dayanıklılığını artırır (mayalanma süreci ekmek yapımında pişirmeyle durdurulur, süt ise mayalanarak "uyutulur"). Tarihsel süreçten bakıldığında bu tür alkollü bileşiklerin yapımının daha çok manastırlarda keşişlerin kontrolünde olduğunu görürsünüz. Bu bir yerde belki din öncesi dönemin "iksir" yapma yaklaşımını çağrıştırır ("spirit", yani "ruh" sözüyle karşılanır, hatta ispirto sözcüğü buradan türemiştir), ama diğer açıdan ilaç üretimi maksadını da taşır. Örneğin; Çek Cumhuriyeti'nde üretilen ve artık "freeshop" markasına dönüşmüş olan Becherovka, içeriği ve tarihi açısından aslında bir ilaç bileşimidir. Benzer şey İsveç İksiri olarak bilinen alkollü karışım için de geçerlidir. Viskinin ve rakının böyle bir başlangıç öyküsü olması da büyük olasılıktır.

Klasik alkollü içecekler sınıfını farklı yere oturtan içerikteki alkolün stabilize ettiği, yani bozulmasını önlediği diğer türev ürünlerdir. Bunların fermente içeceklerdeki ortak adı "malt"tır. Malt, bira söz konusu olduğunda arpanın mayalanmasıyla ortaya çıkar. Ancak buğday vb. tahıllardan da malt ve bira üretilebilir. Geçtiğimiz yıllarda bir toplantı sonrasında Belçika Brüj'de bir bira müzesini gezme şansımız oldu, aslında eski bir bira fabrikasıydı. İkinci Dünya Savaşı sonrası dönemde geleneksel bira fabrikaları kapanıp endüstriyel formata dönüşse de, çoğu zaman olduğu üzere, aslında aile işini sürdürmemeye kararlı küçük kardeşin üzerine kalmış. O da burayı bir müzeye dönüştürerek, geleneksel üretimin nasıl yapıldığını yeni nesle anlatmayı misyon bellemiş. Bira yapımı arpanın çimlendirilmesiyle (yeni bileşik sentezi) başlar (size mercimek yemeği yapmadan önce hafif çimlenmeye bırakmanızı söylememizin nedeni de budur), sonra bu kavrularak sentez durdurulur. Bu aşamada ortamda henüz alkol yoktur, üretilen maltın önemli bir kısmı hemen çevredeki hastanelere gönderilir. Malum, savaş yıllarında beslenme eksikliğine bağlı çok fazla hastalık vardı. Bu yaklaşımın benzerini bizim boza üretiminde de görürüz. Boza alkollü bir içecek değildir, ama olağanüstü besleyicidir. İşin ilginç yanı bu besleyicilik özelliği ekşimeyle (kabarma) birlikte şifa verme yönüne kayar. Aynı şey elbette ayranın (piyasadaki markalılar değil, gerçek ayran) kabarması için de geçerlidir ("ayranı kabarmış" deyimi de bunu söyler). Anlattıklarımdan çıkan ortak vargı, bu tür fermente içeceklerin geleneksel amacının, arpada ya da sütte "bulunmayan", bakteriler tarafından sentezlenen besleyici ve hatta iyileştirici türev ürünler olduğudur. Alkolün katkısı ise çoğu "kırılgan" olan, bu türev bileşiklerin saklanmasıdır (viskiyi bardakta uzun süre bekletirseniz alkol uçtuğunda bulanır). Ürünün başlangıç bileşiğinden üstün olma durumu şıra için de geçerlidir, üzüm şırası ile üzüm suyu aynı şey değildir.

Ne var ki viski, şarap gibi alkol de içeren bazı bileşimler için ek katkı sağlayan bir başka kavram da zamandır. Olgunlaşma ya da daha çok bilinen adıyla yıllanma, içeceğin bileşimine bilinmeyen birtakım ek katkılar sağlar.[5] Ancak işin ilginç yanı, yıllanma aşamasına geçildiğinde bileşimin içindeki bakteriyel faaliyetin (mayalanma) durmuş olmasıdır. Peki o halde yıllanma nasıl gerçekleşmektedir? Doğrusunu isterseniz, okuduklarımda bunun yanıtını veren bir görüşe rastlamadım, ancak pek tanımadığımız başka kavramların işin içine karıştığını söyleyebiliyorum. Yıllanma (olgunlaşma) süreci "meşe" fıçı ya da toprak testiler içerisinde ve genellikle mahzen, mağara gibi derin toprak ortamlarda gerçekleştirilir. Ürün silis alaşımına alınınca (yarı geçirgen özellik, genellikle renkli cam şişe) artık durur. Bu yaklaşım peynir üretimiyle de bire bir örtüşür. Örneğin; Van otlu peyniri de geleneksel yöntemde, testinin toprağa gömülmesiyle üretilir. Toprak ya da mahzenin bir amacı sabit sıcaklık sağlamak olabilir, fakat başka etkenlerin işin içine karışmakta olduğunu tamamen reddettirmez, bu olasılıkla yerküresel bir enerji biçimidir. Peynir gibi ürünlerin "yöresellikleri" muhtemelen buradan gelir. Şarap gibi bazı içeceklerin kav

5 Monica Lee KY, Paterson A, Piggott JR. Origins of flavour in whiskies and a revised flavour wheel: A review. J Inst Brew 2001; 107:287-313.

ya da sezon özelliği taşımaları da olasılıkla buna bağlıdır, tıpkı zeytinin var ya da yok yılları olması gibi. Sözün özü, olaylar ve sonuçları her zaman en basit açıklamalarıyla tezahür etmez, anlamların arkasında başka anlamlar vardır. Her ürün ifrata kaçarak kötüye kullanılabilir, uyarmakta sakınca yoktur. Ama aynı duyarlılık çakma (ekşimez) yoğurt ve ayrandan, düzmece kola ve mumyalanmış hamburgere dek her konuda gösterilebilmelidir.

Ekolojik pazarlar güvenli alışveriş için en uygun ortamlardır, onları semt pazarları izler

Gıda alanında son yıllarda en fazla duyduğumuz söz "organik" kavramıdır, "doğal" kelimesinin ise "dağ başından toplamadıysanız" bir karşılığı yoktur. Sabancı Üniversitesi'nden dostumuz Prof. Dr. Selim Çetiner'le sohbetlerimizden birinin konusuydu, "insan eli değerek" üretilen herhangi bir şeye doğal denilemiyor. Buna karşılık organiğin bir tanımı var, üretimde gereken zirai ilaçları kullanıyorsunuz ama kullanım kurallarına mutlaka uyuyorsunuz. Bu durumda ürünü toplarken herhangi bir ilaç kalıntısı söz konusu olmadığından güvenle tüketebiliyorsunuz. Ne var ki, bizim coğrafyamız gibi ülkelerde uyanıklık genel kural olduğundan kurala uymasanız bile "organik" lafını kolaylıkla kullanabilirsiniz. Bunu özellikle marketlerde bir mezhep genişlemesi olarak izliyoruz. Çünkü ülkemizden alınan insan yağ dokularındaki ve anne sütlerindeki tarım ilacı artığı analizlerine baktığınızda (1985'ten bu yana yayımlanmış en az on beş bilimsel araştırma mevcuttur), hemen hepsinde tarım ilacı artığı vardır. Dolayısıyla alışveriş yapılabilecek en güvenli ortamlar, organik ya da ekolojik kelimesini kötüye kullanma eğilimleri en az olan pazarlardır. İstanbul'da Buğday Derneği'nin girişimi, belediyelerin katkısı ve üretici arkadaşlarımızın çabasıyla düzenli kurulan ekolojik pazarlar alışveriş yapmak için en güvenli ortamlardır. Mevsimi dışında ürün bulamazsınız, kendi kendilerini gerçekten denetler, zaman zaman da belediyelerden talep ederek denetlettirirler. Yakın zamanda kapatılmaya çalışılan semt pazarları da bir diğer seçenektir.[6]

Lakin iş marketlere gelince, biraz mesafeli kalmak gerekir. Bu saptama asla mesnetsiz değildir, üç arkadaşım, ortaya soyulan bir tek portakaldan zehir-

6 Geçtiğimiz yıllarda kaybettiğimiz Victor Ananias'ın girişimiyle kurulan Buğday Ekolojik Yaşamı Destekleme Derneği, Ekoloji Kolektifi Derneği, Ekolojik Üreticiler Derneği gibi girişimlerle ortaya çıkan ekolojik pazarlar ciddi anlamda artış eğilimindedir. Bu yaklaşımın bir diğer karşılığını ise internet üzerinden sipariş vererek yapılan yöresel kaynaklı alışveriş oluşturmaktadır. Siparişin mevcut ürüne göre alındığı ve koliyle eve teslim edildiği bu yaklaşım da kaliteli ve güvenli görünmektedir, dahası yayılmaktadır. Ancak ucuz marketlere göre bedeli oldukça yüklü olan bu kaynak temaininin ortalama gelirli aileler için uygulanabilirliği yoktur. Burada hâlâ köy ile bağını kopartmamış olanların en azından kışlık erzaklarını doğrudan köyden temin etmeleri daha gerçekçi bir yaklaşımdır.

lendiklerinden beri, en güvenli olduğunu iddia eden marketlerin bile aslında mesele kazanç olduğunda pek bir şeyi analiz ettirmediklerini anladık. İki yıl olmuştur, bir öğleden sonra azıcık nefes alacağız derken üst kattan telefon ettiler, Murat Ağabey'in midesi bulanmış, çıkarıyormuş. Durup dururken kusmak elbette pek hayra alamet değildir, lakin Murat Ağabey'in diyabet sorunu olduğundan, "aman şekeri oynamış olmasın" dedik. Koştuk yukarı, ağabeyimiz iyi, "geçti" dedi. Biz de bir rahat nefes aldık. Ancak münferit görünen olay orada kalmadı, iki kişi daha benzer şekilde bulanıp kusunca, cevval arkadaşlarımız meseleyi bir cins zehirlenmeye bağladılar. Oysa bizim çalıştığımız yer öyle rahat rahat öğle arası verilip yemeğe gidilebilen bir yer değildir. Ne bulunursa o yenir, genellikle yiyecek bir şey bulunmadığından, öğlen aç kalınması olağan bir durumdur. Gerçekten o öğlen de yemek yenmemiş, ama bulanıp kusan üç kişinin ortak yedikleri şey kurcalandığında, ipin ucu toplantıda ortaya soyulup konmuş "bir tek portakala" indirgendi. Sadece bir portakal, kaç dilim eder bilinmez; bu durumda portakal analize gönderildi. Sonuç bir felaket, kabuğunda ya da içinde yirmi çeşit tarım ilacı kalıntısı saptandı. Tabii hemen portakalın nereden alınmış olduğu sorgulandı: "güvenli turuncu market". Güvenli denen market buysa, diğerlerinin durumu nedir acaba? Üç portakaldan meyve suyu sıkan annelerin, çocuk "taze meyve suyu" içiyor diye sevindiğini düşündükçe içimiz iyice daraldı. Sağlıklı kalmanın tek sırrının aç yaşamak olacağını ummazdık ama görünüşe göre öyleymiş. O nedenle beslenmede kaynak temini ciddi önem taşımaktadır ve bugün için özellikle taze sebze ve meyvede ekolojik pazarlar dışında güvence verebilecek bir kaynak görünmemektedir.

Marketler "moderen zamanların" gıda mezarlıklarına dönüşmüş durumda

Anlı şanlı markalar, güvenli olduğunu iddia eden marketler ve raflar "alacaklarınızı toplu halde bulmak" dışında hiçbir avantaj sağlamaz. Bu açıdan baktığınızda marketler (açık peynir ve et reyonlarını konunun biraz dışında tutarsak) "moderen zamanların" gıda mezarlıklarına dönüşmüş durumdadır. Ambalajların üzerinde yazan son kullanım tarihleri, aslında bozulma özelliği olmayan ürünlerin tüketilememesi durumunda ne zaman atılıp yenilerinin alınması gerektiğinin (gıda endüstrisinin çarklarının ne zaman çevrileceğinin) tüyolarıdır. Büyük Batı metropollerinde bir gıdanın nasıl bozulduğu bilgisinin unutulmasının üzerinden en az elli yıl geçmiştir, bilginin ve deneyimin aktarılamadığı üç kuşak geçmesi unutmanın gerçekleşmesi için yeterlidir.

İşin bir de "madem eksik besleniyoruz, bunu nasıl paraya çevirebiliriz" şeklindeki cinlik kısmı vardır. Hiç şüpheniz olmasın, modern tarım teknikleri de kurallarına uygun kullanılırsa organik olarak adlandırılacaktır. Bizim temel sorunumuz bu konudaki denetimin olmaması, çiftçinin yanlış yönlendirilmesi ve karşımıza doğala yakın gelmesi gereken ürünlerin kimyasal kirlenmeden çok fazla etkilenmiş olmasıdır. Bugün bazı büyük market zincirlerinin "güvenli tarım" konusunda güvence vermeye çalışmaları nedensiz değildir. Malum, pek çok endüstriyel gıdanın televizyon reklamları "doğadan özenle toplanmış" ürünlerin sofralarımıza nasıl güvenle getirildiği üzerine kurgulanmaktadır. Doğa, doğallığın ön koşuludur ama doğal/organik üretilmiş bir ürün soframıza bu nitelikleri korunarak mı ulaştırılıyor? Endüstriyel işlem doğalı bozabilir mi? Cevap evetse bunun kıstası nedir?

Yenenlerin doğal olmasının en önemli gerekçesi de ancak "yararlanılabilir" formların alınması durumunda sistemin eksiksiz işleyebilmesidir, çünkü insan çevresinin ayrılmaz bir parçasıdır, ortak yapıtaşlarını kullanır. Beslenmedeki bütün altyapımız "geleneksel" üzerine kuruludur. Mevcut konumumuz, sağlıklı beslenip beslenemediğimizin geleneksel kıstası pişirme usullerini de içermektedir ya da tersinden söyleyelim, gıdanın endüstrileşmesi sürecinde kullanılan gelenek dışı yöntemlerin sağlık açısından risk getirmediği kanıtlanmak zorundadır. Bir başka deyişle, endüstriyel gıdanın sadece hijyenik olması yetmez, "yararlanılabilir" ve biyolojik anlamda güvenli olduğu da doğrulanmalıdır. Burada yanıtını bulmamız gereken temel sorulardan biri de doğal bir molekülün uygulanan işlem nedeniyle doğalın dışına çıkıp çıkamayacağı, çıkabiliyorsa "doğrudan ya da dolaylı" hastalık durumu oluşturup oluşturamayacağıdır. "Dolaylı" kelimesine özellikle dikkat edin, hastalıkların oluşumu sadece bir etkenin varlığından değil, eksikliğinden de kaynaklanabilir. Bunun klasik örneği vitaminlerdir, ancak gıdaya uygulanan işlemin neleri ortadan kaldırdığı çok fazla bilinen bir konu değildir. Nitekim Balıkesir'den lise öğrencisi arkadaşlarımız UHT uzun ömürlü sütleri B12 vitamini içeriğinin saptanması amacıyla TÜBİTAK'a gönderdiler, sonuç "sıfır" geldi.

Gıdada doğalın iki ölçütü vardır; doğal biçimde bozulmak ve hayvanlar tarafından tercih edilmek

Bu meseleyi bu kadar irdelememizin nedeni gıdadaki endüstrileşme sürecinin istenmeyen yöne sapmış olması, yani raf ömrü uzun gıdalar üretmesi, ruhsatlandırması, piyasaya sürmesi ve reklamla destekleyerek (her iki anlamda, hem tüketiciye tanıtım hem de medyaya reklam baskısı) tüketimini körüklemesidir. Yukarıda anlattığımız gibi, aslında "doğal" üretimin gerçek bir ölçütü yoktur, günümüz tarım tekniklerinin hemen bütünü (organik de dahil) doğalın dışındadır. Üretim aşamasındaki tek güvence çiftçinin bilgisi ve insafı doğrultusunda, üretimin kuralına uygun yapılmasıdır. Buna karşılık endüstrileşmiş gıdanın, kaynaklar doğal olsa bile (güvenli tarım ve mevsiminde hasat) "hijyen saplantısı" dışında doğaldan sapmış olduğunu gösteren ciddi iki kanıt bulunmaktadır. Bunlardan birincisi, gıdanın bozulma (ekşime, çürüme vb.) sürecinin doğaldan sapmış olması, ikincisiyse o gıdayı doğal olarak tercih etmesi gereken börtü böcek ya da hayvanın her ne hikmetse yanına bile yaklaşmamasıdır.

Doğallık açısından dikkat çeken bu ikinci kıstasa göre, endüstriyel gıdalar her nedense hayvanlar âleminde hiç tercih görmez. "Katkısız" olduğu iddia edilen margarine sineklerin asla konmadığı şeklinde herkes tarafından doğrulanan ortak bir gözlem vardır. Başta "komik, ironik" kabul edilebilecek bu gözlem karıncaların kırıntılara olan farklı ilgisi, kedilerin sosis ve taze kaşarlar karşısındaki çekincesi gibi gözlemlerle de doğrulanmaktadır. Arılar şeker içeriği olduğunu düşündüğümüz pek çok endüstriyel ürüne karşı ilgisizdir. Mesele insan olduğunda neyin yenebilir neyin yenemez olduğu geleneğe dayansa da, hayvanlarda "yenebilir" kavramı adını koyamadığımız, mekanizmasını bilmediğimiz dürtülerle ilişkilidir. Peki nedir "katkısız" olduğunu peşinen kabul ettiğimiz bu ürünlere karşı hayvanlar âleminin bu ilgisizliğinin nedeni? Bir şeyin yenip yenemez olduğu konusunda hayvanların tercihleri bir gösterge olabilir mi? Doğrusu, sözünü ettiğimiz şey fazlasıyla işler bir yöntem gibi görünmektedir. Çocuğunuz için aldığınız sosis ve salamları önce kedilere yedirmeye çalışınız ama yemediklerini görünce sakın şaşırmayınız. Anneannemize giderken Mecidiyeköy Ortaklar Caddesi'ne sokak hayvanları için bırakılmış olan sosisli makarnaların akıbeti bu savın kesin kanıtıdır. Kediler sosisi değil, makarnayı tercih eder.

Aynı durum uzun ömürlü UHT süt için de geçerlidir, kediler ve köpekler bu sütü asla içmemektedir. İlkokul öğretmenimizin açık süt konusundaki gözlemi ise çok daha dikkat çekicidir: Ocağa koyup kaynatmaya başladığında, o güne dek ağzına hiç süt koymamış köpeği ısrarla "melenmeye" başlamış, kaynattıktan sonra soğutup verdiği sütü afiyetle içmiş. Dolayısıyla bir gıdanın (ilaç kalıntılarını bir kenara koyarsak) doğal olup olmadığının benim görebildiğim iki kıstası bulunmaktadır: gıdanın doğal bir şekilde (ekşime, çürüme, kokuşma her ne ise) bozulması ve doğadaki diğer canlılar tarafından gıda olarak tercih edilmesi. Yani sineğin tereyağına konması, arının reçele gelmesi, karıncaların kırıntıya üşüşmesi, kedinin sütü içmesi gibi; yediklerimizin doğallığının başka bir ölçütünü ben bulamadım.

Özetle

- Doğru beslenmenin güvencesi gelenektir, neyin nasıl pişirilip yeneceğini gelenek bildirir.

- Çocuklarınızı mutfak kültürü konusunda eğitiniz, okuyup çalışıp her şey olabilirler ama yemek kültürü onların da çocuklarına bırakacakları mirasın en önemli parçalarından biridir.

- İyi yemek, tencerede ağır ateşte yavaş pişer. Hızlı pişirmek meziyet değil, özensizliktir.

- Hızlı ve hazır gıda, biçiminden değil, değişen içeriğinden ötürü sorunludur. Hamburger gibi en endüstriyel marka ürünün bile aslında bir geleneksel bulunur.

- Endüstriyel taklit gıda almayınız; iyisini bulup az, öz ve tadında bırakınız.

- Pekmez ve gerçek boza gıdadan öte deva gibidir, mevsiminde bulunup, mevsiminde tüketilmelidir.

- Alışverişinizi pazarlardan yapınız, marketlerden olabildiğince uzak kalınız. En iyisi, köyden doğrudan getirtmektir. Kışlık bakliyat ve hububat, salça ve yağ mümkünse köyden temin edebileceğiniz ürünlerin başında gelir.

- Neyin yenebilir olduğu konusunda hayvanlara bakınız; mesele süt, salam ve sosisse mutlaka kedilere danışınız.

Bölüm 5:

Beslenme ve hastalık ilişkisi

Prof. Dr. Erich Frank'ın değerli anısına...
Vaka üzerinde geniş tartışma ve değerlendirme yaparak sonuca ulaşan yaklaşımı yerleştirdiği ve Anadolu köylüsünün hayır dualarını aldığı için.

Tıbbi anlamda baktığınızda aslında insanın sağlık durumunun doğrudan bir ölçütü yoktur. Günlük yaşamını sürdüren kişi, herhangi bir şikâyet de ifade etmiyorsa genel olarak sağlıklı kabul edilir. Oysa sağlık durumu aslında bir çizgiyi tanımlamaz, vücudun dengesini tehdit eden değişik koşullardaki esnekliğini de gösterir. Basitleştirerek anlatalım, bir kat merdiveni herkes kolaylıkla çıkar ama beş kat merdivenin çıkılması gerektiğinde durum değişir. Siz eğer sağlık durumunu bir kat merdivenin çıkılması olarak algılarsanız toplumun çoğu sağlıklı sınıfına girer, ama kıstasınız beş kat merdiven olursa, toplumun önemli bir bölümünün efor kapasitesi açısından aslında limitte yaşadığını fark edersiniz.

Buna karşılık hastalık durumunun tanımı daha açıktır, çünkü kişi bir şikâyet beyan etmektedir. Oysa "moderen tıp" dediğimiz kavram, sağlıklılık durumunu işlevin doğru sürdürülüp sürdürülmediği üzerinden ölçer. Yani karaciğerin sağlıklı olup olmadığını araştırdığımızda karşımıza çıkan başlıca parametreler SGOT, SGPT ve GGT denen enzim düzeylerinin normal sınırlarda olup olmadığıdır. Üstelik bu durum kana bakarak ölçülür, bağlantı noktası ise, hepatit gibi karaciğerin zarar görmesine neden olan durumlarda bu enzimlerin kandaki miktarının artmasıdır. Bu yaklaşım son derece sığdır, zira çok sayıda karaciğer metastazı olan kimi hastalarda, değerler genellikle değişiklik göstermez ya da tam tersine, değerlerin çok arttığı ama herhangi bir şikâyet bildirmeyen hastalar da vardır. Tıptaki onca teknolojik ilerlemeye karşılık, biyokimyasal ölçütlerde son yirmi yıl içinde çok az değişiklik meydana gelmiştir. Oysa teknolojinin getirdiği otomatizasyon nedeniyle, bugün Amerika'nın herhangi bir kentinde bakılabilen kan tetkikleriyle, Anadolu'nun herhangi bir devlet hastanesinde bakılanlar arasında hiçbir fark yoktur, çünkü hepsi aynı teknoloji ve ölçüm kitiyle çalışır. "Teknolojinin ilerlediği ama tıbbın ilerlemediği" savımız geçerlidir.

Beri yanda işlevi ölçmeye yönelik tetkiklerin bolluğuna karşılık, organın çatı dokusunun ne durumda olduğunu saptayan herhangi bir test bulunmamaktadır. Bizim görüntüleme yöntemi olarak bildiğimiz ultrasonografi, bilgisayarlı tomografi ya da manyetik rezonans, ancak gözle görülebilir düzeyde bir değişikliği (kist ya da yer kaplayan bir doku) ölçebilir. Çatının sağlıklı olup olmadığını gösteren herhangi bir yöntem geliştirilmemiştir. Örneğin "osteoporoz pazarı"nın ayrılmaz parçası haline gelen kemik yoğunluğu ölçümü (bozacının şahidi olarak şıracı; yani dansitometri) kemiğin kalsiyum içeriğini ölçer ama yapısının dayanıklı olup olmadığı konusunda bilgi vermez. Nitekim ilaçlar da kemiğin kalsiyum miktarını artırmaya yöneliktir ama çatısı zaten eksik bir kemiğe kalsiyum çökmesi dokuyu güçlendirmez; kireç taşında da bol kalsiyum vardır, oysa yumuşak ve kırılgandır. Yaşla birlikte artma eğilimi gösteren aort balonlaşmaları (anevrizmalar) ana atardamarın işlevini yapmasını engellemez, o yüzden genellikle başka bir tetkik yaptırırken rastlantı sonucu saptanır. Oysa elastik olması gereken bu dokunun bu şekilde genişlemesinin doku çatısında bir bozukluğa işaret ettiği aşikârdır.

Altyapı sorunlarını çözdüğü düşünülen ve gıdası da giderek hijyenik hale gelen bir toplumun neden daha çok hastalandığı kolay açıklanamamaktadır. Tıp otoriteleri endüstrileşmeyle birlikte gelen hastalık tabloları karşısında genellikle "kaçınılmaz bir şekilde artmaktadır" sözünü kullanır, bundan sonra da önlem almanın ve özellikle kanserde erken tanının hayat kurtarıcı olduğunu vurgular. Bu yaklaşım artık başlı başına bir endüstri haline gelen "moderen tıbbın" da çok severek faydalandığı bir yaklaşımın, yani check-up kavramının temelini oluşturur. "Madem bir hastalığın ortaya çıkması olasılığı çok yüksektir, o halde bunu önceden saptamak ve önlem almak da en akılcı yaklaşım gibi görünmektedir." Oysa düz mantık burada beklentileri karşılamamaktadır. Check-up sayesinde erken tanınan pek çok olası hastalığa karşı önlem alınabilir. Kalbinizin tıkanmakta olan damarlarına stent takılabilir ya da memenizde saptanan, sizin henüz farkında bile olmadığınız bir tümör küçük bir operasyonla çıkarılabilir (ardından da nasibinize ne düştüyse artık, kemoterapi/radyoterapiyi uygulanır). Ancak mesele sonuçların hesaplanmasına geldiğinde durum karışır, çünkü erken tanı ve tedavi girişimlerinin ortalama yaşam süresine pek bir katkı sağladığı gösterilememiştir. Yani erken tanıyıp tedavi etmekle, bekleyip sonucunu görmek arasında bir fark yoktur, peki ama mantığa aykırı bu durumun açıklaması nedir?

Günümüzde çoğu hastalık süreci artık yaşlanmanın doğal bir parçası algısıyla ortaya çıkmamaktadır, diyabet ve kalp krizi bunların en sık görülenlerindendir. Çok genç, spor yapan ve sağlığı konusunda titiz olduğunu düşünen çok sayıda kişi de bir şekilde aniden hastalanmakta, hatta yaşamını yitirmektedir. Bu kişilerin hemen hepsi güvenli olduğunu düşündükleri marketlerden, kaliteli olduğuna inandıkları markalı yiyeceklerle beslenmektedir. Bunların bir kısmı tesadüf ya da kader kavramları içerisinde açıklanabilirse de sistemik başka bir olasılığın varlığı da asla inkâr edilemez; o da, gıdanın endüstrileşmesine bağlı olarak içeriğinde oluşan değişikliklerdir. Bu bölümün hedefi, bir sonraki bölüm için temel veritabanını sunmak olacaktır. Amaç "moderen zaman" hastalıklarının açıklanmasında Batı akademisinin ancak "risk faktörü" olarak belirleyebildiği etkenlerin ilişkilendirilmesidir.

Yediklerimizin vücuda etkisi, dokuların ve hastalıkların değişmesi

Batı, gıda konusundaki değişiklikleri yaklaşık yüz yıl içerisinde yaşamıştır, ülkemizde ise değişikliklerin hemen bütünü yirmi yıl içerisinde gerçekleşmiştir. Sadece yirmi yıl öncesine göre bu kadar farklı beslenen insan vücudu, sağlık ve hastalıklar konusunda aynı noktada olabilir mi? İşte ana sıkıntı buradadır, biz hastalıkları yüzlerce yıllık zaman içerisinde kendiliğinden belirlenmiş bir sağlık tanımı üzerine oturturuz, bundan olan sapmalar belli bir sınırı aşarsa hastalık adını veririz. Binlerce yıldır geleneksel beslenen bir vücut, yirmi yıl gibi kısa bir süre içerisinde marketlerin uzun ömürlü gıdalarıyla beslenmeye başlayınca acaba dokusunda hiç mi değişiklik olmaz? Daha beteri, ortaya çıkan değişiklikleri biz nereye oturtacağız? Bu durum tahmin edebileceğinizden çok daha ciddi bir sorunu oluşturmaktadır. Peki hep sözünü ettiğimiz gibi, hastalıkların yaş profili değişirken, acaba tipleri hiç mi değişmemektedir? Ağır tedaviler gören yüz binlerce hastaya "aslında çok ciddi bir şey yokmuş" demeye kimin yüzü tutacaktır?

Beslenme ve hastalık ilişkisinin en iyi örneklerinden biri, Batı'nın "moderen" şehirlerinde sık rastlanan bağırsak divertikülleri dediğimiz tablodur.[1] Divertikül "cepleşme" anlamına gelir, kalınbağırsak duvarı kendi içine doğru cepçikler oluşturur. Bu cepçiklerin neden oluştuğu henüz tam olarak anlaşılamamıştır, ancak Batı tarzı beslenme modeliyle ilişkili olduğuna kesin gözüyle bakılmaktadır. Batı tarzı beslenme ve kalınbağırsak divertikülleri arasındaki ilişkiyi ilk dile getiren kişi Burkitt adında İrlandalı bir cerrahtır. Burkitt (as-

1 Hart AR, Kennedy HJ, Day NE. Beyond Burkitt—is diverticular disease more than just cereal fibre deficiency? Postgrad Med J 2000; 76:257-258.

lında tıpta özellikle kendi adıyla anılan bir lenf bezi kanseri türünden ötürü bilinir) konuyla ilgili gözlemini Afrika'da çalıştığı dönemde yapmıştır. Görev yaptığı hastane tamamen farklı bir coğrafyada olduğundan, geleneksel beslenmenin korunması ile Batı tarzı rafine gıdalarla beslenme arasındaki ilişkiyi bizatihi gözlemleme şansını elde etmiştir. Burkitt rafine gıdaların içerisinde çok az posa bulunmasından yola çıkarak, dışkının lif içeriğinin az olmasının divertikül gelişiminden sorumlu olduğu sonucuna ulaşmıştır. Bu sonucu destekleyen düşünce de liften fakir beslenmenin kabızlık ataklarına neden olduğu, bu durumun bağırsak içi basıncın artmasına yol açarak duvarın zayıf olan yerlerinde cepler oluşturduğudur.

Burkitt'in divertikül gelişiminde önerdiği gerekçeler fazla mekanik ve düz mantık olsa da, insan dokusunun yapısının beslenme biçimi ile değişebileceğinin açık göstergesidir. Vücut için uygun olan gıdanın yerine uzun ömürlü gıdanın ikame edilmesinin ne gibi değişikliklere neden olacağı konusundaki bilgiler çok kısıtlıdır. "Protein, yağ, karbonhidrat, biraz da vitamin ve antioksidan" şeklindeki dogmanın artık sorgulanması ve değiştirilmesi gerekmektedir. Çünkü büyük şehirlerde gözlemlediğimiz, başta kanser olmak üzere hastalıklarda görülen artışı, gıdanın endüstrileşmesi dışında açıklayabilecek başka gerekçe bulunmamaktadır. Vücudun ana denge molekülü "glutatyon" ve bunu en fazla yenileyebilen "lipoik asit" üzerine anlattıklarımızla bile konunun sadece küçük bir kısmını dile getirebiliyorken, endüstriyel gıda üretiminde bu gibi fizyolojik detayların hemen hiç araştırılmadığını artık okuduklarımızdan ötürü biliyoruz. Gıda üreticilerinin ve gıda mühendisi arkadaşlarımızın endüstriyel gıdayı yasladıkları tek şey sterilizasyon düzeyine varan hijyen, ana hedefleri ise tadı çok farklılaşmamış ama raf ömrü uzun ürünlere dönüştürmektir. Gıda mühendislerinin mesleki kaygılarını anlayabiliyoruz, peki ama beslenme ve diyetetik bölümleri neden standart dogma dışında başka bir şey söyleyememektedir? Beslenmenin tek unsuru "denge" midir? Bu işin hiç yazı, kışı ve en önemlisi hastalığı yok mudur? İltihabi bağırsak hastalıkları konusunda uzman bir profesör arkadaşımızın hastasına ilaç yazmak dışında hiçbir beslenme değişikliği önerisinde bulunmadığını söylüyorlar, bu yaklaşım doğru mudur?

Değişen hastalık tabloları aslında birkaç ana nedene işaret ediyor

Yediklerimizin vücuda etkisi, dokuların ve hastalıkların değişmesi sorunu tahmin edebileceğinizden çok daha derin bir açmazı tanımlamaktadır. Çocuk hastalıkları kliniğinden arkadaşlarımız, çocukluk çağı astım ve alerji vakalarının yıl be yıl arttığını söylemektedir. Dördüncü sene asistanlarımızdan biri, bu inanılmaz değişime kendi gözleriyle tanık olduğunu anlatmaktadır. Benzer bir artış eğilimi depresyon başta olmak üzere, psikiyatrik hastalıklar için de söz konusudur. Nitekim bir zamanlar Milliyet gazetesinde yazan meslektaşımız Metin Münir, psikiyatrik hastalıkların artmasının ötesinde "promosyonunun" da söz konusu olduğunu söylerken kuşkusuz haklıdır. İlaç endüstrisi ve akademi ilişkileri zaman zaman sinerji göstermektedir. Ne var ki, çocukların dikkat eksikliği ve hiperaktivite sendromunun "haşarılığın ötesinde" bir sorun haline geldiği de kabul edilmek zorundadır. Batı akademisinin en büyük zaafı, bu tür tabloların nedenini anlamaktaki kısıtlılığının ötesinde, neredeyse sadece ilaçla çözüm geliştirmesidir. Psikiyatristler bile mesleğin esası olan hastayı dinlemek ve kendi çabasıyla sorunun üstesinden gelmesini sağlamak yaklaşımını giderek terk etmektedir.

Son 20-30 yıl içerisinde ortaya çıkan ya da başka tabirle "isimlendirilen ve tanıtımı yapılan" yeni hastalıklar da vardır. Huzursuz bacak sendromu denen durum, özellikle istirahat halinde ortaya çıkan ve net olarak tanımlanamadığı için "huzursuz bacak" olarak nitelendirilen garip bir tablodur. Toplumda giderek daha fazla karşılık bulan, endoskopik incelemeler sayesinde tanıya gidilmesi kolaylaşan bir diğer sorun ise "reflü" olarak adlandırılan durumdur. Reflü, mide içeriğinin yemek borusuna geri tepmesidir. Toplumda giderek daha sık görülen bu tabloya neden olan mekanizma, yemek borusu-mide geçişini kapatan büzücü kasın yetersizliği olarak tanımlanmaktadır. Elbette tabloyu kolaylaştıran ya da ağırlaştıran ek faktörler de söz konusudur; aşırı yemek, kilo fazlası, yemekten hemen sonra yatmak gibi kolaylaştırıcı etkenlere karşın, kasın neden eskisi kadar sıkı kapanamadığı sorusunun yanıtı açık kalmaktadır. Kasın yeterince iyi kapanamamasının bir başka örneği ise özellikle kadınlarda görülen "stres inkontinansı", yani öksürmek gibi karın içi basıncını artıran durumlarda altına kaçırmanın yeni konulmuş adıdır. Tıpkı reflüde olduğu üzere, bir kas kapanması sorunu olarak kendini göstermektedir.

Yukarıda saydığımız hastalık grupları "işlevsel" özellik göstermektedir, yani bir sisteminin yetersiz/aşırı çalışmasıyla ilgili durumlardır. Buna karşılık yeni hastalık grupları içerisinde "yapı bozukluğu" ile ortaya çıkanlar da vardır. Dokunun yapım bozukluğuna ilişkin yukarıda söz ettiğimiz bağırsak cepçikleri (divertikül) Batı tarzı beslenmenin hâkim olduğu ülkelere özgü bir sorundur. Ancak sıklığı artan diğer bir tablo olan fıtıklarda, hatta sadece karın duvarının değil, omurga disklerinin fıtıklaşmalarına bağlı sorunlarda da bir artış eğilimi vardır. Dokularda hem işlev hem de yapısal bozuklukla seyreden hastalık grupları ise daha çok bağışıklık (adaptasyon) sisteminin kusurlarına bağlıdır, ortaya çıkan işlev kusuru bir süre sonra yapısal değişikliklere de dönüşür. Bağışıklık sisteminin artmakta olan başlıca hastalıkları ülseratif kolit denen, bağırsaklarda iltihabi reaksiyonla ortaya çıkan tablo, tiroitte görülen Hashimato hastalığı ve elbette romatizmal eklem hastalıklarıdır. Dokuların yapım bozukluklarının bir diğeri olan kanserlerdeki artış ve seyrindeki değişiklikler ise artık bütün toplumun ortak sorunu haline gelmiştir. Oysa bütün kanserler artma eğiliminde değildir; meme, böbrek, tiroid kanserleri ile melanomlar ve beş yıl önce bir kampanyaya konu olan Hodgkin dışı lenfomalar özellikle artış eğilimindeler.[2] Bu durum Amerikan istatistiklerinde de belirgin olarak görülebilmektedir ve ülkemizde hepsi son yıllarda gündeme oturmuştur. Batı akademisi sağlık ve hastalık durumlarını tanımlarken, insanın varlığını sürdürmesindeki kaçınılmaz faktör olan gıdanın hep aynı kaldığını varsaymaktadır. Oysa sizin bir şekilde tedavi ettiğinizi düşündüğünüz hastalar da aynı beslenme koşullarına geri dönmektedir.

Tıpta AIDS benzeri olağanüstü bir durum olmadığı sürece, aslında yeni hastalık tanımlanması çok sık karşılaşılan bir durum değildir. Gıdanın endüstrileşmesi nasıl sorun haline geldiyse, tıbbın endüstrileşmesi de bazı hastalıkların olması gerekenden fazla görülüyormuş gibi algılanmasına neden olabilmektedir. Bir biyoetik uzmanı olan Carl Elliot'un yakın zamanda dilimize çevrilen "Beyaz Önlük Siyah Şapka"[3] adlı eseri, ilaç endüstrisinin akademiyle işbirliğine giderek "hastalık yaratmasının" tarihçesini çok iyi irdeler. Ne var ki, yukarıda saydığımız hastalıklarda gerçek bir artış olduğunu da maalesef kimse reddedememektedir.

Kolesterol meselesini Doğu gözüyle okumak: Beş benzemezden floş royal çıkar mı?

Son yılların en önemli tartışma konularından birini, kolesterol yüksekliği ve bunu düşürmeye yönelik ilaçlar oluşturdu. Prof. Dr. Canan Efendigil Karatay, Prof. Dr. Ahmet Aydın ve Prof. Dr. Ahmet Rasim Küçükusta "kolesterolün vücut için gerekli olduğunu ve kan değerlerinin düşürülmesine yönelik ilaçların hiç kullanılmaması gerektiğini" söylerken, Türk Kardiyoloji Derneği

2 Jacques Ferlay J, Shin HR, Bray F et al. Estimates of worldwide burden of cancer in 2008: GLOBOCAN 2008. Int J Cancer 2010; 127:2893-2917.
3 Elliot C. Beyaz Önlük Siyah Şapka, Hayykitap, 2011.

(TKD) başta olmak üzere Batı tarzı bilimi savunan akademi kendi standart "kullanılması şart" görüşünde diretti. Konu medyada da yoğun yer buldu, bazı köşe yazarları bireysel deneyimlerini anlatırken, Milliyet Gazetesi'nde yazan Prof. Dr. Murat Tuzcu, Batı verilerinin iyi bir özetini dile getirdi. Aynı gazetede yazan meslektaşımız Metin Münir ise objektif bakış açısıyla TKD ve ilaç endüstrisi arasında "parasal ilişki" olup olmadığını sorguladı, muhteşem bir şey yapıp bu çalışmaların kaynağı olan Framingham'ı (ABD, Massachusetts eyaletinin bir kasabası) aradı ve ardından istatistiklerin yanıltıcı olduğunu vurguladı. Tartışmalar konusunda görüşünü dile getiren kardiyolojinin duayeni Prof. Dr. Altan Onat bile, yıllardır yürüttükleri TEKHARF çalışmasının verileri ışığında kalp hastalıklarında kolesterolün ve statin tedavisinin sorgulanması gerektiğinin altını çizdi.[4] Bütün bu nedenlerle, kolesterol meselesini Batı akademisinin verileri ışığında, ama Doğu'nun gözüyle irdelemek gerekir.

Bu kez incelemeye tersten, Batı akademisinin uzantısı haline dönüşen meslek derneklerinin bilimsel bağımsızlıklarını sorgulayarak başlayalım. Dernekçilik bizim ülkemizde çok zor bir uğraşıdır; dernekler aslında insanların bir mesele çevresinde bir araya gelerek çalışmaları için gerekli toplum örgütleridir (sivil olmalarının bir önemi yok, akademinin titriyle donanmış kişiler, bunu aslında hiç olmaması gereken dernek hiyerarşisinde de kullanıyorlarsa, o derneğe sivil denemez). Lakin dernekçiliğin temel sorunlarından biri olan maddi kaynak temini söz konusu olduğunda durum değişir, çünkü ilişkiler o noktada ilaç endüstrisiyle iç içe girmeye başlar. Dolayısıyla ilaç kullanımının yoğun olduğu alanlarla ilgili dernekler, zaman zaman "Acıbadem'de dernek merkezi villa"ya bile yetecek refah düzeyine aslında ilaç endüstrisi (dolayısıyla devlet ve bizim vergiler) sayesinde ulaşır. Konu kalp hastalıkları olduğunda, buna gıda (özellikle margarin) endüstrisi de destek vermektedir. Destek makulse ve çıkar çatışmasına dayalı değilse sorun olmayabilir. Ancak geçtiğimiz yıllarda "falanca kalp vakfı kanola yağını tavsiye ediyor" diye reklamlar dönmeye başladığında, adını CANadian Oil Low Acid'den (düşük asitli Kanada yağı) alan bu yağ hakkında "bilimsel veri var mı" diye bizatihi oturup araştırdım, hiçbir klinik veri bulamadım. Sonunda vakfın yönetim kurulundan bir arkadaşımızla bir yemekte karşılaştık, "neden desteklediniz?" diye sordum, "sponsor oldular" dedi.

4 Onat A, Yüksek kolesterollü kişiler yüksek risk mi taşıyor? Düşünenlerin Düşüncesi, Milliyet Gazetesi, 17.03.2013. Prof. Dr. Altan Onat kolesterol tabusuna ilişkin makalesinde şöyle diyor: "Son 3-4 yıldır belirmiş olan bu bağnazlık, bilinen kuralların dışına çıkan, bunlara ters düşen bilgileri dışlama şeklinde tezahür etmektedir. Bunda mevcut ve geliştirilen ilaç ve yöntemlere, ayrıca günümüzde baside indirgenmiş bilgi ve kuralların sarsılmasına ilişkin kaygılar söz konusu olabilir. İşin ironik yanı, ülkemizin konuyla ilgili uzmanlarının da, halkımızdan türetilen, dolayısıyla onun sağlık kusurunu yakından ilgilendiren ve yıllardır genişletilen bu bilgilere karşı duyarsız ve dışlayıcı bir tutum sergilemiş olmasıdır."

Nitekim çıkar ilişkisi konusunda kimsenin şüphesi olmasın, çünkü zaten var.

Buna karşılık ilaç firmalarının dernekleri desteklemesi bilimsel araştırma sonuçlarıyla oynandığı anlamına da gelmez, çünkü çalışma yayımlandığında "ne yapmışlar, ne bulmuşlar" sorularının cevaplarını olabildiğince açık görürsünüz. Endüstri-akademi ilişkisi daha çok gerçek bir verinin promosyonunda, yani yaygınlaştırılıp kabullendirilmesinde etkili olur. Bu etkinin başlıca mekânı "panayır alanına döndüğünü" sık sık ifade ettiğim kongreler, özellikle Amerikan kongreleridir. Bunlar 20-30 bin kişilik katılımları, iki futbol sahası boyutundaki salonları ile daha çok bir pazarlama ortamı oluşturur. Firmalar reçete kapasitesi yüksek ve "etkin" doktorları (üniversite ya da devlet hastanesinde çalışan, profesör ya da uzman fark etmez) kongrelere götürdüklerinde, ister istemez aralarında bir göbek bağı oluşur. Otuz bin kişinin katıldığı kongrede kaç oturum izleyip, kaç tartışmaya girebilirsiniz ki? Zaten o da olmaz, ancak mesaj iletilir, "guideline" (kılavuz) takipçiler tarafından "kutsal kitap" olarak kabul edilir. Bu sorgusuz sualsiz kabullenme akademisyenin tedavi yaklaşımının sorgulanmaması açısından da kesin bir güvence sağlar, çünkü "kılavuz da böyle demektedir". İşte ben de bu algı çerçevesinde şekillenen bilime "Batı akademisi" diyorum.

Elimizdeki "beş benzemez": diyabet, kalp-damar hastalıkları, romatizma, bağırsak hastalıkları ve kanser

Canlı bir organizma aslında pek matematikleştirilemese de (tematiktir, ama matematik değil), bu yaklaşım Descartes'ın rasyonalizasyon yaklaşımından beri kullanılmaktadır. İstatistiksel hesaplama, deneme (örneğin ilaç) ve kontrol grupları arasında anlamlılık değerinin 0,05'ten küçük olmasını hedefler ($p<0,05$ olarak ifade edilir). Bunun anlamı şudur: Bu şekilde çıkan 100 sonucun sadece 5'i "rastlantısal" olarak gerçekleşmiştir (değer 0,0001 ise, rastlantısallık on binde birdir). Ancak istatistik her şey demek değildir, "anlamlıya yakın" bir sonuç, sadece örnek sayısını artırarak anlamlı hale dönüştürülebilir. "Yarı yarıya azalttı" dediğinizde on binde iki görülen bir durumun bire indiği ifade edilir (Metin Münir "yanıltıcı" derken fazlasıyla haklıdır).

Doğu gözüyle baktığınızda ise durum farklıdır, daha yukarıdan, daha geniş perspektiften ve daha derine bakmaya çalışırsınız. O nedenle bakış açısı aslında büyük şehirlerin "moderen zaman hastalıkları"nın geneli çerçevesinde şekillenmektedir. Çünkü son yıllarda artan kalp-damar hastalıkları, diyabet, romatizma, iltihabi bağırsak hastalıkları ve kanser gerçekten "beş benzemez" durumudur. Oysa bunları sınıfladığınızda her biri tıbbın ayrı bir dalına karşılık düşer, aşırı uzmanlaşma çözüme gitmeyi zorlaştırır, çünkü insan (hem de çevresiyle) bir bütündür. Araba tamirinin kaportacı, mekanikçi, rot-balans ayarcısı gibi alanları burada geçmez. Yine de bu hastalık grupları arasında bazı ortak özellikler vardır. Bir kere gelişmiş ülkeler, özellikle büyük şehirlerde söz konusu hastalıkların sıklığı açısından en üst seviyedeler; gelişmekte olan ülkeler de giderek onlara yaklaşmaktadır. İkinci önemli özellik ise bu hastalıkların hepsine öyle ya da böyle bir enflamasyonun (mikropsuz iltihap) eşlik etmesidir. Dahası bu hastalıkların birbirleriyle çapraz ilişkisi de var, yani birinin görüldüğü durumlarda diğerinin görülme olasılığı da artar. Beş benzemez ise bir poker deyimidir, "elinize gelen beş kartın kazandıracak hiçbir ortak değeri (benzerlik, sıra, renk vb.) olmadığı" anlamına gelir. Floş royal ise kupa dizisinden en büyük sıralı beş karttır, en büyük kartı oluşturur.

Bu çapraz ilişkiyi saptamak aslında hiç de zor değildir, sadece hastaya "başka ne hastalığın var?" diye sorarsanız, o zaten anlatır. Enflamasyona dilimizde verilen karşılık "yangı", yanmaktan gelir, yani tıpkı bir romatizmal eklem hastalığında görüldüğü gibi, eklem şişer, ağrır ve kızarıklık ortaya çıkar. Bu dokudan örnek aldığınız zaman bağışıklık ve savunma sisteminin hücreleri tarafından işgal edilmiş olduğunu görürsünüz, ama mikrop yoktur. Yani vücut kendi dokusuna karşı reaksiyon verir, o yüzden bu hastalıklara otoimmün hastalıklar da denilir. Benzer enflamasyon durumu koroner kalp hastalıklarında görülen aterom plaklarında da vardır, o nedenle bu hastalıkların bağışıklık sistemiyle ilişkisi hep sorgulanmıştır. Kolesterol de işte bu noktada devreye girmektedir, damarın hasar görüp kanla temas eden bölgesine çökmektedir.

Kalp-damar hastalığı ve ölüm ilişkisi: Bahçıvanı sorgulamak

Kolesterol ve kalp-damar hastalıkları dünyada halen en önde gelen ölüm nedenidir. Koroner kalp hastalığı açısından risk faktörleri diyabet, hipertansiyon gibi etkenler dışında, spordan uzak kalmak ve sigara gibi olumsuz etkenler de yaşam biçimiyle ilişkili değişkenleri tanımlar. Bu kavramlar açısından kimsenin tereddüdü yoktur; tartışma kolesterol aşamasında ortaya çıkmaktadır, çünkü kolesterol aslında vücutta da sentezlenen temel moleküllerden biridir. Hücre zarı yapısının oluşumunda görevi vardır, beynin ve iç organların doğal yapısının oluşturulmasında özel bir öneme sahiptir, vücudun en önemli hormonları da bu maddeden sentezlenir. Bununla beraber "riski olan" bireylerde gıdalarla alınan kolesterolün aşırı yüksek olması da kalp hastalığına katkıda bulunur.

İşte o noktada Batı akademisini temsil eden taraf standart "azı karar çoğu zarar" yaklaşımını benimser ve "yüksekse ilaç kullanılmalıdır" der. Diğer taraf ise kolesterolün zaten vücudun esas yapıtaşlarından biri olduğunu, kalp-damar hastalıklarındaki sorunun enflamasyon olduğunu vurgular. Her iki tarafın da haklı olduğunu gösteren bilimsel deliller mevcuttur: (1) Kolesterol değerlerinin düşürülmesi ölümcül kalp hastalığı riskini azaltmaktadır. Yani kalp-damar hastalığı olduğu bilinen kişilerde yapılan çalışmalar, "kan kolesterol seviyesini azaltırsanız, damara çöken kolesterol miktarını da azaltırsınız" şeklinde bir sonuca ulaşır, bu da doğru görünmektedir. (2) Öte yandan kolesterol düzeylerinin yüksek olduğu bazı toplumlarda kalp hastalığı beklenenin çok altında da görülebilir. Bu ikilem deneysel hayvan modelleri için de geçerli. Kolesterol yüksekliği her şeyin anahtarı değil, sağlık sorununun yuvasına oturmasını sağlayan yivlerden biri.

Lakin o noktada Batı akademisi kolesterolü düşürmeye yönelik ilaçlar olduğundan, bu ilaçların yıllık milyarlarca dolarlık ekonomisinin de baskısıyla, aslında görülmesi gereken diğer noktaları gözden kaçırır. Batı akademisi kavramların bütünlüğünün farkına varamadığından ya da birbirine karıştırdığından "ilaçla müdahale edilebilir" noktalara odaklanır, zira tıp endüstrisinin motoru da ilaç satışıdır. Oysa kolesterol damarda tıkanmaya neden olan sertleşmenin oluşumu için ara basamaklardan biridir, düşürülmesinin plak oluşumunu ve damar tıkanıklığını azaltması beklenir. Ancak kolesterol çok büyük olasılıkla bu sürecin tetikleyicisi değildir, damar hastalığı enflamasyonla paralel gitmekte olduğundan, kolesterol de oraya çökmektedir. Kan kolesterol değerini düşürerek bir fark elde etseniz bile bu durum "bozuk motorun tamir edilmesi yerine arabanın ittirilerek yürütülmesi" gibi bir yaklaşımdır. Nitekim "yaşam tarzı değişiklikleri" denen kavramı hiç ama hiç yabana atmamak gerekir. Çok sayıda deneysel ve klinik araştırma, özellikle diyet olmak üzere, yaşam tarzı değişikliklerinin olumlu etkilerini doğrulamaktadır. Örneğin tam tahıllı beslenmenin etkisini sorgulayan MESA çalışması, tahıldan zengin beslenme biçiminin (bunların çoğu endüstriyel gevrekler olsa bile) obezite, insülin direnci, enflamasyon, diyabet ve gizli kalp hastalığına karşı koruyucu etkisinin bulunduğunu göstermektedir.[5] O halde bizim sorgulamamız gereken, yukarı-

5 Lutsey PL, Jacobs Jr DR, Kori S et al. Whole grain intake and its cross-sectional association with obesity, insulin resistance, inflammation, diabetes and subclinical CVD: The MESA Study. Br J Nutr 2007; 98:397-405.

daki beş benzemez hastalık için enflamasyonu başlatan sürecin ne olduğu ve bunun neden özellikle büyük şehirlerde ortaya çıktığıdır. İşte o noktada yine bir miktar anatomiye dönmek gerekir.

Vücudumuzdaki kollajenin durumu, giderek artan fıtık sorunu

Canlılık denen kavramın nasıl olduğuna ilişkin görüşler genellikle yapıtaşları mantığı çerçevesinde şekillenmiştir. Bu yapıtaşları mantığının bir ucunda protein, yağ ve karbonhidrat şeklinde "sınıf" görüşü yer alır. Bunlar içerisinde anahtar rolü oynayan proteinler DNA tarafından kodlanır. Vücut sistem olarak proteinlerin oluşturduğu birtakım moleküllerin kontrolünde şekillenir, bu moleküllere ise enzimler adı verilir. Enzimlerin en önemli işlevi "olmayacak olanı" gerçekleştirmektir. Yani bizim modern kimya yöntemleri ile bile oluşturamayacağımız pek çok bileşik enzimler sayesinde ortaya çıkar. DNA'nın dizisinin açıklanması dolaylı olarak enzimlerin yapılarının açıklanmasını da sağlamıştır. Bu çok büyük ve karmaşık moleküller DNA tarafından kodlanır, ancak işlevsel biçimlerini almaları hücrenin henüz tam olarak anlaşılamayan (daha doğrusu kıyısına bile yaklaşılamayan) iç zar sisteminde gerçekleşir. Yağ moleküllerinin ve karbonhidratların yapımı da enzimlerin kontrolündedir. Dolayısıyla DNA'nın kodladığı proteinlerin bugün için kabaca ikiye ayrılması mümkündür: vücudun yapısını oluşturanlar ve işlevlerin sürdürülmesini sağlayanlar.

Dokular anatomik olarak iç içe geçmiş görünse de, aslında bu sadece bizim öyle olduğunu var saydığımız bir görünümdür. Gelişim açısından (embriyoloji) baktığınızda bile önce bir şekilde kan ve üreme dokusu oluşur. Organizma geliştiğinde kan yine dokunun içerisinden akışını sürdürür. Bu akış iki yerde, beyin ve erkek üreme dokularında (testis), özellikle ayrıştırılmıştır, yani kan dokuyla asla doğrudan temas etmez. Ancak bu bizim mikroskopik görüntüye bakarak varsaydığımız bir durumdur, bu bölgedeki en ince damarların (kılcaldamar/kapiller) iç yüzeyi çok sıkı bir örtüyle örülüdür. Bu örtü büyük moleküllerin doku içerisine ya da dokudan kana karışmasına olanak tanımaz. Ne var ki, aynı kapiller yapı diğer organların kanlanmasında da söz konusudur. Oksijeni taşıdığı varsayılan kırmızı kan hücreleri (alyuvar/eritrosit) zedelenme sonucu kanama olmadığı sürece dokunun içerisine asla girmez, damar yatağının içerisinden süzülerek dolaşıma geri döner. Kapiller damarlar da dahil olmak üzere dokunun bütünlüğü "matriks proteinleri" adı verilen ayrı bir sınıf tarafından sağlanır. Bu anlamda baktığınızda matriks vücudun bütününde vardır, işlevden sorumlu hücreler (mesela kas ya da kemik hücreleri) bu matriks içerisinde tutularak işlev gösterir.

Biyoloji, canlıların yapısında temel olarak iki ayrı yapısal bölüm tanımlamıştır, bunlara stroma ve parankim adı verilir. Parankim denen doku organın işlevini sağlayan kısmıdır. Örneğin karaciğerden söz ediyorsak, karaciğer hücrelerinin düzenli olarak oluşturdukları yapı (ortasından safra kanalının geçtiği altıgen oluşumlar) organın parankimidir. Ne var ki, dokunun organize olması, yani bir bütün olarak kusursuz çalışabilmesi, onun kurulu olduğu iskelete bağlıdır, işte stroma denen yapı da dokunun iskeletini oluşturur. Dokunun işlev gören hücreleri, bu çatı (matriks) yapısına yaslanarak görevlerini yerine getirir. Bu çatı yapının büyük kısmını kollajen meydana getirir (insan vücudunun üçte biri kollajendir). Damarların iç yüzeyini döşeyen örtü (aterom plağı bunun bozulması sonucunda gelişir, kolesterol sadece aracıdır), kemiğin kalsiyumunun çöktüğü kıkırdağımsı özü, derinin gerginliğini sağlayan gergefi ve burada sayamayacağımız kadar çok çeşitlilikte destek dokusu kollajen liflerden meydana gelir. Kollajenin ötesinde, çatının esnek olmasını sağlayan elastin adı verilen lifler ya da gerilime dayanıklı olmasını sağlayan başka lifler de vardır. Destek dokusu kanaviçenin işlendiği gergefse, desen (parankim) gergefteki beze (stroma) işlenerek oluşturulur. Dolayısıyla sağlıklı bir yapı için her ikisi de çok önemlidir.

Kollajen bütün dokuların yapısında yer alan sıra dışı bir moleküldür. Molekül büyüklüğü açısından diğerlerine fark atar; deri ve bağ dokusu başta olmak üzere, bütün dokuların iskeletinde yer alır. Daha açık söyleyecek olursak, deri, kas kirişleri, vücuttaki bazı yapıları saran "fasya" adı verilen zarlar, kemikler, damarların çatısı, bunların hepsi kollajen içerir. O halde kollajen sentez bozukluğunun genel göstergesi bağ dokusunun zayıflaması olacaktır. Bunun en klasik örneği fıtıklardır. Fıtıklar dokunun iyice zayıfladığı yerlerde, göbek çevresinde ve kasık bölgesinde ortaya çıkar, ancak bel fıtıkları ve ayak bileği burkulmaları da aynı kapsamdadır. Kollajen yapımının bozuk olduğunu düşündüren diğer durum ise anevrizma dediğimiz damar genişlemeleridir, özellikle atardamarların dallanma bölgelerinde ortaya çıkar. Bunların en tehlikeli olanları beyin damarlarının anevrizmalarıdır; bazen değil tedavi etmek, dokunulması bile mümkün olmaz. Çünkü kollajen sentez bozukluğunun getirdiği paralel sorun, dokunun dikiş tutmamasıdır. Dokunun çatısını zaten kollajen kurar, cerrahın attığı dikiş de bunun arasından geçerek tutar. Kollajen yapımı bozuk ise doku dikiş tutmaz, bu aynen gazete kâğıdına dikiş atmaya benzer, düğümleyeceğim diye gerdiğiniz anda yırtılır.

Muayene ettiğim hastalardan izlenimim, özellikle göbek fıtıklarının artmakta olduğudur, ancak bu naçizane bireysel gözlemim kanıt açısından yeterli değildir, gözlemin doğrulanması gereklidir. Madem kollajen doku bozukluğunun "hastalık yüzünü arıyoruz", o halde toplumda fıtık sıklığında artış olup olmadığının sorgulanması gerekir. Nitekim biri Amerika'dan biri de İngiltere'den olmak üzere, yakın zamanda yayımlanmış iki değerli araştırma sonucu bulunmaktadır. Çalışmalardan ilki ABD'de yapılmış ve 2007 yılında yayımlanmıştır. Bu araştırmada 1971-1975 arası dönemde incelenen 5316 erkek ve 8136 kadına ait veriler, 1992-1993 arası dönemde güncellenmiştir (eski grubun yüzde 96'sına ulaşılmış). Fıtıklar erkeklerin yüzde 13,9'unda, kadınların ise yüzde 2,1'inde görülmektedir. Amerikalıların daha fazlasına kafaları basmadığından her zaman yaptıkları "risk faktörü analizini" uygulamışlardır (fıtığa hangi özelliklerin eşlik ettiğinin araştırılması). Fıtık 40-74 yaş arası erkeklerde daha sık görülmekte, siyahi olmak ve kilo fazlası riski azaltmaktadır. Kadınlar açısından değerlendirildiğinde yine daha yaşlı olmak, kırsal kesimde oturmak, uzun boylu olmak, kronik öksürük ve göbek fıtığı, kasık fıtığı görülmesi ile ilişkili bulunmuştur. Öksürük elbette bir faktör olabilir ama başka yerinde de fıtık olması riske değil, benzer sürece işaret eder.[6] Bundan daha değerli bir diğer çalışma ise İngiltere'den 2011'de yayımlanmıştır. 1985-1988, 1995-1998 ve 2005-2008 yılları arasında görülen fıtık oranları birbiriyle karşılaştırılmıştır. En sık kasık fıtığı görülmekte, bunu göbek, karın, göbek çevresi, uyluk bölgesi fıtıkları izlemektedir. Herhangi bir ameliyat nedeniyle cerrahi girişim geçirenlerde de fıtık olasılığı artmaktadır, yani aynı yere geliyoruz, doku dikiş tutmamaktadır. Buna göre karın duvarı fıtıklarında anlamlı, belirgin artış bulunmaktadır. Bu artış o kadar fazladır ki, araştırmacılar "textbook" adı verilen referans kitaplardaki genel verilerin geçerliliğinin kalmadığının altını çizmekteler.[7] Bu verilere göre Batı toplumlarında ciddi bir beslenme bozukluğunun var olduğunu söylemek de yanlış olmayacaktır.

Bu veriler kuşkusuz Türkiye'nin değerlerini yansıtmıyor, ancak gözlemi destekliyor. Benim poliklinik şartlarında gözlemlediğim üzere, Amerikan ve İngiliz toplumlarında da fıtık ciddi artış göstermektedir. Gözlemi destekleyen bir diğer ifade de büyük bir orta öğretim kurumunun doktorundan gelmiştir. Meslektaşımız çocuklarda çok fazla bilek burkulması olduğunu, sevk ettikleri ortopedistlerden gelen en sık tanının da "hiperlaksisite", yani eklemin aşırı

6 Ruhl CE, Everhart JE. Risk factors for inguinal hernia among adults in the US population. Am J Epidemiol 2007; 165:1154-1161.

7 Dabbas N, Adams K, Pearson K, Royle GT. Frequency of abdominal wall hernias: is classical teaching out of date? J R Soc Med Sh Rep 2011; 2:1-6.

gevşek olması olduğunu söylemektedir. İyi ama bunun nedeni nedir? İlk olası açıklama kuşkusuz beslenme yetersizliği, yani yeterince protein alınamamasıdır. Ancak Amerikan ve İngiliz toplumları da protein alamıyorsa kim alıyor? Bu durumda geriye ikinci olası açıklama kalıyor, o da kollajen sentezinin bozuk olmasıdır. Kollajen birbirine çapraz bağlarla tutturulmuş üç büyük molekülden meydana gelmektedir. Demek ki, öyle bir etkenden söz ediyoruz ki, aslında son derece sağlam olması gereken bu yapıyı parçalıyor ya da gevşetiyor. Tekrar vurgulayalım, kollajen vücutta her dokuda bulunan ana yapısal moleküldür, bunun bozulması damarlardan tutun, kemiklere kadar her yeri etkiler.

Günümüz yaşam koşulları bizim kemik suyuna çorba, kapama, paça gibi yemekleri tüketmemizi giderek engellemektedir. Peki bu durum bizdeki kollajene ait bir yapım bozukluğunu beraberinde getiriyor mu? Asıl mesele bu soruyu yanıtlayabilmek. Öncelikle belirtelim, gıdalarla alınan kollajenin beslenme eksikliğini gidermesi bir "yerine koyma" tedavisi değildir. Yerine koyma tedavisindeki amaç, vücudumuzda yapılamayan bir maddenin gıdalarla (ya da ilaç olarak) alınmasıdır. Bunun en bilinen örnekleri vitaminler ve minerallerdir. Batı tarzı beslenme öğretisi sürekli olarak bunların eksikliğinin giderilmesini söyler ki hatalı değildir. Ancak kollajen için durum farklıdır, çünkü kollajen bizim vücudumuzda da yapılmaktadır. Kollajenin besleyiciliği muhtemelen yapıtaşlarının yine kollajen sentezinde kullanılabiliyor olmasından gelir. Tamam, kollajen almamızı sağlayan beslenme modelinden giderek uzaklaştık, ancak ortalama beslenen birinin kollajen eksikliği ya da yapım bozukluğundan mustarip olması da beklenemez. Çünkü kollajen denen proteini oluşturan aminoasitlerin hemen hepsi (ama tamamı değil) vücutta sentezlenebilmektedir.

Keratin sentezinin bozulması, saçların incelmesi, tırnakların kırılması

Dokunun sağlığını gösteren bir diğer unsur ise saçlar ve tırnaklardır. Kollajenden farklı olarak saçlar ve tırnakların ana bileşeni keratin denen moleküldür. Keratin de birbirinden farklı proteinlerin bileşiminden oluşur ve tabakalar halinde saç ve tırnak dokusunun oluşmasını sağlar. Bilim dünyası saç, tüy ve tırnak gibi yapıların oluşumunun nedenini ancak bir yere kadar anlayabilmiş görünmektedir. Keratin sülfürlü aminoasitlerden zengin bir proteindir, saç yakıldığı zaman ortaya çıkan karakteristik (özgül) koku da sülfürün yanmasından gelir. Son yıllarda kozmetik endüstrisinin gelişmesine neden olan en önemli sorun da buradan kaynaklanır, saçlar cılızlaşmakta ve tırnaklar kırılmaktadır. Buna karşılık keratinin yapısında bir değişiklik var mı diye araştırılması o kadar kolay değil. Bu konuda erişebildiğimiz bir tek önemli makale var, o da İngiltere'den yayımlanmıştır. Araştırmacılar insan kemik, saç ve tırnak dokularının içeriğini araştırmışlar. Ortopedik cerrahi geçiren üç erkek ve beş kadından kemik dokusu, saç ve tırnak örnekleri alınarak içerik eldeki eski verilerle karşılaştırılmış. Buradan çıkan sonuç, zaman içerisinde keratinin aminoasit içeriğinde önemli bir değişiklik meydana geldiği şeklindedir ki, bunu da eskilerin daha iyi beslenmiş olduğu şeklinde yorumlamak mümkün.[8]

Kollajen ve keratinin yapısı kuşkusuz sadece beslenme eksikliğiyle bozulmuyor. Kanser tedavisinde kullanılan ilaçlar da kollajen yapısını (yanı sıra hormon durumunu) etkilemektedir. Bunun en açık göstergesi, aslında saçların dökülmesinin ötesinde yeniden çıkarken biçim değiştirmesidir. Şöyle ki, aşırı uzatılmış kemoterapiler sonucunda bir süre sonra kemik yoğunluğunun azalmasının ötesinde, dişler bile dökülmeye başlar. Meslektaşlarımıza kemoterapinin etkili olmadığı durumlarda aşırı uzatılmaması uyarısında bulunmamız elbette nedensiz değildir. Çünkü kollajen ve keratin sentezinin bozulması ile birlikte vücudun verdiği yanıtlar da değişir. Tıp ne kadar ilerlediğini düşünürse düşünsün, kollajen ve keratin konusunda bir şey diyememektedir. Benim söyleyebileceğim ise şimdilik bu iki molekülün destek dokusu olmaktan öte işlevleri olduğunu vurgulamaktır, özellikle kollajen vücudun içine oturduğu matriksi meydana getirir. Keratinin bol miktarda sülfür içermesinin önemine de henüz vakıf olunamamıştır, ancak ne olursa olsun meselenin "kıldan tüyden bir durum" olmadığı çok açıktır.

Vücudun suyunun ve salgılarının kuruması

Vücutta yapı ve işlevin sürdürülmesinde çok önemli role sahip başka moleküller de vardır. Bunlar DNA tarafından kodlanmayıp enzimler tarafından "ihtiyaca binaen" sentezlenir. Bu moleküller arasında en önemli sınıflardan birini glikozaminoglikanlar (GAG) oluşturmaktadır. İsim telaffuz açısından biraz zor gelebilir ama başlıca dört sınıfa ayrıldığı kabul edilen bu moleküller işlevin sürdürülmesinde ve dolayısıyla hastalık tablolarının ortaya çıkmasında sıra dışı özelliklere sahiptir. Yapı olarak aminoasit ve şekerlerden meydana gelen GAG sınıfı daha sonra yoğun biçimde sülfürlenir. Sülfür bağlanması bu moleküllerin işlevlerini sürdürmesi için esastır.

8 O'Connell TC, Hedges REM, Healey MA, Simpson AHRW. Isotopic comparison of hair, nail and bone: Modern analyses. J Archaeol Sci 2001; 28:1247-1255.

Dört GAG sınıfının işlevlerini kısaca özetleyelim:

- Heparan sülfat başlıca kanın akışkanlığının sürdürülmesinden sorumludur, bozulması durumunda kan pıhtılaşır. Ancak hücre bölünmesi ve sinyal iletilmesi gibi ek işlevleri de vardır.
- Kondroitin sülfat yara iyileşmesinden sorumludur, ancak beynin gelişimi ve sinir dokusunun iyileşmesini de sağlar.
- Keratan sülfat ise dokunun su içeriğini ayarlar. Örneğin; gözün en dıştaki saydam ve parlak tabakası korneanın yapısının bu şekilde tutulması keratan sülfatın işlevidir.
- Hiyalüronan ise özellikle eklem sıvılarında yer alır ve eklemlerin yüzeyini oluşturan kıkırdağın "yağlanmasını" sağlar. Bu özellik eklem bütünlüğünün ve sağlığının korunması için elzemdir.

GAG sınıfının ilginç bir özelliği bu moleküllerin sinir ve eklem dokusunda da bulmasıdır. Bu durum aslında klasik anatomik sınıflamayla tezat oluşturur. Zira anatomik sınıflamaya göre eklem ve sinir sistemi ayrı dokulardır, neden aynı moleküler yapıları içerdikleriyse bilinmemektedir. Bunların bir diğer ortak özelliği yine sinir ve eklem dokusundaki kök hücrelerin çoğalmasını önlemeleridir. Kök hücreler, malum, o dokunun yenilenmesinde işlev gören hücrelerdir ve normal koşullar altında "uykuda" tutulurlar. Kök hücrelerin uyku durumundan çıkarılması, çoğalmalarına ve yeni ama düzensiz doku oluşturmalarına neden olur. Bu durum eklemde gerçekleşirse osteoartrit gibi kıkırdak dokusunun düzensiz büyümesiyle ilişkili bir tabloya yol açar. Bu tablo eklem şişliği ve ağrı ile kendini gösterir ama eklem sıvısı da beraberinde (doğal olarak) azalmıştır. Benzer şeyin beyinde gerçekleşmesi olasılığı bilinmemektedir, ancak aynı mekanizma çerçevesinde düşünürseniz, beyin dokusunun da çoğalmasına neden olabileceği sonucuna gidebilirsiniz.

Günümüz hastalıklarının bir kısmı "eklemlerin kuruması" şeklinde ifade edilmektedir. Yapılan manyetik rezonans görüntülemeleri genç bireylerde bile eklem sıvısının azaldığını ortaya koymaktadır. Tromboemboli denen kanın pıhtı oluşturması durumunda da (kanın kuruması olarak düşünülebilir) bir artış olduğu aşikârdır. İşin ilginç yanı "akciğerlerin kuruması" gibi bir tablodan da sık bahsedilir olmuştur. Ana sorun, bu hastalık durumlarının ortaya çıkış nedeni ve sıklığındaki artıştır. GAG sınıfı ihtiyaca binaen yapılmaktadır. Geçmişle kıyaslandığında insanların hareketliliğinin azaldığı bir gerçek ama sonuçta bütün gün yatmıyoruz. Ortalama beslenme özelliğine bakıldığında protein ya da şeker alımında bir azalma söz konusu olmadığı gibi, zaten bu moleküllerde yer alan formları insan vücudunda yapılabilmektedir. O halde nedir akciğerleri ve eklemleri kurutan gerçek neden? İşte bu, açıklanmayı bekleyen bir sorudur.

Kuruma vücut salgıları için de geçerlidir. Vücut yapı itibariyle dışarıya kapalı bir bütün olarak görünse de, içinde bir şekilde dış dünyayla fiziksel temas halindedir. İşte bir diğer önemli molekül grubunu da "mukopolisakkarid" (genin adına atfen MUC diye kısaltılıyor) sınıfı oluşturur. Bu moleküllerin genel özelliği vücudun dış dünyayla temas eden iç kanallarını kaplamasıdır. Bu yüzeyler başlıca sindirim sistemi ve solunum sisteminden meydana gelir. MUC'un oluşturduğu salgı ise bizim "sümüksü" (mukus) olarak adlandırdığımız, su içeriği zengin, ama akışkanlığı zayıf bir bileşiktir. Mukus tek bir molekülün adı olsa da, değişik bölgelerdeki salgıların özellikleri farklıdır. Yukarıda anlattığımız glikozaminoglikan (GAG) sınıfının aksine, mukus proteinleri MUC olarak adlandırılan genler tarafından kodlanır, bugüne dek 20 çeşidi tanımlanmıştır. Yapı olarak çok büyük olan bu protein, hücre içerisinde orijinal formuna dönüştürülür. Tıpkı GAG gibi, daha sonra şeker molekülleri eklenerek son biçimini alır ve kanal yüzeyine salgılanır. GAG sınıfı gibi, müsinin de önemli özelliklerinden biri sülfür bağları içermesidir. Parça moleküller birbirlerine bir cins menteşe işlevi gören sülfür bağıyla birleştirilir, dahası moleküllerin belli kısımları sistein adlı sülfürlü aminoasitlerden zengin bölgeler içerir. Fare, insan, köpek gibi uzak canlıların müsinlerinde sülfürden zengin bu bölgeler hemen hemen aynıdır, yani molekül türler arasında da sabit bir özellik gösterir.

Müsin sınıfı moleküllerin bizim açımızdan taşıdığı önem "vücudun dış etkenlere karşı korunması" şeklinde belirlenmiştir ve bu biraz "faydacı" saptamada son 50 yıldır herhangi bir değişiklik olmamıştır. Genel kabullenmeye göre müsin solunum yollarını (burun boşluğundan akciğerlere dek) mikroplardan korumakta ve tozları uzaklaştırmakta, sindirim sisteminde asidin mideyi eritmesini engellemekte, bağırsaklarda da yine mikropların vücudu istila etmesini önlemektedir. Dolayısıyla nezle olduğunuzda burnunuz akar, midenizde ya da bağırsaklarınızda sorun varsa salgı artışı sümüksü haliyle kendini gösterir. Ancak işlevi olasılıkla bununla sınırlı kalmaz, müsin tükürükte de vardır, sütte de mevcuttur, bebeği virüs enfeksiyonlarına karşı korur, yapı olarak pıhtılaşma faktörlerinin biriyle de çok yakın benzerlik gösterir. Dolayısıyla aslında daha karmaşık bir özellik taşıdığı bellidir.

Lakin sorunumuz yine aynıdır, son yıllarda artan hastalıkların önemli bir bölümü de müsinin hatalı yapımıyla ilişkilendirilir. Bu hastalıkların en önemlileri gastrit denen mide yangısı, kolit denen bağırsak yangısı (ülseratif kolit ve Crohn hastalığı bu grup içerisindedir), astım ve KOAH (kronik obstrüktif akciğer hastalığı) olarak adlandırılan solunum yolları hastalıklarıdır. Safrakesesi taşlarının da safranın "müsin çekirdek" üzerinde tabakalanması sonucunda oluştuğu ileri sürülmektedir. Hastalıklara bu yönden baktığınızda, müsin vücudu mikroplara karşı koruyucu bir molekül olmanın ötesinde, aslında hava ve yiyeceklerin vücudun iç ortamıyla doğrudan temasını engelleyen bir filtre gibi de işlev görmektedir. Söz konusu hastalıkların büyük kısmı yüzeyi kaplayan müsin tabakasının incelmesiyle ortaya çıkar. İyi de filtre neden incelir? Kaldı ki, müsinin yapısına giren maddelerin çoğu aslında vücutta sentezlenebilmektedir. Üstelik son yıllarda yapılan gen düzeyindeki çalışmalar, bu aşamada da bir sorun olmadığını ortaya koymuştur. MUC genleri iki saat içerisinde proteine yazılım aşamasına geçebilir. O halde nedir dokuların sıvısına paralel, yüzeyini de kurutan bu etmen?[9]

Destek dokusunun "ıslah edici" işlevi, "doku azması"nın bir başka nedeni

Yukarıda anlattıklarımıza karşılık, matriks işlevsel dokunun içerisine doldurulduğu bir depo değildir, dokunun işlevini sürdürmesinde önemli rol oynar. Örneğin; kan yapan hücrelerin içinde bulunduğu kemik iliği, karaciğerin çatısı ya da bağırsağın yapısındaki destek dokusu, organların işlevleriyle doğrudan etkileşime girer. Kan damarının cidarında bir sorun olmasa bile, duvarı oluşturan elastik dokunun yapılamaması anevrizma adı verilen damar balonlaşmalarına neden olur. Bu balonlaşmalar hipertansiyon hastalarında doğal olarak daha kolay gelişir ama asıl neden hipertansiyon değildir.[10]

Üstelik işlevsel doku ve matriksin yenilenme süreci derin bir farklılık gösterir. Organın işlevini sağlayan (parankim) dokusunun yenilenmesi son derece

9 Vücut ve hastalıklar konusunda oluşturduğumuz yukarıdaki bakış açısı aslında size ve bize özel, çünkü biz bir sorunun nasıl irdelenmesi gerektiği konusunda ana akım tıptan daha farklı bakılabileceğinin de farkındayız. Ana akım, bugüne dek hastalığı tanımlamış ama nedenini hiç araştırmamış (koruyucu tıbbın ölümü), tedaviyi önermiş ama bunun mekanizmasını da irdelememiştir (analiz yeteneğinin iflası). İşin daha da kötüsü, mantığı anlamak yerine, detayın dibi olan moleküler tıbba sarmıştır. Durum böyle olunca olayları yüksekten gözlemleme yeteneğini kaybetmiş, yeni bakış açılarının geliştirilmesi açısından çok kısır kalmıştır. Bugün müsin de dahil olmak üzere, hemen her molekülün gen dizilimi çıkarıldı, türler arasındaki karşılaştırmaları bile yapıldı. Ancak görünen şey hep aynı, bu moleküller fareden insana ortak yapıdalar, benzerlik yüzdelerini saptamanız ise işlevin mantığı açısından hiçbir şey vermiyor. Kısacası yeni bir bakış açısı gerekiyor.

10 Inci S, Spetzler RF. Intracranial aneurysms and arterial hypertension: A review and hypothesis. Surg Neurol 2000; 53:530-542.

hızlıdır, destek doku ise (matriks) çok yavaş yenilenir. Bu sorunu en iyi gözlemlediğimiz durum kırıklardır. Kemik dokusunun ilik hariç bütünü destek dokusundan oluşur. Bir kırık meydana geldiğinde bunun tamamen iyileşmesi aylar alır. Benzer şekilde, diz dönmeleri ya da ayak bileği burkulmaları da son derece uzun bir iyileşme sürecine tabidir ve aynen kırıktaki gibi alçıya ya da atele alınması gerekir. Uzun iyileşme sürecinin bir nedeni bu dokuların iyi kanlanmamasıdır, ancak kan damarı olmaması zaten destek dokusunun işlevi için zorunludur. Hemofili hastalarında eklemin içine olan kanamalar eklemlerin donarak oynak işlevlerini yitirmelerine neden olur.

Tıbbın ana eksikliklerinden biri, organların asıl işlevlerini ölçmesine karşılık destek dokunun ne durumda olduğunu hiç merak etmemesidir. Oysa organın işlevi destek dokusu tarafından belirlenir, destek dokusu "ıslah edici" bir rol üstlenir. Örneğin; siz kök hücreyi alır da, tamamen başka kaynaktan temin edilmiş kollajen matriks içerisine yerleştirirseniz, içine konduğu kollajenin etkisiyle kıkırdak dokusuna dönüşmeye başlar ve en sonunda doğrudan kıkırdak dokusunu geliştirir.[11] Bu yaklaşım günümüzde doku mühendisliği alanında kullanılmaktadır. Dolayısıyla dokuyu oluşturan temel hücrelerin işlevlerinin genetik kodlarında olmadığı, ortam tarafından belirlendiği de açıklığa kavuşmaktadır. Hücreler, üzerlerinde bulunan moleküller aracılığıyla matrikse temas eder ve o yönde değişime uğrar.

Şimdi gelelim bu anlattıklarımızın genel beslenme sorunumuz açısından değerlendirilmesine. Bağ dokusunu oluşturan aminoasitlerin büyük kısmı vücutta yapılabilir, o nedenle beslenme kaynaklı bir bağ dokusu yetersizliğinin mümkün olamayacağı kabul edilmektedir. Ne var ki, bu hesaplamaların hemen bütünü hızlı büyüme özelliği gösteren kemirgenler üzerinde ve dengelenmiş yemler kullanılarak yapılmıştır. Oysa insan vücudu farklıdır, mesela kollajenin ana bileşenlerinden biri olan glisin adlı aminoasidin beslenme açısından yetersiz kalma olasılığı yüksek görünmektedir.[12] Bu aminoasit etten ziyade kemiğin, tavuğun suyu ve paçada bulunmaktadır. Oysa değişen beslenme alışkanlıklarımıza bakıldığında, paça, gerçek tavuk (köy tavuğu, piliç endüstrisi buna "aromatik tavuk" da diyor) ya da kemikli et yemeği tüketmediğimiz ortadadır. Yani "moderen şehir" hastalıklarının ortaya çıkışında "beslenme eksikliğine bağlı

11 Bosnakovski D, Mizuno M, Kim G et al. Chondrogenic differentiation of bovine marrow mesenchymal stem cells (MSCs) in different hydrogels: Influence of collagen type II extracellular matrix on MSC chondrogenesis. Biotechnol Bioeng 2006; 93:1152-1163.
12 Melendez-Hevia E, De Paz-Lugo P, Cornish-Bowden A et al. A weak link in metabolism: The metabolic capacity for glycine does not satisfy the need for collagen synthesis. J Biosci 2009; 34: 853-872.

doku azması", tahmin edeceğinizden daha derin bir sorun oluşturmaktadır.

Kanser hastalığının değişen özellikleri, tıbbın "tanımsızlık" dönemi

Bu son başlık altında anlattıklarımız aslında çok önemli bir açmazı içermektedir, çünkü tıbbın tanımsızlığa düştüğü bir aşamayı anlatır. Örneğin biz hepsine kanser desek de, kanser olarak adlandırılan tablolar elbette birbirleri içerisinde önemli ayrışmalar gösterir. Biz bu farklılıkların bir kısmını mevcut özelliklere bakarak söyleriz; örneğin yağ dokusundan kaynaklanan yumuşak kıvamlı, genellikle cilt altında ele gelen iyi huylu tümörler lipom adını alır, bu sertleşirse liposarkom denen kötü huylu tümörlerden söz edebiliriz. Ancak bize hastalığın seyri konusunda esas yol gösterici kriter, patolojik inceleme adı verilen mikroskop altındaki görüntünün analizidir. Bunu yapabilmek için ya tümör cerrahi uygulanarak tamamen çıkarılır ya da küçük bir örnek (biyopsi) alınır. Bu doku örneği daha sonra bir dizi işlemden geçirilir ve çok çok ince kesilerek cama (lam) aktarılıp boyanır. Deneyimli patolog buna mikroskopta bakarak hastalığın doğası hakkında bilgi verebilir, işte sonraki tedaviler de bu bilgi üzerine kurulur. Tıbbın geneli düşünüldüğünde patoloji nispeten yeni bir bilim dalıdır, ancak gerekli deneyimi oluşturacak ve geçerliliğinin sınanmasını (validasyon) sağlayacak kadar da eskidir. Dokunun boyanmasında kullanılan yöntemler kimyanın gelişmesiyle birlikte ortaya çıkmıştır, çoğu boyanın öyküsü aslında tekstil boyalarının geliştirilmesine paraleldir. Son yirmi yılda gelişen "immünohistokimya" (halk arasında "renkli boyalar" olarak adlandırılır) ise dokunun kökeni konusunda daha detaylı bilgi sağlar. Diğer boyalarla ayırt edilemeyen pek çok özellik bu boyama yöntemleriyle ortaya konabilir. Bütün bu çabanın ortak amacı hastalığın nasıl seyredeceğinin öngörülmesi ve uygulanacak tedavinin de ona göre belirlenmesidir.

Gelişim ve işleyiş açısından bakıldığında patoloji (bugün her ne kadar ayrı düşse de) klinik bilimlerin ortaya çıkardığı bir disiplindir. Önceki klinik deneyimin mikroskopik yöntemler kullanılarak cama ve rapora tercüme edilmesine dayalıdır. Günümüzde kanser konusundaki ana sorunlardan biri işte burada çıkmaktadır. Zira beslenme alışkanlıklarımızdaki derin değişiklik ister istemez dokularımızı da değiştirmektedir. İnsan vücudu doğum öncesi dönemde plasenta denen (rahme yapışan, bebeği göbek bağıyla anneye bağlayan doku) ara-yüzün denetimine tabidir. Plasenta annedeki olumsuzlukların bebeğe yansımasını filtreler. Doğum sonrasında ise bebek artık kendi metabolizmasına sahiptir ve bu durum beslenmeyle desteklenerek hayatı boyunca sürer. Tıbbın hastalıklar konusundaki bilgisi ve patolojinin bunların mikroskop altındaki görünümüne dair düşüncesi hep eski verilere bağlıdır. Dolayısıyla insan vücudunun mikroskopik değerlendirmesi de bu disiplin kurulurken ve ilk analizler ortaya konduğundaki beslenme özellikleriyle bire bir ilişkilidir. Peki beslenme özellikleri bu kadar derin değişiklik gösterirken, dokuların hiç değişmeden kalabileceğini nasıl varsayabiliyoruz? Saksıdaki bitkiyi düşünün, onu ilk diktiğinizde sorun yoktur, sulamanız yeterlidir. Ama bitki büyüdüğünde toprağı da bir şekilde tüketmeye başlar. Siz toprağı beslemezseniz bir süre sonra bitkinin yaprak yapısı değişir, toprağa gerekeni vermemeyi sürdürürseniz, bitki önce kısmen, sonrasında ise su verseniz bile tümden solar. Yeniden hatırlatmakta fayda var, gıdalarda uzun raf ömrüne erişmek kaygısıyla ortaya çıkan içerik değişiklikleri, koruyucu maddeler, katkılar bunların sadece bir kısmını oluşturmaktadır. Değişiklik elbette bir kez tüketmekle ortaya çıkmaz, ama bütün beslenme sistemi bunun üzerine oturduğunda kollajenin eksik kalmasından ya da şekerle bağlanmasından tutun (Maillard reaksiyonu), bağırsak florasındaki değişikliklere kadar bir dizi bilinmezin içerisine düşersiniz. O noktada artık patoloji içinden çıktığı klinik deneyimle örtüşmez hale gelebilir ve ne yazık ki bu durum gerçekleşmektedir.

Bir patolog baktığı mikroskopik görüntüyü değerlendirmekte genellikle zorlanmaz, zorlanırsa da bunu raporun altına eklediği açıklamalarla belirtir. Ama görüntü ve klinik tablo örtüşmez hale geldiğinde "tıbbın tanımsız kaldığı boşluk" ortaya çıkmaya başlar. Patolog "taşlı yüzük hücreli mide kanseri" derken elbette öğrenmiş oldukları üzerinden karar vermekte, hasta ve doktor açısından çok zor bir süreci tanımlamaktadır. Ama hastanın hiçbir sorunu yoksa, kilo vermiyorsa, iştahı da gayet yerindeyse ister istemez tanı ile klinik durum arasında bir uyumsuzluk olduğundan şüphelenirsiniz. Sorun bunun nasıl üstesinden geleceğinizdir; deneyim ve iç görünüze güvenip olabildiğince ılımlı bir tedaviyi mi seçeceksiniz, yoksa patoloji sonucuna güvenip en ağır tedavilere mi girişeceksiniz? Aklınız ikincisini, hissiyatınız birincisini söylediğinde ne yapacaksınız? Bugün için kanser alanında girdiğimiz en önemli açmazlardan birisi işte budur. Dokulardaki değişikliği genel olarak "sinir-salgı dokusu özelliklerine kayma" (nöroendokrin diferansiyasyon) olarak görüyoruz. Bunun marker (kandan bakılan tümör belirteci) karşılığı ise "nöron spesifik enolaz (NSE)" değerlerinin toplumun genelinde (baktırdıklarımın çoğunda yüksek çıktı) sınır değerin üzerinde çıkmasıdır. İşin daha tedirgin edici yanı, bu değişikliklerin bir sonraki bölümde bahsedeceğimiz, Séralini'nin GDO'lu mısır yedirdiği farelerden elde ettiği bulgularla benzerlik göstermesidir.[13] Üstelik bu mısır ülkemizde de yem olarak kullanımı serbest bırakılan NK608 GDO mısır denemesidir.

Özetle

- Hastalıklar özellikle gıdanın endüstrileştiği büyük şehirlerde artış göstermiştir. Tüketilen gıdanın içeriği değiştikçe hastalıklar da değişir.
- Endüstriyel beslenme sonucunda özellikle diyabet ve bununla tetiklenen kalp hastalıkları, tiroid ve kalınbağırsak gibi dokuların otoimmün hastalıkları, romatizmal hastalıklar ve kanser artış göstermektedir.
- Dikkat çekmeden artan sorunlar ise fıtıklar, saç ve tırnak zayıflıkları, eklemlerdeki esnekliktir. Vücut sıvılarının kuruması hastalıkların bir başka yüzüdür.
- Bu hastalıklardaki artış sadece doku işlevinin değil, onu destekleyen matriksin de bozulmakta olduğunun göstergesidir. Dokunun işlevi, içerisine oturduğu ortam tarafından belirlenir.
- Doku ve matriks arasındaki ilişkinin bozulması, hücre kontrolünün de ortadan kalkması anlamına gelir.
- Beslenme koşullarında derin ve uzun süreli bir değişiklik hastalıkların da değişmesi anlamına gelir.
- Hastanın klinik durumu ve patolojinin örtüşmemesi tıbbın tanımsızlık dönemine girdiğinin işaretidir.

---

13 Séralini GE, Clair E, Mesnage R et al. Long term toxicity of a Roundup herbicide and Roundup-tolerant genetically modified maize. Food Chem Toxicol 2012; 50:4221-4231.

Bölüm 6:

Gıdanın endüstrileşmesi, uzun raf ömrünün tarihçesi

Prof. Dr. Oktay Yeğinsü'nün değerli anısına...
Hocalık ve tevazunun bir arada olabileceğini gösterdiği için.

İnsanlığın en azından son yüz yıldan bu yana fizyonomisinde hemen hemen hiçbir şey değişmemiş olmasına karşılık, özellikle son otuz yılda kalp hastalıkları, diyabet, romatizma, iltihabi bağırsak hastalıkları ve kanserde ciddi bir artış ortaya çıkması rastlantı değildir. Bu hastalıkların ortak özelliği bilhassa gelişmiş ülkelerin büyük şehirlerinde (metropoller) görülmeleri, gelişmekte olan ülkelerde artış göstermeleri, buna karşın geri kalmış ülkelerde çok az görülmelerdir. Bu ortak özellik, hastalıklar ve çevre arasındaki ilişkinin ciddi bir biçimde sorgulanmasını gerektirir. Metropoller ile küçük ölçekli şehirler arasındaki fark daha temiz çevre koşulları olarak algılansa da, esas farklılık gıda kaynaklarının endüstrileşmesidir. Sağlıklı bir yaşam sürdürülmesinin temel kuralı sağlıklı besin kaynaklarının temin edilmesidir. Ne var ki, nüfus artışı daha fazla gıda kaynağını gerekli kılmaktadır.

Batı akademisinin beslenme için gerekli unsurları protein, karbonhidrat ve yağ olarak bileşenlerine ayırmasının bir gerekçesi kaynakların kısıtlı olduğu savaş dönemleridir. Aynı savaş dönemleri gıdanın uzun süre bozulmadan saklanabilmesini de gerekli kılan süreçleri oluşturmuştur. Gıdadaki bozulmanın mikroorganizmaların bulaşması ile gerçekleştiği bilgisi ise çok daha eskidir. Üstüne üstlük, gıdadaki mikroorganizmaların üreme hızlarının sıcaklığın düşürülmesiyle yavaşlatılması esasına dayalı olan buzdolapları da henüz bütün dünya için yeni bir kavramdır. Öyle ki, 1970'lerde bile İngiltere'de evlerin sadece yüzde 40'ında buzdolabı bulunmaktaydı. Bu durum başlangıçta gıdanın saklanmasına yönelik kaynatarak konserveleme ("canning") işleminin, daha sonra teknolojinin olanak tanımasıyla yüksek sıcaklıkta (120 santigrat derece) konserveleme gibi yöntemlere dönüşümünü hızlandırmıştır. Gıdanın havayla temasının engellenmesi (vakumlu ambalaj) sık başvurulan bir başka yaklaşımdır.

Derken çok yüksek sıcaklığın gıdada bulunabilecek bakterilerin uykudaki formlarını (sporlar) da etkisizleştirebileceği anlaşılınca, yüksek sıcaklık uygulaması yeni bir seçenek haline gelir. Ne var ki, gıdaların çoğu süt gibi su bazlı sistemler olduğu için 130-140 santigrat derecelik sıcaklıklara çıkılabilmesi için ortam basıncının da yükseltilmesi gerekir. Daha sonraki çalışmalar tek başına yüksek basınç uygulamasının da bakterilerin parçalanmasına neden olduğunu gösterir. Yüksek basınç, sıvı sistemlerde "homojenize etmek" amacıyla zaten uygulanmaktadır, sütün yağının içine kırılması (yağın süte yedirilmesi, homojenizasyon) bunun en iyi bilinen örneğidir. Çok daha yüksek (5000 bar) düzeyinde basıncın çiğ et ya da balık gibi gıdalarda uygulanması, ürünü pişirmeksizin de sterilize edebildiğinden ayrı bir öneme sahip görünmektedir. Bu işlemin uygulandığı örneklerde bakteri üremesi durur. Böylelikle çabuk bozulma (kokuşma) özelliği gösteren sosis gibi et ürünlerinin steril olarak hazırlanması da mümkün hale gelir. Gıdanın sterilize edilerek uzun raf ömrü elde edilmesine seçenek olarak kullanılabilecek bir diğer yöntem ise mikroorganizmaların üremesini engelleyen nitrat, benzoat gibi kimyasalların kullanılmasıdır. Bu tür kimyasalların büyük bölümü tek tek de olsa güvenlilik testlerinden geçirilmiştir. Ne var ki, gıdalarda daha ziyade birden çok kimyasal aynı anda kullanılır; birden çok kimyasalın aynı anda kullanılmasının nasıl bir sakınca yaratacağı hemen hemen hiç araştırılmamıştır, ancak böyle bir sakıncanın söz konusu olması muhtemeldir. Bunun nedeni, kimyasalların birbirinden farklı etki mekanizmalarına sahip olmasıdır. Örneğin; benzoatın etki mekanizması nitratınkinden farklıdır, gıdayı yiyen canlıda bu kombinasyonun oluşturacağı etki ise bilinmemektedir.

ABD gibi geniş coğrafyalar üzerine dağılmış ülkelerde üretimin yapıldığı bölgeler metropollerden uzaktır ki bu, taze besin kaynaklarının büyük şehirlere ulaştırılmasını güçleştiren esas unsurdur. İşlemden geçmemiş taze kaynakların şehre eriştirilmesinin zor olması, yaklaşık 100 yıllık bir süreç içerisinde gıda raf ömrünü uzatan işlemlerin yaygın olarak kullanılmasına neden olmuştur. Gıdada raf ömrünün uzatılmasının temel yöntemi bozulmaya neden olan mikroorganizmaların baskılanması (gıdanın sterilizasyonu) gibi görünmekteyse de, esas sorun yapılan işlem sonrasında mikroorganizma gelişiminin tamamen durması (bir daha üreyememesi), gıdanın doğal bozulma süreci olan fermantasyonun ve çürümenin ortadan kalkması, buna karşılık sadece bir diğer bozulma süreci olan mantarlarla yıkılımın (küflenme) tek bozulma yoluna dönüşmesidir. Taze gıdada fermantasyon ve kokuşma farklı bakteriler ve mayalar tarafından gerçekleştirilir. Fermantatif bakteriler süt gibi ürünleri yoğurt ve peynir gibi daha uzun ömürlü türevlerine, üzüm suyunu şaraba ve arpayı biraya dönüştürür. Et gibi proteinden zengin ürünlerin bozulması çürüme/kokuşma (pütrifikasyon) ile gerçekleşir. Etin daha uzun ömürlü salam, sosis gibi türevlerine dönüşmesiyse fermantasyonla sağlanır ama saklama süresi haddinden fazla uzarsa bunlar da kokuşur. Gıdaya uygulanan fiziksel işlemler mantarlarla küflenme sürecini hâkim bozulma yolu haline gelir ve aslında mesela ekşime sürecine girmesi gereken gıda, bu basamağı atlayıp küflenerek bozulur.

Gıdanın endüstrileşme sürecinin geçmişi çok uzundur, endüstriyel işlemlerin birbiri ardına geliştirilmesi yavaş gerçekleşmiş, buna rağmen değişimin biyolojik etkileri düşünülmemiş ve araştırılmamıştır. Yüz yıllık uzun bir süreçte, kuşakların da değiştiği dikkate alındığında, bir süre sora gıdanın gerçekte hangi yollarla bozulduğunu hatırlayan kimsenin kalmayacağı da bellidir. Endüstri "son kullanma tarihi" kavramını geliştirerek bu sorunun da üstesinden gelir. Ambalajın üzerine yazılan son kullanma tarihi hem yeni tarihli ambalajın satılması için zemin hazırlar, hem de artık farklı yolla bozulan ve bozulduğu anlaşılamayan gıdanın risk oluşturmasını önler. Oysa geriye dönük bir değerlendirmede ortaya çıkan açık sonuç, uygulanan bütün aşırı fiziksel işlemlerin, gıdadaki esansiyel unsuru ortadan kaldırdığını göstermektedir. Bu eksilme bütün gıdaları kapsar hale geldiğinde (buna tarımın endüstrileşmesiyle taze meyve ve sebzelerdeki değer kaybı, ham toplama ve etilen gazı gibi olgunlaşmaksızın renk değişimine neden olan uygulamaları da ekleyin) eksiklik toplumsal ölçekte hissedilir hale gelecektir.

Gıdanın endüstrileşmesinin kısa tarihi

Gıdada endüstrileşmeyi inceleyen yakın zamanlı bir değerlendirme, endüstrileşme sürecini 1900-1950 ve 1950 sonrası olmak üzere iki döneme ayırmaktadır. Bu süreç ilk dönemde yaşanan iki dünya savaşı ve sonrasında daha belirgin ve daha derin bir değişim göstermektedir. Dünya savaşları dönemindeki gıda kısıtlılıkları, gıdanın bileşenlerinin protein, karbonhidrat ve yağ şeklinde ayrıştırılmasını beraberinde getirmiştir. Savaşlar sonrasındaki dönemde de süren bu yaklaşım beslenme biliminin temel dayanağı olmuştur. Buna paralel olarak artan nüfusun büyük şehirlerde toplanması süreci (gelişmekte olan ülkelerde halen sürmektedir) gıda temininde başka kısıtlılıkları beraberinde getirmiştir. Kuzey İrlanda Diyet ve Sağlık Merkezi'nden Welch ve Mitchell'in 2000 yılında yayımladığı değerlendirme, gıdanın endüstrileşmesinin 1900-

1999 arasındaki kilometre taşlarını şu şekilde özetlemektedir.[1]

On yıllar	Kilometre taşı	Gıda gelişimi
1900'ler	Çalışan sınıflarında yaygın beslenme yetersizliği, bebek ölümlerinin 220/1000 düzeyinde olması Gerekli vitamin takviyesinde artış Okul yemeklerinde diyet-sağlık ilişkisinin açık hale gelmesi	İlk un beyazlaştırıcı ajanlar Sütün pastörizasyonu Gıdanın kurutulması Hijyenik kaplar Pişmiş fasulyenin konservelenmesi
1910'lar	Birinci Dünya Savaşı Gıda gereksiniminin üçte ikisinin ithali Gıda sıkıntısı ve rasyolama (tayına bağlama)	Yağların hidrojenlenmesi (doyurarak margarine dönüştürme) Unun daha fazla ekstraksiyonu Ürün işlenmesinin mekanizasyonu
1920'ler	Genel grevler Genel ekonomik durgunluk Çalışan kesimlerin beslenmesinin hâlâ yetersiz olması Çocuklar için sütün öneminin vurgulanması	Margarinlere A ve D vitamini eklenmesi Plakalı sıcaklık değiştiriciler Tubüler ağartıcılar Meyve suyu sıkıcıları
1930'lar	Dünya genelinde ekonomik durgunluk Yoksulluk ve yetersiz beslenmenin sürmesi Yerel tarımın desteklenmesine yönelik önlemler 1938'de gıdanın yüzde 60'ı ithal edilmekte İkinci Dünya Savaşı'nın başlaması Gerekli olmayan ithalatın durdurulması Tarım ve gıdanın kontrolüne yönelik önlemler 1939'da evlerin yüzde 2'sinde buzdolabı var	Mezbahaların mekanizasyonu Laklanmış konserveler Salamura enjeksiyon teknolojisi Hızlı dondurma teknolojisi Püskürterek kurutma - hazır kahve Sarılı, dilimlenmiş ekmek Süt kutusu Dondurarak saklama kabinleri
1940'lar	Savaş döneminde rasyolama Tüketicilere gıda ve beslenme eğitimi verilmesi 1941'de ulusal süt programının oluşturulması İkinci Dünya Savaşı'nın sonlanması Ulusal Sağlık Hizmetleri'nin kuruluşu Tarımda verimliliği artırmaya yönelik önlemler	Zenginleştirme, ulusal somun Bozulmayı önleyici maddeler (prezervanlar) - et Seri imalat - çikolata Dondurarak kurutma - sebzeler Katkı maddeleri - un Yüksek sıcaklık, kısa süre süt pastörizasyonu

1 Welch RW, Mitchell PC. Food processing: a century of change. Brit Med Bull 2000; 56:1-17.

1950'ler	Gıda rasyolamasının sonlandırılması Gıda ve İlaç Sözleşmesi (1955) Roma Antlaşması (1957) Tüketici harcamalarında artış Perakendecilikte artış 1956'da evlerin yüzde 8'inde buzdolabı var Kolesterol ve kalp hastalıkları arasındaki ilk ilişki	Süt kaynakları yüzde 78 tüberkülozsuz Pişmiş ürünlerde bozulmayı önleyici (prezervan) madde kullanımı Aseptik konserveleme Sütte Tetra Pak ambalajlama Dondurulmuş ürünler - balık Poşet çay
1960'lar	Bilgisayar kontrollü otomatizasyon Yumurtalarda Salmonella kontrolü 1964'te evlerin yüzde 23'ünde buzdolabı var Ticaret Tanımı Anlaşması (1968) Fiyat rekabetinin artması Tüketici bilinçlenmesi - kalıntılar, radyasyonla ışınlama	Chorleywood usulü ekmek işlenmesi Hazır patates püresi Çoklu doymamış margarinler Etin enzimlerle yumuşatılması Ultra yüksek sıcaklık (UHT) süt Tetra Pak / Brik paketleme (aseptik)
1970'ler	İngiltere'nin Avrupa Ekonomik Topluluğu'na katılması Küresel petrol krizi Ücretsiz okul sütü programı Lif-sağlık ilişkisinin popüler hale gelmesi 1979'da evlerin yüzde 40'ında dondurucular	Kolay gıdada artış Otomatizasyon ve bilgisayar kontrolü Zayıflatıcı gıdalar Tam tahıllı ekmekler Aseptik dolum (poşetler)
1980'ler	Gıda Danışma Komitesi (katkı maddeleri) Gıda Anlaşması (1984) Diyet ve kalp hastalıkları ilişkisi Gıda Etiketleme Düzenlemeleri (1984) Gıda korkusu (Salmonella) Bar kod sisteminin kullanıma girmesi Tüketici pazarlarının açılması	Plastik ambalajlamada gelişmeler Tek hücre proteini (Quorn) Düşük kalorili bileşenler Besin değeri etiketlemesi Dondurulmuş gıdalar Tekli doymamış margarinler Değiştirilmiş atmosfer basıncında ambalajlama Aseptik gıdalar - partiküller
1990'lar	Gıda Güvenliği Anlaşması (1990) Gıda korkusu - alerjenler, deli dana (BSE), genetiği değiştirilmiş organizmalar (GDO) Toplum sağlığı raporunun yayımlanması Toplumun yaşlanması Tüketicilerde çevre bilincinin gelişimi Perakendecilik ve işlemenin küreselleşmesi	Şirketlerin daha fazla özelleşmesi Yağ katkıları Radyasyonun daha az kullanımı Minimal işlem İşlevsel gıdalar Organik ürünlerde artış Genetiği değiştirilmiş gıdalar

Küreselleşme olarak bize dayatılmaya çalışılan kavram, dünyayı daha çok rakamsal verilerle görmeye teşvik eder. Bu yaklaşımın merkezini ticaret oluşturur, ülkelerin ekonomik büyüklükleri ve buna bağlı güçleri vardır. Nasıl ekonomi denince büyüme oranını anlamaya çalışıyorsak, gıda denince de sorgulanan kavram "ne kadar çok üretildiği"ne dönüşür. Oysa üretimin dört farklı yüzü vardır: üretilenin içeriği, miktarı ve elbette onu üretenler ve tüketenler. Bunlara eklenmesi kaçınılmaz olan bir beşinci kavram daha var ki, endüstrileşme tutkunlarının, küreselleşme meftunlarının gözden kaçırdıkları da odur: sürdürülebilirlik. Sürdürülebilir olmayan hiçbir şey ekonomik değerlendirme içerisinde ölçeklendirilemez, hele hele mesele beslenme olursa.

Tarımla ve beslenmeyle ilişkili faaliyet gösteren endüstriler ve bilim camiasının dilinden düşürmediği ve sınırsız büyüme heveslerinin zeminine koyduğu temel gerekçe, "artan nüfusun beslenmesi"dir. Dünya nüfusu iki dünya savaşının ardından ciddi bir artış göstermiştir. Herkesin gıdaya ihtiyacı vardır, oysa kaynaklar kısıtlıdır. Bu kadar kısıtlı bir ortamda herkesin erişebileceği düşük maliyetli gıda üretimini nedense sadece endüstri kendine misyon edinir. Oysa işsizlik nedeniyle tetiklenen kırsaldan şehre göç bir yanda zaten tarımsal üretimi törpülemekte, beri yanda aşırı yoğunlaşmış nüfusun taze gıda kaynaklarıyla beslenmesini de engellemektedir. İşte bu noktada kaçınılmaz olarak gıdanın endüstrileşmesi soruna bir çözüm olarak sunulur. Gıdanın endüstrileşmesinin temel gerekçesi aslında "standart kalitede toplu üretim" yapılmasıdır. Oysa mesele günlük taze gıdanın şehirlere düzenli sağlanması olduğunda, endüstri çözümü "raf ömrü uzatılmış" gıda kaynaklarında bulur. Gıdada raf ömrünün uzatılmasının temel mekanizması ise bozulmaya neden olan bulaşmaların (bakteri ve mantarlar) önlenmesidir. Bunu teknik olarak üç şekilde yapmak mümkündür:

- Hijyen koşullarının optimize edilmesi, gıdaya mikroorganizma bulaşmasının önlenmesi
- Mikroorganizmaların üreyebileceği koşulların ortadan kaldırılması ki, bu noktada soğuk zincir ön plana çıkar
- Gıdaların birtakım fiziksel ve kimyasal yöntemlerle stabilize edilmesi, yani soğuk zincir sağlanamasa bile mikroorganizma üremesinin önlenmesi

Bu üç yaklaşımdan ilkinin uygulaması teknik nedenlerle kısıtlıdır, yani steril gıda üretilmesi aslında mümkün değildir. Bu durumda ancak optimum hijyenden söz edilebilir. İkinci yaklaşım, yani soğuk zincir de bunun tamamlayıcısıdır. Endüstriyel gıdanın sağlık açısından sakıncaları ise günümüzde üçüncü uygulama ile ortaya çıkmaktadır. Aslında gıdaların stabilize edilmesi geleneksel uygulamalar içerisinde de mevcuttur; kurutma, baharatlama, tuzlama gibi yöntemler stabilizasyon amacıyla uygulanan geleneksel yöntemlerdir. Endüstriyel gıdadaysa daha çok fiziksel ve kimyasal yaklaşımlar söz konusudur. Kaynakların kıt olduğunu bu kadar iyi biliyorken, nüfus planlamasının daha etkin uygulanmasına kimse kafa yormaz, buna karşılık endüstri artan talebi ucuz gıda üretimiyle karşılamaya çalışır. Bugün marketlerde etin kilosu 25-30 lirayken, pilici 3-4 liraya yiyebiliyorsak, patates kilogram fiyatı 10 kuruşa düşmesine rağmen alıcı bulamıyorsa, meselenin nüfusun beslenmesinden çok ekonomik kaygılar olduğu kolaylıkla anlaşılacaktır. Nitekim henüz aminoasitler ve beslenme arasındaki ilişkinin araştırıldığı 1930'larda bile bilim camiasının temel savı "artan nüfusun protein ihtiyacının karşılanması" idi. Dolayısıyla beslenmenin endüstrileşmesinde son 80 yılda herhangi bir görüş değişikliği olmamıştır, temel dürtü hep "artan nüfusun beslenebilmesi sorumluluğu"dur.

Aşırı fiziksel işleme dayalı yöntemlerin etkileri bilinmemektedir

Gıdanın kökeni gelenek üzerine kurulu olduğundan sağlığımız üzerindeki olan etkilerinin araştırılması da bu çerçevenin ötesine geçmemiştir ve genellikle bireysel tahammül çerçevesinde değerlendirilir. "Çiğ soğanın dokunması, acıya hassas olma ya da bazı gıdaların gaz yapması" bir araştırma alanı bulmadığı gibi, geleneksel uygulamayı da değiştirmemiştir. Buna karşılık gıda son elli yılda ciddi bir endüstrileşme sürecine girmiştir. Endüstriyel gıdanın hazırlanmasındaki temel dürtü uzun raf ömrüne sahip ürünlerin geliştirilmesidir. Bunun bir basamağı kuşkusuz hijyendir, madem gıdanın bozulmasından sorumlu başlıca unsur mikroorganizmalardır, o halde steril gıda elde edilmesi raf ömrü uzun (dolayısıyla dağıtım derdi olmayan ve "çiğ süt üreticileri" gibi esas kaynaklarla pazarlığı mümkün hale getiren) ürünleri olanaklı kılar.

Gıda endüstrisinin sterilizasyon amaçlı kullandığı başlıca yöntemler yüksek sıcaklık ve basınçtır. Ancak süt gibi daha çok su bazlı bir sistemde mikroorganizmaların uyku halindeki formlarının ortadan kaldırılması için gereken 130-140 santigrat derece sıcaklık, basınç olmaksızın uygulanamaz. Ancak basınç altında sıcaklık uygulaması aslında iki bilinmeyenli bir denklemdir. Sütün yağının kırılması (homojenizasyon) sırasında, 85 santigrat derece sıcaklıktaki süt 20 bar basınçla çok ince bir delikten püskürtülür (endüstriden aldığımız bilgiler bu işlemin genellikle 140 bar gibi çok daha yüksek basınçlarda uygulandığına işaret etmektedir). Yirmi bar basınç yaklaşık 200 metre, 140 bar ise

1400 metre su derinliğinde ulaşılan basınçtır. Süt, meyve suyu, salça gibi ürünlerin sterilizasyonunda yaygın olarak kullanılan çok yüksek sıcaklık (UHT) işleminde ise 5 bar basınç kullanıldığı söylenir. Beş bar basınç ifade edildiğine göre aslında şebeke suyu basıncıdır. Ancak her halükârda, basınç ve sıcaklık uygulaması birlikte yapıldığında gıda üzerindeki biyolojik etkileri katlanarak ortaya çıkar. Bu aslında gıda içine bir şekilde enerji transferi anlamına gelmektedir. Oysa gıdalar asal gaz özelliği göstermez, yüksek fiziksel işlem moleküllerin yapısında kalıcı değişikliklere neden olur. Bu kalıcı değişiklikler de kuşkusuz en çok reaksiyona girme özelliği gösteren sülfür gibi grupların kalıcı bağlar oluşturmasına ya da yapım maliyeti en yüksek olan aromatik halkaların açılmasına veya ortadan kalkmasına yol açar. Aşırı fiziksel işlemden geçen sütlerin karakteristik süt tadını kaybetmesi, bu kimyasal grupların kaybıyla ilişkilidir.

Sütün homojenizasyonunda sık kullanılan bir diğer yöntem ise yüksek frekanslı ses dalgaları uygulanmasıdır. Ultrasonik homojenizasyon, ayran gibi ürünlerin hazırlanmasında daha çok yer bulmaktadır, ancak bilimsel kaynaklarda endüstriyel yoğurt üretiminde de adı geçer. Püskürtme ya da ultrasonla gerçekleştirilen homojenizasyonun mikroskop görüntüleri arasında belirgin bir fark yoktur, basınç ya da enerji transferi artırıldıkça yağ kürecikleri küçülerek sonunda tamamen ortadan kalkar. Endüstriyel ayranların ekşimeme özelliği de olasılıkla bu uygulamanın sonucudur, aynı kimyasal değişiklik enerjinin bu şekilde transferiyle de elbette ortaya çıkacaktır. Üstelik endüstri, bu yöntemle hazırladığı sütün ayrana dönüşümünde "ayran mayası" olarak adlandırılan bir kültürden söz eder. Ayranın yoğurdun su katılıp karıştırılmış hali olduğu dikkate alındığında, ayran mayasının ne olduğu açıklanamamaktadır. Bu ayranların ortak özelliği, tadının süte çok yakın olması ve yine ekşimemesidir. Herkesin ortak gözlemi olduğu üzere, büfeler ayranı sadece soğuması için buzdolabına koyar, yazın güneş altında saatlerce bekleyen ayran kolilerinin zaten sıcaklığa karşı bir hassasiyeti yoktur.

Basınç sıvı gıdalara tek başına da uygulanabilir, ancak esas kullanım alanı et gibi doku özelliği gösteren gıdalardır. Üstelik vakumlu ambalaja alınmış gıda basınç uygulamasını kolaylaştırır. Ne var ki, basınç kapalı sistemde uygulansa bile "adiabatik etki" adı verilen birkaç derecelik sıcaklık artışına neden olmaktadır. Bu sıcaklık artışının nereden kaynaklandığı tam olarak bilinmemektedir, ancak fiziksel bir etkiden öte kimyasal bir değişiklik olduğu kabaca öngörülebilir. Zira yüksek basınç işlemi ette "jelasyon" olarak adlandırılan jöleleşmeye de neden olur. Dahası, aynen UHT işleminden geçmiş sütün "bembeyaz" olması gibi (oysa çiğ süt krem rengindedir), renk de kırmızıdan pembeye kayar. Ürün doğrudan et olarak tüketilecekse, bu jöleleşme etkisi ve pembeye kayan renk, tüketicinin kabul edemeyeceği bir kıvam ve görünüm değişikliğine yol açar. O nedenle yüksek basınç daha çok salam, sosis ya da hamburger köftesi gibi işlenmiş et ürünlerine uygulanabilmektedir, renk ise bazen boya katılarak tutturulur (sosis haşlandığında suyun kırmızıya dönmesi nedensiz değildir). Bu tür ürünlerin hazırlanması öncesinde basınç olasılıkla kıyma makinesi aracılığıyla da uygulanabilir, mesele etin geçtiği deliğin daraltılabilmesidir. Bilimsel kaynaklar ete uygulanan basıncın 5000 bar gibi yüksek değerler olduğunu söylemektedir ki bu, yaklaşık 50 kilometrelik su derinliğindeki basınca karşılık gelir.

Aşırı fiziksel işlemin bir diğer çeşidi ise yüksek basıncın aksine, düşük basınç uygulanmasıdır. "Evaporasyon" adı verilen bu uygulama gıdanın kurutulmasında kullanılır. Fizik bilgilerinizden hatırlayacağınız üzere, suyun kaynama sıcaklığı basınçla ilişkilidir. Bizim 100 santigrat derece olarak bildiğimiz değer normal koşullar altında, yani deniz seviyesi basıncında geçerlidir. Basınç altında bu sıcaklık yükselir (düdüklü tencerelerin çalışma prensibi), ama ortam basıncını düşürürseniz kaynama sıcaklığı da düşer. Günlük yaşamımızda kapalı sistemin etkisiyle suyun kaynama sıcaklığının yükselmesine düdüklü tencerelerden aşinayız, ancak vakumla bu sıcaklığın düşürülebileceğini kimse görmemiştir. Endüstriyel üretimde bu yöntem en çok süttozu elde edilmesinde kullanılır, hazır çorba tozları da içeriğin vakum altında kurutulmasıyla hazırlanır. Bütün mama endüstrisi vakum altında kurutulmuş süttozuna tabidir. Sorun aşırı fiziksel işlemin bir başka şekli olan evaporasyonun gıdanın esansiyel unsurlarında yarattığı değişikliğin kabul edilebilir olup olmadığıdır. Çünkü bütün bilimsel araştırmalar bir şekilde değişiklik olduğunu göstermektedir. İşin kötüsü, mamalar söz konusu olduğunda, farklı termodinamik koşullarla ortaya çıkacak yapısal değişikliklerin bebeğin sindirim sistemi tarafından nasıl algılandığı bilinememekte ve böyle bir etkinin araştırılması hiç de mümkün görünmemektedir.

Gıdaların sterilizasyonunda radyoaktif kaynakların kullanımı: Akıldan uzak tutulmaması gereken detaylar

Gıdaların sterilizasyonu amacıyla radyoaktif ışınların kullanımı ise ülkemiz için çok yeni bir yöntemdir (biri Trakya'da diğeri Mersin'de iki ayrı merkezin özellikle kuruyemişlerin ışınlanması amacıyla kullanıldığı söylenmektedir). Radyoaktif ışınlamada Co-60, Cs-137 gibi radyoaktif kaynaklar ya da lineer hızlandırıcılardan elde edilen X-ışınları kullanılabilmektedir. Radyoaktif ışınların bilinen klasik etki mekanizması, DNA hasarı sonucunda mikroorganizmaların öldürülmesi ya da çoğalmalarının engellenmesidir. Radyoaktif ışınlamayla yapılan sterilizasyonda elbette gıda üzerinde kalıcı radyoaktivite söz konusu değildir. Kaynak açıkken gıda ışınlanmakta, gıdaya herhangi bir radyoaktif bulaşma olmamaktadır. Yöntem özellikle hayvansal gıdalarda kullanılmaktadır ve önemli avantajlarından biri ambalajlanmış gıdaya da uygulanabilmesidir. Radyasyonun patojen mikroorganizmalar üzerindeki etkisi gıdanın bileşimi, ortam sıcaklığı, oksijen varlığı ve gıdanın su içeriğiyle doğrudan ilişkilidir. Işınlanarak mikroorganizmalardan arındırılabilecek başlıca gıdalar kanatlılar, yumurta ürünleri, kırmızı et ve balıktır. Örneğin dondurulmuş kanatlılar için önerilen doz olan 3-5 kGy ile en dirençli Salmonella suşları bile etkin biçimde kontrol edilebilmektedir.[2] Buna karşılık yumurtanın yapısal bileşenleri radyoaktif ışınlara karşı daha hassastır, bu durumda da 0,5-1,5 kGy dozlar yumurtanın özelliklerini bozmadan mikroorganizmaları etkisiz kılmak için yeterlidir. Kırmızı et için önerilen dozlar 1-3 kGy düzeyindeyken, deniz mahsullerinde 1 kGy doz genellikle yeterli kabul edilmektedir. Bununla birlikte, radyasyon uygulamasına rağmen canlı kalan mikroorganizmaların çoğalma özellikleri de azalmaktadır. Bu nedenle ışınlanmış gıdanın raf ömrünün uzaması, içerdiği mikroorganizmaların ortadan kaldırılmasının ötesinde, üreme kapasitelerinin azalmasıyla da ilişkilidir.

Gıdaların ışınlanmasının birtakım kısıtlamaları da bulunmaktadır. Bunların en önemlisi belli dozun üzerinde tat özelliklerinin değişmesidir. Bir diğer önemli durum ise radyoaktif uygulama konusunda toplumdaki olumsuz algıdır. Ancak özellikle ülkemiz koşullarında değerlendirildiğinde, konunun teknik güçlükleri ve kontrolü kesinlikle göz ardı edilmemelidir. Radyoaktif kaynakların kullanımı çok ciddi denetime tabidir ve bunu karşılayabilecek işgücü halihazırda yeterli değildir. Dahası kobalt gibi kaynakların veriminin düşmesi sonrasında nasıl bertaraf edileceği de ayrı bir sorundur. Tıbbi uygulamadan çıkan bir kaynağın geçtiğimiz yıllarda nasıl ciddi bir kazaya yol açtığı hafızalardan uzak tutulmamalıdır.

Bütün bu anlattıklarımız radyoaktif ışınlarla sterilizasyonun görünen ve bi-

2 Gy, radyasyonda kullanılan Gray biriminin kısaltmasıdır. Bir karşılaştırma oluşturması amacıyla, kanser tedavisinde kullanılan doz ortalama 50 Gy'dir. Etin sterilizasyonu amacıyla uygulanan doz ise bunun yaklaşık 100 katıdır

linen yanlarıdır. Ancak ışınlama sonrası gıdada meydana gelen gerçek değişikliklerin ne olduğu konusunda çok fazla çalışma bulunmadığını da hatırlatmamız gerekli. Tıbbi uygulamalar dikkate alındığında 5 kGy gibi bir doz aslında uygulanamayacak kadar yüksektir. Bu kadar yüksek enerjinin canlı dokuda çok ciddi değişikliklere neden olduğu zaten bilinmektedir. Gözden kaçırılan soru, bu değişikliklerin canlı olmayan dokuda nasıl gerçekleştiğidir. Işınlama gıdanın sindirim özelliklerini değiştirmekte midir, yoksa herhangi bir etkisi yok mudur? Işınlama ile sterilizasyonda da aslında cevaplanması gereken çok temel sorular bulunmaktadır.

Endüstriyel gıdanın temel eksikleri: Sindirilebilirlik, biyoyararlanım ve biyogüvenlik

Bütün bu işlemlerin çıkış amacı gıda endüstrisini ve marketleri kollamak, yani gıdanın raf ömrünü uzatmaktır. Ödenen bedelse yaşamın sağlıklı olarak sürdürülmesi için vazgeçilmez besin öğelerinin ortadan kaldırılmasıdır. Ancak gıdanın sindirimi, biyoyararlanımı ve hastalıklarla ilişkisi bugüne dek hemen hemen hiç araştırılmamıştır. Çünkü endüstriyel gıdanın hazırlanmasında bugüne dek dikkate alınan temel kavramlar hep mikroorganizmalardan arındırma ve koku-tat-doku özellikleridir. Hijyen kavramının test edilmesi kolaydır, koku-tat-doku özellikleri ise doğrudan gönüllü gruplarca test edilmiş ve kabul edilebilir olup olmadığına bakılmıştır. Ne var ki, bu uygulamalara paralel olarak gıdanın içeriğinde ciddi değişiklikler olduğu konusunda çok miktarda gözlemsel, az miktarda da deneysel veri bulunmaktadır. Yüksek ısıl işlemin akrilamid oluşumunu artırdığı, sıcaklığa duyarlı bazı vitaminlerin bozulmasına neden olduğu iyi bilinmektedir. Buna karşılık gıdaya uygulanan kimyasal ya da fiziksel işlemlerin sindirilebilirlik, yararlanma ve olası olumsuz etkenlerin ortaya çıkmasındaki katkısı hiç düşünülmemiştir. Oysa sindirim ve biyoyararlanım aslında birbirini tamamlayan kavramlardır, ancak göründüğü kadarıyla aynı değildir. Sindirim, gıdanın vücut tarafından kullanılabilecek yapıtaşlarına ayrılması olarak genellenebilirse de, aslında pek detaylı olarak bilinmez. Biyoyararlanım ise tamamen ilaç endüstrisinin araştırma konuları içinde yer almaktadır ve ağızdan kullanılan ilaçlar için vazgeçilmez bir unsurdur. Ana hatlarıyla tanımlayacak olursak, biyoyararlanım, ağızdan alınan bir ilacın kaçta kaçının vücuda emildiğinin ifadesidir. İlacın emilimi tokluk, açlık ya da başta gıdalar olmak üzere pek çok faktöre bağlı olarak değişebilir.

Burada dikkate alınması gereken en önemli unsur, yine de aşırı fiziksel işlemden geçen gıdaların doğal bozunma biçimlerinin değiştiğine dair gözlemlerdir. Sütün homojenizasyonu sonrasında hazırlanan yoğurtların ekşime özelliği ortadan kalkmaktadır. Bu durum endüstriyel açıdan avantajdır, ancak bu yoğurdun biyoyararlanımının ne hale geldiği endüstrinin ilgi alanına girmemektedir. Katkısız olduğu belirtilen ketçaplar da bozulmama özelliği taşımaktadır, ancak domatesin en faydalı bileşenlerinden biri olan likopenin bu işlemden nasıl etkilendiği bilinmemektedir. Meyve sularının hemen bütünü UHT işleminden geçirilmektedir, ancak yine ekşimeyen bu ürünlerin doğal meyve suyuna ne kadar eşdeğer olduğuna dair veri yoktur. Oysa insan, hayvanların çoğunun aksine bir gıdanın yenebilir olup olmadığı konusunda duysal donanıma sahip değildir, böyle bir donanımı varsa bile körelmiştir. Dolayısıyla aşırı fiziksel yöntemlerin gıdanın bileşiminde ve biyoyararlanımı açısından ne gibi değişikliklere neden olduğunun araştırılması da düzenleyici otorite ve endüstrinin sorumluluğundadır. Gıda endüstrisinin ve gıda mühendislerinin bu konularda çok iyi denetlenen ilaç endüstrisinden öğrenmesi gereken çok fazla şey bulunduğunu söylersek sanırım işin ciddiyetini abartmış olmayız.

Gıdanın endüstrileşmesine moleküler biyolojinin katkıları

DNA'nın yapısının ve genetik mekanizmanın nasıl çalıştığının 1960'larda anlaşılmasından sonra, bilim camiasının ilgisi genel olarak bu yöne kayar. DNA canlının genetik materyali olduğuna göre, buna ilişkin uygulamalar canlılıkla ilgili mekanizmaların daha iyi anlaşılmasını sağlayacak, hatta belki de farklı özelliklerde yeni canlıların geliştirilmesinin yolunu açacaktır. Bilim çok mesafe kat etmiş ve sonunda genetik müdahaleyi de mümkün kılmıştır.[3] Buna karşılık moleküler biyolojinin endüstriyel anlamda yaygın kullanımı

3 Bu durum aslında canlı hücrenin nasıl çalıştığının da sorgulanmasını gerektirir. Hücrenin merkezinde DNA'nın bulunduğu fikri tamamen bakış açısına bağlıdır, çünkü bilim dünyasının anlamayı başarmaktan çok uzak olduğu alan yapıca son derece basit olan DNA değildir, sorun kodlanan proteinlerin işlevsel üç boyutlu yapılarına geçişte ortaya çıkmaktadır. Bir iplik düşünün, işte bu DNA'nın kodladığı proteinin ham halidir. Asıl zor süreç bu iplikten kazak oluşturulmasıdır, canlı hücrenin gerçekleştirdiği en önemli işlev budur, düz ipliği ihtiyaca binaen kazağa çevirebilmek. Bugün bilimsel algıya hâkim olan temel yanılsamalardan biri de yine iplik-kazak sürecinde ortaya çıkar. Teknolojinin sunduğu olanaklar çerçevesinde detay daha kolay saptanabilmektedir. Üstelik artık çözülmüş olan yumak (DNA), ipliğin özellikleri konusunda da detaylı bilgi verebilmektedir. Fakat bunca hummalı çalışmanın arasında gözden kaçan temel hata, ipliğin kendisine bakarak kazağın modeli konusunda fikir yürütülemeyecek olmasıdır. Bilim camiası onu oluşturan taş, tuğla, demir ya da ahşap öğelere bakarak, büyük bir binanın mimarisini tahmin etmeye uğraşmaktadır ki bu, hele hele "işleyen bir sistem için" mantıken kesinlikle mümkün değildir. Fakat moleküler biyoloji gibi yeni bir alanın açılmasının ardından değişik uygulamaların gündeme gelmesi elbette gecikmemiştir. Hücrenin ve canlının işleme mekanizmasının anlaşılmasındaki temel uygulamalardan biri genlerin değiştirilmesidir. Bu, pratik olarak iki şekilde yapılır: "ekle ya da iptal et". Bir genin iptal edilmesinin dış görünüş ve işleve nasıl yansıdığını araştıran çalışmalar ("knock-out" teknolojisi) neyin neye neden olduğunun görülmesi açısından verimlidir. Böylelikle hangi genin hangi işlevden sorumlu olduğu bir yere kadar anlaşılabilir. Ancak sadece 25-30 bin civarında gen olması, tahmin edilenden çok daha karmaşık bir sisteme işaret etmektedir ve önümüzde standart mantıkla açıklanamayacak kadar dipsiz bir kuyu bulunmaktadır.

yine de bir yirmi yıl daha bekleyecektir. Zira mekanizmalar aşağı yukarı anlaşılsa da, bunları uygulamaya yönelik yöntemler henüz çok hantal ve zahmetlidir. Gerçekten de yirmi yıl içerisinde yöntemlere ilişkin ayrı bir endüstri ortaya çıkar. 1920'lerin makalelerinde rica minnet temin edildiği anlaşılan malzemeler ve zar zor gerçekleştirilen uygulamalar, geliştirilen kitler sayesinde artık kolaylıkla ulaşılabilir ve uygulanabilir hale gelmiştir. Bir proteinin aminoasit dizisinin ya da bir DNA parçacığının baz diziliminin ortaya konması haftalar alacak bir süreçken, bugün otomatik makineler sayesinde saatler içerisinde dizi analizi yapılabilmektedir. Bu durumda artık kolaylıkla yapılan araştırmalar veri birikiminin hızla artmasını sağlar, ancak sorun eldeki verileri yorumlayabilecek düşünce sisteminin hâlâ geliştirilememiş olmasıdır. Yeni düşünce geliştirmedeki bu kısırlık aslında çok da şaşırtıcı değildir. Bu yeni jenerasyon Batı akademisi, onları yetiştiren bilim camiasından farklıdır. Bir kere yetiştiren kuşağın sahip olduğu saf merak ve doğayı açıklama çabası giderek ortadan kalkmıştır. Ama bir bu kadar önemlisi, bilim artık doğrudan sermayenin ve ticari sistemin kontrolüne girmiştir. Sermayenin beklentisi paraya dönüştürülebilecek yeni yöntemlerin ve ürünlerin geliştirilmesidir, dolayısıyla fonlar da o yöne aktarılır.

Buna karşılık, sık vurguladığımız hata derinleşmeye başlar, bilgi birikimi arttıkça, canlı sistemin aslında bir cins mekanizma olduğu düşüncesi ağırlığını daha çok hissettirmeye başlar. Bitkilerin büyümek ve olgunlaşmak (ürün vermek) için ihtiyaç duydukları maddeleri belli bir mekanizma çerçevesinde sentezledikleri anlaşıldığında, diğer endüstriyel alanlar için (örneğin piliç besiciliği) gereksinimleri daha çok karşılayabilecek yeni soyların geliştirilebileceği düşüncesi uygulamaya konur (biz bu yeni soylara genetiği değiştirilmiş organizmalar, yani GDO adını veriyoruz).[4] O nedenle gıdanın endüstrileşme süreci esansiyel aminoasitlerle diğer alanlarda olduğundan çok daha fazla ilişkilidir, zira yenen gıdanın yeterliliğinin belirleyicisi bunlardır. Yani siz bir ton mısır yeseniz de, bu aminoasitlerden biri bile eksikse sağlıklı canlı bireyi gerçekleştiremezsiniz. O nedenle gıdanın endüstrileşmesi, bu sayılan aminoasitlerin sentetik olarak elde edilebilmesiyle mümkün olmuştur. İnek sadece mısırla beslenemez ama yem yapar da içine sentetik formunu ekleyebilirseniz hayvanı yaşatmak bir yere kadar mümkün hale gelir. Lizin kas yapısını uyarır, saf olarak temin edip verirseniz, çok daha kısa sürede kas miktarını artırırsınız. Hayvan elbette bu süreçten sağlıklı çıkamaz, ama nasıl olsa bir noktada

4 Meseri R. Genetically modified foods and nutrition. TAF Prev Med Bull, 2008; 7:455-460.

kasaba göndereceğinizden, sağlıklı olması değil, çok et taşıması önemlidir. GDO'lu yemlerin geliştirilmesinin bir nedeni de budur, içerik olarak daha hızlı büyütmeyi olanaklı hale getiren bir bileşime sahiptir.[5]

Endüstri burada et miktarını artırmak açısından başarılı olsa da, onu yiyen biz olduğumuz için, içerikteki eksikliğin bize de yansıyacağını göz ardı eder. Bugün dünya sentetik aminoasit pazarı yem endüstrisi için vardır, en az on milyar dolar büyüklüğündedir, Dünya Tarım Örgütü'nün (FAO) web sayfasından (bunun nesi tarımla ilgiliyse!) detaylı bilgi alabilirsiniz, her birinin ortalama yıllık üretimi 600 bin tonun üzerindedir. Ancak sentetik aminoasit pazarının bir sorunu daha vardır, üreticiye verdiği ürünün saflığı yüzde 99 düzeyindedir, çünkü saflaştırma da pahalıdır ("maliyetin korunumu" prensibi). Buna ilişkin bir kriz 1989'da eozinofili-miyalji sendromu olarak ABD'de yaşandı; bilinen, 37 kişi ölmüş, 1500 kişide de kalıcı hasar gelişmiştir. Sentetik aminoasitlerle ilgili önemli bir konu daha var, doğada (bizde) bunların L formu kullanılırken, üretim çıktısı hem D hem de L olabilmektedir (rasemik karışım). D formunun protein yapısına girerse ne yaptığı bilinmez, okuduğum tek örnek DL-metioninin tavuğun göğüs etini büyüttüğüdür, işte orada bilinmeyenin sınırı oluşur.

Yeni geliştirilen soyların bir önemli özelliği daha vardır ki, aslında sistem bunun üzerine kuruludur. GDO'ların patent hakları alınabilir ve fikri mülkiyet olarak kabul edilmeleri olasıdır. Bir canlının patent korumasına alınabileceği ABD'de bile tartışılır, ancak endüstrinin kusursuz hâkimiyeti ve düzenleyici otorite ile arasındaki çapraz ilişkiler böyle bir onayın kabul edilmesiyle sonuçlanır. Artık patent ve kanunla korunan yeni canlı formları vardır. Bunlara ait genlerin tarla ortamında tesadüfen bile bulaşması çiftçilere açılan tazminat davalarının konusu olur. Öyle ya da böyle sermaye akabileceği yeni alanı geliştirmiş, kanunla koruma altına almayı da başarmış görünmektedir.

Ancak mesele yeni geliştirilen bu soyların güvenle yenebilir olup olmadığına gelince durum değişir. Zira genetiğin değiştirilmesinin ortaya çıkarabileceği bir önceki paragrafta verilen örnek benzeri çok fazla durum söz konusudur. Canlı hücrenin moleküler mekanizmasına doğasına aykırı ve doğal yollardan gerçekleşemeyecek bir müdahalede bulunmak, sentezin bir kısmını artırırken,

5 McNaughton J, Roberts M, Smith B et al. Comparison of broiler performance when fed diets containing event DP-3Ø5423-1, nontransgenic near-isoline control, or commercial reference soybean meal, hulls, and oil. Poultry Sci 2008; 87:2549-2561.

ister istemez diğer alanlarda da değişikliğe neden olacaktır.[6] Bu değişikliklerin pratik olarak saptanması mümkün değildir, üstelik kullanılan tarım ilacına, hava koşullarına ya da mevsime bağlı olarak da gerçekleşebilir, canlı sistemin dengeyi bulmak amacıyla hangi geni etkinleştireceği öngörülememektedir. Bütün mesele bu yolla elde edilen ürünün yenebilir olup olmadığının kanıtlanmasıdır. İşte bu aşama, ne yazık ki (belki de bilerek) GDO'yu geliştiren endüstri tarafından tamamen görmezden gelinmiştir. Ortaya çıkan yeni soyun yenmesinin güvenli olup olmadığı sadece 90 günlük hayvan besleme çalışmalarını kapsar ve ana kriter hayvanların bu süre içerisinde ölmemiş olmasıdır.[7] Bu güvenlik zaafı ne bilimsel açıdan ne de etik olarak kabul edilebilir, zira sonrasında GDO bütün nüfusun tüketimine sunulmuştur. Bugün bir ilaç için bile en az 10 yıl süren güvenlilik deneyleri, milyonlarca kişinin tüketeceği GDO söz konusu olduğunda hemen hiç yapılmamıştır. Düzenleyici otoriteye güvenlilik kanıtı olarak sunulan araştırmalar çok cılızdır. Ancak daha önemlisi, yeni geliştirilen soy patent koruması altında olduğundan, bağımsız bilim camiasının değerlendirmesinin önü de kanunen kapanmaktadır. Araştırma için ısrar eden bir bilim insanı, önce soyu geliştiren şirketle gizlilik anlaşması imzalamak zorundadır. Çalışmadan çıkacak sonuçların yayımlanması ve genel bilimsel değerlendirmeye sunulması da patent hakkını elinde tutan şirketin onayına tabidir, yani olumsuz sonuçlar elde edilse bile yayımlanamamıştır. GDO konusunda çok daha detaylı bilgi almak isteyenler Kenan Demirkol'un "GDO: Çağdaş Esaret" adlı kitabını okuyabilir.[8]

6 Batı bilimi varoluşumuzu genellikle Darwin'in evrim teorisine dayandırır. Bu teoriye göre canlılar, canlı olmayan moleküllerin biraya gelmesiyle bir şekilde canlılık kazandılar, zaman içerisinde çeşitlilik oluştu, üstünlük sağlayan soylar yaşamını devam ettirdi. Darwin'in evrim teorisi gerçekse, GDO üretiminin hatalı olduğunu söylemek yine mümkün. Zira madem böyle bir düzen kendiliğinden oluştu, şu halde buna insanın genetik müdahalesi yanlıştır, yani bir soyda olmayan gen ona (teknik olarak mümkün olsa bile) hiç aktarılmamalıdır. Çünkü doğa bu düzeni milyarlarca yıl içerisinde bir şekilde kurmuştur, kendiliğinden işleyen bu sisteme insan müdahalesi öngörülemez sonuçlara yol açar. Ülkemizde istemeden gerçekleşen (üstelik de genetik olmayan) bir müdahale örneği, böyle bir girişimin sakıncalarını açıkça ortaya koymaktadır. Vatandaşımızın biri Gelingüllü baraj gölüne evde akvaryumda beslediği Japon balıklarını bırakmıştır. Japon balıkları ortama adapte olup sazanların yumurtalarını yediği için bugün Gelingüllü barajında artık sazan bulunmamaktadır, ortamı Japon balıkları istila etmiş durumdadır. Benzer bir örnek olasılıkla Sülüklü Göl için de geçerlidir, orada da artık sülük yoktur, zira birileri bu ortama, çoğalır da yeriz diye balık salmıştır. Bu örnekler net olarak şunu ortaya koyuyor, "doğanın işleyişine müdahale ederseniz, kendiliğinden oluşmuş dengeleri değiştirirsiniz". O halde GDO üretilmesi öngörülemez sonuçları nedeniyle "evrim mantığı açısından" hatalıdır. Verim artışı sadece doğal yollarla yapılmalıdır. Yaşam bariyerler üzerine kurulmuştur, çünkü yaşamın sürdürülebilir olması için bariyerler gereklidir. Gelişmiş organizmalarda hücrenin çekirdeği ayrıdır, hücre içerisindeki farklı işlemler, zarlarla ayrılmış farklı ortamlarda yapılır, zira aksi halde her şey "çorba" olur. Bariyer mantığını günlük yaşamlarımızda da sürdürürüz, yollar ayrıdır, evler ayrıdır, evlerdeki odalar bile ayrıdır. Çocuğunuzun gelişimini sürdürebilmesi için sizin evinizde ayrı bir odaya ihtiyacı vardır. Olmaması gereken şey o ortamda tutulmaz, tornavida alet kutusundadır, bıçak mutfakta bulunur. Bunlar da tesadüf değildir, öyle olması en doğrusu olduğu için bu şekilde davranılır. (Vivancos PD, Driscoll SP, Bulman CA et al. Perturbations of amino acid metabolism associated with glyphosate-dependent inhibition of shikimic acid metabolism affect cellular redox homeostasis and alter the abundance of proteins involved in photosynthesis and photorespiration. Plant Physiol 2011; 157:256-268.)

7 He XY, Tang MZ, Luo YB et al. A 90-day toxicology study of transgenic lysine-rich maize grain (Y642) in Sprague-Dawley rats. Food Chem Toxicol 2009; 47:425-432.

8 Demirkol K. GDO: Çağdaş Esaret. Kaynak Yayınları, 2011.

GDO konusu, bilimciler ile bilimi yorumlayabilenlerin karşıt konumu

Bilimi yazanlar genellikle bilim insanlarıdır, bilime ilişkin çalışmalarının (deneyler ya da değerlendirmeler) sonuçlarını (vargılarını) açıklarlar. Bilim yazarı olmak ise bir gazetecilik branşıdır, yeni ve halkın merak ettiği konulardaki görüşleri (elbette bireysel ya da ekonomik boyutlarını ve kendi yorumunuzu da katarak) duyurursunuz. Bilim yazarlığı, hatırı sayılır bir bilim geçmişi ister, eli kalem tutanın ortalama bilgi düzeyi yetmez. Çünkü doğruyu yanlıştan, önemliyi önemsizden, bilgiyi parazitten ayırmanın yanı sıra sağduyuyu da gerektirir.

Lakin mesele gıda kaynaklarına genetik müdahaleye, bunların bizim yediğimiz hayvanlara ve hatta bize yedirilmesine geldiğinde durum değişir. O nedenle, "açık fikirli, bilimsel nosyonlu" olmamız gerektiğini savunanların GDO konusunda daha fazla okuması gerekir.[9] Bu mesele "GDO olmazsa dünya açlıktan kırılır" kavramının çok ötesindedir. Daha fazla okumak, bir iki oturum, sempozyum izlemek, görüş almak düzeyini aşar. Vardığınız noktada "Yaşam Patentlenemez" kavramının da ötesine geçersiniz, GDO patentlerini okuyup irdelemeniz gerekir.[10] O zaman (tavuğun pişme süresini de belirleyen) kollajenin sentezi konusunda bile ne gibi amaçlar güttüklerini, bunu başardıkları canlıları nasıl patent altına aldıklarını görmeye başlarsınız. Ortalama yirmi sayfalık dokümanların, "claims" (savlar) olarak aktarılan giriş bölümünde bazı başlıkların nasıl "cancelled" (iptal edildi) diye sansürlendiğinin ayırdına varırsınız. Meseleyi "tavukların orta hat tümörleri, omurgalılar sınıfının orta hat yarıklanma anomalileri" çerçevesinde gördüğünüzde durum fazlasıyla değişir. Çünkü "retinoik asit sentezini değiştirenler"in onu yiyenlerde de dokuları pekâlâ değiştirebileceğini anlamaya başlarsınız. Karşınıza gelen hastaların bir kısmı da zaten bunu doğrudan ya da dolaylı anlatır.

Sıra çiftçilerin ikna edilmesine geldiğinde, yani mevcut tohumların yerine GDO'luların geçmesini sağlarken iş daha kolaydır, çünkü ikna etmeniz gere-

9 Yazmak niyetiyle elimize her kalem alışımızda (artık klavye başına otursak da) aklımıza rahmetli Uğur Mumcu'nun "bilgi sahibi olmadan fikir sahibi olmak" tanımlaması gelir, Nezih Demirkent Ağabey'in "itibar satın alınamaz" sözü kulaklarımızda çınlar, elimizi kalemden iki kez uzak tutarız. Bu yaklaşımın derin faydaları vardır: (1) Sizi bilmediğiniz bir konuda fikir açıklamaktan korur, (2) Okur nezdinde aslında hiç bileşeni olmadığınız bir konunun paydaşı olduğunuz yargısından uzak tutar ve (3) İtibar tutkusuna kapılıp yanlış yapmanızı daha baştan önler.

10 Bu kavram ülkemizde GDO'ya Hayır Platformu açısından bir savunma noktası oluşturmuştur, "yaşam haktır, nasıl kayırılır" dediler, şüphesiz doğrudur. Ancak patent mantığına girdiğinizde savunma bu olamamaktadır. Çünkü ABD Patent Dairesi bizim savunduğumuz yaşamı zaten tanımaz. Onlara göre yeni olan her şey patentle karşılık bulur, patentte "yaşamla ilişkili bir sınır" yoktur.

ken zaten çiftçiler değil, devletlerin düzenleyici kurumlarıdır.[11] "Sertifikalı tohum", aynen "tarladan çatala gıda güvenliği" gibi fazlasıyla iyi bir düzenlemedir. Dünya konunun farkına varmaktan aciz "bilimci ve yöneticiler" sayesinde GDO adına yeni bir endüstriyel iş alanı yakalamış olur. Böylelikle operasyonun birinci aşaması tek bir direnç noktası hariç tamamlanır: Halk, yani bunları yemek durumunda kalan çoğunluk.

Tohum ve ilaçtan komplo teorisine uzanan "ağır" ilişki

Bütün dünyaya servis edilen genetiği değiştirilmiş tohumların gerçekten yenebilir olup olmadığına dair yapılan çalışmalar son derece yetersizdir. Farelere 90 gün GDO'lu yem yedirilip de hayvanların ölmediği görülünce bunların yenmesinde bir sakınca olmadığı sonucu, mantıkla asla örtüşemeyen bir biçimde sağlık otoriteleri tarafından da kabul edilmiştir. Gerekçe hep aynıdır: "GDO'lar açlığa çare olarak geliştirilmiştir." GDO sözü bir süre sonra olumsuz algıyı iyice pekiştirir hale geldiğinde, bu kez "gıda açısından zenginleştirilmiş" kavramı kullanılmaya başlanır.[12] Ne var ki iş burada kalmaz, 1990'ların sonları ve 2000'lerin başlangıcı ilaç firmalarının arasında büyük birleşmelere sahne olur. Bu birleşmeler değişen ekonomik şartların sonucu olarak algılanmaktadır. On milyarlarca dolar büyüklüğündeki şirketler birbirleriyle birleşirken, bu kez portföylerine tarım şirketlerini de katmaktadır. Örneğin; kökeni Alman olan bir şirket (bu şirket Bayer'dir, ancak uluslararası şirketlerde artık kökenin bir önemi kalmamıştır, köken sermayedir) Fransız devi Sanofi'nin tarım bölümü olan Aventis CropScience'ı bünyesine katar. Böylelikle öyle şirketler oluşur ki, bir ucundan genetiği değiştirilmiş tohum, bir ucundan tarım ilacı ve diğer taraftan da insanların kullanımına yönelik ilaç üretebilmektedir. Böyle bir yapının Amerikan anti-tröst yasalarıyla ne kadar örtüştüğü gerçek bir tartışma konusu olsa da birleşmeler tamamlanır. Şirketlerin hemen hepsi bir tarım grubunu da kapsayacak şekilde yeniden yapılanmıştır. Geçtiğimiz yıl gündeme

11 Biyogüvenlik Kurulu GDO'ların sağlık riskleri konusunda kanıt bulamadığından ithalatını serbest bıraktı. Buradaki temel düşünce sanırım şudur: Bu yemi yiyen tavuklar ve inekler ölmediğine göre, bunların etini yiyip, sütünü içen insanlara da bir zarar gelmez. Çok mantıksız görünmüyor, önemli bir nokta hariç, o da zaman faktörüdür. Tavuklar 45 günde kesilmektedir, inekler daha uzun yaşasa da insan ömrüyle kıyaslandığında her iki süre de çok kısa görünmektedir. Dahası GDO üreten dev şirketler ve bunları destekleyen akademi uzun süreli güvenlilik denemeleri yapmamıştır. İşte bu yüzden Biyogüvenlik Kurulu'nun nasıl bu kadar kendinden emin kararlar verebildiği, Gıda, Tarım ve Hayvancılık Bakanlığı'nın da bu kararları nasıl bu kadar kolay kabullenebildiği anlaşılamamaktadır. Bitkilerde genetik oynamanın neden yapıldığı sorusunun cevabı da çok net değildir; artan dünya nüfusu nedeniyle değişik iklim koşullarında üretilebilen soylar geliştirildiği şeklinde yuvarlak bir açıklama öne sürülür. Oysa her yerin üretim biçimi kendine özgüdür, zaten GDO'lar da çölde tarımı olanaklı kılmaz. İlk üretim amacı domatesin şehre gönderilirken bozulmaması için kabuğunun kalınlaştırılması şeklinde ortaya çıkmıştır, bunu deneyen firma aslında batar; derken işe tarım devleri girer. Biyoteknolojinin de gelişmesiyle birlikte durmadan yeni GDO üretilmektedir.

12 Schubert DR. The problem with nutritionally enhanced plants. J Med Food 2008; 11:601-605.

gelen "Liberty" adlı GDO'lu pirinçlerin de benzer şekilde mülkiyet hakları el değiştirir (Özgürlük anlamına gelen Liberty'nin neden isim olarak seçildiği ise apayrı bir sorudur).[13,14]

GDO ile beslenen hayvanların durumu, toplumdaki ağır hastalık sorunu

Aynı süreç içerisinde kanser hastalığı da hızla artıyor olmanın ötesinde şekil değiştirmeye başlar. Bugün ülkemizde de izlediğimiz "sinir-salgı dokusu" yönünde bir değişim (nöroendokrin farklılaşma) söz konusudur.[15] Bu ister istemez bir komplo teorisini de çağrıştırır, zira sadece 90 günlük hayvan besleme deneylerinin "ölmediler" şeklindeki raporlarının sonrasında hayvanlara ne olduğu bilinmemektedir. Oysa bu coğrafyada yaşayan ortalama bir kişi, ölmeyen hayvanların akıbetinin de araştırma kapsamına alınacağını kendiliğinden tahmin eder. Lakin GDO artık başta soya ve mısırla olmak üzere dünyaya ciddi anlamda yerleştirilmiştir. Piliç endüstrisi bütünüyle GDO'lu soyaya bağlı hale gelirken, büyükbaş yeminde de hammadde olarak GDO'lu mısır kullanılmaktadır. Hayvanlar hastalık gelişmeyecek kadar erken dönemde kesildikleri için aslında saptanabilen bir sorun yoktur. Ancak alandan gelen veriler bu yaklaşımla örtüşmemektedir. Piliç firmasında çalışmaya başlayan birinden aktarılan bilgiler, benzer tümör gelişimini teyit eder, benzer kavramın Amerikan broiler (piliç) kongrelerinde tartışıldığı da açıkça görülmektedir. Mesele tümörlü bir hayvanı yeme meselesi değildir elbette, sorun bu tümöre neden olan şeyin "bulaştırılabilir bir şey olup olmadığıdır". Tohumlar patent koruması altında olduğundan, bugüne dek bağımsız bilim insanları tarafından araştırılmasına ve bulguların yayımlanmasına izin verilmemiştir. Öte yandan bunların yem olarak tüketilmesi halinde hayvanlarda böbrek yetersizliği ve karaciğer bozukluğu, organların olması gerekenden küçük olduğu şeklinde sonuç bildiren araştırmalardan çok sık söz edilir olmuştur.[16]

Tohum, hastalık ve ilacı içeren mükemmel komplo teorisi

Komplo teorilerini hiç sevmem, gelgelelim bu kez işin içine teoriyi destekleyen "farkındalık kampanyaları" da girmiştir. Bu kampanyalar giderek kanser

13 Potrykus I. Golden rice and beyond. Plant Physiol 2001; 125:1157-1161.
14 Tan T, Zhan J, Chen C. The impact of commercialization of GM rice in China. American-Eurasian J Agric Environ Sci 2011; 10:296-299.
15 Bilgin E, Dizdar Y, Serilmez M et al. For which cancer types can neuron-specific enolase be clinically helpful in Turkish patients? Asian Pacific J Cancer Prev 2013; 14:2541-2544.
16 Finamore A, Roselli M, Britti S et al. Intestinal and peripheral immune response to MON810 maize ingestion in weaning and old mice. J Agric Food Chem 2008; 56:11533-11539.

alanına kaymaya başlamıştır. "Taramanın hayat kurtarıcı olduğu" kavramının geçerli olmadığı lenfoma gibi kanser türleri de farkındalık kampanyalarına konu olmuştur (bunu daha önce de dile getirdim, milyonlarca dolar harcanan bu tür kampanyaların "beklenen hastayı aramak" dışında başka bir açıklaması bulunmamaktadır). İlaç firmalarının aslında çok seyrek görülen hastalıklara yönelik ilaç çıkarmalarına paralel olarak bu hastalıklarda görülmeye başlayan artış, ilacın diğer kanser türlerinde de işe yaraması, birilerinin bizden daha fazlasını bildiğinin işareti olarak mı algılanmalıdır, yoksa basit bir şans faktörü müdür, bilinmez. Ancak bilgisi olanlar varsa bile onların en tepede bulunduğundan kimsenin şüphesi olmasın. Ülkemizdeki kampanyalar da "merkez"in isteği üzerine düzenlenir.

Dahası GDO'ların verim artışı sağladığı da tamamen tartışmalıdır. Fakat daha ilginci (pirinçte de söz konusu olduğu üzere), bitki zararlılarına karşı "ilaç kullanmadan" dirençli olması gereken (bu şekilde daha az tarım ilacı kullanılacağı iddia edilmiştir) soylar, ancak tarım ilacı kullanılması durumunda verim artışı göstermektedir. Bu durum verim artışının soya mı yoksa ilaca mı bağlı olduğunu da sorgulamamıza yol açar ki bu, tahmin edebileceğinizden çok daha önemli bir noktadır. Zira tarım ilaçlarının verimi artırması söz konusuysa, bunun nedeni pekâlâ ilacın büyümeyi uyarıcı etkisi de olabilir.[17,18]

Glifosat adlı tarım ilacı (herbisit) zararlı otların ortadan kaldırılmasında kullanılmaktadır. Bu, çiftçinin tarlayı çapalayıp zararlı otlarla mücadele etmesi yerine önerilen "çabasız" tarımın bir yöntemidir. Fakat zararlı ot ilacı, soya gibi tarımı yapılacak bitkiyi de etkileyeceğinden, soyaya herbisit direnç geni yerleştirilir. Bu genin nakledilmiş olduğu soya ya da mısır, tarlada biten zararlı otlar için kullanılan ilaca karşı dirençlidir, aynen çiftçinin ifadesiyle söyleyelim "otlar küçülürken, ürün büyümektedir". Gelgelelim, Arjantin'de özellikle bu tür tarım yapılan yerlerde doğumsal anomalilerin artması üzerine bir şeylerin yanlış gittiği ortaya çıkmaya başlar. Bunun olası iki nedeni vardır. Birincisi, çiftçi ve bölgede yaşayan hayvanlar ister istemez glifosata maruz kalmaktadır. İkinci ancak daha büyük olan sorun, glifosata dirençli GDO'nun dolaylı etkileridir. Bunun üzerine dünyada en fazla genetiği değiştirilmiş tarım yapılan Arjantin'de bir araştırma gerçekleştirilir.[19] Glifosat ve benzeri tarım ilaçlarının

17 Miteva LPE, Ivanov SV, Alexieva VS. Alterations in glutathione pool and some related enzymes in leaves and roots of pea plants treated with the herbicide glyphosate. Russ J Plant Physiol 2010; 57:131-136.
18 Marc J, Belle R, Morales J et al. Formulated glyphosate activates the DNA-response checkpoint of the cell cycle leading to the prevention of G2/M transition. Toxicol Sci 2004; 82:436-442.
19 Paganelli A, Gnazzo V, Acosta H et al. Glyphosate-based herbicides produce teratogenic effects on vertebrates by imparing retinoic acid signalling. Chem Res Toxicol 2010; 23:1586-95.

tavuk ceninleri de dahil olmak üzere omurgalılar üzerindeki etkilerine bakılır. Araştırma sonuçları çok ciddi bir sorunu ortaya koyar, zira glifosat ciddi anomalilere neden olmaktadır. Embriyoların özellikle sinir sistemi etkilenmekte, sinir dokusunun oluşumu bozulmaktadır. Kafa orta hat bozuklukları saptanır, aynı şey sırt bölgesindeki sinir dokusunun (omurga ve omurilik) kapanmasında da ortaya çıkar. Bütün bu veriler Arjantin'de tarım yapılan bölgelerde sık görülen düşük ve anormal doğumları açıklar nitelikte sonuçlar verir. Arjantin'de GDO'lu soya üretimi 19 milyar hektarlık bir alanda gerçekleştirilmekte ve yılda 290 milyon litre glifosat kullanılmaktadır. Yapılan pek çok çalışma glifosat ve benzeri ot ilaçlarının hormon sistemiyle etkileştiğini ortaya koymaktadır. Ancak bu araştırmada saptanan değişikliklerin retinoik asit sinyal sistemiyle ilişkili olduğu sonucuna varılmıştır. İşin kötüsü bu sinyal sistemi, sinir sisteminin yanı sıra vücutta pek çok başka yerde etkin görev üstlenmektedir.

Şimdi gelelim sorunun daha ciddi olabilecek dolaylı etkilerine. Tarımda bitki dışarıdan ilaçlandığında bunun doku içerisine nüfuz etmesi olasılığı daha düşüktür. Ancak glifosat gibi bir ot ilacı verildiğinde, herbisit otun dokusuna kökten alınarak etki gösterir. Direnç geni nakledilmiş soyalar, glifosata ister istemez dayanıklıdır, ancak bunun glifosatın bitkiye geçmemesinden mi, yoksa etki mekanizmasının engellenmiş olmasından mı kaynaklandığı açık değildir. Bu nokta çok önemlidir, glifosat soyaya geçiyor ve onu etkilemeden dokusunda bulunuyorsa, onu yiyen hayvanlara da geçecektir. Soya glifosata dirençli olabilir, ancak hayvan (insan) aynı direnci göstermediğinden etkilenecektir. İşte bu çok ciddi bir sorundur. Ülkemizde GDO'lu soya, mısır gibi pek çok ürünün ithalatı serbest bırakılmıştır. Bu soya her ne kadar hayvan yemi olarak kullanılacak dense de, başta bisküvi endüstrisi olmak üzere, diğer endüstriyel alanlarda kullanılmadığını kimse garanti edememektedir.[20]

GDO'lara Fransız öpücüğü

Patent korumasının kalkmasının ardından GDO'ların kanser yaptığına ilişkin yeni çalışmalar da yayımlanmaya başlamıştır. Bunlardan en önemlisi Fransız ekip Séralini ve arkadaşlarının araştırmasıdır.[21] Bu çalışma üzerine

20 Genetiği değiştirilmiş organizmaların ülkemizde yiyecek ya da yem olarak kullanılmaları konusundaki heves, başta "Karaköy" Güllüoğlu Yönetim Kurulu Başkanı Nadir Güllü'nün "çocuğuna ve torununa yediremeyeceği hiçbir ürünü satmayacağını" belirtmesi, onu Melen Şarapçılık'ın doğrulaması, ardından Ülker, Eti gibi sanayi devlerinin dirayeti sonrasında "şimdilik" ortadan kalkmıştır. Böylelikle Türkiye Gıda ve İçecek Sanayi Dernekleri Federasyonu da (TGDF) Biyogüvenlik Kurulu'na yaptığı GDO'lu hammadde başvurusunu "tam tekmil" geri çekmiştir.

21 Séralini GE, Clair E, Mesnage R et al. Long term toxicity of a Roundup herbicide and Roundup-tolerant genetically modified maize. Food Chem Toxicol 2012; 50:4221-4231.

Fransa başta olmak üzere pek çok ülke yem yapımında kullanılan GDO'lar dahil pek çok soyu inceleme altına almış, ancak Avrupa Gıda Güvenliği Otoritesi (EFSA) çalışmayı araştırma yöntemini bahane ederek reddetmiştir. Bir tek araştırmanın bile GDO konusunda bu kadar derin etki oluşturabilmesi, çalışmaya yöneltilen "yöntem hatası" eleştirilerini geçersiz kılmak için yeterlidir, oysa söz konusu araştırma son derece iyi planlanmış bir araştırmadır. Séralini ve arkadaşlarının çalışmasında sıçanlara 24 ay süreyle GDO NK608 mısır soyu (üç değişik konsantrasyonda) ve genetiği normal karşılığı (üç ayrı konsantrasyonda) yedirilmiş; ilaçlamada kullanılan glifosat (ot ilacı, üç ayrı konsantrasyonda) içirilmiş ve kontrol grubuyla karşılaştırılmıştır. Böylelikle GDO mısır ve bağımlısı olduğu ot ilacı verilen hayvanlar ile normal yedirilip içirilenler karşılaştırılmıştır. Hayvanlar haftada iki kez incelenmiş, kendiliğinden ölenlere otopsi yapılmış; kilo kaybı ya da aşikâr tümör gelişen hayvanlar da belli bir sınırı geçince uyutularak otopsiye alınmıştır. İki yıllık sürecin sonundaysa kalan hayvanların hepsi uyutularak otopsiye alınmış, yani böbreküstü bezinden, karaciğer ve hipofiz bezine dek bütün dokular çıplak gözle ve mikroskopla incelenmiştir. Ayrıca iki yıllık süreç içinde her hayvana düzenli kan tahlilleri yapılmıştır. Yem olarak verilen mısırlar ise bileşimleri açısından ayrıca genel bir değerlendirmeye tabi tutulmuştur. Dolayısıyla bu kadar detaylı inceleme yapılmış bir çalışmanın yöntem olarak hatalı olduğunu kimse ileri süremez.

Çalışmanın sonuçlarıysa tam bir felaket:

- Normal yedirilip içirilenlere göre diğer gruplarda en az 3 kat fazla kanser saptanmış, kimi zaman oran 5-6 kata dek yükselmiştir.
- Kanserler hemen başta görülmemiş, bir yılı geçince ortaya çıkmıştır.
- En sık görülen tümörler meme ve hipofiz bezindedir; böbrek ve karaciğer başta olmak üzere bütün organlarda mikroskopla da saptanabilen doku hasarı ya da farklılaşması izlenmiştir.
- En düşük doz uygulananlarda bile anlamlı fark vardır, üstelik bu doz insanların gıdayla ya da suyla alabileceği "güvenliliği EFSA tarafından onaylanmış" dozun çok altındadır.
- Dişiler erkeklerden çok daha fazla etkilenmiş, daha erken ölmüştür.

Buraya kadar anlattıklarımız ülkemizde de yem olarak izin verilen NK608 mısır benzeri bitki özelinde GDO'ların kanser ve hastalık yaptığının ispatıdır. Ancak bunun nasıl gerçekleştiğini açıklamak bambaşka bir konudur. O nedenle "çalışmanın açıklaması eksik" diyenler bilmeliler ki, söylediklerinin bir anlamı yoktur. Araştırmacılar NK608'de üretilen koku ve aromayla ilişkili bazı maddelerin (fenolik maddeler kafeik asit ve ferulik asit) normal mısırdan farklı olduğunu da zaten yaptıkları analizlerle göstermişlerdir, ancak değerlendirilebilecek parametrelerle ilgili olasılıklar sonsuzdur. Çünkü gen araştırmalarının başlangıcında, Batı akademisi çok ciddi bir hata yaparak genlerin belli özelliklerin gelişiminden "doğrudan" sorumlu olduğu yanılgısına düştü. Yukarıda özetlediğimiz araştırmanın en önemli sonucu hiçbir tarım ilacı katkısı içermeyen bir GDO'dan hazırlanan yemin kanser ve hastalıkla ilişkisini açıkça göstermesidir. GDO kendi başına da kanserojendir, olası mekanizmalar sonsuzdur, sistem canlı olduğundan o yılki hava koşullarıyla bile değişir. Ancak çalışma, Galen'in "ne yerse osun" önermesini doğrulamanın dışında da, derin anlamlar barındırmakta: Canlı yediğinden karbonhidrat, protein ve yağ hammaddesi dışında ayrıca "enformasyon" da almaktadır. Bu enformasyon olasılıkla o yılın ürününün çevre konusunda (iklim, kozmik ışıma vb.) biriktirdiklerinin bir özetidir. Yani "bilgi transferi" yapılmaktadır. Gıda ile miRNA adı verilen genetik bilgi parçacıkları alındığından daha önce söz etmiştik. GDO'da bunların nasıl değiştiği bilinmemektedir, bilinemez. Dolayısıyla insanda gıda güvenliği sadece gelenekten gelen bilgi ve görgüye dayalıdır, yöreye özgüdür, doğal sınıra yakın durmalıdır.

Özetle

- Gıdada endüstrileşme yaklaşık 100 yıl içerisinde gerçekleşmiştir, bu nedenle hatanın nerede yapıldığının sorgulanması mümkün olmamıştır.

- Gıdanın endüstrileşmesi raf ömrünün uzatılmasına yöneliktir. Bu uygulamalar aşırı sıcaklık, çok yüksek basınç, bunların bileşimi ya da radyoaktif ışınlamadır. Bu uygulamalar gıdanın sadece tat, koku, görünüm gibi özelliklerini değiştirmekle kalmaz, besleyici değerini de yok eder. Aşırı fiziksel işlemin bir başka biçimi düşük basınç altında kurutmaktır, çorba ve süttozu üretiminde kullanılır.

- Aşırı fiziksel işlemden geçen gıdanın vücuda ne kadar uygun olduğu, ne kadar sindirilebildiği ve bundan ne kadar faydalanıldığı bilinmemektedir.

- Genetik yapıyla oynayarak üretilen soya, mısır gibi bitkiler (GDO) daha çok yem sanayisinde kullanılsa da, bunların tüketilmesinin hayvanlarda kansere neden olduğu açıkça gösterilmiştir. Genetik oynama, canlı vücudunda öngörülemeyen değişikliklere neden olur.

- Yem endüstrisinde kullanılan GDO ile beslenmiş hayvanların et, süt ya da yumurta gibi ürünlerinin tüketilmesi kesinlikle sakıncalıdır.

Bölüm 7:

Süt, yoğurt ve ayranın bozulması

Prof. Dr. Türkan Saylan'ın değerli anısına...

Hayatını koruyucu tıbba ve eğitimin kırsalda yaygınlaştırılmasına adadığı için.

İnsanların beslenme alışkanlıkları yaşadıkları coğrafyaya ve kültüre özeldir. Yiyecekler ve bunları nasıl pişirdikleri sadece mutfak kültürlerinin bir parçası değildir, aynı zamanda toplumun yaşadığı sosyal ya da tarihi süreçleri de içerisinde barındırır. Örneğin karasal iklimde yaşayanlarda beslenme daha çok hamur ve ete doğru kayar, taze sebze meyve ağırlıklı bir beslenme Akdeniz kıyısında ağırlıklıdır. Bazı toplumların beslenmesinde Yahudilerin "mayasız"ı gibi tarihi süreci de izleyebilirsiniz. Toplumun yaşam tarzı göçerlik ise tarım yapılması şansı azalacağından, hayvansal ürünler ağırlık kazanır. Hayvansal ürünler kuşkusuz sadece et değildir, süt ve bundan yapılan yoğurt, kefir gibi mayalanmış yiyecekler tarım yapma olanağı kısıtlı olan göçebe toplulukların sebze ihtiyacını dolaylı olarak karşılar. Hayvan otlar, ottan alınabilecekleri bizim için sütüne geçirerek sunar. Bugün ABD gibi çok yakın zamanda kurulmuş ülkeleri saymazsanız, bütün toplumların kendine özgü yemek özellikleri vardır. Ancak her nasıl olursa olsun, gıdaların ilk bölümde anlattığımız biçimleri sofrada bir şekilde yer bulur. Bizim kültürümüzün ana mayalanmış ürünü yoğurt ve bundan yapılan ayrandır, Asya'da kefir ağırlık kazanır. Ancak Fransa'ya bakarsanız çok miktarda sofra şarabı tüketildiğini görürsünüz, Almanlar ise bira yoluyla mayalanmış ürünlerin değişik bir şeklini alırlar. Mesele bunların bir şekilde alınabilmesidir. İşte tam da bu nedenle, ülkelerin beslenme alışkanlıklarının birbiriyle doğrudan kıyaslanması mümkün değildir. Bu durum bir ilacın etkilerinin de öngörülemeyeceğini, dolayısıyla klinik araştırma denen kavram bütününün de yerel olması gerektiğini gösterir.

Bizim gıdadaki derin değişikliği fark etmemizin başlangıcı anneannemiz tarafından 2010 yılı başlarında önümüze konan bir yazıdır; Vatan Gazetesi yazarı arkadaşımız Mutlu Tönbekici'nin "Yoğurtlar artık niye bozulmuyor" başlıklı yazısı. Şöyle der Tönbekici: "Allah rızası için biri bana bu yoğurtların artık niye bozulmadığını anlatabilir mi? Ne yiyoruz biz? Bunlar yoğurtsa eskiden yediklerimiz neydi? Eskiden yediklerimiz yoğurtsa bunlar ne? Yılbaşı için Bodrum'a gitmeden çok önce aldığımız bir kap yoğurt vardı. Dün döndük İstanbul'a, bu öğlen neymiş yoğurdun durumu diye ama daha çok atmak için bir bakayım dedim... Sapasağlam! Olacak iş değil. Yemin ederim tüylerim diken diken oldu. Bir aylık yoğurt ne ekşimiş, ne küflenmiş, ne kokmuş. Yoğurt dediğin ekşiyerek bozulan bir şey değil miydi arkadaşlar? ..."

Yazı önüme konduğunda doğrusu önce hafızamı tazeledim, zira bu ekşimeme gözlemi benim yediğim yoğurtlar için de geçerliydi. Mutlu Tönbekici'nin gözlemi doğruydu, yoğurdun ekşimesi diye bir şey söz konusu olmadığı gibi, haftalar içinde küflenerek bozuluyordu. Oysa küf tabakasını kaldırdığınızda altından çıkan yine aynı, ekşimemiş yoğurttu. Bütün bunları topluma anlatmam çok zor olmadıysa da, esas akademi ekşime kavramının ne olduğunu anlamakta zorlandı. Bilgisine çok güvendiğim arkadaşlarımız bile ekşime ve küflenmeyi birbirine karıştırıyordu.

Marketlerden alınan sütler ve yoğurtlar açıldıktan sonra bir türlü ekşimiyor, uzun raf ömrüne sahip UHT ("ultra high temperature", çok yüksek sıcaklık) teknolojisiyle "steril" edildiği söylenen, Tetra Pak ambalajlı kutu sütler, kapağını açsanız bile bir ay kadar kesilmeden kalabiliyordu. Aynı şey sanayi tipi üretilen yoğurtlar için de geçerliydi, kapağını açın, üzerinden kaşıklaya kaşıklaya yiyin (ağzınıza sokup çıkarttığınızda, her seferinde milyonlarca bakteri ekmektesiniz), bu yoğurtlara hiçbir şey olmuyordu. Oysa "günlük" etiketiyle satılan sütlerde durum farklı görünüyordu, üç gün içerisinde tüketmek durumundaydınız, aksi takdirde süt yine ciddi ekşime olmasa da kesiliyordu. UHT teknolojisiyle üretilmiş sütler ve ülkemizdeki geleneksel üretimi tümden değiştiren homojenize yoğurtlar bir tür dayanıklı beyaz eşya gibiydi. İşin ilginç yanı, süt ve yoğurt konusundaki bu durumun aşağı yukarı herkes farkındaydı. Ancak benim gibi evinde yemek pişmeyen, açlık gecelerinde "bakalım buzdolabında yenecek bir şey kalmış mı?" diye bakanlar için durum farklıydı. Çöp tenekesi niyetine kullanıp, "nasıl olsa bozulmuştur" diye içine yarım yoğurt kutularını tıkıştırdığım lavabo, yoğurdun "bozulamamasını" incelemem için de iyi bir kaynak oluşturdu. Homojenize yoğurtlar ekşimeyip yaklaşık bir ayda küflenerek bozuluyor, bilinen küflerden değişik, siyah ve bazen kırmızı renkli küfe sümüksü bir sıvı eşlik ediyordu. Bu tabakayı kaşıkla sıyırıp atın (yaptım), altından çıkan yoğurt yine ilk günkü tadındaydı (tattım).

UHT teknolojisi nasıl bir mucizedir ki süt bir daha asla bozulmaz?

Sütlerin bozulmaya neden olacak mikroorganizma bulaşıklıklarından arındırılması amacıyla kullanılan başlıca iki yöntem var: yaklaşık 60-70 santigrat dereceye hızla ısıtıp soğutmak olarak tanımlanan pastörizasyon ve çok yüksek sıcaklık anlamına gelen UHT (ultra high temperature). Günlük olarak satılan sütler pastörizasyon işleminden geçer, uzun ömürlü kutu sütler ise UHT ile işlenir. Daha sonra öğrendiğim üzere, UHT'nin de kademeleri vardır. Mutlu Tönbekici'nin gözlemi sıra dışı olmanın ötesinde, aslında bambaşka bir şeyi tanımlıyordu; bir gıdanın bilinen bozulma sürecinin değiştirilmesini. Anlaşılan endüstri imkânsızı başarmıştı, bunu anlamaya çalıştıkça, genel anlamda endüstriyel gıdanın sorununu da yavaş yavaş fark etmeye başladığımdan, süt ve yoğurt konusu apayrı bir değere sahiptir. Sütler ve yoğurtlar konusundaki yazıların ilki "Sütler ve yoğurtlar neden bozulmuyor, bunlar dayanıklı beyaz eşya mı?" başlığını taşır ve yoğurt konusunu ilk gündeme getiren duayenimiz Güngör Uras ve DÜNYA Gazetesi tarım yazarı Ali Ekber Yıldırım'a ithaf edilmiştir.

Bu yazının yayımlanmasının ardından e-posta yoluyla çok sayıda mesaj geldi. Bir okurumuz "Bu konu gerçekten çok önemli, lütfen doyurucu yanıt alıncaya kadar yazılarınıza devam edin" diyordu. Bir başka okurumuz "Dayanıklılık özelliği sadece hazır yoğurtlara özgü değil; biz ailece hazır süt ve yoğurtları beğenmediğimiz için bir süredir güvendiğimiz bir yerden aldığımız sütle kendi yoğurdumuzu yapıyoruz. Bu yoğurt da kolay kolay bozulmuyor, birkaç hafta dayanıyor. Nedenini biz de merak ettik ve hayvanlara verilen aşırı miktardaki antibiyotik olduğuna karar verdik" cevabını veriyordu. Hatta bir okurumuz "Yoğurtların bozulmama nedeni, içlerine katılan antibiyotiklerdir. Başka bir nedeni yok. Üretilen yoğurtlar 30 gün bozulmayacak şekilde doz ayarlanıyor ve her parti ürün bu açıdan kontrol ediliyor" mesajını gönderdi. Elbette endüstride çalışan arkadaşlarımızdan da mesajlar geldi. Bunlardan birinde okurumuz şöyle diyordu: "Ben 13 yıldır büyük bir süt fabrikasında hem de Türkiye'nin ilk süt fabrikasında UHT operatörlüğü yapıyorum ve bozulmayan süt yazınıza inanın çok bozuldum. UHT sistemlerinde inanın ne süte ne de paketleme sistemlerinde pakete hiçbir katkı malzemesi katılmıyor. Gazeteci olarak özellikle böyle iş dünyasının nabzını tutan bir gazetede araştırma zahmetine girmeden konuyu magazinsel bir dille eleştirmenize üzüldüm. Şu bozulmayan sütleri bana da gösterin de ben de o sütleri işleyip paketleyeyim en azından her gün süt bozuldu mu stresinden kurtulurum." Okurumuza samimiyetinden ötürü ayrıca teşekkür ettik.

Ekşimemeyi iyi sterilizasyonla açıklayamayız

Sütle ilgili tartışmalar her ne kadar "bozulmama" olarak başladıysa da, esas sorun "ekşimeme" idi. Bozulmamanın endüstrinin hep vurguladığı "mükemmel sterilizasyon" ile açıklanması ne yazık ki mümkün değildi çünkü steril koşullarda üretilmiş her ürün, ambalaj açıldıktan sonra bulaşma (kontaminasyon) nedeniyle bozulur. Bozulma içeriğin ne olduğuna ve bulaşmanın hangi mikroorganizmayla meydana geldiğine göre değişir görünse de, asıl belirleyici olan olasılıkla içeriktir. Bunun nedeni, her mikroorganizmanın her koşulda üreyememesidir.

Mutfaktaki yemeğin ekşimesi -ki bu durum yoğurt için de söz konusu olmalıydı- genellikle mayalara bağlıdır. Mayalar arasında en sık görülen, yani hemen hemen her mutfakta bulunan *Saccharomyces cerevisiae* (SC), gıdanın içine havadan ekilir. Besi ortamının (tenceredeki yemek ya da yoğurt gibi) içerisindeki organik moleküller önce mayalar tarafından parçalanır, onlar ekşimeyi gerçekleştirip ortamın kaynaklarını tükettiği zaman, bozulmada bu kez küf kolonileri hâkim hale gelir, hatta bu kolonizasyonda olasılıkla bir hiyerarşik sıra izler. *Saccharomyces cerevisiae* olasılıkla ekşi maya yapımında da ana rolü oynar. Slow Food Fikir Sahibi Damaklar ekibinin lideri Defne Koryürek'in ekşi maya ile ekmek yapımı atölyesi de bunu anlatır. Tam buğday ununu suyla karıştırıp, bu işlemi birkaç gün üst üste sürdürürseniz sonunda ekşi mayaya dönüşür. O yüzden SC ekmek mayası olarak da bilinir.

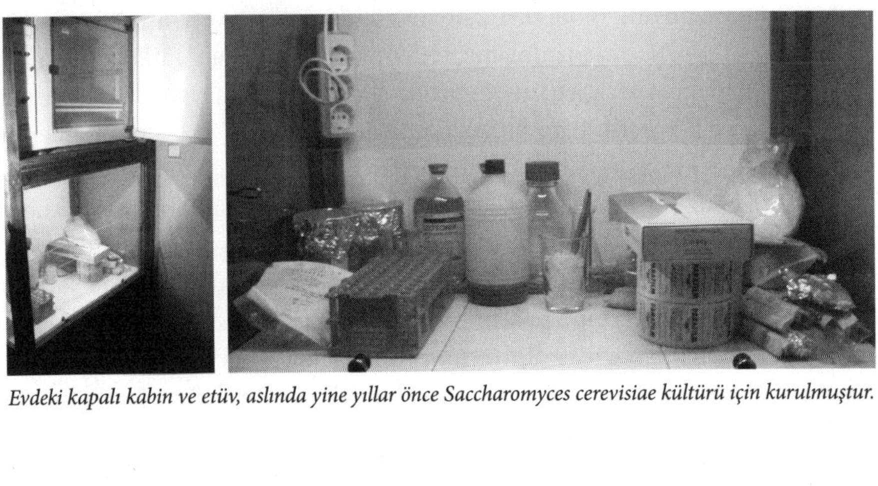

Evdeki kapalı kabin ve etüv, aslında yine yıllar önce Saccharomyces cerevisiae kültürü için kurulmuştur.

Zamanında evde kendi çapında bir laboratuvar ortamı kurmuştum. Ekmek mayalarıyla ilgili deneyler yapmak üzere kendi yaptığım bir hücre kültürü kabinim, bir de Electro-mag marka etüvüm (belli sıcaklığı koruyan bir ısıtma kabini) var, yani meselenin mikrobiyolojik boyutuna zaten aşinayım. Şöyle söyleyeyim, mayalar için kullanılan ve steril olarak ambalajlanmış Sabouraud besiyeri içeren kapların, hiç açılmasalar bile buzdolabı ömrü bir ayı geçmez, mutlaka bulaşma gerçekleşir ve besiyerleri bozulur. Bu nedenle yoğurt ve sütlerin ambalaj özelliklerinden ötürü bulaşmaya karşı "efsunlu" olması mümkün değildir. Sterilizasyon çok iyi yapılırsa (süt üreticileri olasılıkla bunu başarıyorlar) sütün içindeki bütün mikrobiyolojik bozulma etkenleri ortadan kaldırılabilir. Ancak bu da mevcut durumu açıklamaz. Zira bakterilerin ya da mayaların bölünmesi "logaritmiktir", yani ilk bulaşmada on bakteri ekmenizle, milyon bakteri ekmeniz arasında (bakterilerin vücut sıcaklığında ortalama 20 dakikada bir bölündüğünü hesaba katarsanız) 3-4 günlük bir zaman sürecinde bozulma açısından fark yoktur.

Dahası bizim temel sorunumuz süt ve yoğurtların ekşimemesi, bozulmanın küflenme biçiminde ortaya çıkmasıdır. Samimiyetle söyleyeyim, ben özellikle güven duyulan büyük üreticilerin süte ya da yoğurda koruyucu katkılar koyduğuna inanmıyorum, çünkü sonradan da açıklanacağı üzere, homojenizasyon ve UHT işlemi gibi aşırı fiziksel işlemler, bozulma yolunu değiştirmek açısından başlı başına yeterlidir. Ancak bir sevgili okurumuzun anlattığı gibi, ineğin yemine antibiyotik katılıyor ve bu da süte geçiyorsa (ki olasıdır), antibiyotiğin sütten ayrıştırılması mümkün olmadığından, sütte de bulunacaktır. Ancak sütte aşırı miktarda antibiyotik bulunması, yoğurdun tutmasını da önler. Trajikomik olan, bu antibiyotik sorununun nedeni de aslında ineğin yemle beslenmesidir. İnek mera hayvanıdır, en iyi süt ve tereyağı da bu şekilde elde edilir. Büyükbaş hayvanların "fabrikalarda" büyütülüp beslenmesi durumunda hayvan hayvanlığından çıkmakla kalmaz, enfeksiyonlara daha duyarlı hale gelir, dolayısıyla mecburen antibiyotik kullanılır.

Sütler ve yoğurtların ekşimemesine endüstrinin yanıtı "çok iyi sterilizasyon"dur

"Sütler ve yoğurtlar bozulmuyor" yazısı üzerine Ambalajlı Süt ve Süt Ürünleri Sanayicileri Derneği'nin hassasiyeti sayesinde, konu bir akşam süt ve yoğurt uzmanlarıyla yaklaşık üç saat boyunca tartışıldı. Hacettepe Üniversitesi Mühendislik Fakültesi Gıda Mühendisliği Bölümü öğretim üyesi Prof. Dr. Yaşar Kemal Erdem arkadaşımızı ve Diyabetik ve Fonksiyonel Gıda Üreticileri Derneği yönetim kurulu üyesi Ali Ulvi Akyürek'i bir hayli yorduk. Endüstri temsilcileri ve gıda mühendisi arkadaşlarımız sütlerin bozulmadığı konusundaki gözlemimin hatalı olduğunu vurguladılar, ancak uzlaşamadık. Zira bu sadece benim gözlemim değildi, gözlem bana e-posta yoluyla ulaşan pek çok okurumuz tarafından da doğrulanmaktaydı. Anahtar kelime de zaten bozulma (ya da bozulmama) değil, "ekşimeme" idi. Bozulma genel bir ifadedir, ama ekşime çok daha özel bir durumu tanımlar.

Sonrasında yapılan işlemlerin ne olduğunu, ne düzeyde gerçekleştirildiğini elbette ben de bilimsel makalelerden okudum. Ancak bize aktarılan bilgilere göre endüstriyel süt üretiminde şöyle bir işlem sırası izlenir: Önce çiğ süt çiftçiden özel soğutuculu tankerlerle toplanıp süt işleme tesisine aktarılır, süt üretiminin yoğun olduğu bölgelere olan seyahatlerinizde bu tankerlerden biriyle mutlaka karşılaşmışsınızdır. Gelen sütler kaba ve ince filtrelerden geçirilerek dışarıdan karışabilecek ot, saman gibi şeyler uzaklaştırılır. Daha sonra süt yağ kısmının ayrılması için 40 dereceye dek ısıtılır. Bu işlemle ayrılan yağ, sabit bir yağ konsantrasyonu (yüzde 3) içerecek şekilde süte geri verilir; böylelikle tam yağlı, yarım yağlı süt ve ayrıca yağ elde edilir. Bu aşamalara kadar aslında aşırı bir işlem yapılmamaktadır, yani uygulama sütün geleneksel yöntemle işlenmesine benzer. Ancak ardından homojenizasyon denen süreç gelir. Homojenizasyon, sütün içerisindeki yağ zerreciklerinin (bunlar normal koşullarda yoğurdun kaymağını oluşturur) küçük parçalara kırılması demektir, endüstrinin ifadesine göre, daha fazla suyun yağ zerrecikleri içerisine kapatılması sağlanır, böylelikle üzerinde kaymak tutmayan bir süt elde edilir. Homojenizasyon işlemi sütün 5-20 bar basınç ve 85 derece sıcaklıkta enjektörlerin çok küçük gözeneklerinden püskürtülmesiyle sağlanır. Süt daha sonra 40 dereceye soğutulup mayalanır, böylelikle "set yoğurt" olarak adlandırılan endüstriyel yoğurtlar elde edilir, bunlarda doğal olarak kaymak oluşmaz, yani yoğurt homojenize ise aslında kaymaksız olmalıdır. Kutulanacak sütler ise ayrıca yaklaşık 135 dereceye ısıtılıp soğutulur (UHT), süt içerisindeki patojenlerin (hastalık yapan organizmalar) yanı sıra bakteri sporları da etkisizleştirilmiş olur.

Endüstrinin ifadesine göre bu yolla steril hale getirildiği için sütün uzun süre dayanması mümkündür; buraya kadar haklılar, ancak sorun ambalaj açıldıktan sonra bulaşma olmasının ardından dahi ekşimenin gerçekleşememesidir. Nitekim Türkiye Süt, Et, Gıda Sanayicileri ve Üreticileri Birliği'nden (SETBİR) gelen açıklamaya göre "yoğurdun özellikle 12 derecenin üzerinde, starter kültürlerinin çoğalmaya ve laktik asit üretmeye devam etmeleri nedeni ile aşırı şekilde ekşimesi bekleniyor. Bu bakteriler 12 derecenin altında uykuda oldukları için ekşime daha uzun sürede ve yavaş gerçekleşiyor". SETBİR'in açıklaması da antibiyotik ya da koruyucu madde kullanılmadığını doğrular biçimdeydi. Zira antibiyotik sütün mayalanmasında kullanılan starter bakterileri de engellediğinden kullanılması zaten mümkün değildi. O halde sorun içerikteki bir değişiklikle ilgili görünüyordu.

Ne var ki endüstri, homojenize edilmesine rağmen kaymaklı olan yoğurtların bir kısmında gözlediğimiz, önceki yazılarda sözünü etmediğimiz kaygı oluşturan diğer konuyu da reddedemiyordu. Homojenize edilmiş sütlerde kaymak oluşması beklenmiyorsa, peki o halde "kaymaklı" yoğurtların üzerindeki neydi? Bizim bildiğimiz kaymaklanma "gradyan" oluşturacak biçimde gerçekleşir. Oysa "bazı yoğurtlarda" kaymak, yüzeyden kabuk gibi sıyrılıyor (bu da yine ortak bir gözlem). İşte endüstri de ilk ipucunu o zaman açıklamak durumunda kaldı; "homojenize yoğurt zaten kaymak yapmaz, bu durumda 'tüketici memnuniyetini sağlamak için' margarinden kaymak yapılarak yoğurdun üzerine ayrıca enjekte ediliyor." Ne hoş değil mi?

Endüstrinin katkılarıyla öğrendiğim bu bilgiler üzerine, durumu tekrar sınamak amacıyla eve giderken altı kutu kiloluk UHT süt ve ikisi 750 gram, biri 1,5 kiloluk üç kutu yoğurt aldım. Kutu sütleri açarak yarısını boşalttım, dördüne yoğurtlardan aldığım yaklaşık bir çay kaşığı yoğurdu maya olarak koydum, ağızlarını kapatıp kutuları çalkaladım. İkisini mutfak tezgâhına (dışarıya), ikisini buzdolabına, diğer iki kutu sütü de mayalamadan buzdolabına koydum. Yoğurtların ikisinin (maya örnekleri aldıktan sonra) üzerlerinden yedim. Birini buzdolabına, diğerini mutfak tezgâhına bıraktım. Büyük yoğurdu ise hiç açmadan mutfak tezgâhına bıraktım. Kontrol grubu olarak İstanbul'da "normal" süt bulunamadığı için, Saray Muhallebicisi'nin yoğurtlarını kullandım, bunlar homojenizasyon ya da UHT işlemi görmemiş manda sütünden üretilmiş yoğurtlardı. Birinin ağzını açarak üzerinden yedim, diğerinin ambalajını hiç açmadım, her ikisini de buzdolabına koydum. "Süt ve yoğurt bozulmama" deneyi 10. günde sonlandırıldı. Buzdolabına konanlar şöyle dursun, mutfak tezgâhına konan süt ve yoğurtlarda da herhangi bir ekşime gerçekleşmedi, buna karşılık kontrol grubu (Saray Muhallebicisi) beklendiği gibi ekşidi. Bu duruma bir açıklama getirmem gerekiyordu, ben de bir yandan okumalarımı sürdürürken şöyle bir kanıya vardım: Sütün petrolizasyonu.

Homojenizasyon ve UHT sonucu biyolojik sistemin kullanılamaz hale gelmesi: Sütün petrolizasyonu

Süt basit bir ürün değil, çok değerli biyolojik ve canlı bir sistemdir. Bunun en açık kanıtı da muhtaç yenidoğan için "verilmiş" olmasındadır. Sütün (ve meyve suyu gibi benzeri ürünlerin) mayalanma (indirgenme, "verilenin" geri döndürülüşü) işlemi bu unsurların yıkılmasıyla sağlanır (bu ve önceki iki cümle biraz farklı bir tınıdadır, lütfen hafızanızın bir kenarına nakşedin, çünkü yeni paradigmanın oluşturulmasında kullanılacaklardır). Bu yıkım işleminde yoğurt yapımı sırasında *Streptococcus thermophilus* ve *Lactobacillus delbrueckii subsp. Bulgaricus* bakterileri kullanılır. Bunlar yıkımı enzimleri sayesinde bir yere kadar getirir (tatlı yoğurt), işlem sürdüğü zaman (ya da dışarıdan bulaşan mayalarla) ekşime meydana gelir. Ekşime günlük pastörize sütlerde olmakta, ancak UHT sütlerde olmamakta, normal (halis) yoğurtlarda olmakta, ancak homojenize yoğurtlarda olmamaktadır. Bu durumda meselenin cevabı homojenizasyon ve UHT'de (yani basınç ve sterilizasyon amaçlı "ısıl" işlem) yatmaktaydı. Sonradan da detayıyla kavradığım üzere, endüstri aslında homojenizasyonla bir fiziksel işlem yaptığını düşünmekteydi, UHT'de ise aynı mantık bu kez mikrobiyolojik sterilizasyon olarak algılanmıştı. Ancak süt ve yoğurt gibi bir biyolojik sistemde bulaştırmaya rağmen ekşimenin olmaması işlemin daha çok kimyasal olduğunu göstermekteydi.

Biyolojik sistemler normal koşullar altında (NKA) dışarıdan gelen ısıl faktörlere (sıcaklıkla enerji girişi) karşı korumalıdır. Bunun en basit karşılığı insandaki terlemedir. Süt ısıtıldığında da enerji girişi kaynamayla karşılanır, yani su molekülleri buharlaşarak biyolojik yapıyı korur. Homojenizasyon işlemi 5-20 bar basınç (deniz seviyesi NKA'sının 5-20 katı) altında, UHT ise ortalama 135 santigrat derecede yapılır, her iki değer de normal koşulların son derece dışındadır. Su bile 100 derecede kaynarken, su bazlı bir sistem olan sütün sıcaklığı nasıl olur da 135 dereceye çıkabilir ki? Sütün 135 dereceye ısıtılması da ancak basınç altında mümkündür. Bu sıcaklık canlı her şeyi yok etmekle kalmaz, homojenizasyon basıncı ve UHT ile süte "NKA asla kabul etmeyeceği" bir enerji verilir. Bu durumda süt verilen enerjiyi "koru(n)mak" amacıyla bünyesine katar (absorbsiyon, soğurma, "entalpi" yani kullanılamayan enerji artar!). Bunu da ancak sahip olduğu proteinlerin (ve diğer unsurların) yapılarını "doğada var olmayan" şekillere değiştirerek sağlayabilir (önce denatürasyon, sonra misnatürasyon, yanlış katlanmalar, "misfolding", çapraz bağlanmalar vb.)[1]

Süt "biyolojik" bir sistemdir, oysa Boyle Kanunu sadece inert, yani etkileşemez "asal" gazlar için geçerlidir. Daha doğrusu, Boyle Kanunu reaksiyona girme özelliği gösteren gazlar için de geçerli değildir, gazın bileşenleri verilen enerjiyi kimyasal değişikliklerle de soğurabilir. Bu durumda enerji farkının saptanması için "termometri", yani sisteme verilen enerjinin korunup korunmadığının ölçülmesi gerekir. Biyolojik sistemde basınç ve sıcaklık altındaki değişiklikler en azından proteinler üzerinde bir cendere etkisi gösterir ve büyük olasılıkla geri dönüşsüzdür (daha doğrusu ekşimenin olmaması geri dönüşsüz olduğunu düşündürür). Bu durumu "kâğıdın dörde katlanması" ya da "buruşturulması" şeklinde gözünüzde canlandırın, hangisinin üstüne yazılamaz? Bu yapısal değişiklikler kütle spektrometresi ile de saptanamaz, zira üç boyutlu yapı değişse bile kütle aynı kalabilir. Üç boyutlu yapı değişikliğini görmek için X-ışınları difraksiyon kristalografisi gibi yöntemler dahi yeterli olmayabilir.

Benzer şekilde, basınç altında "buruşan ya da doğa dışı birleşmelere giden moleküller" fermantasyonun alt basamaklarında kullanılamaz! Çünkü entalpi, olasılıkla "en oynak" kademelere ya da "en kolay reaksiyona girebilen" moleküllere yüklenir. Bu durum fermantasyon sürecinin başlangıç kademesine yansır, bakteri, maya her ne ise, yeni oluşan molekülleri kullanamaz. UHT süt ve homojenize yoğurt (ve olasılıkla UHT meyve suları) ekşimez, ekşiyemez! Ancak küflenebilir. Aslında proteinlerdeki bu yapı değişikliğini ortaya koyan "apaçık deliller" vardır! Isıl işlem sütün whey proteini içeriğini (elbette sıcaklıkla orantılı olarak!) yüzde 50 düşürmektedir. Yani "bizim sevgili yerli inekler" proteinden çalmamakta, basınç altında ısıl işlem onların ürettiği proteinleri saptanamaz ve kullanılamaz biçimde değiştirmektedir.[2,3]

Ne var ki, uygulanan işlemin boyutu düşünüldüğünde, gıdanın süt ve yoğurt gibi büyük bir kısmının hemen hemen bütününü kapsayan olağanüstü bir değişiklik söz konusudur.

---

1 Hereman K et al. Protein structure and dynamics at high pressure. Biochem Biohys Acta. 1998; 1386:353-370.
2 Carbonaro M, Cappelloni M, Sabbadini S et al. Disulfide reactivity and in vitro protein digestibility of different thermal-treated milk samples and whey proteins. J Agric Food Chem 1997; 45:95-100.
3 Ali Ekber Yıldırım'dan 16 Şubat 2009'da yürürlüğe konan (ve çok ciddi eleştiri alan) Türk Gıda Kodeksi Fermente Süt Ürünleri Tebliği konusunda bilgi aldım. 2001 yılında Türk Gıda Kodeksi-Fermente Sütler Tebliği yayımlanırken, Dünya Tarım ve Sağlık Örgütlerinin Kodeks Alimentarius Komisyonu'nun "yüzde 12 yağsız kuru madde ve en az yüzde 4 protein oranı" dikkate alınmış. Lakin bizdeki ineklerin sütündeki protein oranı yüzde 3 olduğundan (yani bizim yerli inekler proteinden çalıyor görünüyor) yoğurttaki istenen protein miktarı yüzde 3'e çekilmiş. Yani süt Kodeks'e uymadığından, Kodeks süte uydurulmuş. 2001 tarihine dikkat edin, bunun rastlantı olmayacağını siz de fark edeceksiniz.

Homojenize ve UHT süt ürünlerinin tüketilmesine "ŞERH" koyuyorum!

Bunun üzerine İstanbul Üniversitesi'nden aldığım "ilme" dayanarak ve DÜNYA Gazetesi'nin kurucusu merhum Nezih Demirkent'in verdiği "yetki" ile homojenize ve UHT süt ürünlerinin tüketilmesine "DÜNYA genelinde" "şerh" koydum. Konunun süt endüstrisinden dostlarımız ve tüketiciler tarafından "konunun ehli" olduğu düşünülen kim varsa (fizikçiler, biyologlar, doktorlar, yani süt ve yoğurtların eskisi gibi olmadığını bilen herkes) paylaşılıp tartışılmasını istedim. Çünkü sınama yöntemi basitti, homojenizasyon basıncı ve UHT sıcaklığının daha da artırılması meseleyi açıklardı. Zaten UHT sütle yoğurt tutmadığı ya da sözde tutan yoğurdun bir garip olduğu da herkesin ortak gözlemiydi. Üstelik homojenizasyon ve UHT ile ortaya çıkan "doğa dışı" maddelerin sağlık riskleri bilinmemekteydi. Sütün içindeki proteinler bize tamamen yabancı forma dönüşebilir. Göründüğü kadarıyla entalpiyle süt gibi bir sisteme "kalıcı" enerji yüklenmesi mümkündü, sistemin iç enerji düzeyi en düşük (reaksiyona en açık) bileşenlerine öncelikle yükleniyordu. Ve elbette beslenme sadece ve sadece "gelenek" üstüne oturuyordu. Güğüm sütünün "mutlaka hastalıklı" olduğu düşüncesi bir endüstriyel şehir efsanesi olmakla kalmıyor, esas homojenize ve UHT süt ve yoğurtların doğal sindirilebilirlikleri ve besleyebilirlikleri tamamen tartışmalı hale geliyordu. Yani konuyu ilk gündeme getiren kişi olan Cerrahpaşa Tıp Fakültesi öğretim üyesi Prof. Dr. Ahmet Aydın kesinlikle haklı görünüyordu.

Sütün biyolojik önemi, raf ömrünü uzatmaya yönelik işlemler

Süt beslenmenin en temel unsurlarından biri olmakla birlikte, basit bir ürün değil, çok değerli biyolojik bir sistemdir. Bunun en açık kanıtı da yenidoğanın yegâne beslenme kaynağını oluşturmasıdır. Bu sistem içinde başlıca "whey" proteinlerini (sütün en değerli besleyici unsurları), kazein denen sıcaklığa dirençli temel proteini ve yağ küreciklerini içerir. Sütün bu unsurları, sahip olduğu bağışıklık proteinleriyle birlikte vazgeçilmezdir; süt ayrıca çok sayıda vitamin ve kalsiyum da içerir.

Yoğurdun antioksidan özelliğiyle yaşlanmayı geciktirici etkisi Nobel ödüllü Rus kimyacı Ilya Ilyich Mechnikov tarafından ortaya atılmıştır. Etkinliğini kaybetmemiş yoğurt, vücuda o ya da bu yolla alınan toksik maddelerin etkisizleştirilmesi için gereklidir. Bu etkisizleştirme işlemi yoğurdun yıllardır zehirlenmelerde panzehir olarak kullanılmasını da sağlamıştır. Hatta daha derin bakarsak, yemeklerin yoğurtla yenmesi bitkilerden alınabilecek tarım ilacı gibi pek çok reaktif unsur için bağlayıcı bir özellik göstermektedir. Bu maddelerin en önemlisi glutatyondur. Glutatyon vücudun indirgenme-yükseltgenme reaksiyonlarında temel tamponlayıcı unsurdur. Ne var ki bu tamponlama gücü, eksilen kaynakların sürekli yerine konmasına bağlıdır, aşırı fiziksel işlemden geçmemiş süt ve yoğurt bunu sağlayan en önemli besinler olarak karşımıza çıkmaktadır.[4] Çalışmalar sütün vücudun temel antioksidan moleküllerinin yapımını artırdığını, bağışıklık sistemini güçlendirdiğini, kansere karşı koruyucu olduğunu açıkça göstermiştir.[5]

Sütün fizyolojik etkileri ne akademi ne de endüstri tarafından incelenmiştir. Oysa süt sadece besin maddesi değildir, canlı sistemi düzenleyici pek çok öğe de sunar. Örneğin sütün ana proteini olan kazeinden oluşan betakazomorfin-7 sindirim sistemi örtüsünün (mukus tabakası) oluşturulmasını uyarır. Bu, bebek için zaten gereklidir ama erişkinde de olasılıkla aynı özelliği gösterir. Sindirim sisteminin nasıl çalıştığına dair bölümü hatırlayın, sistemin yüzeyi kandan değil, taşıdığı besinden beslenmektedir; o halde işlev de besinle mutlak şekilde etkileşir. Bu durum günümüzde toplumda çok sık görülen atrofik gastrit denen mide yüzeyinin incelmesi ya da pangastrit denen bütününü tutan mikropsuz iltihapla da ilişkili olabilir.[6] Aynı özellik sütün fermente biçimi olan yoğurtta da vardır. Kazein midede tamamen özgül bir şekilde kesilip biçilir, vücuda bir bütün olarak emilir.[7] Tekrar söyleyelim, sütün ve yoğurdun fizyolojik etkileri yeni yeni araştırılıyor, kan şekeri seviyelerini düzenlediğine dair veriler bile henüz üç yıllık.[8] İşte ekşimeyen homojenize yoğurtlar ve UHT sütlerde bu özelliklerin de ortadan kalkması olasıdır; dolayısıyla Türkiye gibi ana fermente ürünü yoğurt ve ayran olan bir kültürde, bu durum çok ağır bir tabloyla sonuçlanır. Çocuklarını "hijyenik" diye uzun ömürlü UHT sütle ve ekşimeyen homojenize yoğurtla beslemeye çalışanlar, en başta onları sütün ve yoğurdun fizyolojik etkilerinden tamamen mahrum bıraktıklarını bilmeliler.

Gıdaların raf ömrünün uzatılmasını hedefleyen endüstrileşme 18. yüzyılın sonunda başlamıştır. Buna paralel olarak sütün endüstrileşmesi ise 19. yüzyı-

---

4 Bounous G, Batist G, Gold P. Immunoenhancing properties of dietary whey protein in mice: Role of glutathione. Clin Invest Med 1989; 12:154-161.

5 Gill HS, Cross ML. Anticancer properties of bovine milk. Br J Nutr 2000; 84 (Suppl 1):S161-S166.

6 Zoghbi S, Trompette A, Claustre J et al. Beta-casomorphin-7 regulates the secretion and expression of gastrointestinal mucins through a mu-opioid pathway. Am J Physiol Gastrointest Liver Physiol 2006; 290:G1105-113.

7 Chabance B, Marteau P, Rambaud JC et al. Casein peptide release and passage to the blood in humans during digestion of milk and yogurt. Biochimie 1998; 80:155-165.

8 Mozaffarian D, Cao H, King IB et al. Trans-palmitoleic acid, metabolic risk factors, and new-onset diabetes in U.S. adults: a cohort study. Ann Intern Med 2010; 153:790-799.

lın ortalarında gerçekleşmiştir.[9] Gıdanın bozulmaması amacıyla aşırı fiziksel işlemden geçirilmesi nispeten daha yakın bir süreçtir. Sütün homojenize edilmesi yaklaşımının çıkış noktası ise ilginçtir, bazı kişilerin sütün kaymağının dillerine gelmesinden duydukları rahatsızlık hissi gibi görünmektedir. Sütün yüksek basınç altında ince bir delikten geçirilmesi, kaymağı oluşturan yağ zerreciklerinin kırılarak bu hisse neden olan pürtüklerin ortadan kalkmasına neden olur. Ancak yağ ve su bazlı ortamın birbirine karışması aslında mümkün değildir, yani limon suyu ile zeytinyağı karışımını kuvvetle çalkaladığınızda önce karıştıklarını zannetseniz de iki faz daha sonra birbirinden ayrılır ve yağ yüzeye çıkar. Homojenizasyon ise yağın yeniden yüzeye çıkmasını engelleyecek kadar kalıcı değişikliklere neden olur. Sorun, bu değişikliklerin kimyasal değişiklikleri de kapsayıp kapsamadığının belirlenmesidir. Zira madem sindirim mikroorganizmalarla ortak özellik göstermektedir, homojenize süt ve yoğurt, UHT süt ve homojenize ayranda ekşimenin ortadan kalkması kimyasal değişiklik olduğunun da net bir göstergesidir. Nitekim yayınlara bakıldığında durumun aslında daha önceleri dolaylı da olsa dile getirildiğini görürsünüz. Sıcaklık işleminin basınçla birleşmesinin etkileri sadece yağ küreciklerinin fiziksel olarak parçalanmasıyla değil, proteinlerin yüksek basınç altındaki davranışlarını değiştiren bir dizi kimyasal değişiklikle de sonuçlanmaktadır.[10,11]

Sütün basit bir beslenme unsuru olmadığını kabullenmek aslında bilimin nasıl okunması gerektiğinin de kapılarını açar, yeter ki doğru mantığı takip edin. Süt madem sıra dışı bir bileşimdir, içerikteki pek çok unsur bebeğin korunmasını sağlamakla kalmaz, hormon salgılarının düzenlenmesine de yardımı olur.[12] Çünkü en hafif tanımlamalarla bile aslında whey proteinleri fonksiyonel özellikler göstermektedir.[13] Bu özellik hayvanın hasta olması durumunda bile bir şekilde sütün de değişmesine, daha doğrusu içerik olarak yeniden düzenlenmesine neden olur.[14] Yoğurdun ishale karşı koruyucu olduğu ise tarihi öykülere bile konu olmuştur. Avrupa'nın gerçek yoğurdu bu kadar kısa sürede benimsemesinin nedeni elbette probiyotik etkisidir. Zaten tarihe

9 Trout GM. Our industry today. Official acceptance of homogenized milk in the United States. J Dairy Sci 1963; 4:342-345.
10 Jenness R. Milk proteins. Effects of heat treatment on serum proteins. J Agric Food Chem 1954, 2:75-81.
11 Gross M, Jaenicke R. Proteins under pressure. The influence of high hydrostatic pressure on structure, function and assembly of proteins and protein complexes. Eur J Biochem 1994; 221:617-630.
12 Hall WL, Millward DJ, Long SL et al. Casein and whey exert different effects on plasma amino acid profiles, gastrointestinal hormone secretion and appetite. Br J Nutr 2003; 89:239-248.
13 McIntosh GH, Royle PJ, Le Leu RK et al. Whey proteins as functional food ingredients? Int Dairy J 1998; 8:425-434.
14 Hogarth CJ, Fitzpatrick JL, Nolan AM et al. Differential protein composition of bovine whey: A comparison of whey from healthy animals and from those with clinical mastitis. Proteomics 2004; 4:2094-2100.

baktığınızda, yoğurdun İspanya'da başlangıçta eczanelerde satılmış olduğunu görürsünüz.[15] Ama süt, özellikle de anne sütü viral enfeksiyonlara karşı doğrudan koruyucudur, çocukluk çağında sık görülen ve sıvı kaybına bağlı olarak ölümcül seyredebilen rotavirüsün çoğalması sütteki müsinle durdurulur.[16]

Sütün ve yoğurdun içerdiği proteinlerin büyük kısmının ne olduğu ve organizmada nasıl bir işlev ortaya koyduğu zaten anlaşılmamıştır ya da yeni anlaşılmaktadır. Bunlardan biri, sütün hipertansiyon mekanizmasında bir basamağı engelleyebileceği şeklindedir. İşlemden geçmemiş süt aslında bir tansiyon ilacı özelliği gösterir.[17] İnek sütü kansere karşı koruyucudur, 2000'li yıllarda yayımlanan çalışmalar aslında çok yeni bilgileri kapsar, okunup okunmadığı, daha doğrusu kanserle uğraşan doktorların ilgi alanına girip girmediği belli değildir ama en azından farelerde yapılan çalışmalar whey proteinlerinin kırmızı etten daha fazla koruyucu olduğuna işaret etmektedir. Bu koruyucu etki mesela vücudun esas savunma rezervi glutatyonun artırılmasıyla ortaya çıkabilir.[18] Tükenen glutatyonun yeniden kazanılması özellikle toksik durumlarda daha büyük önem taşımaktadır. Bunlardan biri alkol kullanımıdır. Alkol, etkisizleştirilmesi sırasında glutatyonun fazladan kullanılmasına neden olur. Whey proteini ekstresi ise buna karşı koruyucudur.[19,20] Deneysel anlamda basit görünen bu süreç, ülkelerin beslenme alışkanlıkları dikkate alındığında çok büyük bir önem kazanır. Bu coğrafyada çok tüketilen rakı mutlaka peynir, süzme yoğurt ya da cacık gibi süt proteininden zengin bir yiyecekle birlikte içilir. Bunun alkole rağmen sağlıklı kalabilmek açısından önemi çok büyüktür, aksi takdirde vücut kendi rezervlerini bir şekilde tüketecektir, en basit belirtisi karaciğer yağlanması ve hasarıdır. Karaciğer yağlanması ve hasarı elbette son yıllarda giderek daha fazla kullanılan nişasta bazlı şeker için de söz konusudur. "Şeker neden zararlıdır?" başlıklı bölümde ele alacağımız üzere, früktoz da benzer mekanizmalarla doku hasarına neden olabilmektedir. Whey proteinlerinin benzer mekanizmaları içeren olası koruyucu etkisi kalp hastalıkları

15 Eren M, Dinleyici EC, Vandenplas Y. Clinical efficacy comparison of Saccharomyces boulardii and yogurt fluid in acute non-bloody diarrhea in children: A randomized, controlled, open label study. Am J Trop Med Hyg 2010; 82:488-491.
16 Yolken RH, Peterson JA, Vonderfecht SL et al. Human milk mucin inhibits rotavirus replication and prevents experimental gastroenteritis. J Clin Invest 1992; 90:1984-1987.
17 FitzGerald RJ, Meisel H. Milk protein-derived peptide inhibitors of angiotensin-I-converting enzyme. Br J Nutr 2000; 84 (Suppl 1):S33-S37.
18 Belobrajdic DP, McIntosh GH, Owens JA. Whey proteins protect more than red meat against azoxymethane induced ACF in Wistar rats. Cancer Lett 2003; 198:43-51.
19 Tseng YM, Lin SK, Hsiao JK et al. Whey protein concentrate promotes the production of glutathione (GSH) by GSH reductase in the PC12 cell line after acute ethanol exposure. Food Chem Toxicol 2006; 44:574-578.
20 Gad AS, Khadrawy YA, El-Nekeety AA. Antioxidant activity and hepatoprotective effects of whey protein and Spirulina in rats. Nutrition 2011; 27:582-589.

için de söz konusudur. Bu proteinler kalp hastalıkları riskini azaltır ama bu etki kuşkusuz aşırı fiziksel işlemden geçmemiş süt proteinleri için geçerlidir.[21]

Ne var ki, süte bu şekilde bir bakış açısı geliştirmek endüstriyel mantıkla çelişmektedir, çünkü sütü bir endüstri haline getiren düşünce biçimi, bunun biyolojik bir sistem olduğu algısının çok uzağındadır. Endüstriye ve onun savunmasını üstlenen akademiye göre süt başlıca whey proteinleri ve kazeinden oluşan bir bileşimdir. İçinde bir miktar yağ vardır ve bu yağ toplanarak ayrı bir ürüne dönüştürülebilir. Uzun süre saklanması konusundaki ana engel olan bakteriler de sterilizasyon ile ortadan kaldırılır. Bütün bu algının temelinde yatan gerekçe, süt endüstrisiyle uğraşanların tıbbi nosyonlarının olmamasıdır ama bu, yaşadıkları akıl tutulmasını mazur göstermez.

Görüşümüzü davet edildiğimiz Ulusal Süt Konseyi'nin Okul Sütü Kampanyası amaçlı toplantısında da bir rapor halinde bildirdik; Okul Sütü olarak adlandırılan projenin günlük pastörize süt ile yürütülmesi gerektiğini, UHT kutu sütün besleyici değerinin çok azaldığını açıkça ifade ettik. Homojenizasyon ya da UHT gibi işlemler bu sistemi bozduğuna göre, besinin içerisinde de bir dengesizliğe neden olmaktadır. İlk bölümde anlattığımız hayvan besleme deneylerini, esansiyel yapıtaşlarıyla ilgili çalışmaları hatırlayın; beslenme için gereken unsurlardan birinin bakterilerin ya da mayaların beslenmesini, çoğalmasını engelleyecek şekilde azalması, kuşkusuz bunu tüketen daha gelişmiş canlılarda da uzun sürede birtakım değişikliklere, mesela sinyal iletiminin hatalı olmasına neden olacaktır. Çünkü moleküler biyolojinin de ayrıntılı biçimde ortaya koyduğu gibi, hücrelere iletilen sinyaller karşılıklı bir denge içerisindedir, başlatma ve sonlandırma sinyalleri birbirinden farklıdır. Süt ve süt ürünlerinde ülke çapında gerçekleşen bu değişiklik, bütün nüfusu etkileyecek bir hal alacaktır. Tekrarlamakta sakınca yok, bu varsayımın en önemli nedeni ise, ülkemizdeki ana mayalanmış ürün tüketiminin yoğurt ve ayrana dayalı olmasıdır.

Süt ve yoğurtta yaşanan bu değişim bugün ayranı da kapsamaktadır.[22] Nitekim Güngör Uras 31 Ağustos 2011'de Milliyet gazetesindeki yazısında da konuya değinir. "Şimdilerde satın aldığınız kutu yoğurtlarını, kutu ayranlarını eski yoğurtlar ve eski ayranlarla karşılaştıramazsınız. Eski yoğurtlar ve ayran-

21 Pins JJ, Kenan JM. Effects of whey peptides on cardiovascular disease risk factors. J Clin Hypertens 2006; 8:775-782.

22 Özünlü BT, Koçak C. Süte farklı homojenizasyon basınçları uygulamanın ayran kalitesine etkisi. Gıda 2010; 35:189-195.

lar başka idi. Şimdikiler başka. Eskiden yoğurt yapılırken, kaynatılan süte, eski yoğurttan maya çalınırdı. Ayran yapılırken de yoğurt su ile çırpılır, köpüklü köpüklü ayran ortaya çıkardı. Eski yoğurtlar buzdolabında saklansa bile 3 günde ekşirdi. Eski ayranlar ekşi ekşi olurdu. Şimdiki yoğurtlar ithal yoğurt mayası ile yapılıyor. Şimdiki ayranların önemli bölümü ithal yoğurt mayası ile doğrudan sütten üretiliyor. Bu konuya nereden meraklandım? Evde, kullanım günü geçmiş bir kutu yoğurt vardı. Tadına baktım. Sanki yeni alınmışçasına. Ekşimemiş. Ayran yapmaya kalktım. Köpürmedi. Ayranı bir süre dinlendirdim ekşimedi." Nitekim konuyu öğrenmek için aradığında endüstri benzer yanıtı vermiştir. "Şimdilerde süt işleme tesislerinde kullanılan yoğurt mayalarının tamamı Avrupa'da belli fabrikalarda üretiliyormuş. Bizde henüz bunun üretimi yokmuş. Bu ileri teknoloji ile üretimde bile mayanın ilk hammaddesi olan bakteriler doğadan (ormanlardan) alınıyormuş. Avrupalı tüketicinin ekşi yoğurt sevmemesi nedeniyle ileri teknoloji ile yoğurt mayası üreten firmalar kolye gibi olan bakteri ile çubuk gibi olan bakterinin arasındaki dengeyi değiştirerek yoğurdun tadını tüketicinin isteğine göre düzenleyebiliyorlarmış."

Özetle

- Süt basit bir gıda maddesi değil, vücut üzerinde düzenleyici etkileri de olan sıra dışı bir gıdadır.

- Sütün hijyen amacıyla işlenmesi sadece pastörizasyonla mümkündür, homojenizasyon ya da aşırı yüksek sıcaklık (UHT) işlemi ileri derecede besleyici değer kaybına neden olur.

- Süt, yoğurt ya da ayranın aşırı fiziksel işlemden geçirilmesi, raf ömrü uzun ama ekşime özelliği olmayan ürünlerle sonuçlanır.

- En iyisi, güvenilir bir kaynaktan alınan açık sütü kaynattıktan sonra on dakika kısık ateşte pişirip yoğurt vb. ürünleri bu sütten evde hazırlamaktır.

- Piyasadaki yoğurtların birkaç marka hariç ekşime özelliği yoktur; bunlar ne sütün ne de yoğurdun fizyolojik koruyucu etkisini gösterir.

- Benzer sorun endüstriyel ayranlar, aşırı işlemden geçmiş kefir gibi ürünler için de söz konusudur.

- İnsan vücudunun korunmasında en önemli rolü üstlenen glutatyon özellikle aşırı fiziksel işlemden geçmemiş süt ve yoğurt gibi süt ürünleriyle kazanılabilir. Bu sağlanamıyorsa kaynaklar tükenecektir.

Bölüm 8:

Aşırı fiziksel işlem

Prof. Dr. Enver Tali Çetin'in değerli anısına...

Mikrobiyolojiyi, tıp ve endüstri ilişkisinin nasıl olması gerektiğini öğretmesinin ötesinde, yaşamın kısa, ama sanatın sonsuz olduğunu fark ettirdiği için.

Gıdanın endüstrileşmesi ve hastalıklar arasında ciddi bir ilişki olduğu ortak bir kanı olsa da, sorun bunun nasıl açıklanacağıdır. Bugüne dek yazdığımız ya da dile getirdiğimiz sözler tüketici tercihlerinde dikkate alınır bir değişikliğe neden oldu. Ancak gıda endüstrisi kurduğu kâğıttan kulelerin tepesinde yaşadığından, söylenenleri ciddiye alması ancak altındaki kulelerin yıkılmasıyla mümkündür. O halde söylenenlerin onların anlayabileceği biçimde kanıtlanmasının ötesinde ispatlanması gereklidir. Çünkü kanıt ("evidence") ve ispat ("proof") birbirinden farklı kavramlardır. Mesele kanıtlama olduğunda, konunun istatistiksel yöntemlerle anlamlılık açısından irdelenmesi yeterlidir, zaten Batı bilimi de kanıt üzerine kuruludur ("evidence based").

Bu kanıt bizim bakış açımızdan biyolojik anlamda fazlasıyla mevcuttur, üstelik bu kanıta siz de mutfağınızın pis kalması pahasına yapacağınız gözlemlerle erişebilirsiniz. Uzun süre temizlenmeyen bir evyede, hele hele kedilerin boş mama kutularında kalan artıkları da biriktirdiğinizde sinekler için mükemmel bir üreme vasatı elde edersiniz. Biyolojinin mantığı bütün canlı formları için ortaktır. Ortamda bırakılan bir besin kaynağı bir süre sonra havadan düşen mayalar başta olmak üzere ortamdaki canlılar tarafından tüketilir ve başka yaşam formlarının yapısına katılır. Sözünü ettiğim mutfak düzeneğindeki yaşam formları mayalar, bakteriler ve elbette sineklerdir. Yarısı tüketilmiş bir yoğurt kabını ağzı yarı açık biçimde ortamda uzun süre tuttuğunuzda, sineklerin kapta yumurtlayarak çoğalmaya çalıştığını görürsünüz. Böyle bir deneysel gözlem sadece mutfak evyesi açısından pistir, yoksa sinekler koloniler oluşturarak evi işgal etmezler. İhtiyacınız olan sadece pisliğe tahammül, gözlem merakı ve gözlemlerinizi yorumlayabileceğiniz düzeyde asgari bilgidir.

Çok isterseniz sinek yumurtalarını ya da kutuların içinde dolaşan kurtçukları da sayabilirsiniz. Ancak açıkça söyleyeyim, üreme durumuna bir bakmanız genellikle yeterli olur, larvaların endüstriyel gıda içerisinde üreyemediğini net bir şekilde söyleyebileceğiniz kadar kesin sonuçlar alırsınız.

Ama evde kediniz varsa, tarafsız gözlemci durumuna geçip, onun verilen salam ya da sosisi yiyip yemediğine de bakabilirsiniz ("kedi hayvanı" olarak adlandırılan sınıf bu tanımın dışında kalır, evinizdekinin kedi olduğundan emin olun). Kediler köpeklerin aksine verilenin içeriğini çok daha derinden anlar. Kedinin genel olarak bayılacağını bildiğiniz salam ya da sosise itibar etmemesi, sizin bunları çocuklarınıza yedirmemeniz konusunda da fazlasıyla uyarıcı olmalıdır. Aynı şeyi uzun raf ömrüne sahip, kutu UHT süt için de denebilirsiniz. Kedi koyduğunuz UHT sütü sadece koklayıp gider, tadına bile bakmaz. Bu gözlem yumurtalar için de geçerlidir. Rahmetli annem evdeki kedinin duymaması için yumurtayı gizlice kırmaya çalışırdı, çünkü yumurta kırılma sesini duyan Arap koşarak gelir, bir yumurtanın da kendisi için kırılmasını ister, çiğ yumurtayı iştahla yalar yutardı. Bunu da denedim, evdeki kediler artık çiğ yumurtayı da dikkate almıyorlar. Şimdi bütün mesele, bu durumun endüstrinin itibar ettiği bilimsel kavramlarla açıklanmasıdır.

Bizim gıdadaki derin değişikliği fark etmemizin başlangıcı, önceki bölümde de değindiğim gibi anneannemizin Vatan Gazetesi yazarı arkadaşımız Mutlu Tönbekici'nin "Yoğurtlar artık niye bozulmuyor?" başlıklı yazısına dayanmaktadır. Ancak yoğurdun doğal bozulma biçimindeki değişimin neden oluştuğunu açıklamak o kadar kolay olmadı. Konu araştırdıkça derinleşerek sürdürülen bir soruşturmaya dönüştü. Gıdadaki değişiklik hemen hemen bütün kaynaklarda mevcuttu, daha doğrusu çocukluğunuzdan hatırladığınız bozulmayı gösteren endüstriyel (ambalajlı ve markalı anlamında) gıda hemen hemen yok gibiydi.

Başlangıçtaki deneme sonunda sistematik bir araştırma aşamasına geçtik. Evdeki laboratuvar imkânları çerçevesinde (etüv ve satın alarak temin ettiğim steril tüpler) daha fazlasını irdelemek de mümkün hale geldi. Ortaya çıkan gerçek, endüstriyel gıdanın iki yüzüne işaret etmekteydi: Bunlardan birincisi, koruyucu maddeler başlığı altında hafife alınan katkılar (ve olası yıkama solüsyonları) ama daha önemli ikincisi aşırı fiziksel işlemdi. Bu ikisinin birbiriyle ne kadar etkileştiği hâlâ açık değildir. Ne var ki, aşırı fiziksel işlem olarak aynı başlık altında topladığım yöntemlerin herhangi biri, bir gıdanın raf ömrünü uzatmak ya da diğer bakış açısıyla, doğal bozulma biçimini değiştirmek için yeterli görünmektedir.

Aşırı fiziksel işlem nedir?

İnsanların gıdanın saklanmasına yönelik çabalarından daha önce söz ettik, bunlar gıdayı kurutma, çok daha yakın zamanda mümkün hale gelen dondurma, mayalama ya da salamura haline getirmektir. Gıdadaki bozulma sürecinin mikroorganizmalardan kaynaklandığının anlaşılmasının üzerinden hayli uzun bir süre geçmiştir.

Sıcaklık uygulama işlemi, yani sütün kaynatılması ya da etin pişirilmesi gıdadaki mikroorganizma sayısını azaltır; pişirme işlemi, sindirimi kolaylaştırmanın ötesinde gıdayı saklama süresini de uzatır. Ne var ki, pişirme işlemi sırasında suyun kaynama sıcaklığı olan 100 santigrat dereceye çıkılması gıdanın bozulmadan saklanma süresini sadece uzatır, tamamen engellemez. Gıda ile uğraşanlar bu durumdan bakterilerin spor formlarının sorumlu olduğu sonucuna varmıştır. Sporlar, bakterilerin uygun şartlar oluşana dek çoğalma özelliği göstermeyen uykudaki formları olarak tanımlanır, benzetmek gerekirse bir cins bakteri tohumu olarak da düşünülebilirler. Koşullar "uygun" hale geldiğinde uyanarak vejetatif, yani üreme özelliği oluşturan biçime dönüşürler.

Mikroorganizmaların aktif (vejetatif) formların çoğu proteinlerin denatürasyonu için yeterli olan 60 santigrat derecenin üzerinde ölür, bu da pastörizasyon olarak adlandırılan işlemin esasını oluşturmaktadır. Spor formların ortadan kaldırılması içinse 130-140 santigrat derece gibi daha yüksek sıcaklıklar gerekmektedir. Ancak süt gibi bir sistemde, kaynama derecesinin de üzerinde kaldığından bu sıcaklığa normal basınç altında erişilemez. Sistem kapalı hale getirilmeli, basınç da beraberinde yükseltilmelidir. Bu işlemlerin daha önce anlattığımız Boyle Kanunu'na bağlı gerçekleştiği düşünülür. Ne var ki Boyle Kanunu reaksiyona girme özelliği olmayan (inert) asal gazlar için geçerlidir.[1] Yani kapalı bir sistemde, özellikle de organik moleküller söz konusu olduğunda meydana gelecek reaksiyonları öngörmeniz mümkün değildir. Hele hele besleyici özellik söz konusu olduğunda (gıdanın amacı beslemektir), bu reaksiyonların meydana getirdiği kimyasal değişikliklerin biyolo-

1 Sam Kean. Kayıp Kaşık. Kolektif Yayıncılık, 2013. Fizik ve kimya tarihine ilgi duyanlar için bu kaynak gerçekten muhteşemdir.

jik sonuçlarını ise sadece hayvan besleme deneyleriyle anlayabilirsiniz. Böyle bir sistemden moleküller elbette birtakım değişiklikler geçirerek çıkar; bakterilerin spor formlarının başına gelen sizin beslenmek amacıyla tükettiğiniz moleküller için de geçerlidir. Sistem kapalı olduğundan değişmeyebilir, oysa bizim beslenme amacıyla kullandığımız moleküller de kimyasal reaksiyona girme özelliğine sahiptir. Mesele, bu reaksiyonların geri dönüşlü olduğu garantisinin verilebilmesidir. Yüksek basınç altında erişilen sıcaklığın moleküllerin aktif, yani reaksiyona girmeye eğilimli grupları arasında geri dönüşsüz, bir daha kullanılmaya izin vermeyecek reaksiyonlara yol açıp açmayacağını hiç kimse öngörememektedir.

Yüksek sıcaklık ve basınç süt gibi sıvı sistemlere uygulanabilmektedir. Buna karşılık yağ gibi sıvı sistemler yüksek basınca çıkılmaksızın da ısıtılabilir. Bu yöntem, yağın içerisinde kalan protein artıklarının ortadan kaldırılmasında kullanılır, böylelikle yağın acımasının önüne geçilir (yağın bir bileşim özelliği gösterdiği dikkate alınırsa, bu da hatalı bir yaklaşımdır). Ancak et gibi katı gıdaların doğrudan sıcaklığa maruz bırakılması pişmesine yol açacağından uygulanamaz. Endüstri bunun üstesinden gelmek için tek başına basınç uygulamanın etkilerini denemiştir. Bakterilerin spor formları yüksek basınç altında da canlılık özelliğini yitirmektedir. Yüksek basınç etkisi ette çok az da olsa sıcaklık artışına neden olur, hiç sıcaklık uygulaması yapılmasa bile ortaya çıkan bu artışa "adiabatik etki" adı verilir. Hiç pişirilmeden doğrudan basınca tabi tutulan yumurtalar aynen haşlanmış yumurta görünümü alır. Ancak yüksek basınç işlemi etin renginde, dokusunda ve tadında değişikliklere neden olmaktadır. Aynen sütlerde olduğu üzere renk açılmakta (UHT sütler bembeyazdır), ette ise pembeye kaymaktadır. Yüksek basınç ette jölemsi bir etki oluşturur, bunun etin bileşimindeki hücrelerin patlamasından kaynaklandığı düşünülmektedir, ancak basınç uygulaması altında tat da karakteristiğini yitirir.

Aşırı fiziksel işlemin bir diğer biçimi ise uygulaması daha fazla donanım gerektiren radyoaktif kaynaklarla ışınlamaktır. İşin ilginç yanı yüksek doz radyoaktif ışınlama da etin renginde ve tadında değişikliklere neden olur, bu yüzden doğrudan tüketilecek etin işlemden geçirilmesi amacıyla kullanımı yaygınlaşmamıştır. Bütün bu aşırı fiziksel işlemlerin ortak hedefi gıdayı steril hale getirmek, yani gıda içerisine bir şekilde bulaşan mikroorganizmaların spor formlarını da ortadan kaldırmaktır. Ancak esas sorun buraya kadar değil, tam da buradan sonra ortaya çıkmaktadır. Zira bir şekilde steril edildiği düşünülen gıda, ambalajı açıldığında, yani ortamdan bulaşma olduğunda da olması gereken bozulma biçimini yitirmektedir. Gıdanın sterilizasyonunu hedefleyen girişimlerin ana sorunu budur, bir şekilde steril hale gelmesi başarılmış gıdanın içerisinde bir daha ekseniz bile beklenen üreme gerçekleşememektedir. Endüstri doğasından sapan bu bozulma sürecini çok hafife alır. Genel açıklamaları "gıdayı çok iyi steril ettiklerinden bozulmasının da daha uzun zaman alacağı" şeklindedir. Ama konunun detayı araştırıldığında, meselenin basit bir sterilizasyondan çok daha fazlası olduğu açığa çıkar.

UHT sütün, homojenize yoğurdun ve ayranın ekşiyememesi, sosislerin kokuşamaması, yumurtaların çürüme olmaksızın küflenmesi biyolojik içeriğin değişmiş olduğunun çok açık göstergeleridir. Açıklanmaya muhtaç olan durum ise, bu değişikliğin neden olduğu ve bizim için eksik beslenme gibi bir sağlık riski yaratıp yaratmadığıdır. Aslında sorunun "eksik beslenme" kısmı gözlemlerimizle doğrulanmaktadır (dikkatli bir gözlemin çok önemli olduğunu bir kez daha vurgulayalım), sinek larvalarının "organik homojenize" yoğurdun içerisinde çoğalamaması "kaynakların eksik olduğunu" bir yere kadar doğrulamaktadır (bu durum gıda ambalajı üzerinde organik yazmasının bir anlam taşımadığını da göstermektedir).

Beslenme kavramı aslında Batı akademisinin ortaya koyduğu ilkeler çerçevesinde şekillenmiştir. Ne var ki, Batı akademisi beslenmeyle ilgili paradigmayı kurmakta yetersiz kalmış görünmektedir. Yapılan deneysel çalışmaların büyük bölümü eksik beslenen yavru hayvanların büyüme eğrilerinin tam beslenenlerin büyüme eğrileriyle kıyaslanıp, ihtiyacın karşılanıp karşılanmadığının incelenmesi üzerine kuruludur.[2,3,4,5,6] Buna karşılık, bağırsakların beslenmede ana unsuru oluşturduğu, sağlıklı kalabilmek için bağırsak florasının beslenmek zorunda olduğu düşüncesi 2000'li yıllarda dile getirilecek kadar yenidir ve hâlâ yeterince irdelenmemiştir. Oysa beslenme kavramı bütün canlılar için aşağı yukarı ortak ilkeler çerçevesinde gerçekleştirilir, yani aşırı işlemden geçmiş gıda içerisinde sinek larvalarının çoğalıp büyüyememesi, gıdayı tükettiğimizde bizi de etkileyebilecek bir değişime işaret etmektedir. Şimdi meseleyi yine süt üzerinden irdeleyelim.

---

2 Ackroyd H, Hopkins FG. XLV. Feeding experments with deficiency in the amino-acid supply: Arginine and histidine as possible precursors of purines. Biochem J 1918; 12:552-576.
3 Totani G. XXXII. Feeding experiments with a dietary in which tyrosine is reduced to a minimum. Biochem J 1916; 10:382-398.
4 Rose W. The nutritive significance of the amino acides. Physiol Rev 1938; 18:109-136.
5 Carter HE. Essential amino acids. NYAS 1979; 325:237-252.
6 Stewart CP. The essential amino-acids. Proc Nutr Soc 1946; 4:225-237.

Sütün içeriği ağırlıklı olarak kazein adlı molekülden oluşur, kazein sıcaklığa karşı son derece dirençli bir proteindir, o nedenle kaynatmadan etkilenmez (kazein adının türetildiği "casa" sözcüğü Latince "sağlam" demektir). Buna karşılık kazein ortamın asitliğine (pH) duyarlıdır, ortamın aside kayması durumunda çökerek lor adı verilen pıhtıya dönüşür. Sütün içeriğinde bulunan diğer proteinler ise laktalbümin, laktoferrin ve laktoglobülin olarak sınıflanan proteinlerdir ki bunlara whey proteinleri de denir. Whey proteinlerinin besleyici değeri yüksektir; bunlar peynir yapımında peynir altı suyunda bulunan ve yine besleyici değeri yüksek başka bileşiklere dönüşür.

Doğal süt, ortam asitleştirildiğinde kısa bir süre içerisinde çöker. Bu asitliği sağlamanızın en kolay yolu süte birkaç damla limon sıkmaktır. Bu basit deney benim de başvurduğum yöntemlerden birini oluşturdu. Günlük pastörize süt gerçekten de birkaç damla limonun yarattığı asit ortamda çöktü. Ne var ki, aynı şey UHT süt için geçerli değildi, hatta UHT süt ortama bir bütün limon sıkılmasından da hiç etkilenmedi. Bunun üzerine bir sonraki aşama olarak, daha güçlü bir asit, hidroklorik asit yani tuzruhu karıştırarak bir deneme daha yaptım. UHT süt tuzruhunun asitliğinden de etkilenmeyince, bozulmamanın iyi sterilizasyona değil, sütün içerisindeki fiziksel/kimyasal yapının değişmesine bağlı olduğuna iyice kanaat getirdim. Bu durum muhtemelen yüksek basınç ve sıcaklığın neden olduğu yeni termodinamik dengeye bağlıydı. Çünkü süt bir sistemdir ve "buharlaşamayacağı sıcaklık" basınç altında uygulandığında (UHT işleminde 140 santigrat derece) olasılıkla proteinlere uygulanan enerjiyi iç bağlar oluşturarak emmekte, sonuç olarak farklı bir forma dönmektedir. İşin kötüsü, bu durum homojenizasyon aşamasında, yani daha düşük sıcaklık ve basınç altında da geçerli görünmektedir, homojenize yoğurtların ekşimeme özelliği de bu görüşü doğrulamaktadır.

Bu ilk deney ve gözlemlerin sonrası yaklaşık iki yıl alan uzun bir okuma dönemini gerektirdi. Öncelikle, ekşimeden sorumlu olan organizma(lar) neydi? Her yerde olduğu gibi, mutfak ortamında da havada bulunan ve gıdada ekşimeyi gerçekleştiren mayaların başında *Saccharomyces cerevisiae* (SC) gelmektedir. Bu mayalar tam buğday ununu sulandırdığınızda da içerisine düşerek ekşi mayanın oluşmasını sağlar. Üstelik SC bugüne dek en çok araştırılmış ve model sistem olarak kabul edilmiş canlılardan biridir, yani özellikleri konusunda olağanüstü bir bilgi birikimi bulunmaktadır. SC bir saprofit, yani çürükçüldür; ancak yeterli kaynakların bulunması durumunda üreyebilir, üreme hızı kaynağın zenginliğine bağlıdır. Fakat daha sonra da göreceğimiz üzere, gıdada oluşturduğu tat değişikliği de yine kaynağın içeriğiyle ilişkilidir. SC üreme özelliği açısından sülfür kaynağı olarak metionine bağımlıdır. Mutant formları dışında, metionini ya da bundan sentezlenen sisteini sentezleme özelliği yoktur.[7,8,9,10,11] Dolayısıyla ekşimenin ortadan kalkmasının başlıca sorumlusunun ortamdaki metionin ve sistein eksikliği olması makul gözükmekteydi. Bu iki aminoasidin ortak özelliği "aktif sülfür grubu"na sahip olmalarıdır.

Proteinler gibi organik bileşiklerden oluşan bir sistemin diğer canlılar (örneğin sütün ekşimesini sağlayan SC gibi mayalar) tarafından kullanılabilmesi onun doğal halinde bulunmasıyla ilişkilidir. Bir gıdanın doğal olmasının tek güvencesi doğanın döngüsünden geçmiş olmasıdır. Bu durumda tüketilebilirliğinin tek güvencesi de geleneksel üretim yönteminin dışına çıkmamasıdır. Gıdaya uygulanan yüksek sıcaklık ve/veya basınç ya da radyasyonun etkisi bu kavramın dışında kalır. Gıda aslında onu tüketene benzer (uyumlu) özellik göstermelidir. Mesele süt olduğunda ise durum daha da farklı bir boyut kazanır, zira süt daha önce bahsettiğimiz gibi, kendi içerisinde "yeni doğan yavrunun dış dünyaya adaptasyonunu sağlayan" özel bir sistem özelliği göstermektedir. Geleneğin bu sıra dışı ürünün işlenmesinde sunduğu sınır kaynatmadır. Yüksek basınç altında sıcaklık uygulaması ise başka bir termodinamik denge durumunu meydana getirir, bu göründüğü kadarıyla tek başına yüksek basınç uygulaması için de geçerlidir. Çünkü öyle ya da böyle gıdayı oluşturan moleküller aktif, yani reaksiyona girmeye açık gruplar içerirler. Reaksiyona girme özelliği yüksek olan gruplar, doğal olarak sentez maliyeti de en yüksek olan gruplardır. Önceki bölümlerden hatırlayın, örneğin aminoasitler içerisinde enerjetik olarak yapım maliyeti en yüksek olanlar sülfür içeren metionin ve aromatik halkası bulunan triptofandır. Dolayısıyla yüksek fiziksel işlemden etkilenme olasılığı en fazla olan maddelerin başında da bu ikisi gelecektir (enerjinin korunumu yasası). İşin ilginç yanı, her iki esansiyel aminoasit de tek şifreyle kodlanmak gibi bir ayrıcalığa sahiptir, yani sistem bunların birden fazla şifreyle kodlanıp güvenceye alınmasına izin vermemiştir.

---

7 Shapiro SK, Almenas A, Thomson JF. Biosynthesis of methionine in Saccharomyces cerevisiae. Kinetics and mechanism of reaction of S-adenosylmethionine: homocysteine methyltransferase. J Biol Chem 1965; 240:2512-2518.
8 Cherest H, Eichler F, De Robichon-Szulmajster H. Genetic and regulatory aspects of methionine biosynthesis in Saccharomyces cerevisiae. J Bacteriol 1969; 97:328-336.
9 Cherest H, Surdin-Kerjan Y. Genetic analysis of a new mutation conferring cysteine auxotrophy in Saccharomyces cerevisiae: Updating of the sulfur metabolism pathway. Genetics 1992; 130:51-58.
10 Rodionov DA, Vitreschak AG, Mironov AA et al. Comparative genomics of the methionine metabolism in Gram-positive bacteria: a variety of regulatory systems. Nucleic Acids Res 2004; 32:3340-3353.
11 Perpete P, Duthoit O, De Maeyer S et al. Methionine catabolism in Saccharomyces cerevisiae. FEMS Yeast Res 2006; 6:8-56.

Meseleyi bu açıdan incelediğinizde, mayalanma olarak Türkçeleştirdiğimiz fermantasyon da aslında bambaşka bir yere oturur. Doğal L-metionin (bu "doğal" lafını söylemekten sıkılsam da tekrarlamamız gerekiyor, gıdamızdaki aminoasitler "L", yani sol konumunda bulunmak zorundadır) peynir konusunda anlatmaya çalıştığımız, önemini altını çizerek vurguladığımız "olgunlaşma"yı güçlendirici bir unsur olarak görünmektedir.[12,13] Ancak bu noktada işler yine karışır, zira endüstri peyniri bir şekilde süttozundan yapma becerisine de sahiptir. Bu, önceki bölümlerde anlattığımız "eski kaşarın hareler atarak kızarması" ama taze ya da "eskitilmiş" kaşar olarak satılan ürünlerin "kızaramadan" yağını bırakmasıyla örtüşür.[14] Oysa bu özellik gıdanın mayalanması sırasında zorunlu bir süreçtir, metionin ya da diğer sülfür kaynaklarının bir kısmı da zaten "uçucu sülfür bileşikleri" olarak ortamdan uzaklaşır.[15] Biz bunların bir kısmını mayalanmış "ekmek kokusu" (SC'nin kültür/besi ortamına verdiği koku) ya da "kaynatılmakta olan süt kokusu" olarak duyarız, hatta etin pişme kokusu da aynı kavramla örtüşür. İlginç olan, bu kokular doğrudan iştahımızı açar, fırının önünden geçerken bile vitrine bakakalırız. Ancak aynı koku sütün yoğurda dönüştürülmesinde ortaya çıkmaz. Olasılıkla bu nedenle Anadolu'da yoğurt ya da peynir tutturmaya "sütün uyutulması" adı verilir.[16]

Gıdanın endüstrileşmesini değerlendirmenin bir anahtarı metionin ve bunun SC'de sentezlenememesiyse, bir diğeri de et endüstrisinin korkulu rüyası olan *Listeria monocytogenes*'in üreme koşullarıdır.[17] Listeria özellikle etten bulaşabilen bir mikroorganizmadır. Ne var ki gıdanın bozulma biçimi ya da bulaşmaya bağlı oluşturduğu tehdit mikrobiyologlar ve gıda mühendislerinin karşılıklı tartışmasıyla değerlendirilmiş görünmemektedir. Yine de Listeria'nın en az neyin içerisinde üreyebileceği değişik kombinasyonlarla araştırılmıştır. Listeria o kadar becerikli bir bakteridir ki, sadece metionin varlığında bile üreyebilmektedir. Bu, gıda endüstrisinin ete yaptığı aşırı fiziksel işlemlerin Listeria'nın üremesini nasıl azalttığını da açıklayabilir; "metionin kaynaklarını yok et, Listeria'yı kontrol et!"[18]

---

12 Landaud S, Helinck S, Bonnarme P. Formation of volatile sulfur compounds and metabolism of methionine and other sulfur compounds in fermented food. Appl Microbiol Biotechnol 2008; 77:1191-1205.
13 Dennison C, Gous AM. Hydrolysis conditions for the analysis for sulphur amino acids in feedstuffs. S Afr J Anim Sci 1984; 14:64-69.
14 Bonnarme P, Lapadatescu C, Yvon M et al. L-methionine degradation potentialities of cheese-ripening microorganisms. J Dairy Res 2001; 68:663-674.
15 Wainwright T. Hydrogen sulphide production by yeast under conditions of methionine, pantothenate or vitamin B6 deficiency. J Gen Microbiol 1970; 61:107-119.
16 Ünsal A. Süt Uyuyunca. Yapı Kredi Yayınları (7. Baskı), 2013.
17 Friedman ME, Roessler WG. Growth of Listeria monocytogenes in defined media. J Bacteriol 1961; 82:528-533.
18 Tsai HN, Hodgson DA. Development of a synthetic minimal medium for Listeria monocytogenes. Appl Environ Microbiol 2003, 69:6943-6945.

Üstelik radyasyon uygulaması da metionin kaynaklarının bozulmasına yol açmaktadır. Bu da yine bir aşırı fiziksel işlem olan radyasyonun etin bozulmasını nasıl önlediğini açıklar.[19] Radyasyonla uğraşanlara yoğurt verilmesi boşuna değildir, azalan kaynakların yerine konması ek metionin ve sistein gerektirir. Aynı yaklaşım atom bombasının etkilerinden korunmada da çok fazla araştırma alanı bulmuş ama radyoterapinin bir mekanizması ya da radyoterapi görenlerin beslenmesi açısından hiç irdelenmemiştir.

Aslında esansiyel aminoasitlerle ilgili yapılmış pek çok çalışma içerisinde doğrudan fizikle ilişkili olan bir tanesi, biyolojiyle fiziksel dünyanın kesişmesine bambaşka bir yönden işaret eder. Bu çalışma 2007 yılında yayımlanmıştır, esansiyel aminoasitlerin 1 kilo elektron volt ve 20 mega elektron volt aralıktaki enerji absorbsiyonu davranışını irdeler. Mevcut esansiyel aminoasitlerin metionin hariç hepsi tek bir absorbsiyon özelliği gösterir, metioninde ise absorpsiyon iki farklı enerji seviyesinde gerçekleşir. Araştırmacılar bunun sülfüre bağlı olduğunu düşünmüşlerdir. Sülfürün enerjinin dönüşümünde oynadığı sıra dışı rol bununla biyolojik açıdan bağlantılı olabilir. Üstelik mesele sülfürden ibaretse, aynı element sistein ve taurinde de mevcuttur.[20]

Sütün ve yoğurdun ekşimesine neden olan bu süreç, sistemin içerisinde bulunan bazı kaynakların dönüştürülmesine bağlıdır. Önceki bölümlerde sık sık dile getirdiğimiz gibi, yaşam aslında gıda aracılığıyla birbirine dönüşen süreçleri içerir, sistemin genel döngüsü ve içeriği de bütün canlılar için büyük ölçüde benzerdir. Canlılığın nasıl başladığı henüz anlaşılamamış olsa da, sürdürülmesinde birkaç kayda değer öneriden biri demir-sülfür hipotezidir. Yaşam için gerekli enerji moleküller üzerinden elektronların aktarılmasıyla sağlanır. Bu sistem, bakteriler gibi prokaryotik canlıların daha yüksek canlılarda sentezlenemeyen esansiyel aminoasitleri sentezleyebilmesinde de büyük öneme sahiptir. Güneşten (ya da başka kaynaklar da olasıdır) alınan enerji, fotosentez/kemosentez aracılığıyla pek çok molekülün yapımı için gereklidir. Bu sistem özellikle demir ve sülfürün birleştirilmesiyle elde edilen bir çekirdek ("iron-sulfur cluster") üzerinden gerçekleşir. Bu reaksiyon içerisinde sülfür alabileceği geniş değerlilik (valans) çeşitliliğiyle aslında farklı bir yere oturur. Görünen odur ki, sülfür element olarak da enerjinin dönüşümünde aslında

19 Shimazu F, Kumta US, Tappel L. Radiation damage to methionine and its derivatives. Radiat Res 1964; 22:276-287.
20 Manohara SR, Hanagodimath SM. Effective atomic numbers for photon energy absorption of essential amino acids in the energy range 1 keV to 20 MeV. Nuclear Instruments and Methods in Physics Research Section B 2007; 264:9-14.

doğrudan sorumlu bir rol üstlenmektedir.[21,22]

Aşırı fiziksel işlemin sülfür içeren aminoasit metioninle olan ilişkisinin tersten sınanması

Buraya kadar olan veriler endüstriyel süt ve yoğurttaki (bu durum elbette endüstriyel ayran için de geçerlidir) ekşime özelliği kaybının sülfür içeren bileşiklerin bir şekilde kullanılamaz hale gelmiş ya da tamamen kaybedilmiş olmasından kaynaklandığını göstermekteydi. Bu durumda bu kez ispat aşamasına yönelik bir deneyin planlanması gerekiyordu: Ürünün içerisine metioninin ayrıca eklenerek mayanın etkinliğinin incelenmesi. Bu amaçla SC kaynağı olarak bilindik bir kaynağı, ambalajlı ekmek mayasını (yaş maya) kullandım. 200 gramlık homojenize yoğurtlardan ve 200 mililitrelik UHT kutu sütlerden aldım. Metionin İstanbul Tıp Fakültesi Biyokimya Anabilim Dalı'ndan temin edildi. Bu ölçünün kullanılmasının nedenini, sütün içerisindeki ortalama metionin derişiminin 100 mililitrede 100 miligram olduğu verileri oluşturdu. Yoğurt 100 gram, süt de 10 mililitre olacak şekilde bardaklara ve steril deney tüplerine alındı, içerisine önceden steril serum fizyolojik içinde eritilmiş metionin eklendi. Ardından bir paket endüstriyel ekmek mayası 50 mililitre serum fizyolojik içinde çözülüp, süt ve yoğurt örneklerinin üzerine bundan 200'er mikrolitre eklendi.

Sonrası çok da uzun olmayan bir bekleme süreciydi. Teori doğru görünüyordu, metionin eklenmiş yoğurdun bulunduğu bardaklarda gazın ortaya çıkışı dışarıdan açıkça belliydi, metionin eklenmemiş sadece homojenize yoğurt içeren bardaklarda SC'nin böyle bir etkisi oluşmamıştı. Benzer durum süt için de geçerliydi. SC pastörize sütte kesilmeye neden oluyordu ama UHT sütte herhangi bir etkinliği yoktu, süt ilk günkü formunu etüvde 10 gün sonra bile aynen korudu. Ancak daha ilginci deneyin "tatma" aşamasıydı. Metionin eklenmiş örnekler ekşimeye yakın bir tadı verebildiler, eklenmemiş olanların verdiği tat ise doğrudan küf tadıydı. Yani homojenize yoğurt ve UHT sütlerin uzun ömürlü olmasının nedeni iyi steril edilmiş olmaları değil, en azından metioninden fakir hale getirilmeleriydi. Bu, SC'nin ekşitme işleminin mayanın kendinden değil, besi ortamının içeriğinden kaynaklandığının da bir göstergesiydi.

21 Gray HB, Winkler JR. Electron transfer in proteins. Annu Rev Biochem 1996; 65:537-561.
22 Lill R, Mühlenhoff U. Maturation of iron-sulfur proteins in eukaryotes: mechanisms, connected processes, and diseases. Annu Rev Biochem 2008; 77:669-700.

Endüstri bu aşırı fiziksel işlemleri pek çok ürüne uygulamaktadır. Yüksek sıcaklıkta steril edilen konserveler, UHT işleminden geçirilen meyve suları, domates püreleri bunların bilindik uygulamalarıdır. Yüksek basınç işlemi et ürünlerine de uygulanmakta, dolayısıyla bu gıdalarda da tat ve renk değişiklikleri ortaya çıkmaktadır. Yani gıdadaki kullanılabilir biyolojik sülfür kaynağı azalması aslında tahmin edilenden çok daha yaygın bir durumdur ve endüstriyel gıdanın neredeyse bütününü kapsamaktadır. Kaldı ki, bulguyu teyit etmeye yönelik sonraki okumalarım, UHT gibi işlemlerle bazı değişiklikler oluştuğunun zaten endüstri tarafından da bilindiğini doğrulamıştır. Buna "gazını almak" anlamında "degassing" adı verilmektedir.[23] Bu işlem sırasında, içlerinde en iyi bilinen hidrojen sülfürün yanı sıra başka gazlar da çıkmaktadır. Ne ilginçtir ki, endüstri bu gazın kaynağının ne olduğunu araştırmamıştır. Bu yolla gazı alınan ambalajlı ürünün sonradan "şişmesi" diye bir sorun da ortadan kalkmaktadır. Bugün marketlerde şişmiş konserve, kutu süt ya da meyve suyu bulmanız mümkün değildir, zira endüstri bunların gazını tüketime sunmadan önce peşinen almakta ya da gaz çıkamayacak şekilde bağlamaktadır (konservelerin laklanması). Daha açık bir ifadeyle, endüstri gıdanın içeriğini peşinen eksilterek bozmakta ve sonradan bozulmasını önlemektedir. Okullarda dağıtılan kutu sütler de buna dahildir.

O nedenle Mutlu Tönbekici'nin kaleme aldığı ve anneannemizin önümüze koyduğu bir tek yazıdan vardığımız bu sonuç, aslında çok derin bir beslenme sorununu ortaya koyar. Sorun daha çok gıdasını ABD'yi örnek alarak endüstrileştiren ülkelerin sorunudur, ama en ağır biçimiyle aslında ABD'de yaşanmaktadır. Bizim bunun farkına varabilmemizin nedeniyse, ülkemizde gıdadaki değişimin çok hızlı olması ve 12. bölümde ayrıntılı olarak ele alacağımız gibi buna paralel olarak değişen hastalık tablolarıdır.

Mamaların hazırlanmasında da aşırı fiziksel işlem kullanılır

Sorunun bir başka cephesi endüstriyel bebek mamalarının hazırlanmasında ortaya çıkar. Aslında mama endüstrisi çalışmaların en titiz yapıldığı alanlardan biridir. Çoğu gıda endüstrisi kuruluşunun aksine, mama endüstrisi çalışmalarını gerçekten bilimsel koşullarda sürdürür. Nitekim bunlardan birini bir zaman ziyaret etme şansımız oldu. Mama formülleri bebeklerin ihtiyaçları dikkate alınarak belirlenir. Bunun için yapay bağırsak ortamlarından emilim

23 Hotchkiss JH, Werner BG, Lee EYC. Addition of carbon dioxide to dairy products to improve quality: A comprehensive review. Comp Rev Food Sci Food Saf 2006; 5:158-168.

gibi deneysel modeller de kullanılır.[24] Burada ana prensip anne sütünün özelliklerinin taklit edilmesidir. Anne sütü toplanarak bileşim açısından incelenir, mevcut hammadde kaynaklarıyla buna en fazla benzeyen bileşim hazırlanmaya çalışılır. Ne var ki, bu hedefe erişilmesi her zaman mümkün olmaz. Titiz çalışma şartları dikkate alındığında formül mamalar anne sütünün taklit edilmesinde bir yere kadar başarılı olabilir. Ancak ne olursa olsun, mama anne sütünün birebir karşılığı olamaz; o nedenle ana beslenme kaynağı olarak değil, ek besin kaynağı amacıyla kullanılmalıdır. Önemli olan anne sütünün mümkün olabilecek en uzun süre verilmesidir, çünkü genel beslenme paradigması için geçerli olan kısıtlılıklar bebek mamaları için de geçerlidir.[25,26]

Ancak iş hazırlanan mamanın uzun ömürlü hale getirilmesine geldiğinde UHT yine en sık başvurulan yöntemlerden biridir ve mama içeriğindeki biyolojik olarak aktif proteinlerin yapısında birtakım değişikliklere neden olur. Pek çok araştırma, sıcaklık yoluyla uygulanan sterilizasyonun mama içeriğini olumsuz etkilediğini göstermiştir. Mama içerisinde bulunan serbest aminoasitler aşırı fiziksel uygulamadan ciddi anlamda etkilenir. Formülasyonun anne sütüne benzetilmesi hatalı bir yaklaşım değildir, gelgelelim aşırı fiziksel işlemin hangi maddeleri ne ölçüde değiştirdiğini belirlemek mümkün olmaz.[27,28,29]

Basınç işleminin etkileri

Aşırı fiziksel işlemin meydana getirdiği değişiklikler biyolojik sistemin herhangi bir unsurunu içerebilir, protein-protein bağlanmaları ve protein-şeker grubu bağlanmaları bunlar içerisinde en iyi bilinenlerdir. Früktoz başlığı altında daha detaylı anlatacağımız üzere, şeker moleküllerinin proteinlere bağlanmasına neden olan Maillard reaksiyonu da benzer özellikler gösterir. Yüksek basınç altında ulaşılan sıcaklık, biyolojik açıdan bambaşka bir termodinamik duruma neden olur. Normal şartlar altında oluşamayacak bileşikler sıcaklık

24 Munn AJ, Streich WJ, Hummel J et al. Modelling digestive constraints in non-ruminant and ruminant foregut-fermenting mammals. Comp Biochem Physiol Part A 2008; 151:78-84.
25 Darragh AJ, Moughan PJ. The amino acid composition of human milk corrected for amino acid digestibility. Br J Nutr 1998; 80:25-34.
26 Agostoni C, Carratu B, Boniglia C et al. Free amino acid content in standard infant formulas: Comparison with human milk. J Am Coll Nutr 2000; 19:434-438.
27 Lönnerdal B, Hernell O. Effects of feeding ultrahigh-temperature (UHT)-treated infant formula with different protein concentrations or powdered formula, as compared with breast-feeding, on plasma amino acids, hematology, and trace element status. Am J Clin Nutr 1998; 68:350-356.
28 Korhonen H, Pihlanto-Leppala A, Rantamaki P et al. Impact of processing on bioactive proteins and peptides. Trends Food Sci Technol 1998; 9:307-319.
29 Yeung CY, Lee HC, Lin SP et al. Negative effect of heat sterilization on the free amino acid concentrations in infant formula. Eur J Clin Nutr 2006; 60:136-141.

ve basınç altında ortaya çıkabilir.[30] Bu bileşiklerin bir kısmı, ortam normal şartlara eriştiğinde belki eski haline geri dönebilir, ancak meydana gelen geri dönüşsüz sabit (kovalan) bağlar, içeriğin normal sıcaklıklara dönmesi durumunda da değişmez. Gıda gibi bir biyolojik bileşik çok farklı kompozisyon gösterebildiğinden, bunların çoğunun öngörülebilmesi mümkün değildir ve düzeltme şansı da bulunmamaktadır. Kural olarak yapımı en fazla enerji gerektiren unsurlar reaksiyona en açık moleküllerdir. Dolayısıyla metionin, sistein ve triptofan gibi aminoasitler bu enerji yüklenmesinden olasılıkla en fazla etkilenen moleküllerdir.[31]

Ete yüksek basınç uygulanması da, sıcaklık olmasa bile benzer reaksiyonların ortaya çıkmasına neden olur. Akademi ve endüstri ortaya çıkan değişiklikleri "biyoekivalans" (biyoeşdeğerlilik) gibi aslında farmakolojiden ödünç alınan bir kavramla açıklamaya çalışır.[32] Biyoeşdeğerlilik etin basınç sonrasında da benzer özellikler gösterdiğini ileri sürer. Ancak aşırı işlemden geçmiş etten yapılan sosislerin kokuşma özelliğini artık kaybetmiş olması tam tersini söyler. Bu steril sosisler, ambalaj açılıp bulaşma gerçekleşse bile, sadece küflenme eğilimi gösterir. Anneler çok iyi hatırlayacaklardır, açtıktan sonra buzdolabında bekletilen sosislerin yüzeyi zamanla yıvış yıvış bir tabakayla kaplanır. Bu sosisleri suyun altında yıkadıktan sonra kesip içini koklarsanız herhangi bir bozulma gerçekleşmediğini görürsünüz. Aşırı basınç işlemi bir yandan endüstrinin korkulu rüyası bakterileri ortadan kaldırırken, diğer yandan etin yapısını bozarak jelleşmeye neden olur. Ete basınç uygulama işleminin bile 2003 yılında patenti alınmıştır.[33]

Aşırı fiziksel işlemin gıdanın hangi unsurlarını etkilediği kısmen araştırılmış, ancak değişikliklerin beslenme açısından vazgeçilmez unsurlarla ilişkili olduğu göz ardı edilmiştir. Bu konuda yazılan tezler bile 2000'lerin sonlarında başlar. Endüstri gıdanın biyolojik özelliğini tamamen göz ardı etmiş görünmektedir.[34] Burada sığınılan kavram tüketici beklentilerinin karşılan-

---

30 Galazka VB, Sumner IG, Ledward DA. Changes in protein-protein and protein-polysaccharide interactions induced by high pressure. Food Chem 1996; 57:393-398.

31 Mohana-Borges R, Silva JL, De Prat-Gay G. Protein folding in the absence of chemical denaturants. Reversible pressure denaturation of the noncovalent complex formed by the association of two protein fragments. J Biol Chem 1999; 274:7732-7740.

32 García Regueiro JA, Sárraga C, Hortós M et al. Bioequivalence of meat products treated with high pressure processing. Trends Food Sci Technol 1998; 9:197-203.

33 Tada et al. Method for improving gelling properties of protein. United States Patent, Patent number US 6,586,037 B1, Patent date Jul. 1, 2003.

34 Grygorczyk A. Biophysical studies of milk protein interactions in relation to storage defects in high protein beverages. Department of Food Science and Agricultural Chemistry, MacDonald Campus of McGill University, 2009.

masıdır. Yani gıdada ne değişiklik olursa olsun, sınama sisteminin bir parçası olan "temsili tüketici" ortaya çıkan ürün konusunda olumsuz bir görüş beyan etmezse, sonuçlar bilimsel dergilerde yayımlanarak ürünün "kabul edilebilir" olduğu tescillenir. Endüstri bunların ne olduğunu ve nereden kaynaklandığını anlamak yerine içine antioksidan gibi başka maddeler ekleyerek engelleyip engelleyemediğine bakmıştır.[35] Sayıca çok az çalışma aşırı fiziksel işlemin oluşturduğu yeni termodinamik koşullarda, onu tüketende bir daha kullanılamayacak kadar sağlam sülfür-sülfür bağlarının ortaya çıktığını doğrular.[36,37] Yüksek basınç proteinlerde bizim vücudumuza yabancı reaksiyonlara neden olmakta, bunların sindirimden nasıl etkilendiği ise bilinmemektedir.[38] Benzer özellik triptofan gibi biyolojik yapım maliyeti son derece yüksek, kırılgan bir aromatik halka içeren türevleri için de söz konusudur. Aminoaside aromatik halka eklenmiş olması onu hassaslaştırır. Sıcaklık-yüksek basınç uygulaması aromatik halkanın bozulmasına yol açar.[39] Bu durum da aynen sülfür içeren grupların kaybı gibi, gıdanın tadının nötr hale gelmesine sebep olur. Oysaki triptofan insan ve hayvan vücudunda yapılamayan, vücut için çok önemli sinirsel ara-geçiriciler (nörotransmitter) gibi pek çok maddenin sentezinde kullanılan çok değerli bir bileşiktir. Bunun azalması bir süre sonra başta beyin olmak üzere, vücudun işlevlerinde kaçınılmaz değişikliklere neden olacaktır. Günümüzün en sık rastlanan sorunlarından biri olan depresyon, sinirsel ara-geçiricilerin azalmasına bağlıdır, mevcut ilaçlar da bunun dolaylı yoldan artırılmasına yöneliktir. Beri yanda sülfürün de sinir sisteminde bir ara geçirici olarak işlev gördüğüne dair veriler bulunmaktadır.[40,41] Dahası, aşırı fiziksel işlem sonrasında ortaya çıkan bileşiklerin enflamasyonla (romatizma, kolit gibi otoimmün hastalıklar) ilişkili olabileceğini anlatan tek tük makaleler de vardır.[42]

---

35 Vazquez-Landaverde PA, Qian MC. Antioxidant impacts on volatile formation in high-pressure-processed milk. J Agric Food Chem 2007; 55:9183-9188.
36 Famelart MH, Tran Le N, Croguennec T et al. Are disulphide bonds formed during acid gelation of preheated milk? Int J Food Sci Technol 2013; 48:1940-1948.
37 Moatsou G, Bakopanos C, Katharios D et al. Effect of high-pressure treatment at various temperatures on indigenous proteolytic enzymes and whey protein denaturation in bovine milk. J Dairy Res 2008; 75:262-269.
38 St. John RJ, Carpenter JF, Randolph TW. High-pressure refolding of disulfide-cross-linked lysozyme aggregates: thermodynamics and optimization. Biotechnol Prog 2002; 18:565-571.
39 Ruan K, Tian S, Lange R et al. Pressure effects on tryptophan and its derivatives. Biochem Biophys Res Commun 2000; 269:681-686.
40 Wainwright PE. Dietary essential fatty acids and brain function: a developmental perspective on mechanisms. Proc Nutr Soc 2002; 61:61-69.
41 Thompson GA, Kilpatrick IC. The neurotransmitter candidature of sulphur-containing excitatory amino acids in the mammalian central nervous system. Pharmacol Ther 1996; 72:25-36.
42 Bengmark S. Advanced glycation and lipoxidation end products–Amplifiers of inflammation: The role of food. J Parenter Enteral Nutr 2007; 31:430-440.

Süt ve yoğurttan sonra ayran da elden gider

Süte uygulanan bu akıl dışı işlemler, zaman içerisinde geleneksel beslenmenin ayrılmaz bir diğer bileşeni olan ayrana da yönelmiştir. Süt, basınç ve sıcaklık uygulanması yerine yüksek ses dalgaları kullanılarak da homojenize edilebilir. Teknoloji farklı olsa da, genel prensip sütün içine aslında alamayacağı kadar enerjiyi bu kez ses dalgaları aracılığıyla yüklemektir.[43] Bu yaklaşım da sadece mühendislik mantığı çerçevesinde gerçekleştirilir, sütün yağının içerisine kırılması sağlanır.[44] Ancak hangi yöntem kullanılırsa kullanılsın, biyolojik sonuçlar benzerdir, zira endüstriyel ayran da yoğurt gibi ekşime özelliğini yitirir. Bugün piyasa işi markalı yoğurtların hepsinde dışarıdan getirilen bir maya karışımı kullanılır, çünkü yerli mayalar işlemden geçirilmiş sütte yeterince etkin çalışamamakta, ya da en azından istenen standart sonucu verememektedir. Piyasadaki kapalı kutu ayranlar da "ayran mayası" kullanılarak yapılır. Ortalama herkesin ayran mayası diye bir kavramın olmadığını, ayranın yoğurdun suyla karıştırılmış hali olduğunu bilmesine rağmen, hammadde satan internet sitelerinde "ayran mayası" olarak adlandırılan bir bakteri türünün adı geçmektedir.

Batı biliminin olayları yorumlamadaki kısıtlılığı, biyolojik sistemlerin reaksiyona girme özelliği olmayan asal gazlardan farklı davranabileceği gerçeğini atlamıştır. İşleme teknolojilerinin hemen hemen bütünü, bakterilerin spor formlarının ortadan kaldırılmasının uzun raf ömrü sağladığına inanmaktadır, o nedenle farklı farklı yöntemlerle de olsa, aynı aşırı fiziksel işleme odaklanır.[45] Kuşkusuz, bunun bir ucunda da yeni homojenizasyon cihazı gibi bir teknolojik ürünün geliştirilmesi yer alır; paslanmaz çelik, silah olmanın ötesinde de kullanılabilmelidir. Nitekim süt endüstrisinde yaygın kullanılan bu yöntemler, günümüzde gıda endüstrisinin endüstriyel domates püresi gibi diğer kollarında da uygulanabilir hale gelmiştir. Bütün meyve sularının "gazı alındığından", taze sıktırdığınız meyve suyu, buzdolabında bekletseniz bile birkaç günde gaz oluşturarak ambalajı şişirirken, kutu meyve suları bu özelliği göstermez. Yani meyve suyu şekerli meyve aromasına dönüştürülmüştür. Ailelere çocuklarına mümkünse meyveyi doğrudan yedirmelerini, meyve suyu vermek istiyorlar-

43 Mason TJ, Paniwnyk L, Lorimer JP. The uses of ultrasound in food technology. Ultrason Sonochem 1996; 3:S253-S260.

44 Vercet A, Oria R, Marquina P et al. Rheological properties of yoghurt made with milk submitted to manothermosonication. J Agric Food Chem 2002; 50:6165-6171.

45 Mussa DM, Ramaswamy HS. Ultra high pressure pasteurization of milk: Kinetics of microbial destruction and changes in physico-chemical characteristics. Lebensm Wiss Technol 1997; 30:551-557.

sa da bunları taze sıkılmış meyve suyu şeklinde hazırlamalarını önermemizin nedeni budur.

Özetle

- Aşırı fiziksel işlem, gıda endüstrisinin değişik alanlarda farkına varmadan ortak bir mantık çerçevesinde geliştirdiği yöntemler bütünüdür.

- Endüstriyel gıda üretiminde bu yöntemler süt, yoğurt ve ayranda homojenizasyon ve UHT, ette basınç, meyve sularında UHT olarak gerçekleştirilir. Bu işlem gıdada kimyasal değişikliklere, moleküller arasında kalıcı bağlanmalara ya da kaynakların ortamdan gaz olarak uzaklaşmasına neden olur.

- Homojenize yoğurtlar, ayranlar, UHT sütler ve meyve suları bu nedenle ekşimez. Endüstriyel sosislerin de kokuşma özelliği yoktur.

- Aşırı fiziksel işlemden geçen gıdalarda tat ve koku nötre kayar. Özellikle tat duyusu yeni gelişmekte olan çocuklar endüstriyel gıdaya daha açıktır, bu durum ileride de "tüketici tercihi" olarak sürer.

- Bugün piyasada raf ömrü uzun olup da aşırı fiziksel işlemden geçmemiş ürün neredeyse bulunmamaktadır.

Bölüm 9:

Biyolojinin kötüye kullanılması: Endüstriyel et, piliç ve yumurta

Prof. Dr. Tuncay Altuğ'un değerli anısına...
Deneysel tıp felsefesini kazandırmanın ötesinde öğrenmeye meraklı öğrencilerine kol kanat gerdiği için.

Büyüme çağında protein kaynağı olarak et tüketilmesinin önemi sık sık vurgulansa da, erişkin beslenmesinde etin yeri aslında çok açık değildir. Kişi başına belli miktarda et tüketmenin çok önemli olduğunu söyleyen düşünce yapısı bu saptamasında temel olarak, "ABD'nin gelişmişliğini et tüketim miktarının çok olmasına" bağlayıp kanıt olarak sunar. Oysa bu tavuk-yumurta benzeri bir paradoks oluşturur. Öncelikle, ABD'nin ne kadar uygar bir toplum olduğu tartışmalıdır. Ama daha önemlisi bugünkü beslenme algısının kurulduğu ülkelerin başında gelen ABD, yem ve besi endüstrisi sayesinde bol miktarda kalitesiz et üretebildiği için et ağırlıklı beslenmenin daha sağlıklı olduğu düşüncesini de pazarlamıştır. Oysa insan diş yapısına baktığınızda bile kesicilerin hâkimiyetini görürsünüz. Bu etçillikten çok otçul ağırlıklı beslenmeye işaret eden anatomik bir özelliktir. Ama otçul beslenmenin ağırlıklı olmasının esas nedeni, proteinlerin yapıtaşlarını oluşturan aminoasitlerin hangilerinin vücutta yapılamadığının anlaşılmasıyla ortaya çıkar.[1]

Önceki bölümlerde ayrıntısıyla değindiğimiz gibi, insanlar protein sentezinde kullandıkları 20 aminoasidin 12'sini kendi vücudunda sentezleyebilir.

1 Dinler tarihine baktığınızda da, et "tanrıların yiyeceği" olarak adlandırılır. Örneğin Petra Vadisi, yüksek yerlere inşa edilmiş sunaklara ev sahipliği yapar. Kurban tanrı için kesilir ve etleri tanrıya sunulur. İnsanın yaşamına sunuluşu ise olasılıkla "Hazreti İbrahim'in oğlunu kurban etme tevazuuna" dayanır, et ancak bundan sonra insanın tüketimine sunulur. Bu algının istisnası balıktır, çünkü denizden yakalanmaktadır, yani kısmete tabidir (sonarın henüz icat edilmediği gerçek balıkçılık dönemi).

Buna karşılık sekiz aminoasit esansiyeldir, yani insan vücudunda sentezlenemez. Esansiyel aminoasitlerin sentezi yalnızca bitkilere, daha doğrusu mikroorganizmalara özgüdür. Bitki hücresindeki sentez, insan hücresindeki mitokondriye benzer bir kökeni olduğu düşünülen kloroplastlarda yapılır. Kloroplastlar bitkiye rengini veren unsurlardır, ama esasında bakterilerin hücre içinde yaşayan biçimleri oldukları kabul edilir. Hayvandaki esansiyel aminoasit sentezinin bir istisnası, geviş getirenlerin işkembesindeki infüzorya denen mikroorganizma topluluğudur. İnfüzorya, ineğin kendi bedeninde sentezleyemediği metionin gibi esansiyel aminoasitleri de sentezleyebilmekte ve bu aminoasit sonrasında, tıpkı sentezlenen yağ asitleri gibi hayvanın vücuduna emilebilmektedir. İnek yediği otu geviş getirip öğüterek infüzoryasına "işlenmeye hazır öğütülmüş gıda" olarak sunar. Bizim için süt ve ürünlerini besleyici hale getiren de bu özelliktir, ancak sütün kalitesi hayvanın dolaşarak ihtiyaç duyduğu otu yemesi durumunda doruğa çıkar.

Et, katma değerin doğrudan yenmesidir

Hayvanın beslenmesine bağlı olarak sütün bileşiminde ortaya çıkan bu değişim elbette hayvanın eti için de geçerlidir. Hayvan doğal ortamında dolaşarak beslenmeli, ancak olgunlaşmasının bir aşamasını geçtikten sonra kesilmelidir. İyi beslenmiş bir hayvanın etinin bileşimi (kompozisyon) yemeye en uygun olandır. Bu anlamda baktığınızda aslında et, insanın "yapısal katma değeri doğrudan yemesi" anlamına gelir. Katma değer yenir mi, elbette yenir. Peki ama katma değer nedir? Katma değer aslında etin kendisi değil, proteinlerin yapıtaşını oluşturan aminoasitlerdir. Bir kere katma değerin sentezi hayvanın yediğinin gerçek olmasına ve yaşama koşullarına bağlıdır. Üstelik daha derin baktığınızda mesele "vücutta yapılamayanın alınmasının" ötesine geçer. Tamam, insan ve hayvan vücudu esansiyel olanlar dışındakini kendi bünyesinde yapabilmektedir. Ancak yapıtaşı anlamında baktığınızda işin (aminoasit sentezinin) enerji maliyeti "yapılabilir" olmasından farklıdır. Bir zanaatkâr düşünün, sandalye yapsın, bunu yapmak çok zor değildir. Ama iş, sandalyenin üzerine işleme yapmaya geldiğinde durum değişir. Şimdi burada yine doğanın mantığını irdeleyelim ve meseleyi "enerjinin dönüşümü" çerçevesinde örnekleyelim. Sandalyenin sağlamlığı şekle değil, hammaddeye bağımlıdır, mesela balsa değil, sedir gerekir. Yapısı sağlam olanı zor işlersiniz, ama çok uzun dayanır. O nedenle hayvanın etinin her yeri aynı özellikleri taşımaz. Buna mantıken tam benzer örneği yaktığınız odunun verdiği ısı enerjisi için de düşünebilirsiniz. Hızlı büyüyen ağaçların odunlarından yüksek enerji elde edemezsiniz, odunun ya da kömürün yandığında verdiği enerjiyi onun biyolojik yapım maliyeti belirler.

Örneğin piliç üretiminde ana amaç et (kas, karkas) oluşturulmasıdır. Oysa görüldüğü kadarıyla et oluşturulmasıyla, bağ dokusu (kas kirişi, eklem, kollajen) oluşturulmasının mekanizması ve katma değeri birbirinden farklıdır. Piliç endüstrisinden öğrendiklerimiz, kollajen gibi bağ dokusu gelişemeden de kas yapımının olabileceğini göstermektedir. Oysa bağ dokusunun oluşturulmasının maliyeti yüksektir. Çünkü bunda iki farklı katma değer daha mevcuttur: (1) Zamanın katma değeri (olgunlaşma zamana tabidir), (2) Doğanın katma değeri; hayvan hiyalüronik asit gibi, "uyarılınca yapılan" bileşenler nedeniyle "dolaşmak" durumundadır. Bu dolaşma fabrika usulü kapalı ortamda sağlanamaz. Ülkemizin coğrafyası küçükbaş hayvan üretimi için uygun özellik göstermektedir. Bunun getirdiği bir diğer avantaj, küçükbaşların (koyun ve keçi) kapalı ortamda tutularak beslenemiyor olmasıdır. Hayvan mutlaka otlağa yayılmak durumundadır, çoban kültürü de koyun sürüleri üzerine kuruludur.

Bir vücut geliştirme tutkununu düşünün, egzersiz yapıp, yeterli protein tozunu alırsa kas tutar, bu da iki ay içinde gerçekleşir ve bırakırsa söner. Oysa kemiğinizi kırdığınızda ya da kirişinizi (tendon) koparttığınızda iyileşmesi aylar alır. Üstelik bu iyileşme durumu hareket etmenize bağlıdır, yani "hareketin katma değeri gereklidir", bu yüzden de fizik tedavi verirler (Truva Savaşı'nda Achilleus'un ölmesine neden olan da topuk, yani Aşil tendonudur). Siz uğraşmasanız da bedeniniz bir katma değere tabidir. Elinizi kestiğinizde yaranın iyileşmesi uzun sürmez ama bir yerinizi kırdığınızda durum farklıdır. Derinin iyileşmesi hızlı, ama kemiğin kaynaması yavaştır. Zira iyileşme bir yeniden organizasyon (reorganizasyon) sürecidir. Yumuşak karnınızın yeniden iyileşmesi kolaydır, ameliyattan on gün sonra dikişlerinizi alırlar, kemiğe koydukları platini aylar sonra çıkarırlar. Kemik kırılması durumunda paça çorbası önerisinin nedeni de budur, "yapım maliyeti yüksek olan bağ dokusunu oluşturan yapıtaşının hazır alınması". Dolayısıyla etin hayvanın neresinden çıktığı da ayrı bir önem kazanmaktadır. Hayvanın doğru koşullarda yetiştirildiğini düşünürseniz, aslında bileşim açısından ortalama bir insandan üstündür, bu etin besleyici, yani artı değer koyma özelliğini artırır. Buna karşılık etin kalitesi kas miktarıyla ilişkili değildir, içinden ayrıştırılması mümkün olmayan yağ ve hayvanın ihtiyaca binaen yaptığı kas dokusu arasındaki molekülleri de kapsar. Glikozaminoglikanlar (GAG) olarak adlandırılan bu moleküller ihtiyaca binaen sentezlenir, o nedenle hayvan doğal ortamı içerisinde dolaşmalı, kas miktarını değil, kollajen ve GAG miktarını artırmalıdır. Aynı şey yağların bileşimi için de geçerlidir. Otlamak amacıyla yürüyen hayvanın yağ bileşimi, kas tutması için kapalı ortamda büyütülen hayvanın yağ içeriğinden farklıdır. Oysa beslenmeyle ilgili arkadaşlar eti sadece et olarak tanırlar. Bir koyunun yapısına bakın, et olarak yenebilecek kısımların yapısı ve katma değeri birbirinden tamamen farklıdır (gerdan, pirzola vb.).

İnsan ve hayvan vücudunda protein sentezinin bir bilançosu varsa (ki vardır) bu hesap proteine uymaz. Canlı vücudundaki katma değer "eksene ve uçlara" gidildiğinde artar; paça, kelle, kemik, deri ve geri bu sınıfa girer. Halbuki insanlar yapıları gereği yumuşak, kolay çiğnenebilir eti ister, bunun doğal tek karşılığı bonfiledir. Oysa uçlara gidildiğinde (paça) katma değer aslında çok daha fazladır, aynı gerekçeyle pişmesi (yenebilecek kıvama gelmesi, kollajenin çözülüp suya geçmesi) daha zordur (enerjinin korunumu ilkesi, hiç şaşmaz). Oysa çiğnenemeyecek etin kolay yenebilmesinin bir yolu vardır, "kıymak"; kıyma makinesi ya da daha iyisi satır usulü parçalamak. Yoğurup, parça et biçimini verirseniz buna köfte denir. Köfte daha kolay pişmez ama daha kolay öğütülür. Ama mesele kollajense durum değişir, o zaman ya kaynatır ya da fırınlarsınız. Tandırın altına pirinç serilmesinin nedeni pilav yapmaktan çok kollajenin tutulmasıdır. Şimdi bize oynatılmakta olan filmi geri saralım: (1) Katma değer açısından gerçek et aslında yumuşak bir şey değildir, pişirilmesi (yapıtaşlarına çözülmesi) için zaman gerekir. (2) Gerçek etin sertliğinin üstesinden ancak dinlendirerek ve kıyarak gelebilirsiniz. (3) Sizin "sert, lastik gibi" dediğiniz et hayvanın doğrudan kart olmasından kaynaklanmaz, kollajenin fazla olması anlamına gelir. Siz çiğnemek zahmetine katlanamasanız da, bunu sindiren enzimler pankreasınızda zaten mevcuttur; böler, parçalar ve sindirir. Kaplanın çiğnemeden yutmasının mantığı budur, bizden daha fazla şey bildiği kesindir.

Et bilimi, üretimden tüketime sıra dışı bir endüstri öyküsü

Bundan kısa zaman öncesine dek biri gelip bana "et bilimi" diye bir şey olduğunu söylese, inanmaz, hatta gülerdim. Et biliminin bende çağrıştırdığı şey olsa olsa sucuk, sosis, pastırma yapımı, haydi bir adım daha ileri gidelim bunların saklanması ve ambalajlanması olurdu. DÜNYA Gazetesi'nde yazdığım endüstriyel tavuk konusundaki yazıları kaleme alana kadar okuduklarım, etin bilimi olmasa da, "bilimleştirilebileceğini" açıkça ortaya koydu. Bu nedenle bu bölümde endüstriyel et üretimine ve bunun ortaya çıkardığı açmazlara odaklanacağız.

Besicilikle uğraşanların ortak kaygısı hayvanın olabildiğince az yiyerek, olabildiğince çok et tutmasını sağlamaktır. Yemin ete dönüşümü "besin dönüşüm oranı" (food convertion ratio, FCR) olarak adlandırılır ve besiciliğin temelini oluşturur. Bu araştırmaların büyük bölümü geçtiğimiz yüzyılın ilk yarısında tamamlanmış, hangi maddenin hayvanları ne kadar verimli büyüttüğü özellikle piliç, sığır ve domuz için saptanmıştır. Koyun ve keçi doğası gereği kapalı ortamda tutulamadığından bu tür araştırmalarda pek yer bulmaz. Oysa piliç, sığır ve domuz kapalı ortamlarda da kontrollü bir biçimde büyütülebilir. Hayvan besleme araştırmalarının nihai hedefi olan "hayvanın en az yemle, en kısa sürede ve en çok et tutacak şekilde büyütülmesinin" yolu sadece yemden geçer, özellikle de bileşenlerinin saf olarak verildiği yemlerin geliştirilmesinin nedeni budur. Çünkü daha önce de değindiğimiz gibi, sindirim konusundaki algı hep yiyeceklerin yapıtaşına indirgenip vücuda emilmesi çerçevesinde oluşmuştur. Buna göre "sindirim sistemi bir değirmendir, verilenleri öğütür, öğütemediklerini de dışkı olarak vücudun dışına atar". Oysa sindirim sistemi bir değirmenden çok bir adaptasyon sistemi özelliği gösterir. Sağlıklı büyüme ve bunu sürdürebilmesi için yiyeceklerin miktarı ve oranından çok, içeriği önem taşır; biz bir kompozisyonu yeriz. Bu durum sadece ayrılmaz parçamız ve beslenmemizin ana unsuru olan bakteriler için değil, bakterilerin sentezlediği bileşiklerin kalınbağırsak hücrelerini beslemesi açısından da geçerlidir. Kırmızı et, piliç ya da balık da bu durumdan muaf değildir.

Oysa yem endüstrisi, besicilik ve et bilimi denen kavramın gelişimiyle birlikte binlerce yıldır süren düzen endüstri lehine, ama insan aleyhine bozulmuştur. Bugün üretilen et ve ürünlerinin merkezinde "yenebilir" olmaları değil, miktar bazında verimlilikleri vardır. Besicilik sistemi entegre özellik gösterir. Sizin büyük çiftlikler kurmanız ve en verimli soyları bulmanız yetmez, bunlar için en uygun yemi de hazırlatmak zorundasınız. Bu yem bileşimi pilici tavuğun aslında bir yılda gelebileceği ağırlığa 40-45 gün içerisinde getirebilir, piliç ve tavuk bu nedenle ayrı kavramlardır. Kırk beş günde büyüyen piliçler ve yedi-sekiz ay içerisinde bir tona ulaşan danalar, güvenle yenebilir et kaynaklarını değil, hayvanı daha az yemle ve daha kısa sürede büyüten kârlı işletmeleri temel alır. Tavuğun bir yılda (haydi diyelim sekiz ayda) gelebileceği büyüklüğe 45 günde piliç olarak getirilmesi demek, en az dört beş aylık daha az yem tüketimi anlamına gelir (piliçler 23 saat ışık verilerek yem tüketmeye zorlandıklarından, tavuğa göre tükettikleri yem miktarının farkı düz matematikle hesaplanamaz). Bu hızlı büyütme işlemi büyükbaş hayvanlarda aynı başarıyla yürütülememektedir, zira doğasından aşırı sapmış besleme işlemi, büyükbaşlar kesime kadar daha uzun süre yaşamak zorunda olduklarından, hayvanın sağlığı açısından sürdürülebilir değildir.

Pilicin endüstri olarak bu kadar gelişmesinin ana nedeni, hayvanın metabolik üstünlüğüdür. Piliç verilen saf yemi büyük ölçüde kasa çevirebilir, bünye artık bu sıra dışı besleme yöntemini kaldıramaz hale geldiğinde ise, artık yeterli ağırlığa ulaştığından kesime gönderilir. Aksi takdirde hayvanın daha fazla yaşaması zaten mümkün görünmemektedir. Yemin "FCR 1,7" gibi yüksek oranda ete çevrilmesi, 1,7 kilogram yemin (F, food, yani yem) bir kilogram ete dönüştüğünü (C, convertion, yani dönüşüm; R ise ratio, yani oranın kısaltmalarıdır) ifade eder, piliç etinin piyasa kilogram fiyatını 4-5 TL mertebesine dek indirir ve ekonomik olarak kırmızı ete ciddi üstünlük sağlar. Buna karşılık köy tavuğunun kilogram fiyatı 15-20 TL'nin altına inemez.

Bütün et endüstrileri arasında pilicin bu kadar öne çıkmasının bir diğer nedeni de canlı gelişimi konusundaki araştırmaların en çok civcivlerde yürütülmüş olmasıdır. Civcivin çıktığı yumurta, mikroskop altında inceleme yapmak için eşsiz bir olanak sunar. Memeli embriyolarının aksine, dış ortamdadır, incelenmek için yeterince büyüktür ve kaçamaz. Daha 1900'lerin başlarında civciv embriyosunun nasıl geliştiği hayli detaylı bilinmekteydi. Araştırmalar bunu bir model olarak kullanarak, kolların, bacakların nasıl geliştiği, sinir sisteminin nasıl oluştuğu gibi kavramları da civciv üzerinden saptamıştır. Örneğin; kol (kanat) tomurcuklarının gelişiminin bir A vitamini türevi olan retinoik asidin, embriyonun yan eksenine uygulanmasına bağlı olduğu, uygulanan her yerden yeni kollar geliştirdiği gibi kavramlar da 1900'lerin başlarında ortaya konmuştur. Piliç endüstrisinin hayvanın bu özelliğini "yeni ekstra kanat" geliştirmek amacıyla kullandığı halk arasında yarı espri yarı gerçek anlatılır.

Ancak gelinen noktada bu yaklaşım ne yazık ki teknik olarak da mümkündür. Piliç bilimi bugün vardığı aşamada yumurta içerisine "endüstriyel amaçla" enjeksiyon yapabilmekte (aşılama ya da ilerideki ağırlığın artırılması için ekstra aminoasit enjeksiyonu), hatta tüysüz piliç de üretebilmektedir. Kat edilen bu aşamalar içerisinde tüysüz piliç özel bir öneme sahiptir. Piliç restoranlarına servis edilip edilmediği bilinmemekle birlikte, tüysüz piliç aslında varılabilecek en uç noktalardan birini oluşturur ve düzenleyici otoriteye yenebilir olduğunun kabul ettirilmesi durumunda kârlılığın artmasında bir sonraki dönüm noktası olacaktır. Zira pilicin biyolojik olarak en masraflı (tamamen proteinden oluşur), ama yenmeyen bölümünü tüyleri meydana getirir (yumurtanın kabuğu gibi, benzetme teşbih değildir, tamamen doğrudur). Tüyler daha civcivin yumurtadan çıkma aşamasındayken vardır, yedirilen yemin en değerli unsurları da tüy yapımında kullanılır, o nedenle tüysüz piliç geliştirmek maliyeti çarpıcı ölçüde düşürür. Buna karşılık endüstri yolunan tüyleri yine de atmaz, tüy maması haline dönüştürerek bir sonraki kuşağın beslenmesinde yem katkısı olarak kullanır. Aslında "zorunlu yamyamlık" olarak adlandırılacak bu durum, pilicin yenmeyen diğer organları (saf yem yediğinden uzamayan bağırsakları, doğru dürüst bir şey yemediği için hiç gelişmeyen kursak, çok erken kesildiklerinden ve klimatize ortamda tutulduklarından güdük kalan ibik gibi kısımları) için de geçerlidir. Bu açıdan bakıldığında piliç yüksek metabolizmasının sağladığı avantajla aslında çok az kayıpla üretilebilen sıra dışı bir canlıdır, tek sorun bunun yenip yenemeyeceğidir.

Bugün, anlayabildiğimiz kadarıyla, et bilimi dokusu zayıf, dolayısıyla çabuk pişen ve çatalla bile kesilen et üretmeyi de başarmış görünmektedir. Bunu sadece besleme biçimini değiştirmekle yapmamakta, hayvanın asla tercih etmeyeceği ve aslında yemeyeceği seçenekler, midelerinin dışarıya ağızlaştırılması pahasına doğrudan mideye vererek "yutturulmaktadır". Genetiğiyle oynanmış mısırdan yapılmış yemler ve sentetik aminoasit içerikleri, zamanında uygulanırsa etin miktarını çoğaltmakla kalmaz, doku bileşimini de değiştirebilir. İnsülin benzeri büyüme hormonunun (IGF) büyükbaş üretiminde kullanımı Amerikan Gıda ve İlaç Dairesi (Food and Drug Administration, FDA) tarafından onaylanmıştır. Bu hormonal uyarı, hayvanın aşırı hızlı büyümesini ve et tutmasını belirgin biçimde artırır. Dahası et alanında görüşünü aldığımız üretici arkadaşlarımız, "demirden fakir besleme" diye bir kavramdan bahsederler. Bu şekilde beslenen danaların etleri daha pembe olurmuş ama demir eksikliğindeki danalar, kapatıldıkları ahırların paslanmış demir aksamlarını yalar dururmuş. Bu pembeleştirilmiş etin Avrupa'da kilosu 100 avroya satılırmış, hayvanın sağlıklı olması kimin umurunda, müşterinin damak memnuniyetine dayalı bu sistem, kırmızı etin beyazlamış olanını makbul hale getirir.

Kırmızı etin işlenmesi konusundaki bir diğer açmaz etin maruz bırakıldığı aşırı fiziksel işlemlerdir. Et biliminin "mikrop var" histerisine binaen uygulanan aşırı basınç işlemi, genellikle 5000 bar (50 kilometre su basıncı) altında yapılır. Bu basınç altında sorun yaratabilecek başlıca bakteri olan *Listeria monocytogenes* bile kırılır, ama bir daha üreyebilmesi de söz konusu olmaz. Sonuç sadece etin mikrobundan arındırılması değildir, ancak esas sorun mikrobun o ette bir daha üreyememesidir, bu da yine "sindirilebilirlik" kavramına gider. Listeria adlı bakterinin veya diğerlerinin o eti kullanıp bir daha üreyememesi durumunda, hamburger kütüphanede beş yıl, unutulan ceket cebinde 14 yıl bile saklanabilmektedir (örnekler basına yansıyan iki ayrı vakaya dayanmaktadır). Ne var ki, bakterilerin gıda ortamından beslenip üreme mekanizmaları ortaktır, içerisinde bakteri üreyemeyen hamburgerden bağırsaklardaki bakterileri kolonileri de beslenemez. İnsan bağırsak bakteri florası uçucu yağ asitleri denen ve bizim de vücudumuza geçerek ek işlev gösteren yapıları protein kaynaklarını kullanarak oluşturmaktadır. Ete uygulanan aşırı fiziksel işlemin sakıncalarına daha sonra yeniden döneceğiz.

Biyolojinin sınırlarını zorlayan bir üretim öyküsü: endüstriyel piliç

Piliç konusuna odaklanan etle ilgili genel sorunumuzun başlangıcı bundan yaklaşık iki yıl öncesine gitmektedir. Yine bir hafta sonu anneannemizde otururken, kızımın üzerinde et kalmamış bir tavuk budunu ısrarla kemirmekte olduğunu gördüğümde (o zamanlar piliçleri tavuk zannediyordum) "kızım onda yenecek bir şey kalmamış ki, nesini kemiriyorsun?" diye sordum. Kızım "baba, ekleminden et fışkırıyor" diye yanıtladı. Bu cevap hayatımda beni en çok hüzünlendiren sözlerden biridir, bir çocuğun masumiyetini ifade eder. Zira dokusu gereği eklem içerisinden et çıkamaz, et kirişle sonlanarak kemiğe yapışır, eklemin içi bunlardan bütünüyle yalıtılmıştır. Bunun üzerine kemirmekte olduğu budu ve sonrasında hiç dokunulmamış bir başkasını detaylıca inceledim. Eklemin içerisinden bir şeyler çıktığı doğruydu ama bu et değildi, daha çok romatizmal eklem hastalıklarında görülen fibröz dokulara benziyordu. Kızım kemirdiği romatizmal dokuları et zannetmişti, hüznümün nedenini umarım iyi anlatabiliyorumdur.

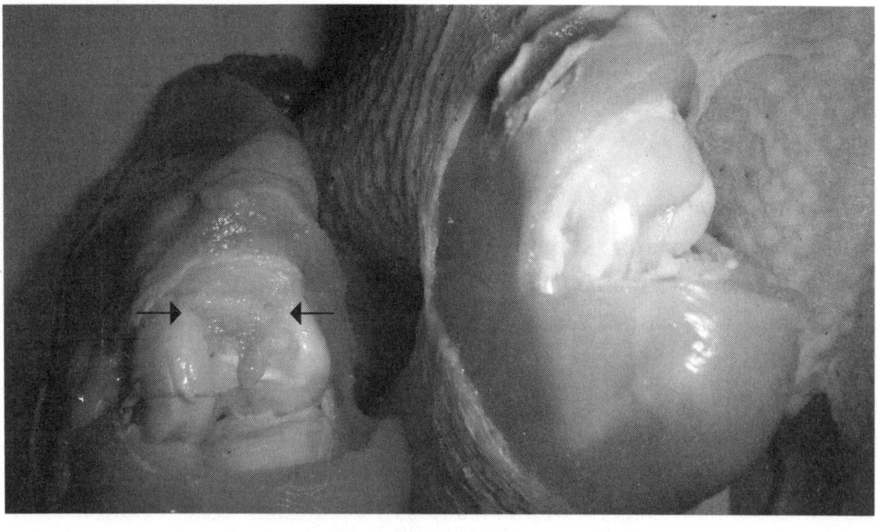

Endüstriyel pilicin diz eklemindeki fibröz dokular

İnsanın gözünün önünde olup biten değişiklikler karşısında hafızası ciddi yetersizliğe düşebiliyor, bunu yoğurt ve süt konusunda da yaşadım. Neyse ki, piliç konusunda kendime sunduğum bir bahanem oldu, ben zaten tavuk yemiyordum. Ancak hafızada kalan birtakım detayların canlanması da uzun sürmedi. Çünkü benim kuşağım çok iyi hatırlar, tavuk öyle kolay erişilebilen (pahalıydı) ve öyle kolay pişen bir şey değildi, en az iki saat kaynatmak gerekirdi. O nedenle hasta olan evlerin ya da özel günlerin yiyeceğiydi tavuk. Türkiye'de modern tavukçuluğun kurucusu Hanri Benazus'un "fakirin evinde tavuk pişiyorsa ya fakir hastadır ya tavuk" dediğini de hatırladım.[2] Tavuk artık ucuzdu ve yirmi dakika gibi çok kısa bir sürede pişiyordu. Bir gıdanın doğal bozulma yolunu nasıl değiştiremezseniz, pişme süresinin iki saatten yirmi dakikaya indirilebilmesi de çok sıra dışı bir durumdur ve açıklamaya muhtaçtır. Dahası endüstriyel piliçlerin ortak özellikleri sadece marketlerde hijyenik ambalajlar içinde satılması ve yarım saat gibi kısa sürede pişmesi de değildir; bunlar eski tavuklara göre daha beyazdır, pişirdiğiniz zaman çok fazla kokmaz ve jöle oluşturmaz. Yani piliç tavuk gibi görünse de, aslında yapısında bir şeyler eksik kalmaktadır. Kendi yaptığınız bir şeyin içeriğini elbet değiştirebilirsiniz, ancak bir hayvanın bileşimini değiştirmek o zamanlar gözüme çok kolay görünmemişti.

Beyaz Et Sanayicileri ve Damızlıkçıları Birliği Derneği'nden (BESD-BİR) bana aktarılan Ross Broyler Sevk-İdare El Kitabı (2009) ve Karma Yem Besin Madde Değerleri (2007) kaynaklarına göre, gerçekten her şeyiyle iyi düşünülmüş bir üretim sistemi söz konusudur. Çok büyük kapalı alanlarda, aydınlatma kısmen yapay gerçekleştirilse de, sulamadan havalandırmaya, biyogüvenlikten aşılamaya kadar her bir ayrıntı çok iyi düşünülmüştür. Yemler 0-10 gün, 11-24 gün ve kesime kadar olmak üzere üç gruba ayrılır, dane buğday da verilir. Yem kitabının dipnotlarında "yöreye ve ihtiyaca göre değişiklik yapılabileceği" bildirilir ve üretici yem kalitesi konusunda uyarılır. Tamam, biraz fabrikasyon usulü üretim yapılır. Ama kalite açısından bunca çaba varken, etin bileşimindeki eksikliğe dair ileri sürülebilecek tek açıklama, bazı üreticilerin bu titiz çabalara gerektiği gibi riayet etmediği olabilir. Öte yandan, piyasadaki bütün tanınmış markalar BESD-BİR üyesi olduğundan, böyle bir açıklama da yetersizdir. Çünkü sorun bir kuşun pişme süresinin 20 yıl içinde altıda

2 Ülkemizde modern tavukçuluk Hanri Benazus ve arkadaşlarının girişimiyle Yu-Pi markası altında kurulmuştur. Türkiye'de "fenni tavukçuluk" olarak adlandırılan kavramın hiç olmadığını görünce yurtdışına giderek mevcut uygulamaları incelemişlerdir. O zamanki adıyla Tarım ve Köyişleri Bakanlığı'nda kanatlı şubesi bile bulunmamaktadır. Sonunda Yu-Pi (yumurta-piliç adının kısaltılmasıdır) kurulur, rahmetli Turgut Özal da destek verir ve Ortadoğu'ya satış da başlar. Ancak Batı tarzı endüstriyel piliç firmaları ülkemize girdiklerinde onlar da dayanamaz ve batar. Bugün devasa bir tavuk endüstrimiz var, gelin görün ki tavuklar bir değişik.

birine inmesine ve hemen hemen hiç jöle oluşturmamasının mekanizmasına odaklanmaktadır. Gerçek tavuk iki saat gibi uzun sürede pişer, suyu çok şifalı olarak bilinir, soğuduğunda ise löp löp jöle oluşturur. Oysa piliçlerde durum tamamen farklıdır. Bununla birlikte, piliç tüketilen ana et kaynağımız haline gelmiştir. Piliç ülkemizde "sağlıklı beyaz et" olarak tanıtılmış; Sağlıklı Beyaz Et Platformu adında, akademisyenlerin de katıldığı bir yapı kurularak halk piliç eti tüketme konusunda düzenli bir biçimde teşvik edilmiştir. Hatta Cumhurbaşkanı Abdullah Gül'ün de katıldığı açılış etkinlikleri düzenlenmiş, hayvanın İslami şartlara göre kesilip yolunduğunun garantisinin verilebilmesine yönelik olarak ilahiyatçı Hayrettin Karaman Hoca da üretimi yerinde incelemiştir.[3]

Genel üretim yöntemine baktığınızda, üstü kapalı "hijyenik" bir alanda yem ile beslenen piliçlerin kesime ulaşma zamanı sadece 45 gündür, yani market raflarında gördüğünüz piliçler sadece 45 günde büyür; 32 gün gibi daha kısa sürede büyüyenler olduğu da anlatılır. Endüstri piliçlerin çabuk pişmesini buna bağlar; "körpe" hayvanlar, elbette çabucak yemeğe hazır olur. Yoğurt denemelerinin yapılabilmesi için nasıl gerçek yoğurt bulup ekşime süresine bakmak gerekiyorduysa, pilicin özelliklerinin araştırılabilmesi için de gerçek tavuk bulunması gerekliydi. Ne var ki altı sene evvel 2,5 milyon tavuk kuş gribi korkusuyla itlaf edildiğinden normal tavuk bulup denemek çok zor görünüyordu.[4] Anneler de artık pilavı bulyon veya hazır jöleden yapmaktaydılar, reklamlarda aşçı takkeli adam pilavın üzerine hazır jöle koymaktaydı. İstanbul gibi bir şehirde gerçek tavuk bulabilmek pek olası görünmüyordu.

Broiler zaten sağlıklı bir soy değil

Biz her ne kadar tavuk olarak adlandırmaya devam etsek de, endüstriyel piliç soylarına "broiler" adı verilmektedir. Broiler, bir tavuğun orta hatta ikiye ayrılarak bir kelebek biçiminde fırında pişirilmesine verilen addır. Gerçek tavuk, süre çok uzun olduğu için sadece iki şekilde pişirilebilir, ya suya konup haşlarsınız ya da fırınlarsınız, bu ikincisinin bizdeki karşılığı çevirme olarak adlandırılır. Şöyle bir hafızalarınızı zorlayın, çevirme satan dükkânlar hayvanı daha sabahtan takıp çevirmeye başlarlardı, pişme süresi uzundu, hayvanın suyu da çevirme fırınının altına toplanırdı. Endüstriyel piliç soylarının geçmişi ise 1930'lara dek uzanır, bu çalışmaların ana üretim amacı hızlı büyüyen, bol

3 http://urfatutkunu.blogcu.com/helal-tavuk-etine-dikkat-firma-gezi-notlarim/6964882

4 BESD-BİR tarafından bana aktarılan, Tarım ve Köyişleri Bakanlığı'na Koruma ve Kontrol Genel Müdürlüğü tarafından 09.08.2006 tarihinde sunulan bilgi notu.

et, az kemik üreten bir tavuk soyunun geliştirilmesidir. Bugün için bütün dünyada yaygın üretim yapılan sadece dört soy bulunmaktadır: Hubb, Cobb, Hubbard ve Ross. Bu soylar gerçekten çok çabuk büyür, 45-50 günde kesilecek hale gelirler; ancak büyüme hızını belirleyen, soyların geliştirilmiş olması değildir. Nitekim bu soyların civcivinden kendiniz alıp normal beslemeyle büyütmeye kalkarsanız, daha iri bir hayvan olur ama büyüme yine bir yılda gerçekleşir. Ana endüstriyel üretim felsefesi burada da geçerlidir, yani yem-dönüşüm oranı, FCR, kârlılığın da genel ölçütüdür. 1,7 kilogram yemi 1 kilogram ete dönüştürülebilecek kadar verimli bir yem-et dönüşümü söz konusudur.

Endüstri piliç besiciliğindeki bu aşamaya kolay gelmemiştir. İyi kötü okuyan biri olarak belirteyim, dünyada canlı sistemler üzerinde çalışan biyolojik bilimler içerisinde olasılıkla piliç endüstrisinden daha ileri bir bilim dalı yoktur. Bir kez daha vurgulayalım, piliç endüstrisi vardığı noktada tıptan en az 50 yıl daha ileride görünmektedir. Bu ilerlemenin bir nedeni civciv gelişiminin en iyi araştırılmış modellerden biri olmasıdır, ama civcivin çok kısa sürede büyümesi de elbette önemli bir avantaj sağlamış görünmektedir.

Bunu başarabilmek adına, endüstri hemen hemen her bir aminoasidin tek başına ya da diğerleriyle "kombine" verilmesinin, piliç gelişiminde ne gibi değişikliklere neden olduğunu sınamıştır. Glisin bunların içerisinde en önemlilerinden biridir, endüstrinin glisinden zengin genetiği değiştirilmiş (GDO) soyaya bağımlı hale gelmesinin bir önemli nedeni de budur.[5,6] Ancak büyümekte olan civcivde esas kısıtlayıcı aminoasitler lizin ve metionindir. Metionin verilmesi yemin ete dönüşümü için şarttır (endüstrinin bilinçli ya da bilinçsizce yaptığı en önemli saptamalardan biridir).[7,8] Yemin esası kaba protein olarak adlandırılan kaynağa dayanır, bu genellikle soya küspesinden elde edilir. Daha sonra eksik kalan kısımlar yarı sentetik üretilmiş aminoasitlerle tamamlanır. Bu anlamda baktığınızda yem üretimi bir şeyleri öğütüp, karıştırıp, yenecek boyutta parçalar haline getirmekten çok farklı bir yaklaşımdır. Yem endüstrisi formül bebek maması hazırlayan endüstriye benzer. Yazının bu aşamasında verdiğimiz kaynaklar yapılmış olanların binde birini bile oluşturmaz, ama ne düzeyde bir araştırma becerisi ile karşı karşıya bu-

5 Corzo A, Kidd MT, Burnham DJ et al. Dietary glycine needs of broiler chicks. Poultry Sci 2004; 83:1382-1384.
6 Powell S, Bidner TD, Southern LL. The interactive effects of glycine, total sulfur amino acids, and lysine supplementation to corn-soybean meal diets on growth performance and serum uric acid and urea concentrations in broilers. Poultry Sci 2009; 88:1407-1412.
7 Konashi S, Takahashi K, Akiba Y. Effects of dietary essential amino acid deficiencies on immunological variables in broiler chickens. Br J Nutr 2000; 83:449-456.
8 Engström B et al. Protein supply in organic broiler diets. Acta Agr Scand A-An 2009; 59:211-219.

lunduğumuzun anlaşılması açısından önemlidir.[9,10,11]

Ne var ki, çalışmaların çok çok az bir bölümü kesime erişen piliçlerin sağlıklı olup olmadığıyla ilgilenmiştir. Yani yem ve besleme çalışmalarının ana eksiği, hayvanların sağlık parametrelerine bakılmaması olmuştur.[12] Bu eksik yaklaşım bir yere kadar yumurta tavukları için de geçerlidir. Ancak yumurta tavuklarının bir avantajı, üretimin (yumurta) çıktısının canlı bir sisteme (tavuk) dolaylı olarak yaptırılmasıdır. Tavuğun yeterince çok yumurtlaması, iyi beslenmesi ve sağlıklı olmasına bağlıdır. O nedenle yumurta tavuklarının beslenmelerindeki oynamalar belli sınırlar içinde kalmak zorundadır.[13] Aslında bu durum yumurta ve tavuk üretimi arasında olması gereken ilişkiyi de açıklar. Tavuk köylerde yumurta için büyütülür, yumurtadan kesildiği zaman da kesilir. Endüstri bu tür tavuklara "çıkma tavuk" adını verir ki, son derece haksız, üstelik ahlakla bağdaşmayan bir kötüleme amacını taşır. Tavuğun bu kadar kısa sürede pişemeyeceği saptamasını dikkate alanlar, daha uzun sürede pişen tavuk arayışına girdiler, bazı uyanıklar da aslında daha sağlıklı olan yumurta tavuklarını hiç sevmediğim "organik" nitelendirmesiyle piyasaya sundular. Oysa "çıkma" lafı toplumda en fazla araba lastiği için kullanılır, bir lastik kullanılamaz hale geldiğinde, balansı bozmaması için simetriğindeki de çıkarılır. Ama tavuk açısından baktığınızda çağrışımı kötüdür, "verilecek ürünü verdi, artık ıskartaya çıkaralım" anlamına gelir. Bu bir yanda toplumun ağırlaşan "faydacılık" prensibini yansıtır ya da daha beteri "asmayalım da besleyelim mi?" sözünde de karşılık bulur.

Bilimsel verilere bakılacak olursa broiler soyları zaten pek sağlıklı hayvanlar gibi görünmemektedir. Bu aslında soyun özelliği değildir, beslenme içeriğinin ve ortamın bir sonucu olarak hayvanlar çok fazla hastalanır. Bu nedenle "hijyenik ve klimatize ortamda" yetiştirilmek zorundadırlar. Piliç metabolizması çok yüksek bir hayvan olduğundan, enerjinin fazlasının dışarıya ibik yoluyla verildiği düşünülmektedir. Çok ilginç, ibik konusunda pek fazla bilgi birikimi yoktur. Ama ibiğin gelişmesi hayvanın büyümesiyle ilişkili olduğundan, er-

9 Kadirvel R, Vohra P, Kratzer H. Arginine, lysine and glycine interaction in the nutrition of the chick. J Nutr 1974; 104:1127-1134.

10 Berres J, Vieira SL, Dozier III WA et al. Broiler responses to reduced-protein diets supplemented with valine, isoleucine, glycine, and glutamic acid. J Appl Poult Res 2010; 19:68-79.

11 Waldroup PW, Jiang Q, Fritts CA. Effects of glycine and threonine supplementation on performance of broiler chicks fed diets low in crude protein. Int J Poultry Sci 2005; 4:250-257.

12 Dahiya JP, Hoehler D, Wilkie DC et al. Dietary glycine concentration affects intestinal Clostridium perfringens and Lactobacilli populations in broiler chickens. Poultry Sci 2005; 84:1875-1885.

13 Igbasan FA, Ibrahim AM, Osho BI. Comparative efficacy of herbal and synthetic methionine on performance of some haematological and biochemical parameters in domestic laying hens. African J Biotechnol 2012; 11:10617-10625.

ken büyüme sırasında ortaya çıkacak metabolik enerji fazlası klimatizasyonla karşılanmak zorundadır. Hayvanlara koruyucu amaçla da olsa üretimleri süresince (tıpkı "fabrika ineklerinde" kullanıldığı gibi) düzenli antibiyotik verilir. Civcivin Marek hastalığı gibi ciddi kayba neden olabilecek hastalıklara karşı düzenli aşılanması gerekir.[14,15] Tesisin uygun olduğu yerlerde bu aşılama daha civciv yumurta içindeyken başlar. Çok sık rastlanan kriptokok hastalıklarına karşı koruyucu amaçlı parazit ilacı verilmesi (halofuginon bunlardan biridir) rutin uygulamadır. Düzgün üretim yapan firmalar elbette üretim kurallarına uyarak antibiyotiği kesimden en az bir hafta önce durdurur. Ne var ki, bu anlattıklarımızın hepsi de piliçlerin biraz "bıçak sırtında" bir yaşam serüveni olduğunu göstermektedir. Görünüşe göre endüstri, hızlı büyümenin getirdiği riskleri ilaçlarla çözmüştür.

En sık görülen sorunlardan biri hayvanların eklem hastalıklarıdır. Uygun ortam şartları ve aşılamalara rağmen eklem hastalıklarının neden ortaya çıktığı iyi anlaşılamamıştır; bu özellikle diz eklemini tutar, eklemde aşırı fibröz doku gelişimiyle ilişkilidir. Hayvan önce ciddi bir sıkıntı yaşamaz, ancak bir süre sonra aşırı şiş eklem nedeniyle yürüyemez hale gelir. Nitekim bu süreç bir öğrenci grubunun yaptığı gözlem çalışmasıyla da doğrulanmıştır, 45 güne gelindiğinde hayvanlar ayaklarının değil, dizlerinin üzerinde yürümektedir. Hastalık bu aşamaya aslında kesime çok yakın geldiğinden endüstriyel anlamda sorun yaratmaz, bunlar yumurta değil, et piliçleridir. Dışarıdan iki buçuk kilo ağırlığında erişkin bir tavuk gibi görünse de, 45 günlük piliç en fazla civciv irisi olmalıdır. Bu nedenle hastalık da daha çok kemiğin büyüme plağını tutar.[16] Çalışmalar sorunun beslenmeyle ilişkili olduğuna işaret etmektedir.[17] Ama buradan tıp adına edinilebilecek önemli çıkarım, kemik dokusunun metabolizma üzerindeki etkisinin anlaşılmasıdır. Önceki bölümlerde dile getirdiğimiz gibi, iskelet metabolizmayı etkileyen önemli faktörlerden biridir.[18] Ancak kemik sorunlarının özellikle büyüme plağında ortaya çıkmasında ya da kemik ve bağ dokusunun içerik olarak gelişememesinde, hayvanlara koruma amaçlı bile olsa verilen antibiyotiklerin etkisi göz ardı edilemez.

---

14 Thamsborg SM, Roepstorff A, Larsen M. Integrated and biological control of parasites in organic and conventional production systems. Vet Parasitol 1999; 84:169-186.

15 Lehman RN. The effect of gelatin and dietary crude protein level on broilers vaccinated for coccidiosis. Thesis of Master of Science, Graduate Faculty of Auburn University, August 9, 2008.

16 Orth MW, Cook ME. Avian tibial dyschondroplasia: A morphological and biochemical review of the growth plate lesion and its causes. Vet Pathol 1994; 31:403-414.

17 Oviedo-Rondón EO, Ferket PR. Nutritional factors that affect leg problems in meat poultry: A review. 32nd Annual Carolina Poultry Nutrition Conference, Sheraton Imperial Hotel, RTP, NC. October 27, 2005.

18 Dibner JJ, Richards JD, Kitchell ML et al. Metabolic challenges and early bone development. J Appl Poult Res 2007; 16:126-137.

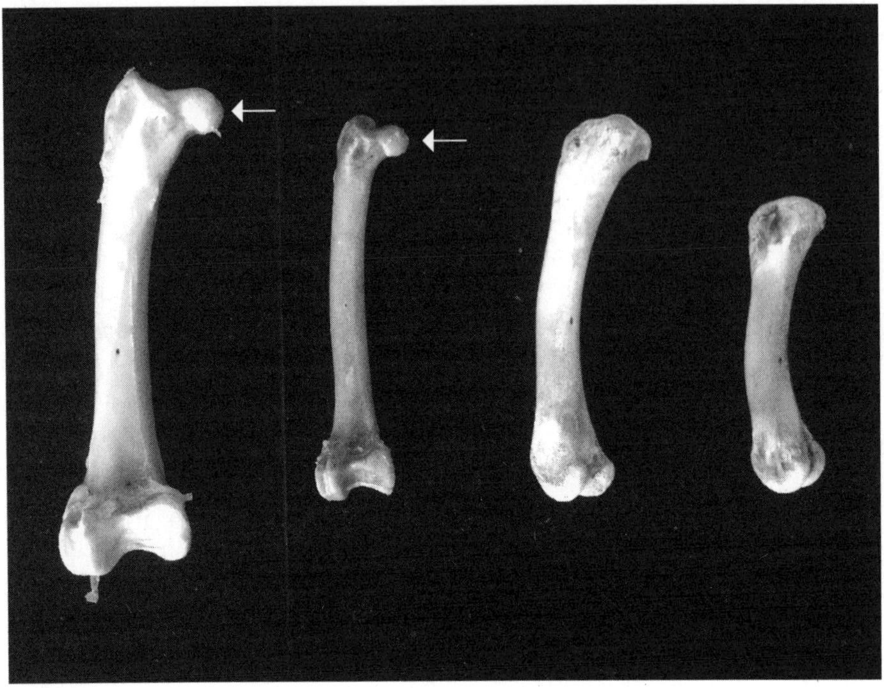

Resimde farklı kaynaklardan temin edilmiş tavuk ya da piliçlere ait uyluk (femur) kemikleri görülmektedir. Soldan sağa doğru: (1) Bir yaşında kesilmiş, doğal beslenmiş broiler; kesim sırasındaki ağırlığı 2500 gr (Nazilli, Aydın); (2) Doğal beslenmiş ve dört yaşında kesilmiş köy tavuğu; kesim sırasındaki ağırlığı 800 gr (Nazilli, Aydın); (3 ve 4) Marketten alınmış iki farklı markada piliç. 1 ve 2 nol'u örnekler ile 3 ve 4 no'lu örnekler arasındaki boyut farkına ve morfolojik farklılıklara dikkat edin. İlk iki kemikte femur başı (okla işaretli yerler) gelişimi tam ve kemik dokusu daha kompakt iken, diğer iki örnekte femur başı gelişmemiştir ve doku gözenekli, süngerimsi yapıdadır.

Bütün bu nedenlerle bugün özellikle Avrupa ülkelerinde hayvan refahıyla ilgili artan bir kaygı olduğunu görürüz. Örneğin İngiltere'den aldığımız bilgiler yumurta tavuklarının kafeste beslenmesinin tamamen yasaklandığı yönündedir; kafeste besleniyorsa da böyle olduğu ambalajında açıkça yazar. Bu kaygının altında yatan gerekçenin elbette küçük bir bölümü hayvanın refahıyla ilgilidir; daha büyük sorun, bu hastalıklı hayvanın yenip yenemeyeceğidir.[19,20,21] ABD hâlâ çok geniş davransa da, Avrupa'da piliç besiciliğinde antibiyotik kul-

19 D'Silva J, Stevenson P. Modern breeding technologies and the welfare of farm animals. A Compassion in World Farming Trust, 1995.
20 Hegelundl L, Sorensen JT, Hermansen JE. Welfare and productivity of laying hens in commercial organic egg production systems in Denmark. NJAS 2006; 54:147-155.
21 Berg C. Health and welfare in organic poultry production. Acta Vet Scand 2001; 95:37-45.

lanmadan üretim giderek ağırlık kazanmaktadır.[22,23]

Tavuklar GDO'lu yemle besleniyor, bunu zaten herkes biliyor

Pilicin yemle beslenmesi iyi bir şey değildir, ama mesele GDO'lu yeme gelince durum daha da vahimdir. Endüstriyel tavuklar BESD-BİR'in de doğruladığı gibi GDO'lu yemle beslenirler. Genetiği değiştirilmiş soya ile yapılan araştırmalar da sadece hayvanın büyüme ile ilişkili parametrelerini dikkate alır, sağlıklı olup olmadığına bakmaz.[24,25,26] Beslemek için ana unsur olarak soyanın seçilmesi de bir tesadüf değildir, soya yeminin mayalanmasının da büyümeyi artırıcı başka özellikleri bulunduğuna dair otuz yıl öncesinden bile yayınlar vardır.[27] Yemin içerisine sentetik enzim eklenmesinin yemden yararlanmayı artırdığı şeklindeki çalışmalar ise bambaşka bir alandır.[28] Hakkını verelim, endüstri bu noktaya tırnaklarıyla kazıyarak erişmiştir.

Aynı GDO'lu yemler ineklerin beslenmesinde de kullanılmaktadır. Trakya'dan aktarılan verilere göre Tarım Destekleme Kooperatifleri besiciye ücretsiz GDO'lu yem dağıtıp, karşılığında sütü toplamaktadır. Bu sütlerin bir kısmı işlenerek piyasaya verilir, bir kısmı da olasılıkla yerli mama endüstrisine girdi teşkil eder. Ne var ki, GDO'lu yemle beslenen hayvanların sağlığı da pek iyi görünmemektedir. ABD'de yapılan bir çalışma, aynı broiler soylarının 1957 yılı diyeti yerine, (olasılıkla GDO'lu) 2001 yılı diyetiyle beslenmeleri durumunda daha sağlıksız olduklarını göstermiştir.[29] Çalışmayı yapan Kuzey Carolina Eyalet Üniversitesi Tarım Bölümü'nün baktığı temel kriter de tavukların göğüs eti ağırlığıdır, mesele hayvanların sağlıklı olup olmadığına gelince "bütçelerinin kısıtlı olması" nedeniyle araştırılamadığını satır aralarında açıklarlar, yani araştırmaya paraları yetmemiştir (!). Okuduklarımızdan anladığımız, endüstri ürettiği piliçleri zaten 45-50 günün ötesine geçirmemek zorundadır,

---

22 Donoghue DJ. Antibiotic residues in poultry tissues and eggs: Human health concerns? Poultry Sci 2003; 82:618-621.
23 Griggs JP, Jacob JP. Alternatives to antibiotics for organic poultry production. J Appl Poult Res 2005; 14:750-756.
24 Sidhu RS, Hammond BG, Fuchs RL et al. Glyphosate-tolerant corn: The composition and feeding value of grain from glyphosate-tolerant corn is equivalent to that of conventional corn (Zea mays L.). J Agric Food Chem 2000; 48:2305-2312.
25 Bertoni G, Marsan PA. Safety risks for animals fed genetic modified (GM) plants. Vet Res Commun 2005; 29 (Suppl 2):13-18.
26 Sharp PJ. Genetically modified plants for poultry feeds. Proc Aust Poult Sci Sym 2001; 13:12-17.
27 Chah CC, Carlson CW, Semenuik G et al. Growth promoting effects of fermented soybeans for Broilers. Poultry Sci 1975; 54:600-609.
28 Brufau J, Francesch M, Perez-Vendrell AM. The use of enzymes to improve cereal diets for animal feding. J Sci Food Agric 2006; 86:1705-1713.
29 Havenstein GB, Ferket PR, Qureshi MA. Growth, livability, and feed conversion of 1957 versus 2001 Broilers when fed representative 1957 and 2001 Broiler diets. Poultry Sci 2003; 82:1500-1508.

zira 80 güne erişen hayvanlarda kendiliğinden ölüm oranı 1957 yemleri verilen hayvanlardakine göre istatistiksel anlamlı artmaktadır. Daha beteri, yine BESD-BİR üyesi olup da "organik" etiketiyle 24 liraya satılan tavuğun uyluk kemiğinin elastiki özellik gösterdiğini anlamamız olmuştur, kemik katlanıp, açılmış ama asla kırılmamıştır.

Endüstriyel üretimin hayvanın sağlığı açısından olmasa da, üretim hızı açısından olağanüstü derin bilgi birikimi vardır. Mesela göğüs etinin nasıl artırılabileceği çok iyi bilinmektedir, göğüs eti büyük piliçlere "roaster" adı verilir, özellikle fırında pişirilen gösterişli hayvan anlamına gelir. Bunların araştırmaları ülkemizde de yapılmıştır, Ankara Üniversitesi Veterinerlik Fakültesi'nden yayımlanan bir çalışmaya göre, özel bir yem karışımıyla beslerseniz göğüs eti artar ve kilo alımı fazlalaşır; oysa doğal yemle beslemeye kalkarsanız tavuğun ulaşabileceği ağırlık 1200-1300 gramı geçemez. Yalnız arada kötü bir fark daha var; doğal yemle beslenenlerin kalp, karaciğer gibi iç organ ağırlıkları "normal" olmasına karşılık, endüstriyel yemle beslenenlerinki istatistiksel olarak anlamlı küçük kalmaktadır.[30] Bizim önümüze gelen tavuklarda iç organlar zaten çıkarılmış olduğundan bunu fark edebilmemiz mümkün değildir. Dahası, kesim süresi geçirildiğinde sık görülen bir başka tablo olan asit sendromuyla karşılaşılır. Asit, karın ya da göğüs kafesi gibi vücut boşluklarının sıvıyla dolması durumudur ve piliçlerde neden geliştiği tam olarak anlaşılamamıştır.[31] Ancak endüstrinin kendi açıkladığı ve asla affedilemeyecek bir davranışı daha var ki, o da ayıklanmış tavuklardan kalan vücut artıklarını yeniden büyümekte olan tavuklara yedirmesidir, bunun tıptaki karşılığı kanibalizm, yani yamyamlıktır. Endüstri tavuğu soydaşlarını yemek zorunda bırakarak hammadde girdisinden tasarruf edildiği savunmasını yapamaz. Çünkü sığır artıklarından (beyin, kemik vb.) yem yapılması nedeniyle ortaya çıkan deli dana salgınının nedeni de budur.

Elbette sadece endüstriyel piliçler değil, bunları etinden yararlanacağımız bir nimet olarak değil de, bir et fabrikası olarak gören insan zihniyeti de sağlıksızdır. Broiler soyların geliştirilmesi de bu garip düşünceye dayanır, bacakları ağırlıklarını taşımasa bile "göğüs eti büyük piliçler" istenir. Peki ama uçamayan kuşun göğüs eti nasıl büyür? Bunun açıklaması doğrudan yemin içerisindedir, piliçler sadece GDO yemle beslenmekle kalmaz, eksik kalan unsurlar da saf

30 Dikicioğlu T, Ergün A, Saçaklı P. Broyler rasyonlarında sıvı metiyonin kullanımı. Ankara Üniversitesi Veterinerlik Fakültesi Dergisi 1997; 44:237-248.

31 Wang J, Qiao J, Zhao LH et al. Proliferation of pulmonary artery smooth muscle cells in the development of ascites syndrome in broilers induced by low ambient temperature. J Vet Med A 2007; 54:564-570.

olarak yeme eklenir. Ülkemizde GDO'nun endüstriyel piliç üretimindeki payı yüzde 100'dür. Ülkemizde çok fazla bulunmadığından, yem için gereken soya, mısır ve gerekiyorsa küspesi genellikle Arjantin ve ABD'den ithal edilir. Soya küspesi proteinden zengin bir üründür ve yem sanayisinde kaba protein ("crude protein") olarak adlandırılır. Ne var ki, kaba protein hayvanın gelişimi için yeterli olmaz, diğer esansiyel unsurların, yani esansiyel aminoasitler, yağ asitleri ve vitaminlerin yeme karıştırılarak verilmesi gerekir. Civciv normal koşullar altında büyütüldüğünde de bu faktörleri yediklerinden alır. Ancak yedikleri hiçbir zaman yemin saflığına ulaşamayacağından, büyüme de bu kadar hızlı gerçekleşmez. Çünkü yemde kullanılan saf aminoasitler büyümeyi hızlandırır. Bunlar, bakterilere biyotanklarda ürettirilen sentetik aminoasitlerdir. Üretimin maliyetini daha da düşürmenin bir yolu, aminoasitten zengin GDO soylarının geliştirilmesidir. Bu noktadan baktığınızda, endüstri bir anda GDO'lu yeme muhtaç hale gelir. Nitekim Biyogüvenlik Kurulu tarafından ülkemize giriş izni verilen GDO soyları endüstrinin talebidir. Kesim şartlarının bile İslami olması konusunda bu kadar hassas bir endüstrinin, yaradılış mantığına tamamen ters GDO talep etmesi ciddi bir çelişkidir.

Tavuğun pişme süresi ve jöle içeriğine dair bir deneme: Endüstri adına üzgünüm!

Buraya kadar aktardığımız bilgiler her ne kadar yenemeyecek bir ürünün varlığına işaret etse de, "zamane piliçleri"nin neden hızlı piştiğini ve neden jöle oluşturmadığını açıklamak sanıldığı kadar kolay değildir. Bu konuda konuştuğum veterinerlik fakültesi mezunu arkadaşlarım konunun beslemeyle ilgili olduğunu söylediler. Daha önce de vurguladığımız gibi, sindirim sisteminin nasıl çalıştığına dair bilgilerimiz son derece kısıtlıdır. Buna karşılık, sindirim sisteminin işleyişinin anlaşılmasında endüstriyel piliçlerden öğrenebileceğimiz gerçekten çok şey var. Endüstri, piliçleri en az üç aşamalı yemle besler ve gerektiği kadar antibiyotik kullanır. Yemlerinde GDO'lu soya kullanmayanlar ve verilen antibiyotiği de zamanında kesenler, hele bir de hayvanları açık alana çıkarıyorlarsa (konuştum, bu uygulama var) "organik" etiketiyle satabilirler ama etiket her şeyin garantisi değildir, pişme süresi önemlidir. Bizim aldığımız organik pilicin aksine gerçekten iki saatten önce pişmeyen piliçler de var.

Yukarıda anlattıklarımızın hiçbiri pilicin kısa pişme süresini ve jöle bırakmamasını açıklayamayacağından ister istemez çalışmanın deneysel aşamasına geçtim. İstanbul gibi bir şehirde gerçek tavuk bulabilmek pek olası görünmese de, Beyoğlu Balıkpazarı'nın orta kolundaki Galatasaray Ciğercisi'ni ziyaret ettim. Şehrin sokaklarının geçmişini bilirseniz, aradığınızı bulmak kolaylaşıyor. "Cumartesi gelecek yeni tavuklar" dediler. Tavuğu kendileri keserler ve bizim bildiğimiz eski usul gözümüzün önünde ayıklarlar. Ben de cumartesi, iki arada bir derede gittim, tavuk gelmiş, kesilmiş, boynuna kâğıt sarılmış bekliyor. Ayıklarken içinden dumanı tütüyordu, belli ki yeni kesilmiş. Sonra rica ettim boylamasına ikiye böldüler, iki yarım tavuk elde ettim. Paketlettim, yarısını doğrudan derin dondurucuya, yarısını da normal buzdolabına koydum iki gün dinlensinler diye. Deney prosedürü aslında çok basit, pişme süresini ölçeceğim, test etmek istediğim aşama, endüstrinin şoklama dediği hızlı dondurma işlemi. Bunu nasıl yapıyorlar teknik olarak bilmiyorum, anladığım kadarıyla kesim sonrası klor gazıyla soğutma değil, onu derisinin parçalanmaması için uyguluyorlar, yoksa gazın bütün hayvanın içine nüfuz etmesi beklenemez. Şoklamadan anladığım daha çok derin dondurucular, bunlar eksi 40 dereceye kadar hızlı soğutma sağlıyor, tavuk dağıtıma kadar orada tutuluyor, doğru bir şey. Eğer kısa pişme süresi ve jöle bırakmama meselesi soğuk işleme bağlıysa, benim tavuğun iki yarısının farklı pişme süreleri ve jöleleri olacaktı. Aslında pek mantıklı gelmedi, zira derin soğutma tıpta da çok kullanılan bir uygulamadır. Spermlerin dondurulmasında, yumurta saklanmasında kullanılan sıcaklıklar sıvı azot sıcaklığıdır, yani eksi 196 derece. Bu sıcaklığa inen canlı, ısıtılıp işlevsel amacını sürdürebiliyorsa, yeni kesilmiş tavuğun da eksi kırka inmesinde bir sorun olmamalıdır. Dahası ben endüstriye biraz avans verdim, eksi seksene indirdim. Mesele soğutmaysa, iki misli soğutma, pişme süresini daha da kısaltmalıdır. Kim bilir, belki "mutlak sıfır"a (sıfır derece Kelvin) indirebilsem, bu mantık doğruysa, tavuk doğrudan nar gibi kızarmış çıkacaktır, umut dünyası işte.

Daha sonra iki ayrı partide yarım tavuklar pişirilmeye başlandı. Dört gözlü ocağın elektrik gözünü altı üzerinden dörde ayarladım, 25 santimetre çapındaki tencereye kaynatılmış iki litre su koydum. Pişmenin bir kriteri yok, on dakikada bir kontrol ettim; "tavuğa başka bir temas olmaksızın, çatal yardımıyla but etinden bir parça koparılabilmesi" ve "dişe gelirlik" doğal ölçüt olarak belirlendi. Jöleyi ise soğuduktan sonra tencereyi titreştirerek gözlemledim (kabuklu yumurtanın çiğ mi, pişmiş mi olduğunu anlamaya yarayan "döndürme" testini hatırlayın). Aslında viskozite (akışkanlık) ölçümü yapmak da mümkündü, ama evde pipet ve basınçölçer bulamadım, endüstri isterse kendi yapsın. Tavuğun her iki yarısı da yaklaşık iki saatte pişti, jöle oluştu. Demek ki pişme süresinin kısalması ve jöle oluşmaması dondurmaya bağlı bir durum değildi.

Bu sonuca dayanarak, hastalar adına kızgın, vatandaş adına kırgın ve endüstri adına da üzgünüm ama sorun, piliçlerin beslenmesi ve kullanılan ilaçlarla ilişkili görünüyordu.

Tavukta "büyütme" amaçlı antibiyotikler: Dokusu bozulup körpeleştirilmiş piliçler

Konunun irdelenmesindeki esas sorunlardan biri, bu hızlı pişme özelliğiyle kaç yıldır karşı karşıya olduğumuz; bu durum "fenni" sonrası, "endüstriyel" piliç sürecinin başlamasına dek uzanıyor. Çünkü on beş yıldır evli olan bir arkadaşım, evlendiğinde de böyle olduğunu hatırlıyor. Daha önce de söz etmiştim, ülkemizde "fenni" tavukçuluğu Hanri Benazus ve arkadaşlarının kurduğu Yu-Pi başlatıyor. Benazus, yeni gelenler "çok hızlı" üretim yapabildiklerinden rekabet edemediklerini söylüyor. Kemik ve bağ dokusu gelişimini duraklatıp, et miktarını hızlı geliştirebilirseniz, hayvan daha kısa sürede kesimlik boya geldiğinden yemden olağanüstü tasarruf ediyorsunuz. Benazus'un aktardığı bir bilgi daha vardı: "Bu yeni soyların bağırsakları normalden kısa." İşte bu da sıra dışı bir durumdu, bugüne dek bağırsağın uzunluğunun genetik olarak kısaltılabileceğine dair bir çalışma okumamıştım. Ama işin giderek daha ilginç bir hal aldığı kesindi.

Daha önce de dediğim gibi, vücudumuza alınan besinlerin işlendiği bağırsaklar aslında bizim dahili topraklarımızdır. Emilimi bağırsaklarımız sayesinde yapıyoruz, sindirim ise aynen topraktaki gibi mikrobiotayı oluşturan bakteriler tarafından gerçekleştirilir. Yetiştirdikleri tavukların sağlıklı olup olmadığını araştırma zahmetine katlanmayan endüstri, bunların bağırsaklarındaki bakterilerin azaltılmasının, tavuğun et yapma hızını artırdığını bir şekilde keşfetmiş gözüküyordu. Bağırsak ve bakteriler kendi metabolik etkinliğinden ötürü gıdayla alınan hammadde ve enerjinin çok önemli bir kısmını kullanır. Antibiyotik kullanarak bu bakterileri baskılamanın enerji tasarrufuna neden olacağını bir şekilde düşünmüşler. Bu kavramı biz "antibiyotikle beslemek" şeklinde biliyoruz, amaç hayvanı korumak değil, antibiyotik besinin bir parçası ve bu yöntem 50 yıldan uzun süredir kullanılıyor.[32,33,34] İşin komik yanı, Arkansas Üniversitesi'nden bir itiraf, endüstrinin neden antibiyotik kullandı-

32 Dibner JJ, Richards JD. Antibiotic growth promoters in agriculture: History and mode of action. Poultry Sci 2005; 84:634-643.
33 Castanon JIR. History of the use of antibiotic as growth promoters in European poultry feeds. Poultry Sci 2007; 86:2466-2471.
34 Jones FT, Ricke SC. Observations on the history of the development of antimicrobials and their use in poultry feeds. Poultry Sci 2003; 82:613-617.

ğını üniversitelerin de bilmediğini söylemektedir.[35] BESD-BİR tarafından bana aktarılan kitapçıklarda antibiyotik kullanımına yönelik hiçbir şey yazmıyor, ancak endüstriyel tavuk biliminin dergilerine baktığınızda bu durum apaçık anlatılmakta. Bir arsenik bileşiği olan roksarson, basitrasin, virginiamisin, linkomisin, aviamisin, İngiltere'de 1995'te yasaklanmış olan (diğer ülkelerde bilinmez) Avoparcin gibi adını bile duymadığım pek çok antibiyotik bu amaçla kullanılmakta. Antibiyotikler bakterileri baskılamakla kalmıyor, bağırsak ağırlığını, uzunluğunu azaltıyor, bağırsaktan emilimi sağlayan "villüs" adı verilen parmaksı çıkıntıların boyunu kısaltıp, sayısını artırıyor. Bütün bunların sonucunda "bağırsak geçirgenliğinin arttığı" çıkarımına gitmişler. Hayvanın bağırsak çeperi ve bileşenlerinin inceldiği gözlenmiş.[36] Bu özelliğin ışığa maruz kalma süresiyle oynanarak değiştirilmesi de olası. Ninnilerimize bile konu olan "uyusun da büyüsün" yaklaşımının tam tersi, 23 saat ışık, 1 saat karanlıkta bırakılan ve durmadan yemeye zorlanan hayvanlarda kas kitlesi artsa da iç organların gelişmemesi hiç de şaşırtıcı değil.

Endüstrinin pişme hızını "körpecik hayvan" şeklinde açıklayabilmesinin mümkün olmadığını daha önce de söylemiştim, iki saatlik pişme süresi 20 dakikaya düşürülemez. Bunu başarabilmenin olası bir tek yolu vardır, o da hayvanın pişmeye dirençli olan ve jöleyi oluşturan kollajen molekülünün yapımını bozmak. Çünkü mesele protein ise, yumurta akı da proteindir ama ateşi gördüğü zaman doğal yapısını kaybeder (beyazlar). Ancak etin pişme süresini (yenebilir hale gelmesini) kollajenin çözünmesi belirler, kollajenin çözünerek pişme suyuna geçişi çok yavaştır. Aynı mantık içerisinde düşünürseniz, keçi etinin neden sert olduğunu da bulursunuz, çünkü doğada gezerek beslenir, kollajenden zengindir. Tavuk pişirme deneyini yaptığım sıralarda liseden bir arkadaşımın okçuluk konusundaki konuşmasını dinlemiştim. Osmanlı yayları dünyanın en gelişmiş "kompozit" yaylarıdır. Osmanlı yayına gücünü veren en önemli bileşen de yaban öküzünün topuk kirişinin (Aşil tendonu) iki gün kaynatılmasıyla elde edilen kollajendir. Serbest beslenmiş gerçek tavuğun kas kirişleri de serttir. Yani endüstriyel piliçlerin çabuk pişmelerinin ve jöle oluşturamamalarının nedeni kollajen sentezinin bozuk olması gibi görünmektedir.

Peki ama neden? İşte tam da bu noktada işler karışıyor, çünkü endüstrinin

35 Chapman HD, Johnson ZB. Use of antibiotics and roxarsone in Broiler chickens in the USA: Analysis for the years 1995 to 2000. Poultry Science 2002; 81:356-364.
36 Miles RD, Butcher GD, Henry PR et al. Effects of antibiotic promoters on Broiler performance, intestinal growth parameters, and quantitative morphology. Poultry Science 2006; 85:476-485.

pek ilgilenmediği antibiyotiklerin bağ dokusu gelişimini durdurucu etkileri devreye giriyor. 1992'de farmakoloji (ilaç bilimi) ihtisası yaptığım sıralarda, bir gün hamile olduğunu bilmeden antibiyotik almış bir çalışanımız geldi. Kullandığı antibiyotik yukarıda adı geçenlerin de içinde bulundukları makrolid sınıfındandı; bebeğe bir şey olup olmayacağını öğrenmek istiyordu. Piliç üretiminde kullanılan antibiyotiklerin büyük kısmı makrolid sınıfındandır ve işin kötü yanı, kıkırdak yapımının bozulması makrolidlerin sınıf özelliğidir, hepsinde bulunur. İnsanda 5-10 gün süresince antibiyotik kullanıldığında, kıkırdak dokusu ve bağ dokusunun döngüsü yavaş olduğundan bu bir sorun olmaz, ilaç vücuttan atılır. Ancak yine de kemik ve bağ dokusu gelişimi hızlı olan çocuklara verilmez. Bizim ülkemizde piliç üretiminde 2006'dan bu yana artık antibiyotik kullanılmadığı şeklinde bir açıklama da mevcuttur. Bunun gerçeği ne kadar yansıttığı ayrı bir konudur, ancak parazitten korumak amacıyla verilen halofuginonun da benzer etkileri bulunur, yani bağ dokusunun yapımını önler. Hatta ilacın bu özelliğinden ötürü derinin aşırı sertleşmesiyle giden skleroderma hastalığının tedavisinde kullanılması da önerilmiştir. Bütün mesele hangi düzeyde kalıntı bıraktığıdır. Zira mevcut endüstriyel piliçlerin derilerinin yırtılmaya çok eğilimli olduğu açıktır (gerçek tavuğun derisi uzun uzun çiğnemeyi gerektirecek kadar serttir). Bu sorun özellikle tüyleri yolma aşamasında ortaya çıkar. Hayvanların kuru yolunamamasının nedeni, tüyler çekilirken derinin de parçalanmasıdır; öyle ya da böyle, ister buharla, ister sıcak suya atarak olsun, yaş yolma bu nedenle bir zorunluluktur.

Piliç endüstrisi ve Gıda Tarım Hayvancılık Bakanlığı yetkilileri antibiyotiklerin kesimden en az bir hafta önce sonlandırıldığını söyleseler de, bu gözlem ve açıklama kalıntının çok büyük bir olasılıkla hâlâ dokuda bulunduğunun göstergesidir. Kollajen gibi suda çok zor çözünen bir molekülün eksik olması pişmeyi (daha doğrusu yenebilir kıvama gelmeyi) kolaylaştırır. Mesele eksiklikse, yani hayvan 45 günde kesildiği için kollajeni yeterince sentezleyemiyorsa bu başka bir durumdur, ama mantıkla bağdaşmaz. Zira kollajen çatı molekülüdür, vücudun her yerinde bulunur, et ve kemik bunun üzerine tutturulur. Ama daha önemli sorun, kollajenin varsa bile parçalı olmasıdır. Antibiyotik kullanımının doğal sonucu olan bu parçalanma, aynı zamanda antibiyotik kalıntısı olduğunun da bir göstergesidir. Oysa antibiyotik kalıntısını saptamaya yönelik tahliller, bunların doku içindeki bağlanmış formlarını ya da yıkım ürünlerini (metabolitler) değil, kandaki düzeylerini belirlemek üzerine kuruludur. Üstüne üstlük çoğu yıkım ürününü saptamaya yönelik pratik bir test metodu da geliştirilememiştir, bilinenleri saptamaya yönelik yüksek performans likid kromatografisi (HPLC), kütle spektroskopisi (MS) gibi yöntemlerin rutin uygulanması ise mümkün görünmemektedir. İşin en hoş yanı, mesela İngiltere'nin bu durumdan haberdar görünmesidir. İngiltere'ye marketlerde satılan ürünleri görmek için gerçekleştirdiğim seyahatte gördüğüm üzere, tavuğun pişme süresi, ambalajın üzerinde açık bir şekilde yazmaktadır: "cooks in 1 hour 40 minutes", yani "1 saat 40 dakikada pişer".

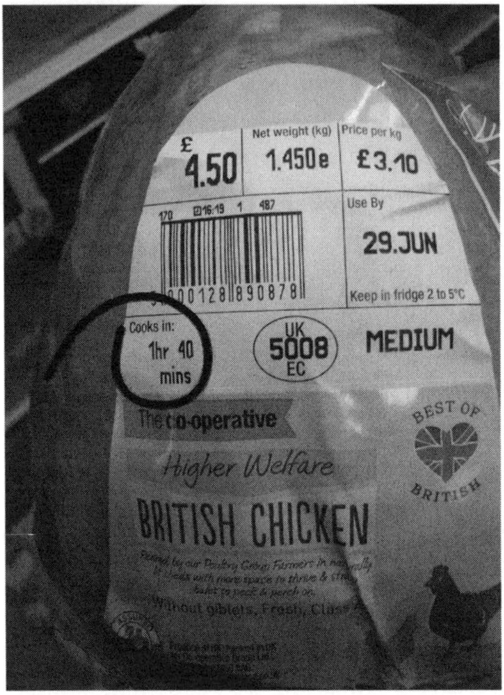

Endüstriyel piliçler neden saman gibidir?

Endüstriyel piliçlerin neden "saman gibi" olduğu da kollajen benzeri maddelerin içeriğinin az olmasına bağlı görünmektedir. Glikozaminoglikanlar (GAG) denen doku arasında bulunan moleküllerden daha önce bahsetmiştik. Eksiklik buradan kaynaklanmaktadır, çünkü GAG sınıfı ihtiyaca binaen sentezlenir. Doğal ortam ve zaman bu sentezi mümkün hale getirir. Bu değişkenler içerisinde zamanın etkisi çok önemlidir. Zira tavuğa karakteristik tadını ve kokusunu veren unsurlar zamana bağlıdır. Bu unsurların başında metionin ve sistein adı verilen sülfür içeren aminoasitler gelir, aromatik aminoasitlerden sentezlenen bileşiklerin de etkisi olduğu kuşkusuzdur. Büyümekte olan canlıda doku önce bir yere kadar gelişir ama sülfürlenme denen mekanizma ergenliğe girişle başlar. İnsülin benzeri büyüme faktörünün tanımlandığı sıradaki ilk adı "sülfasyon faktörü" idi, bu hormon ergenlikle birlikte salgılanır.[37]

Bu açıklamalar, bugün genel olarak ucuz olması gerekçesiyle çok fazla tüketilen piliç etini, artan hastalık yükünü açıklamak açısından yoğurtla birlikte ilk iki sıraya oturtur. Endüstrinin bütün sıra dışı üretim koşulları tavukların hijyeni ya da refahı için değil, kesildikleri 45. güne kadar hayatta kalabilmeleri için gereklidir. Dahası 1,7 kilogram yem ile 1 kilogram beyaz et elde ediliyor olması, enerjinin dönüşümü açısından değerlendirildiğinde bizim de eksik beslendiğimiz anlamına gelir. Beyaz et ucuzdur, ama "beyaz et" kavramının kendisi bile aldatmacadır, çünkü gerçek tavuğun eti beyaz değildir. İçerik olarak da 1,7 kilogram yem karşılığı yarı sentetik bir et türevi söz konusudur, hayvanın büyümesi için esansiyel (olmazsa olmaz) bütün unsurlar biyokimyasal sentez ile bakterilerden yem katkısı olarak gelmektedir. Sonuç olarak da besleyici değeri çok zayıf ve olası antibiyotik kalıntılarını bünyesinde barındıran, ama ucuz beyaz ete dönüşür. Oysa antibiyotik kalıntıları bir tarafa, herkesin mide hacmi bellidir. Az ve öz olarak alınması gereken besin öğeleri, çok miktarda piliç eti tüketilmesine rağmen alınamaz. Ve elbette, piliç üretip de tavuk diye satan firmaların hiçbirinin adında tavuk kelimesi geçmez, bu büyük bir aldatmacadır. Firmalar ürettiklerinin tavuk olmadığını istisnasız biçimde adlarında da yansıtırlar, hepsi de piliç firmasıdır.

Endüstriyel yumurta, sorunun çok ciddi bir başka boyutu

Endüstriyel üretim ve çok kazanma mantığının piliç ve yumurtada bu kadar baskın hale dönüşmesinin nedenlerini de irdelemek gerekir. Bunlardan birincisi civcivin bir "annesi olmadığı" algısıdır. Civciv yumurtadan çıktığı andan itibaren yem verdiğinizde aslında kendi başına yeterlidir. Dolayısıyla piliç üretimi ahlaki değerler açısından biraz daha esnek kalmaktadır. Hoş, bu algı sonraları endüstriyel süt üretiminde de karşılık bulmuştur. Bugün endüstriyel süt üretimi aslında hayvanın kendi yavrusu için ürettiği sütün bize satılmasına dayanır. Öyle ki, yeni doğan buzağının annesinin sütünü emmesine birkaç

37 Batı akademisinin önde gelenleri zaman zaman bir araya gelerek molekülleri belli sınıflar altında toplar. Bu sınıflama daha çok moleküllerin yapısal benzerlikleri üzerine kurulu olsa da (işlev hep göz ardı edilmektedir) çok yanlış bir yaklaşım değildir. Ancak aynı akademi moleküllere verilen adları da zaman zaman değiştirme eğilimindedir. Bu çok hatalı bir yaklaşımdır, zira o molekülü ilk keşfeden kişinin verdiği isim genellikle en doğru olandır. Bugün aminoasitlerin adları bile harflerle değiştirilmeye çalışılmaktadır. Oysa isimlerin sürekli değiştirilmesi eğitim sürecinde kırılmalara yol açar. "Sülfasyon faktörü" özel bir işlevi tanımladığından, "insülin benzeri büyüme faktörü" adı aynı anlamı vermemektedir.

günden fazla izin verilmez. Böyle bir çiftliği gezdiğinizde, sevmek için elinizi uzattığınız buzağının onu emmeye çalışması çok hüzün vericidir. Endüstri buzağıları da yemle besler, onlar için gelen sütü bize satar.

Endüstriyel yumurta da genetik açıdan seçilmiş soylar üzerine yönlendirilir. Bunun gerçekten ciddi bir üretim avantajı sağlayıp sağlamadığı kuşkuludur ama yumurta besiciliğinde de soy seçimine yönelik doğru ya da yanlış pek çok araştırma yapılmıştır.[38,39] Üretim yer tutmaması için ranzalı kafeslerde beslenen tavuklara yaptırılır. Kafesler yan yana kuruludur, bir yüzden yem, diğer yüzden ise eğimli bir yüzey aracılığıyla yumurtanın yuvarlanacağı taşıyıcı sistem akar. Hayvanların kafes özelliklerini inceleyen çeşitli araştırmalar vardır.[40,41,42] Hayvanların küçük kafeslerde tutulmasının aşağıda anlatacağımız ayrı bir gerekçesi vardır. Bu sistemin ana mantığı da aynen diğer endüstriyel hayvancılık üretim sistemleri gibi verim üzerine kuruludur. Yumurta üretiminde de esas olan, hammadde girdisi değiştirilmeden ürün miktarının artırılmasıdır. Yumurta bir ürün olarak düşünüldüğünde, bunun para eden kısmı kabuğu değil, içidir. Tavuğun normal koşullarda 24-25 saatte yumurtayı yapma süreci dikkate alındığında, yumurtanın bizim yediğimiz sarısı ("yolk") ve üzerine kaplanan beyazı (albümin) ilk 4 saat içerisinde oluşmaktadır. Buna karşılık sonraki 20-21 saatlik süreç ise yumurtanın ekonomik bir değer taşımayan kabuk kısmının oluşturulmasına harcanır.[43,44,45,46] Ne var ki, normal tavuğun yumurtlaması güne tabidir, hayvan geceyi kabuğu oluşturmaya çalışarak geçirir, yumurtlama ise mutlaka ışık uyaranına bağlıdır. Yani tavuklar gece yumurtlayamazlar, yumurtlama genellikle sabah güneşin doğuşuyla, en geç öğleye kadar gerçekleşir. Yumurta endüstrisinin dikkate aldığı da olasılıkla budur. Tavuğun pratik olarak günde iki ya da üç yumurta verebileceğine dair bilgiler değişik kaynaklarda yer almaktadır. Bu durumda ilk alınan yumurta

---

38 Rauw WM, Kanis E, Noordhuizen-Stassen EN et al. Undesirable side effects of selection for high production efficiency in farm animals: a review. Lives Prod Sci 1998; 56:15-33.
39 Francesch A, Estany J, Alfonso L et al. Genetic parameters for egg number, egg weight, and eggshell color in three catalan poultry breeds. Poultry Sci 1997; 76:1627-1631.
40 Appleby MC, Walker AW, Nicol CJ et al. Development of furnished cages for laying hens. Br Poultry Sci 2002; 43:489-500.
41 Van Den Brand H, Parmentier HK, Kemp B. Effects of housing system (outdoor vs cages) and age of laying hens on egg characteristics. Br Poultry Sci 2004; 45:745-752.
42 Mineli G, Sirri F, Folegatti E et al. Egg quality traits of laying hens reared in organic and conventional systems. Ital J Anim Sci 2007; 6 (Suppl 1):728-730.
43 Ricklefs R. Composition of eggs of several bird species. Auk 1977; 94:350-356.
44 Nakano T, Ikawa NI, Ozimek L. Chemical composition of chicken eggshell and shell membranes. Poultry Sci 2003; 82:510-514.
45 Franco-Jimenez DJ, Beck MM. Intestinal calcium uptake, shell quality and reproductive hormone levels of three laying hen varieties after prolonged egg production. Int J Poultry Sci 2005; 4:518-522.
46 Taylor TG. How an eggshell is made. Scientific American 1970; 222:88-95.

kabuğu yeterince kalın ve iyi gelişmiş olmakta, sonraki iki yumurtada boyut olarak bir farklılık olmasa da kabuk çok incelmektedir.

Konuya dahil olan veterinerlerin itiraz noktasını da yumurta gelişiminin 24-25 saatten önce tamamlanamayacağı bilgisi oluşturmuştur. Ancak bu ne yazık ki doğru değildir, uygun ışık uyaranı verirseniz günde iki yumurta alınabileceği bunu bizatihi yapan hastalarımızdan biri tarafından da doğrulanmıştır. Nitekim yumurta üretim tesislerinde gözlemlerde bulunmuş kişiler, günde 2-3 yumurta alındığını destekleyen açıklamalarda bulunmuşlardır. Hatta konuşma yaptığımız vatandaşlar, eleştiri getiren veterinerlere karşı "üretim tesislerinin ışıklarının kaç kere söndürülüp yakıldığını bildiklerini" (üç kere dendi) açıkça ifade etmişlerdir. Bu durumda üçüncü yumurta da alınabilir, ancak kabuğun kireç bağlaması yetersiz kalacağından son derece ince ve kırılgan bir kabuğa sahip olur. İnce kabuklu bu ek yumurtaların piyasaya sürülmesi mümkün olmamakla beraber, "likid (sıvı) yumurta" üretiminde değerlendirilebilecekleri açıktır. Likid yumurta, yumurtaların kırılıp, beyazı ve sarısının ayrıştırılıp pastörize edilerek karton kutu ambalajlarda piyasaya verilen şeklidir ve yakın zamanda ülkemizdeki yeni endüstriyel üretim metotlarından biri olarak bizatihi eski Maliye Bakanı Kemal Unakıtan tarafından kamuoyuna sunulmuştur. Önemli olan bu sıra dışı üretim olasılığının gerçekleştirilip gerçekleştirilmediğidir, zira sıvı yumurtanın pişmeden pastörize edilmesi de çok mantıklı gözükmemektedir.

Aşırı yumurta üretiminin anahtarı stres

Her halükârda, tavuğun pratik olarak günde iki yumurta verebileceği açıktır. Öte yandan 2007 yılında Amerika Kuzey Carolina'da gerçekleştirilen endüstriyel tavukçuluk kongresinde hayvanlarda "süperovulasyon" (aşırı yumurtlama) olarak adlandırılan bu durumun ortaya çıktığı ve tartışıldığı, kongre notlarından görülmektedir. Uygulanan üretim metodolojisi (ışık uyarısı) ve kullanılan yem bileşimleri, doğasının çok dışına taşan böyle bir üretim biçiminin de mümkün olduğunu göstermektedir. Nitekim etlik piliç de doğası dışında 23 saat ışık ve 1 saat karanlığa maruz bırakılarak, daha çok yem yemesi sağlanarak, et miktarının artırılması esasına dayanılarak üretilir. Piliç endüstrisi doğal koşullarda 9-12 ayda eriştikleri kiloya 1,5 ayda ulaşabilmelerini "özel geliştirilmiş soylar" oldukları kavramıyla açıklar, aynı açıklama bir yere kadar yumurta tavukları için de yapılır. Bıldırcınlardan aktarılan gözlemler, yumurtlama işleminin hayvanın stres durumunun doğal bir sonucu olduğunu anlatır.

Bıldırcın doğal koşullarında yılda 20 civarında yumurta yapar, bu onun üreme işlevinin bir parçasıdır. Ancak aynı bıldırcın yumurta almak amacıyla kafese konulduğunda her gün yumurtlar. Bugün bilimsel makalelerden okuduklarımız 40'a 40 santimetrelik kafeslerde üç tavuğun tutulduğu şeklindedir. Bu kadar küçük bir alana üç tavuk sığıştırmak kuşkusuz ciddi bir hareketsizlik (immobilizasyon) stresi anlamına gelir. Bıldırcınlardaki gözlemi dikkate alırsak, tavukların bu kadar dar ortama sokulma gerekçesinin işletme maliyeti değil de, stres uygulaması olduğu sonucuna varırız.[47] İşin kötüsü, stres tavuğun bünyesinde kortizon hormonunun salgılanmasını da büyük olasılıkla artırmaktadır. Nitekim yumurtlayan diğer hayvanlarda yapılan gözlemler, stres hormonunun yumurtaya da geçtiğini gösterir; bu, olasılıkla stresli koşullarda doğacak bir yavru için bir koruma mekanizmasıdır, ancak bizim de endüstriyel yumurtadan bolca kortizon alabileceğimizi gösterir.[48]

Yumurtalarda üretim yönteminin farkları bir şekilde fiyatlarda da ortaya çıkar. Bir markete gidin ve yumurta reyonunda birim yumurta başına fiyatları hesaplamaya çalışın. F markası dört tane organik yumurtayı 3,25 TL, K markası 10 tane jumbo boy organik yumurtayı 3,40 TL'ye satarken, 30'luk normal yumurta 7 TL'dir. "Bilinen" bütün üretim maliyetlerini hesaba katsanız da bu açıklanması zor bir fiyat farkıdır, çünkü yumurta sizin yaptığınız bir şey değildir, tavuğa ürettirilmektedir. Tavuğun canlı olduğunu dikkate alırsanız, sisteme aşırı müdahalenin üretimde artışa değil, azalmaya yol açması beklenir. Ancak görünen odur ki, tavuğun yüksek metabolizma gücü böyle bir üretimi ve fiyat farkını olanaklı kılmaktadır.

Olabildiğince çok yumurtayı mümkün olan en kısa sürede almak tavuğun beslenme maliyetini ciddi anlamda azalttığından çok karışık bir durumdur. İngiltere'deki gözlemlerimiz serbest dolaşan doğal yumurta tavuklarının iki yıl üretimde kaldıklarını göstermiştir, oysa bize açılan davada da belirtildiği üzere, bu süre endüstriyel üretimde 72 haftadır (bir buçuk yıl). Üretime yeni başlayan tavukların verimi önce artarak bir maksimuma erişir, ondan sonra da azalmaya başlar, yani sabit bir üretim verimi söz konusu değildir. Bilimsel makaleler bir seri yumurtalık tavuğun ("flock") ne kadar süre üretimde tutulacağının maliyet-kâr dengesine bağlı olduğunu söyler.[49] Bu üretim tesisinin boyutu ve kaç kişinin çalıştırıldığıyla da ilişkilidir. Endüstriyel üretimde on bin

47 Webster AB. Physiology and behavior of the hen during induced molt. Poultry Sci 2003; 82:992-1002.
48 Saino N, Romano M, Ferrari RP et al. Stressed mothers lay eggs with high corticosterone levels which produce low-quality offspring. J Exp Zool 2005; 303A:998-1006.
49 Williams TD. Mechanisms underlying the costs of egg production. BioScience 2005; 55:39-48.

tavuk başına bir kişi yeterli olabilir, ama organik üretimde bin tavuğa bir kişi bakması gerektiğinden işletme maliyetleri de yükselmeye başlar. Dolayısıyla işletme açısından en kârlı durum, tavuğun yumurtlayabileceği olası bütün yumurtaları en kısa sürede almaktır. Çünkü insanlarda olduğu gibi, olasılıkla tavuğun yumurta sayısı da henüz daha yumurta içindeki gelişimi sırasında bellidir, mesele bunu en kısa sürede (en az yedirterek) alabilmektedir. Buna yönelik yapılan çalışmaların, yani yeme katkı olarak konulacak maddelerin oranlarının ne sonuç verdiğine ilişkin ülkemiz de dahil pek çok faklı kaynaktan gelen sayısız araştırma bulabilirsiniz.[50,51,52] Sadece yem değil, enerji dengesi de üretimin verimi açısından önemli bir belirleyicidir.[53]

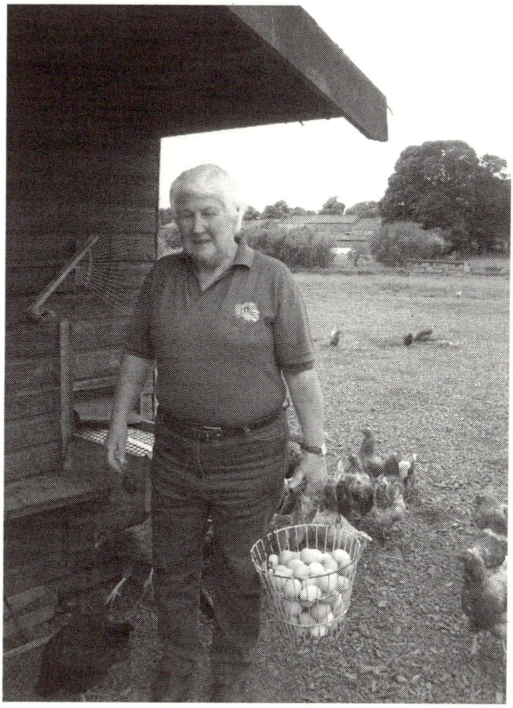

Tamamen doğal yumurta üretimi mümkün (İngiltere, Low Sizergh Barn)

50 Corzo A, Fritts CA, Kidd MT et al. Response of broiler chicks to essential and non-essential amino acid supplementation of low crude protein diets. Anim Feed Sci Technol 2005; 118:319-327.
51 Narváez-Solarte W, Rostagno HS, Soares PR et al. Nutritional requirements in methionine + cystine for white-egg laying hens during the first cycle of production. Int J Poult Sci 2005; 4:965-968.
52 Chi MS, Speers MS. Effects of dietary protein and lysine levels on plasma amino acids, nitrogen retention and egg production in laying hens. J Nutr 1976; 106:1192-1201.
53 Scanes CG, Campbell R et al. Control of energy balance during egg production in the laying hen. J Nutr 1987; 117:605-611.

Böyle baktığınızda endüstriyel yumurta tavukçuluğu aslında mevcut yumurtaların tavuktan bir an önce "sağılması" durumunda kârlıdır. Bu "altın yumurtlayan tavuğun kesilmesi" mantığının günümüzdeki endüstriyel tezahürüdür. Endüstri yemi en verimli şekilde kullanabilmek için aynen piliç eti üretiminde söz konusu olduğu gibi, inanılamayacak kadar çeşitli yollar denemiştir. Yemin fitaz denen enzimle zenginleştirilmesinin kabuk kalınlığına olan katkısından tutun, humat ve probiyotik kullanımına dek burada yer veremeyeceğimiz kadar çok araştırma yapılmıştır.[54,55,56] Amaç farklı olsa da, bu çalışmaların sağladığı son derece zengin bir bilgi birikimi vardır. Bu satırlarda daha fazla ayrıntıya girmeyeceğiz ama endüstrinin yemi saf ve sadece istenen katkılarla üretebiliyor olma becerisi, sülfürlü aminoasit eklenmesinin yumurta kabuk kalınlığını artırdığını, buna karşılık yumurtayı küçülttüğünü gösterir. Bu aslında altın değerinde bir bilgidir, çünkü size canlının gelişimi konusunda hayvan deneylerinden bile elde edemeyeceğiniz anahtarları sunar. Üstelik bu çalışmaların bir kısmı ortam sıcaklığı yüksek ülkelerde gerçekleştirilmiştir. Oysaki normal koşullarda ortam sıcaklığı arttıkça yumurta sayısı azalır. Biraz tezat görünse de, yemdeki protein miktarının azaltılmasının yumurta verimine etkileri bile incelenmiştir.[57,58,59,60,61] Ancak bunlardan en anlaşılmazı ve akla ziyan olanı, yumurta kabuğunun yapımı için zeolit denen bileşiğin bile denenmiş olmasıdır.[62] Zeolit volkanik alanlarda bulunun bir maddedir. Ancak ülkemizde en sık mezotelyoma denen hastalıkla ilişkili olarak anılır. İşin ilginç yanı, mezotelyoma da, vücudun iç zarlarından aynen yumurtlama gibi, bir tümör yumurtlaması tablosuyla ortaya çıkar. Bütün bu araştırmaların ayrı ayrı incelenmesi en doğru yaklaşım olacaktır.[63]

---

54 Um JS, Paik IK. Effects of microbial phytase supplementation on egg production, eggshell quality, and mineral retention of laying hens fed different levels of phosphorus. Poultry Sci 1999; 78:75-79.
55 Yoruk MA, Gul M, Hayirli A et al. The effects of supplementation of humate and probiotic on egg production and quality parameters during the late laying period in hens. Poultry Sci 2004; 83:84-88.
56 Jalal MA, Scheideler SE. Effect of supplementation of two different sources of phytase on egg production parameters in laying hens and nutrient digestibility. Poultry Sci 2001; 80:1463-1471.
57 Yamazaki M, Takemasa M. Effects of dietary taurine on egg weight. Poultry Sci 1998; 77:1024-1026.
58 Novak C, Yakout H, Scheideler S. The combined effects of dietary lysine and total sulfur amino acid level on egg production parameters and egg components in Dekalb Delta laying hens. Poultry Sci 2004; 83:977-984.
59 Keshavarz K. Effects of reducing dietary protein, methionine, choline, folic acid, and vitamin B12 during the late stages of the egg production cycle on performance and eggshell quality. Poultry Sci 2003; 82:1407-1414.
60 Shafer DJ, Carey JB, Prochaska JF et al. Dietary methionine intake effects on egg component yield, composition, functionality, and texture profile analysis. Poultry Sci 1988; 77:1056-1062.
61 Hsu JC, Lin CY, Chiou PWS. Effects of ambient temperature and methionine supplementation of a low protein diet on the performance of laying hens. Anim Feed Sci Technol 1998; 74:289-299.
62 Olver MD. Effect of feeding clinoptilolite (zeolite) on the performance of three strains of laying hens. Br Poultry Sci 1997; 38:220-222.
63 Zorlu K, Tunusluoglu MC, Gorum T et al. Landform effect on rockfall and hazard mapping in Cappadocia (Turkey). Environ Earth Sci 2011; 62:1685-1693.

Kar beyazı yumurtalar aslında neyi anlatır?

Yumurtayla ilgili ciddi bir başka sorun da, endüstriyel yumurtanın raf ömrünün uzatılması amacıyla yıkanmasıdır. Normal koşullarda gelişen yumurtanın aslında ayrıca yıkanmasına gerek yoktur, zira doğru kurulmuş bir kümeste yumurta çıkar çıkmaz eğim nedeniyle folluk arkasındaki ayrı bir bölmeye kayar. Yumurta üretimi amacıyla geliştirilmiş endüstriyel kafeslerin de tabanı ızgara teldir; bu sistem, tavuğun pisliğinin tabanda kalmasını asgariye indirir. Ancak doğal ortamda serbest büyüyen tavuklar için zaten böyle bir durum söz konusu değildir, tavuk folluğu dışkılama amacıyla kullanmaz.

Yumurtanın kabuğu tavuğun rahminde yapılır, sürecin en sonunda üzeri kütikül adı verilen ayrı bir maddeyle kaplanır. Dolayısıyla endüstriyel yumurtalar da, normal yumurtalar da üreme kanalından aslında temiz çıkar, yüzeyleri pürüzsüz ve parlaktır. Gelenekte yumurta yıkanmaz, yıkanmaması söylenmiştir. Bunun istisnası en fazla haşlamadan önce bir kez sudan geçirmek olabilir, sonrasında zaten suda haşlanarak pişirilecektir. Gelgelelim, endüstriyel gıda üretiminin merkez noktası olan hijyen yumurtada da karşılığını bulur. Bu şekilde yıkanan yumurtaların raf ömrü soğutulmuş ortamda üç aya kadar uzayabilir. Raf ömrü uzun yumurta endüstriyel üretim açısından başta mantıksız gibi görünür, ancak tesisin aralıklı olarak çalıştırılabileceği düşünüldüğünde, hele hele sıcak nedeniyle üretimin zorlaştığı yaz ayları açısından aslında son derece avantajlı bir durumdur.

Ancak bu da yumurta yıkama işleminin neden yapıldığını açıklamakta yeterli değildir. İşte o zaman yine etraftan gelen bilgilerin değerlendirilmesi gerekir. Bunlardan biri mahalle bakkalımız Muzaffer'in "abi eskiden illaki yazın bir yumurta çürür kokardı, artık hiç kokma yok" gözlemidir. Bu gözlem üniversitemizin yeni evlenen halkla ilişkiler sorumlusu arkadaşımız tarafından da doğrulanmıştır. "Kim bilir neler pişiriyorsun" diye takıldığımızda, "Yavuz bey, vallahi koşturmadan bir şey pişiremiyorum, ara sıra yumurta kırıyorum, aklıma siz geliyorsunuz, içi küflü çıkıyor." İşte bu gözlemler çok ciddi bir soruna işaret eder, zira gıdanın bozulma yolunun değişmiş olduğunun, yani yumurtanın kokuşmak yerine (çürüme, pütrifikasyon), küflendiğinin göstergesidir. Nitekim evde buzdolabında duran yumurtalar da içine lağımdan su alıp enjekte etmeme ve etüvde 30 derecede bekletmeme rağmen kokuşmamıştır. Bu yumurtaların da kabuklarının içinde mantar kolonilerinin gelişmiş olduğu bizatihi gözlemimdir. Yumurtanın en değerli (kuş sınıfından olsa da bir canlıyı geliştirecek kadar tam) protein kaynağı olduğu herkesin genel kabulüdür. Ancak bu değerli protein kaynağı, uygun koşullarda, yani içine bakteri bulaştırıldığında çürüyebilmelidir. Oysa endüstriyel yumurtaya uygulanan işlemler, tıpkı yoğurt için de geçerli olduğu gibi çürüme/ekşime olmaksızın küflenmenin gerçekleşmesiyle sonuçlanmaktadır.

Bugün yumurtanın yıkanması için en çok kullanılan kimyasallar klorlu bileşiklerdir. Klorun dezenfeksiyondaki önemi herkes tarafından iyi bilinmektedir, ancak bu uygulamanın yumurta gibi yenecek bir şeyde kullanılmasını kimse sorgulamamıştır. Üretim hattından toplanan yumurtalar yıkama bileşiğinin içine aktarılır, bilimsel yayınlar bileşikte kalma süresini 55 saniye olarak vermektedir, daha uzun kalmanın daha fazla hijyene neden olduğunu da kimse reddedemez. Ancak mesele, yumurta kabuğunun geçirgen olmasıdır. Üstelik yukarıda anlattığımız üzere, endüstriyel üretimde kabuk gelişimi zaten eksiktir, kütikül yapımı da tahminen bundan nasibini almıştır. Kütikül aslında kabuğun geçirgenliğini azaltan bir maddedir, ancak klorlu yıkama sıvısından nasıl etkileneceği pek bilinmez. Bu durum teorik olarak klorlu bileşiğin yumurtanın içine geçtiği anlamına gelir, klor aktif bir moleküldür ve yumurta albüminindeki aktif bileşiklere bağlanarak onları bloke eder. Yumurtaların yıkandığının en önemli göstergesi aslında bembeyaz olmalarıdır, doğada bembeyaz yumurta bulunmazken (çoğu krem rengidir) klorun etkisiyle (aynen bembeyaz çamaşırlar gibi) renk beyaza döner, ancak kabuk yenmediğinden ne endüstrinin ne de tüketicinin bunda bir sorun göreceğini sanmıyorum. Endüstri bu bembeyazlık durumunun dikkat çekmemesi amacıyla bir kutu yumurtadan birini kahverengi fırça darbesiyle işaretler gibi de görünmektedir. Zira pislik olması varsayılan bu kahverengi iz, daha çok sonradan konulmuş gibidir. Sorun elbette bu kadarla kalmaz, esas sorun endüstriyel yumurtanın kabuğunun çok zor kırılmasıdır. Kabuk, yumurtanın ocağın kenarına defalarca çat çat vahşice çarpılmasına karşın çok az parçalanarak ikiye ayrılır. Oysa doğal yumurtalarda böyle bir sorun yoktur, kabuk küçük parçalara ayrılma eğilimindedir. Ve elbette bu gözlemler yumurtanın haşlanma sonrasında soyulma özellikleriyle de desteklenir. Doğal ve taze yumurtada kabuk beyazdan kolay ayrılmaz, bu zaten birbirine bitişik bir matriks yapısıdır, bir koruma bariyeri değildir (rahmetli babam bunun üstesinden yumurtanın ucunu kırıp hava üfleyerek gelmeye çalışırdı). Oysa endüstriyel yumurtalar çok kolay soyulma eğilimindedir. Kabuğun yumurtanın akıyla olan devamlılığı bozulmuştur. İşte bütün bu veriler, yıkama solüsyonunun yumurtanın içine geçtiğini gösterir. Avrupa Birliği'nde yumurtanın yıkanması İsveç hariç yasaktır. Oysa Amerika ve Japonya yıkamanın ötesinde, yumurtanın çitosan, palm yağı ya da süt kazeiniyle kaplanmasına da izin verir.[64,65] Kaplama işlemi bizde de yasaktır, ancak yıkama işleminin yapıldığını endüstri kendi tanıtım filmleriyle anlatır. Kabuğun aşırı sağlamlaşması da olasılıkla klorun kabuk matriksiyle etkileşimine bağlıdır. Bu durumun bir diğer tezahürü kabukların aşırı pürtüklü olmasıdır. Oysa tavuğun rahminde kabuk matriksine kalsiyum eklenirken pürtüklülük söz konusu değildir, aksi takdirde hayvanın yumurtlaması sırasında yırtılmalara neden olacaktır. O nedenle doğal yumurtaların yüzeyi pürüzsüzdür.

Açıklama hep kabukla ilgili görünse de, klorun bir şekilde yumurtanın beyazına karıştığı, bu zamane yumurtalarının eskisi gibi kokmamasından da anlaşılır. Zaman zaman köye giden arkadaşlarımız, çocukların köy yumurtasını koktuğu için yiyemediklerini anlatır. Bir başka gözlem ise piyasa yumurtalarının "rafadan" pişirilemediği şeklindedir. Sarısını kayısı kıvamına getirmeye çalışsanız bile, kaskatı pişmekte, ama beyazı hâlâ pişmemiş kalmaktadır. Bu, yumurta albümininin olasılıkla yıkama sıvısının etkisiyle doğal katılaşma özelliğini (sıcaklık etkisiyle katılaşıp beyaza dönmesiyle kendini belli eden denatürasyon) yitirdiğini gösterir. Eğer bu klorun etkisiyse, klor yumurtanın yenmesiyle vücuda da alınacak demektir. Ama esas sorun klorun neye bağlandığı, neyi bloke ettiğidir ki, bu da ne yazık ki sülfür gibi görünmektedir. Bütün bunlar, yumurtanın içine lağım suyu koysanız bile kokuşamamasını açıklar: Bakteri, aktif klor gruplarıyla bağlanan sülfürü indirgeyemediği için hidrojen sülfür (çürük yumurta kokusunu veren bileşik) oluşturamaz. Nitekim sözünü ettiğim reaksiyon, çamaşır sularıyla klora bağlı dezenfeksiyonun da temel prensibidir. Yumurtanın bozulması için geriye kalan tek yol küflenmedir, bu da çok yavaş gerçekleştiğinden ve fark edilemeyeceğinden, yumurtanın raf ömrünü uzatır. Yani endüstrinin bembeyaz yumurtaları, sülfüre bağlanmış klor sebili gibi görünmektedir.

Zenginleştirilmiş yumurtalar, normali vardı da zenginleştirilmişi eksikti (!)

Ancak iş bununla da kalmaz; yeniden vurgulayalım, piliç ve yumurta endüstrisi bütün dünyadaki en gelişmiş biyolojik üretim sistemidir. Hayvanın yemiyle oynanarak yumurtanın içeriği de değiştirilebilir. Bunların kayda değer bir değişiklik yaptığına dair veriler kısıtlıdır, "omega-3 açısından zengin", "se-

64 Biladeau AM, Keener KM. The effects of edible coatings on chicken egg quality under refrigerated storage. Poultry Sci 2009; 88:1266-1274.
65 Al-Hajo NNA, Zangana BSR, Al-Janabi LAF et al. Effects of coating materials (gelatin) and storage time on internal quality of chicken and quail eggs under refrigerated storage. Egypt Poult Sci 2012; 32:107-115.

lenyum katkılı" ya da "çinko takviyeli" gibi yumurtalar piyasada yeni bir ürün gamı oluşturur.[66,67,68,69] Yayımlanmış pek çok çalışma, bu yaklaşımın bir yere kadar mümkün olduğunu ortaya koymaktadır, A vitamininden zengin yumurta üretilmesi de mümkündür.[70] Ancak lütfen çok iyimser olmayın, üretimde A vitamini kullanılmasının yumurtanın zenginleştirilmesinin ötesinde amaçları vardır. A vitamini hayvanın fizyolojisinin değiştirilmesine de katkıda bulunur, sıcak stresine verdiği yanıtı değiştirmekle kalmaz, üreme organlarının gelişimini de hızlandırır.[71,72]

Çift sarılı yumurta kavramının burada nereye oturtulacağını tam olarak anlayabilmiş değilim, zira aslında ikiz gebelik gibi, hayli ender olması gereken bir durumken, ayrı bir ürün skalasını meydana getirir. Çift sarılı yumurta teknik olarak transillüminasyon adı verilen, yumurtanın ışığa tutulması yöntemiyle ayırt edilebilir. Mesele doğada çok nadir olan bir durumun ticari unsur haline gelecek kadar sık görülmesinin yeme mi yoksa üretim bolluğuna mı bağlı olduğudur. Öyle ya da böyle, bilerek ya da bilmeyerek bir hormonal uyarı söz konusuysa, bu ister istemez yumurtaya da geçecektir. Örneğin; piliç ve yumurta üretiminde kullanılan yem, östrojenik etkisi çok iyi bilinen soyaya dayalıdır.[73] Nitekim yumurtanın özellikle çocuklarda hormonal dengeyi bozduğuna ilişkin örnekleri bizatihi gözlemledik. Bu örneklerden biri, ülkemizin önde gelen sanayi kuruluşlarından birinin sahibi tarafından aktarılmıştır. On yaşlarındaki kızında ortaya çıkan aşırı tüylenme sorunu, her gün bir adet tükettiği yumurtanın kesilmesiyle tamamen geçmiş, organik yumurtaya dönülmesiyle ise bir daha ortaya çıkmamıştır. Bir diğer örnek polikliniğimizde tedavi görmekte olan yine 10 yaşlarında bir başka çocukta gözlemlenmiştir. Çocuğun bacaklarındaki olağanüstü tüylenmeyi dikkate alarak doğrudan "yumurta yediriyor musunuz?" diye sordum, "hocam çok seviyor, günde en az

66 Rand R, Coates W. Omega-3 enriched eggs: The influence of dietary alfa-linolenic fatty acid source on egg production and composition. Can J Anim Sci 2001; 81:355-362.
67 Novak C, Yakout HM, Scheideler SE. The effect of dietary protein level and total sulfur amino acid:lysine ratio on egg production parameters and egg yield in Hy-Line W-98 hens. Poultry Sci 2006; 85:2195-2206.
68 Yalcin H, Unal MK, Basmacioglu H. The fatty acid and cholesterol composition of enriched egg yolk lipids obtained by modifying hens' diets with fish oil and flaxseed. Grasas Aceites 2007; 58:372-378.
69 Payne RL, Lavergne TK, Southern LL. Effect of inorganic versus organic selenium on hen production and egg selenium concentration. Poultry Sci 2005; 84:232-237.
70 Fredriksson S, Elwinger K, Pickova J. Fatty acid and carotenoid composition of egg yolk as an effect of microalgae addition to feed formula for laying hens. Food Chem 2006; 99:530-537.
71 Lin H, Wang LF, Song JL et al. Effect of dietary supplemental levels of vitamin A on the egg production and immune responses of heat-stressed laying hens. Poultry Sci 2002; 81:458-465.
72 Zhengwei Fu Z, Kato H, Sugahara K et al. Retinoic acid accelerates the development of reproductive organs and egg production in Japanese Quail (Coturnix coturnix japonica). Biol Reprod 2000; 63:1795-1800.
73 Rochester JR, Millam JR. Phytoestrogens and avian reproduction: Exploring the evolution and function of phytoestrogens and possible role of plant compounds in the breeding ecology of wild birds. Comp Biochem Physiol A 2009; 154:279-288.

üç yumurta yiyor" dediler. Nitekim her gün yediği üç yumurta kesildiğinde 3-4 ay içerisinde tüylenme de tamamen ortadan kalktı. Çocuklarda erken tüylenme görüldüğünde, İstanbul Tıp Fakültesi Çocuk Hastalıkları Endokrinoloji Bölümü öğretim üyelerinin genel yaklaşımının piliç ve yumurta tüketiminin sonlandırılması şeklinde olduğu da tarafımıza aktarılmıştır. Bu vahim örnekler ülkemizdeki yumurta üretiminin metodolojisinin gözden geçirilmesini ve toplumun doğrudan uyarılmasını gerekli kılmaktadır.

Endüstriyel piliç ve yumurtanın geleceği

Endüstriyel piliç ve yumurta üretiminde bir destan yazan bu sistemin damızlık yumurta üretiminde yapabileceklerinin de kuşkusuz sınırı yoktur, ancak bu konu kitabın sınırlarını aşmaktadır.[74,75,76,77] Sadece şunları vurgulamakla yetinelim, gelişmiş kuluçka makineleri "damper" denen bir sistemle çalışmakta, bu da yumurtanın kuluçka süresini kısaltmaktadır. Yani bize "civciv yumurtadan 21 günde çıkar" şeklinde anlatılan bilginin bir geçerliliği kalmamıştır. Kuzey Carolina'da 2007'de gerçekleştirilen kongrenin notlarında bile 17 günlük süre telaffuz edilebilmektedir. Kuzey Kıbrıs Türk Cumhuriyeti'nden bir doktor arkadaşımızın dolaylı aktardığı bilgiye göre ise 13 günlük süre de başarılmıştır. Endüstri akla ziyan bu yaklaşımla, anlaşılan aslında içinden doğrudan piliç çıkacak bir yumurtayı hayal etmektedir. Tavukta böyle bir yumurtayı çıkarabileceği kadar büyük bir delik olsa, endüstrinin bunu da gerçekleştirebileceğini öngörebiliriz. Ya da bir sonraki hedef tavuğun bir memeliye dönüştürülerek doğrudan civciv doğurması olabilir. Anlaşılan "tavuk mu yumurtadan çıkar, yoksa yumurta mı tavuktan" paradoksu orta yerde buluşacak, her ikisinin de birbirinden çıkacağı nihai bir mutlu sona erişebilecektir.

74 Hocking PM, Bernard R, Robertson GW. Effects of low dietary protein and different allocations of food during rearing and restricted feeding after peak rate of lay on egg production, fertility and hatchability in female broiler breeders. Br Poultry Sci 2002; 43:94-103.
75 Peebles ED, Gardner CW, Brake J et al. Albumen height and yolk and embryo compositions in broiler hatching eggs during incubation. Poultry Sci 2000; 79:1373-1377.
76 Molenaar R, Meijerhof R, Van Den Anker I et al. Effect of eggshell temperature and oxygen concentration on survival rate and nutrient utilization in chicken embryos. Poultry Sci 2010; 89:2010-2021.
77 Hulet R, Gladys G, Hill D et al. Influence of egg shell embryonic incubation temperature and broiler breeder flock age on posthatch growth performance and carcass characteristics. Poultry Sci 2007; 86:408-412.

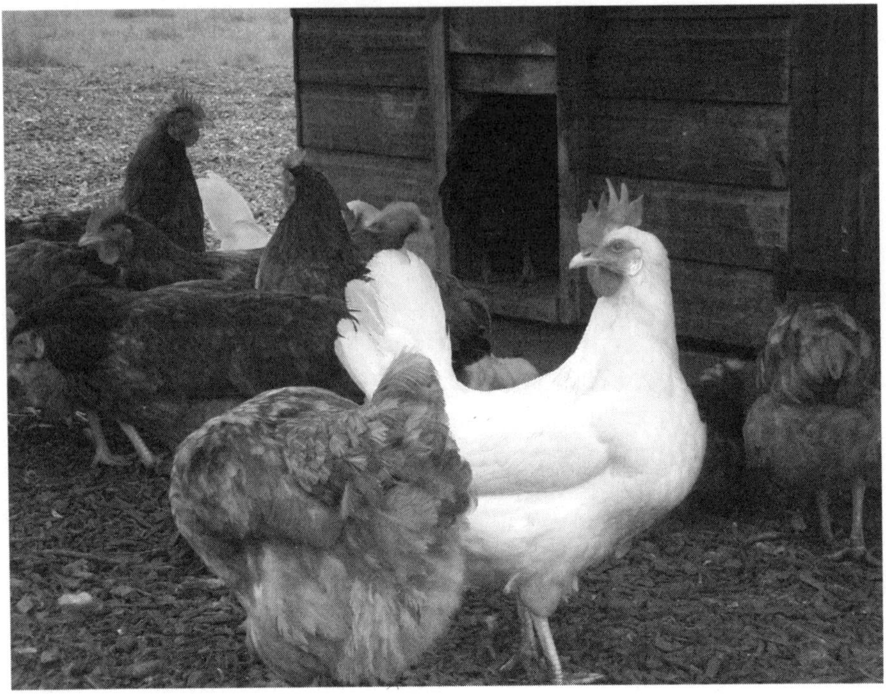

Serbest gezen mutlu ve sağlıklı tavuklar (İngiltere, Low Sizergh Barn)

Özetle

- Tavuk olarak aldığımızı ve yediğimizi düşündüklerimizin hemen hepsi piliçtir. Endüstriyel üretim yapan firmaların hiçbiri tavuk demez, hepsi piliç firmasıdır.

- Piliçler 45 günde büyütülüp kesilir, normalde hayvan bu sürede ancak bir yumruk büyüklüğüne gelir. Hızlı büyüme soyun değil, yemin sonucudur.

- Endüstriyel piliç firmaları yem olarak GDO'lu soya kullanır; bu, ticari açıdan avantajlı olmasından çok, üretim açısından gereklidir.

- Akademi ve endüstri, 45 günde kesilip "tavuk niyetine" aldığımız piliçlerin sağlıklı olup olmadığını hiç araştırmamıştır. Hayvanlar 45 gün sonrasında giderek artan oranlarda hızla ölmeye başlar.

- Pilicin 20 dakikada pişmesi körpe olmasıyla açıklanamaz ama antibiyotik kalıntısı olasılığına ciddi biçimde işaret eder. Bu, alınan tavuğun gerçek ve sağlıklı olup olmadığını da gösterir, gerçek tavuk bir buçuk saatten önce pişemez.

- Kaliteli tavuk yavaş pişer ve suyunda jöle oluşturur.

- Piliç gibi, endüstriyel yumurta da ciddi bir sorundur. Dar kafeslerde beslenen hayvanlarda kan kortizon düzeyleri yükselir.

- Kar beyazı yumurta, yumurtaların klorla yıkanıyor olması anlamına da gelir.

- Serbest dolaşan ve GDO'lu yemle beslenmeyen hayvanların yumurtaları tercih edilmelidir.

Bölüm 10:

Şeker neden zararlıdır?

Prof. Dr. Hikmet Koyuncuoğlu'nun değerli anısına...
Farmakolojiyi sevdirmenin ötesinde, bilimi sorgulama becerisini de kazandırdığı için.

Şeker insanın beslenmesinin doğal bir parçası değildir, günlük yaşamımızda bu kadar "konsantre" olarak var olmasının geçmişi ise iki yüzyıldan geriye gitmez. Geleneksel yöntemlerle üretilen tatlılarda şeker olarak kullanılan başlıca ürünler pekmez, bal ve bir yere kadar meyveler ve şeker kamışıdır. Buna karşılık özellikle yirminci yüzyılda pancar şekeri olan sakarozun rafine edilerek üretimiyle birlikte kişi başına düşen şeker tüketimi giderek artmıştır. Şekerin insan metabolizmasındaki en işlevsel formu olan glikoz (kan şekeri) sadece enerji elde etmek için kullanılmaz; enerjinin dönüşümü, diğer moleküller için iskelet oluşturulmasında da kullanılır. Hayvanlardaki depo formuna glikojen, bitkilerdeki depo formuna ise nişasta adı verilir. Şekerin endüstriyel bir ürün halini alması ise, çay şekeri olarak bildiğimiz sakarozun şeker kamışı ya da pancarından konsantre edilebilmesiyle başlar. Şeker kamışı ekvatora yakın sıcak iklimlerde yetişen, aslında buğdaygiller familyasından bir bitkidir. Sürekli uzayan kamış kesilip toplanarak (tekrar dikim yapılmamaktadır) şeker konsantre formda elde edilir. Buna karşılık pancar şekeri ise kök şekeridir, bitkinin kök yumrusunda yoğunlaşır. Şeker açısından en verimli pancar, gece gündüz sıcaklık farkının yüksek olduğu karasal iklimde yetişir. Bu durum pancar şekeri endüstrisinin Almanların çabalarıyla gelişmiş olmasının da olası bir açıklamasıdır. Her iki şeker türü de sonuçta yaşamımıza son iki yüzyılda girmiştir.

Yüksek früktozlu mısır şurubu ("high fructose corn syrup") ilk kez O. Marshall ve Earl R. Kool tarafından 1957'de tanımlanmıştır, ancak endüstriyel boyutlarda üretimi Japon Endüstriyel Bilim ve Teknoloji Kurumu'nun da başkanlığını yürütmüş olan Dr. Y. Takasaki tarafından başarılmıştır. Mısır şurubu bunun ardından 1975-1985 arası dönemde Amerikan endüstriyel gıda ve meşrubat üretimine çok hızlı bir biçimde girer. Yöntemin detaylarına girmeyeceğiz, ana hatlarıyla bakılacak olursa mısır nişastası önce glikoza, ardından da enzimatik (kimyasal) bir işlemle früktoza çevrilir. Endüstride früktoz içeriği birbirinden farklı mısır şurupları meşrubat, bütün tatlandırılmış endüstriyel bisküvi yapımı, tatlandırılmış yoğurtlar, tatlılar, hamburger etleri, sosisler de dahil olmak üzere hemen her şeyde kullanılmaktadır. Yani özellikle endüstriyel gıda tüketimi fazla olan ülkelerde günlük früktoz alımı tahmin edilenin çok üstüne çıkar.

Früktoz ve pankreas kanseri ilişkisi, açık ve güçlü bilimsel deliller

Früktozun insan metabolizması için uygun bir şeker türü olmadığı son yıllarda giderek daha fazla vurgulanır olmuştur. Şeker metabolizmasını düzenleyen insülin salgısını etkilemez, "doyum hissi" oluşmadığından, bir yönden tüketimin artışına neden olurken, diğer yönden de sağlık açısından ciddi riskleri beraberinde getirir. Vücuda alınan früktoz hızla bir yağ olan trigliseride çevrilir ve yağ dokusunda depolanır, iç organlarda ve karın içinde yağlanmanın en önemli nedenlerinden birisi olduğu düşünülmektedir. Bu yağlanmanın "metabolik sendrom" olarak bilinen tablonun oluşmasına ciddi katkısının bulunduğu kabul edilmektedir, hatta bu durum ABD Başkanı'na bile rapor edilmiştir.[1] Buna bağlı olarak siroz, karaciğer kanseri, karaciğer ameliyatı ve nakli gereken hasta sayısının da arttığı düşünülmektedir. Nitekim şeker hastalığı ülkemizde de son yıllarda ciddi bir artış göstermiştir. İstanbul Üniversitesi Tıp Fakültesi'nin de yer aldığı, 2000 yılında, 24.788 katılımcıyla gerçekleştirilen "Türkiye Diyabet Epidemiyolojisi Çalışması" (TURDEP) araştırmasına göre Türkiye'de diyabet hastası sayısı bütün nüfusun yüzde 7,2'si, yüzde 6,9 da gizli diyabet hastası vardır.

Pek çok araştırma, doğalın dışına taşmış şeker metabolizmasının pankreas kanserine neden olduğuna işaret etmiştir. ABD'de 88.802 kadının katılımıyla gerçekleştirilen Nurses' Health Study'nin 18 yıllık takip sonuçlarına göre, sakaroz pankreas kanseriyle ilişkili bulunmazken, früktozdan (mısır şurubu şekeri) zengin diyet, pankreas kanseri olasılığını istatistiksel anlamlı olarak artırmaktadır.[2] Çok geniş bir diğer araştırma olan Multiethnic Cohort çalışmasına ise Hawai-Los Angeles bölgesinde yaşayan 162.150 kişi katılmış, sekiz yıllık izlem sonucunda nişasta bazlı şekerde (NBŞ, mısır şurubu) bol miktarda

1 Pitt HA. Presidential adress. Hepato-pancreato-biliary fat: The good, the bad and the ugly. HPB 2007; 9:92-97.
2 Michaud DS, Liu S, Giovannucci E et al. Dietary sugar, glycemic load, and pancreatic cancer risk in a prospective study. J Natl Cancer Inst 2002; 94:1293-1300.

bulunan früktozun pankreas kanseri ile istatistiksel anlamlı derecede ilişkili olduğu gösterilmiştir. Bu çalışmaya göre kilo fazlası olanlarda şeker alımı özellikle daha fazla risk oluşturmaktadır.[3] Toplam 482.362 kişinin kaydedildiği 2009'da yayımlanan bir diğer çalışmada da früktoz pankreas kanseriyle çok anlamlı biçimde (p=0,005) ilişkili bulunmuştur.[4] Her üç araştırmanın da bilimsel gücü, "bu konuda bir bulgu rastlanamadığını" söyleyen küçük kapsamlı vaka-kontrol çalışmalarına göre çok yüksektir. Bunun en önemli gerekçesi araştırmaların ileriye dönük yapılmış olması ve yüz binlerce kişiyi kapsamasıdır.[5]

Aslında früktoz da glikoz gibi altı karbonlu bir şekerdir, adı "meyve" kelimesinden gelmektedir, meyve ve sebzelerde bulunur. Glikoz altı karbonlu bir halka oluşturur ve ilk karbonuna bağlı bir aldehit grubu bulunur. Früktoz ise beş karbonlu bir halka yapısı gösterir ve ikinci karbonuna bağlı aktif bir keton grubu içerir. Sakarozun yapısına katılan früktoz glikozla bağlı bir ikili oluşturur.[6] Nişasta bazlı şekerde ise serbesttir. Früktozun tadı sakarozdan daha güçlüdür, ancak bu molekül reaksiyona girme eğilimindedir. Gıda mühendisleri ve beslenme uzmanları NBŞ'deki glikoz ve früktoz oranlarının sakarozdakine benzer olduğunu söyleyerek ikisinin aynı olduğunu iddia etseler de, bu argümanın geçerliliği yoktur. Zira früktoz tek başına reaktiftir, yani kimyasal birleşmeye açıktır. Dahası bir bileşiğin, bileşenlerine ayrıldığında da aynı özellikleri göstereceğini iddia etmek, ifadenin en hafif biçimiyle "son derece saçmadır".[7]

Früktozdan zengin beslenme zaten bir "deneysel" metabolik sendrom modeli!

Akademi, konu NBŞ olduğunda da her zamanki gibi "ürününün doğal olduğunu" ileri sürerek savunma yapar. Bizim savımız ve uyarılarımız ise frük-

3 Nöthlings U, Murphy SP, Wilkens LR et al. Dietary glycemic load, added sugars, and carbohydrates as risk factors for pancreatic cancer: The Multiethnic Cohort Study. Am J Clin Nutr 2007; 86:1495-1501.

4 Jiao L, Flood A, Subar AF et al. Glycemic index, carbohydrates, glycemic load, and the risk of pancreatic cancer in a prospective cohort study. Cancer Epidemiol Biomarkers Prevent 2009; 18:1144-51.

5 Chan JM, Wang F, Holly EA. Sweets, sweetened beverages, and risk of pancreatic cancer in a large population-based case-control study. Cancer Causes Control 2009; 20:835-846.

6 Früktozu anlamaya çalışmak aslında biyolojinin nasıl çalıştığına dair bir alfabenin ilk harfini vermiştir; bunun için NBŞ endüstrisine müteşekkir olduğumu pek çok yazıda dile getirdim. Çünkü früktoz bir enerji kaynağı olmaktan öte, bir konservasyon molekülü olarak işlev görür. Meyvede bol olmasının anlamı ise, meyvenin bir yıl sonraya, ilkbahara erişmesi gereken çekirdeğinin korunmasıdır. Zira meyvenin varlığı çekirdeğin korunması için gereklidir. Benzer işlev saklamayla ilgili diğer moleküller ve moleküler enerjinin kullanımında da görülür.

7 Bu noktada diyecek başka söz bulamıyorum, zira sakaroz ve glikoz-früktoz karışımının aynı olduğunu Sağlık Bakanlığı da kabul etmiş, topladığı bilimsel kurulun ifadesini esas almıştır. Sağlık Bakanlığı olasılıkla biyolojik prensipleri kararnamelerle değiştirebileceğini düşünmektedir. Bu yaklaşımın "deprem fay hattının taşınması" mantığından bir farkı yoktur.

tozun insan metabolizması için kesinlikle uygun olmadığı görüşüne dayanır. Tartışmanın bir ucunda yer alan metabolik sendrom da bu düşünceyi doğrulamaktadır. Metabolik sendrom bütün dünyada hızla artış gösteren ciddi bir sağlık sorunudur. Bu sendromun üç ayrı bileşeni bulunur: obezite, bozulmuş şeker metabolizması (daha ileri dönemde diyabet hastalığına dönüşür) ve kalp hastalığına zemin hazırlayan hipertansiyon (bu da damar daralmasına neden olur). Sorunun ciddiyeti bütün akademik camia tarafından kabul edildiği gibi, düzenlenen kampanyalar sayesinde halkın da haberdar olması bir yere kadar başarılmıştır. Toplumda şeker yükleme testleri çok daha genç yaşlarda normalden sapma gösterir, tansiyon normalin üstüne çıkar, bunlara obezite de eşlik eder.

Fakat esas "üzücü" saptama früktozdan zengin mısır şurubunun diğer etkilerini araştırırken karşımıza çıkar. Bu konuda eriştiğimiz en eski yayın 1982 yılına aittir; "früktozdan zengin diyet farelerde metabolik sendrom oluşturmada zaten bir model olarak kullanılmaktadır."[8] Yani früktozdan zengin beslenmenin metabolik sendrom, insülin direnci ve hipertansiyona neden olduğu çoktan beri bilinmektedir, bu konudaki son derleme de 2009'da yayımlanmıştır.[9] Endüstri mısır şurubu kullanırken, akademi bunun metabolik sendroma neden olduğunu zaten bilmektedir. Bir basit Google taramasıyla bile bütününe erişilebilen 2007 tarihli son bilimsel araştırmalardan birisi; "Früktoz, ama glikoz değil, kronik böbrek hastalıklarının ilerlemesini hızlandırmakta" der.[10] Anlaşılan, Batı akademisi işin sağlık boyutunu görmezden gelmiş ya da FDA tarafından hiç dikkate alınmamıştır. Metabolik sendromun kansere neden olduğu konusunda ise zaten kimsenin tereddüdü yoktur.[11,12]

Mısır şurubunun insan beslenmesi için uygun bir şeker olmadığı biyolojik bir gerçektir. Gıda endüstrisi insan için uygun olmayan nişasta bazlı mısır şurubunu, aynen 2001 sonrasında Türkiye'de olduğu gibi, Amerika'da 1990'larda halka sunar, üretim pancar/şeker kamışından, yüksek früktozlu mısır şurubuna kaydırılır. Şeker taklidi yapan bu endüstriyel ürün meşrubattan hamburge-

8 Zavaroni I, Ida Chen YDI, Reaven GM. Studies of the mechanism of fructose-induced hypertriglyceridemia in the rat. Metabolism 1982; 31:1077-1083.

9 Tran LT, Yuen VG, McNeill JH. The fructose-fed rat: a review on the mechanisms of fructose-induced insulin resistance and hypertension. Mol Cell Biochem 2009; 332:145-159.

10 Gersch MS, Mu W, Cirillo P et al. Fructose, but not dextrose, accelerates the progression of chronic kidney disease. Am J Physiol Renal Physiol 2007; 293:F1256-F1261.

11 Giovannucci E. The role of insulin resistance and hyperinsulinemia in cancer caution. Curr Med Chem – Immun Endoc Metab Agents 2005; 5:53-60.

12 Hsu IR, Kim SP, Kabir M et al. Metabolic syndrome, hyperinsulinemia, and cancer. Am J Clin Nutr 2007; 86:867-871.

re kadar her şeye girer (hamburger, sosis gibi ürünlerde neden kullanıldığına sonraki bölümlerde değineceğiz). Tokluk hissi vermediği için tüketim daha da artar, buna paralel olarak obezite, diyabet, ve hipertansiyonla seyreden metabolik sendrom hastalarının sayısı tırmanmaya başlar, ABD alarma geçer. Böbrek, karaciğer ve pankreas hastalıkları dahil, sağlık sorunlarındaki olağanüstü artışın nedenini engellemek her zaman kolay değildir. Bu kez ilaç endüstrisi yeni ilaç geliştirerek, akademi klinik araştırmalar yaparak ve halkın farkındalığını artırarak, yapılan hataya bilerek ya da bilmeyerek ortak olur.

Früktoz konusunda yeni veriler: Beyin işlevinin baskılanması ve bağımlılık

Früktoz konusunda yayımlanan yeni veriler, vücut üzerinde glikozdan farklı etkileri olduğu görüşünü desteklemektedir. Oregon Sağlık ve Bilim Üniversitesi'nde yapılan araştırma, früktozun beyin kabuğunun (korteks) çalışmasını baskıladığını ortaya koymuştur.[13] Bu araştırmada yeni ve son derece duyarlı bir yöntem olan işlevsel manyetik rezonans (fMRI) görüntüleme yöntemi kullanılmıştır. Bu yöntemde yüksek güçlü bir manyetik rezonans cihazı yardımıyla vücuda verilen maddelerin beyin işlevinde ne gibi değişikliklere neden olduğu araştırılmaktadır. Araştırma toplam dokuz sağlıklı birey üzerinde yapılmış, damar yoluyla üç kişiye fizyolojik tuzlu su, üç kişiye glikoz ve üç kişiye de früktoz verilmiştir. Tuzlu su beyin işlevinde herhangi bir değişikliğe neden olmazken, glikoz beyin kabuğunun çalışmasını artırmakta, buna karşılık früktoz baskılamaktadır. Bu sonucun en basit yorumu "glikozun da früktozun da doğal şekerler olduğu ve benzer etkilere neden olduğu" kabullenmesini ciddi biçimde çürütmesidir. Her ikisi de şeker olsa bile, früktoz ve glikozun beyin üzerindeki etkileri "zıt" biçimdedir. fMRI yöntemiyle glikoz kullanılarak yapılan bir başka araştırma, glikozun hafızanın oluşturulmasında pozitif bir etkisinin olduğunu göstermektedir.[14]

Araştırmanın ikinci önemli yorumu ise son yıllarda giderek daha fazla vurgulanan "şeker bağımlılığı" kavramına başka bir bakış açısı getirmesidir. İnsanların (ve hayvanların) mısır şurubu da dahil olmak üzere şeker tüketimleri konusunda çok fazla araştırma yapılmaktadır. ABD başta olmak üzere Batı ülkelerinde ortaya çıkan obezite salgını ve beraberinde getirdiği hastalıklar, "acaba şeker bağımlılık mı yapıyor?" sorusunu doğurmuştur. Bu konuda yapılmış

---

13 Purnell JQ, Klopfenstein BA, Stevens AA et al. Brain functional magnetic resonance imaging response to glucose and fructose infusions in humans. Diabetes Obes Metab 2011; 13:229-234.

14 Parent MB, Krebs-Kraft DL, Ryan JP et al. Glucose administration enhances fMRI brain activation and connectivity related memory encoding for neutral and emotional stimuli. Neuropsychologia 2011; 49:1052-1066.

çok fazla hayvan deneyi bulunmaktadır. Çalışmaların ortak sonucu, şekerin alkol/morfin bağımlılığı mekanizmalarına benzer bir etki oluşturduğu görüşünü desteklemektedir. Bireylerin tüketim alışkanlıkları dikkate alındığında, düzenli şeker tüketilmesi sonucunda şekere karşı "arama" davranışının ortaya çıktığı, erişilmesi durumunda ise aşırı tüketime neden olduğu anlaşılmıştır. Şekerin bulunamaması durumunda "alkol yoksunluğu"na benzer bir tablo ortaya çıkmaktadır.

Meseleye früktoz cephesinden baktığınızda sorun daha da derinleşmektedir.[15] Bunun nedeni früktozun karaciğerde aynen alkole benzer bir mekanizmayla işlenmesidir. Bu işlem sırasında ortaya çıkan yan ürünler alkole benzer ciddi karaciğer hasarına neden olmaktadır. Beyin üzerinde yarattığı işlevsel değişiklikler "daha fazla, daha da fazla" tüketim isteği uyarır. Bu tüketim isteği sadece içeceklerle sınırlı olmayıp, NBŞ içeren her türlü yiyeceği de kapsamaktadır. Sonuçta ortaya çıkan kısır döngü ise metabolik sendrom olarak adlandırılan hastalık tablosuna sürüklemektedir.[16]

Nişasta bazlı şeker nedeniyle aşırı tüketilen früktozun neden olduğu sağlık riskleri konusunda özellikle ABD'de endişe çok daha ileri boyutlardadır. Bağımsız bilimsel kaynaklar früktozun bunamaya da (demans) neden olabileceği konusunda uyarılarını dile getirirken, endüstriyle doğrudan ilişkisi bulunan görüşler ise ABD'de artmakta olan sağlık sorunlarının bütününden früktozun sorumlu tutulmasının kuşkulu olduğunu vurgulamaktadır ki bu doğrudur. Früktoz ile sağlık sorunları arasındaki ilişkinin en sıkıntılı boyutu ise, endişelerin ispatlanabilmesindeki teknik kısıtlılıktır. Bu konuda kısa sürede sonuç verebilecek araştırma yapılabilmesi ne yazık ki mümkün gözükmemektedir. Demansın mekanizması hayli karışıktır ve tek bir faktörün sorumlu tutulması mümkün değildir. Genel olarak bakıldığında, Akdeniz usulü diyete göre Batı tarzı diyetin demans riskini artırdığı açıktır. Früktozun halka oluşturmayan "açık" moleküler yapısı proteinlerle aşırı reaksiyona girme eğilimindedir (Maillard reaksiyonu). Diğer bölümlerde yeniden döneceğimiz Maillard reaksiyonunun, proteinleri dejenere ederek işlevlerini bozduğu ileri sürülmektedir. Bugüne dek yapılmış pek çok deneysel araştırma, NBŞ ile beslenen farelerde algıda zayıflama ve Alzheimer hastalığı benzeri bir tablo ortaya çıktığını göstermiştir. Verileri değerlendiren ABD'li bilim insanları toplumdaki demans

15 Avena NM, Rada P, Hoebel BG. Evidence for sugar addiction: Behavioral and neurochemical effects of intermittent, excessive sugar intake. Neurosci Biobehav Rev 2008; 32:20-39.
16 Lustig RH. Fructose: Metabolic, hedonic, and societal parallels with ethanol. J Am Diet Assoc 2010; 110:1307-1321.

sıklığında görülen artışın hem bu mekanizmaları hem de metabolik sendromu kapsadığını, daha doğrusu bu sorunların iç içe geçmiş olduğunu dile getirmektedir. Araştırmacılar, bu durumun ABD toplumu için gelecekte ne kadar ciddi bir risk getireceğini söylemenin ötesinde, NBŞ kullanımı bütün dünyada artış eğiliminde olduğundan, diğer ülkeleri de uyarmaktadır.[17]

Sorunun bir diğer boyutunu ise Güney Kaliforniya Üniversitesi tarafından yine ABD'de yapılmış "içeceklerin NBŞ içeriklerinin değişken olduğunu" gösteren sonuçlar oluşturmaktadır.[18] Araştırmacılar piyasada tüketilmekte olan NBŞ'li içeceklerin früktoz içeriklerinin etiket üzerinde belirtilen değerleri tutup tutmadığını değerlendirmiştir. Buna göre içeceklerin NBŞ miktarları etikette belirtilenin yüzde 85 ila 125'i arasında oynamakta, yani bazı içeceklerde belirtilenden çok daha fazla früktoz alımı söz konusu olmaktadır. Özellikle büyük hamburger zincirlerinde satılan kola vb. içeceklerin toplam şeker içeriği, bildirilenin yüzde 30 fazlasına varan sapmalar göstermektedir. Bu veriler NBŞ için standart olan früktoz/glikoz oranının çok üzerine çıkmaktadır. Söz konusu verilerin ülkemizde nasıl olduğunu gösteren herhangi bir araştırma bulunmamaktadır. Ne var ki "kolalı içecekler" olarak gruplanabilecek ürünlerin özellikle Ramazan'da "iftar sofralarının ayrılmaz bir parçası" olduğunu vurgulayan reklamların tüketime olan katkısı ciddi bir biçimde gözden geçirilmelidir. Mevcut "aşırı yedirme, iştahı artırma" özellikleri dikkate alındığında Ramazan'dan kilo almadan çıkmanın önemli bir yönteminin NBŞ'yi özellikle aç karnına aşırı tüketmemek olduğu açıktır.

Özetle

- Şekerin her türlüsü dahil rafine edilmiş gıdaların hiçbiri sağlıklı kalmak açısından uygun değildir. Bu durum özellikle meşrubatlarda ortaya çıkar.

- Mısırdan elde edilen nişasta bazlı şekerin ana sorunu, sakarozdakine benzer şekilde glikoz ve früktoz içermesine karşılık, bu ikisinin bileşik oluşturmamasıdır.

- Früktozdan zengin besleme, deney hayvanlarında birkaç günde bile diyabete neden olur.

---

17 Stephan BCM, Wells JCK, Brayne C et al. Increased fructose intake as a risk factor for dementia. J Gerontol A Biol Sci Med Sci 2010; 65A:809-814.
18 Ventura EE, Davis JN, Goran MI. Sugar content of popular sweetened beverages on objective laboratory analysis: Focus on fructose content. Obesity 2011;19:868-874.

- Şekerin azı karar, çoğu kesinlikle zarardır. Ancak früktoz endüstriyel tatlı ürünlerin dışında, sosis, ekmek, hamburger köftesi gibi ürünlerde de kullanılmaktadır.

- Şekerin fazlası bir cins bağımlılığa neden olur, bu nedenle özellikle çocuklarda sakınılmalıdır.

Bölüm 11:

Tarım ilaçları, zararlılarla mücadelenin çok daha ötesi

Tuğrul Şavkay'ın değerli anısına...
Koku, tat, lezzet gibi kavramları anlamamızı sağladığı için.

Beslenmenin mantığı, enerji hiyerarşisi ya da mekanizmaları belli bir noktaya kadar anlaşılabilirdir. "Artan nüfusu besleyebilmek için daha çok ürün gereklidir" kaygısının çıkış noktası aslında ne nüfus artışı ne de beslenme sıkıntısıyla ilişkilidir. Bu daha çok, gelişmekte olan endüstriyel yaklaşıma bir temel oluşturur, zira 1930'larda bile bilim camiasının söylemi "artan nüfusun nasıl besleneceği" kaygılarına değinir. Oysa endüstriyel tarımın kaygısı gıdanın kalitesi değil, miktarıdır; ürün miktarının gıdanın içeriğinde nasıl bir değişikliğe neden olabileceğiyle ilgilenmez.

Nitekim bu söyleme paralel olarak geliştirilen endüstriyel tarım uygulamaları kısa sürede küçük çiftçiyi bile kolaylıkla etkisine alır. Endüstriyel tarımın merkezine ise, tarım uygulamalarının makineleşmesi, iş gücünden tasarruf kavramı oturmaz, esas merkez tarım ilaçlarıdır. Başlangıçta ürünün doğal zararlılarına karşı dışarıdan uygulamak amacıyla geliştirilen ilaçlar, biyolojideki detayların daha iyi anlaşılmasıyla beraber bir süre sonra bitkiye iç dolaşımıyla da etki gösteren (sistemik) ilaçlara dönüşür. Bu yaklaşım diğerine göre çok farklı sonuçlar doğurur, dışarıdan uygulanan ilaçlar yıkamayla ya da meyvenin soyulmasıyla uzaklaştırılabilirken, sistemik ilaçların ve bunların bitki bünyesinde dönüştükleri metabolitlerinin (ilacın biyolojik olarak hâlâ aktif yıkım ürünleri) akıbeti bilinmemektedir. Metabolitler meselesi çok az araştırılmıştır, çünkü bir noktadan sonrasını takip etmek mümkün değildir. Üstelik sistemik uygulanan ilaçların uygulama prensipleri çiftçinin inisiyatifine tabidir. Doğru dozda uygulama ve doğru zamanda hasat, kalıntı olasılığını asgari düzeye indirebilecekken, "piyasa fiyatına bağlı erken hasat" kavramı, tüketiciye kalıntı içeren ürünün de satılabilmesi olasılığını tahmin edebileceğinizden de fazla artırır.

Kliniğimize tedavi amacıyla gelen çiftçiler buğday ekimi öncesinde toprağın ilaçlandığını, mısır yetiştirilmesi sırasında dört kez ilaç uygulandığını, üzümde ise yirmi kere ilaçlama yapıldığını anlatmaktadır. Bu durumda "iyi tarım uygulamaları" adı altında toplanan üretim manzumesinin uygulanabilirliği kısıtlıdır, zira üretici bilinci yeterince yükseltilmediği takdirde, denetim otoritesinin ilaç kalıntılarını her bir tarım örneğinde analiz etmesi pratik olarak mümkün değildir. Tarımda kullanılan binlerce ilaç mevcuttur ve en azından on binlerce metabolitin her birinin her örnek için analiz edilmesi olası bile değildir. Bu durumda tüketiciye ürün güvencesini belki büyük marketlerin vermesi beklenebilir, ancak daha önce kısaca değindiğimiz "bir portakaldan birer dilim yiyen üç kişinin nasıl zehirlendiği" hikâyesi büyük marketlerin de gereken güvenceyi veremediğini açıkça göstermektedir.

Alandan gelen bilgiler ise tahmin ettiğimizden daha ağır bir durumu gösterir niteliktedir. Bundan birkaç yıl önce Adana'dan, meme kanserinde kullanılan bir ilacın bulunmadığı gerekçesiyle bir talep geldi. İlaç "aromataz inhibitörleri" sınıfından bir hormon ilacıydı, bu ilaçlar hormon yapımını bozdukları için meme kanserinin ilerlemesini de durdurur. İlacı bizden alıp gönderen arkadaşımız, bir süre sonra bir vesileyle hastanın nasıl olduğunu sorduğunda Adana'dan akla ziyan bir yanıt aldık, ilaç hastaya değil limon ağaçlarına kökten veriliyormuş. İnsanda hormon yapımını durduran ilaç, benzer mekanizmayla bitkide de olgunlaşmayı durdurduğundan, limonun dalda kalma süresini uzatıyormuş, böylelikle üreticinin simsarı beklerken, ürünü toplayıp depolama sorunu da ortadan kalkıyormuş. Bu uygulamayı duyduktan sonra vatandaşa, "soğuk algınlığında nane-limon kaynatın" demekten vazgeçtik. Ne var ki, bir süre sonra aynı uygulamanın muz ağacına doğum kontrol hapını eritip gövdeden enjekte edilerek de yapıldığını öğrendik, muz ağacının lifsi gövde yapısı böyle bir uygulamaya olanak sağlıyordu.

Tarım ilaçlarının aşırı ve amaç dışı kullanımına ilişkin çok fazla bilgi aktarılmaktadır. Örneğin; mantar tedavisinde kullanılan ilaçların da hormon sistemini bozmak gibi bir özelliği olduğundan, bunlar hem olgunlaşmayı durdurabilir hem de dokunun içinde kalarak meyvenin küflenmesini önleyebilir, dolayısıyla iki mekanizmayla da marketlere sunulan meyvenin raf ömrünü uzatabilirler. Bugün bu uygulamaların çoğunun ziraat mühendislerinin bilgisi dahilinde olduğuna inanıyorum. Tüketici dernekleriyle yaptığımız bir gıda güvenliği toplantısına katılan ziraat mühendisi arkadaşımız, "büyük bahçe sahiplerinin elbette bütün meyvelerin aynı zamanda olgunlaşmasını istemeyeceklerini" çok doğal bir şekilde ifade ettiğinde (bu sadece birkaç yıl önceydi) çok şaşırmıştım. "Nasıl yani" dedim, "bir bahçe parça parça olgunlaştırılabilir mi?" Mühendis arkadaşımız bunun mümkün olduğunu, bitki olgunlaşmasını durdurabilen ilaçlar bulunduğunu söylediğinde, bilmem canlıların hormon (olgunlaşma) sistemlerinin aynı mekanizmalara tabi olduğunu biliyor muydu? Bitkide olgunlaşmayı durduran bir madde büyük olasılıkla aynı etkiyi diğer canlılarda da gösterecektir.

Dahası bizim için elzem olan bir sürü hammadde ancak yenen gıdanın olgunlaşma süreciyle ortaya çıkar. Oysa meyvenin görünüm (renk) olarak olgunundan ayırt edilmesi mümkün değildir. Renk mekanizması daha çok olgunlaşma sürecinin sonunda ortaya çıkan etilene bağlıdır.[1,2] Siz meyveyi yeşil (ham) olarak toplayabilir, etilen oksit vererek rengini değiştirebilirsiniz. Bugün ülkemizdeki muz piyasasını neredeyse bütünüyle kontrol eden ithal muzlar da aynı şekilde ham olarak toplanır, dünyanın bir ucundaki coğrafyalardan gemilere yüklenerek ülkemize getirilir. Olgun bir muzun bu uzun yolculuğu tamamlamasının mümkün olmadığı açıktır. Aynı şey rengi tutup tadı olmayan portakal, elma gibi diğer ürünler için de geçerlidir. Bu meyvelerin ortak özelliği plastik ya da mumyalanmış gibi uzun süre bozulmadan kalabilmeleridir. Bu işlem meyve yüzeyinin mumlanmasından farklıdır. Mumlama olasılıkla havayla teması keserek meyvenin nefes almasını durdurur, su kaybederek buruşmasını da önler. Ama olgunlaşmama, daha doğrusu olgunlaşamama ayrı sorundur. Pek çok madde olgunlaşma özelliğini etilen sentezini bozarak önleyebilir.[3] Bu maddelerin bir kısmı biyolojinin detayının anlaşılabilmesi için araştırılmıştır, ancak bir kısmının meyveyi olgunlaşmış gibi göstermek amacıyla kullanılabileceği de açıktır.

Batının büyük marketleri meyveleri de soyulmuş, dilimlenmiş, ambalajlanmış olarak sattığı için raf ömrü ayrı bir sorun haline dönüşür. Bu uygulamalar sadece meyvenin saklanma süresini değil, meyvenin yumuşaklığının değiştirilmesi gibi yöntemleri de içerir. Bilimsel yayınlardan anlaşıldığına göre, meyvede hücre duvarının yapısı genetik müdahalelerle değiştirilebilmektedir.[4] Limonların büyüklüğü ve kabuk kalınlığı yapılan uygulamalarla kolaylık-

1 Burg SP. Ethylene in plant growth. PNAS 1973; 70:591-597.
2 Bleecker AB, Kende H. Ethylene: A gaseous signal molecule in plants. Annu Rev Cell Dev Biol 2000; 16:1-18.
3 Yu YB, Yang SF. Auxin-induced ethylene production and its inhibition by aminoethoxyvinylglycine and cobalt ion. Plant Physiol 1979; 64:1074-1077.
4 Soliva-Fortuny RC, Martin-Belloso O. New advances in extending the shelflife of fresh-cut fruits: a review. Trends Food Sci Technol 2003; 14:341-353.

la değiştirilmektedir.[5] Bütün bu girişimlerin sadece meyve kabuğunu (yani yenmeyen tarafını) etkilediğini düşünmek ve savunmak bilimsel anlamda da mantıksızdır. Kabuğun kalınlığını, meyvenin boyutunu değiştiren uygulama elbette içerikle de bir şekilde etkileşir.[6]

Benzer ticari kaygıyı elbette bizim marketlerimiz de duyar, o nedenle taze sebze meyve reyonlarının ayrıca ilaçlandığını ileten gözlemler de vardır. Bu uygulama ambalajlı bakliyat ve hububat için de geçerlidir, ambalajlama öncesi gaz uygulamasıyla olası bütün haşarat ortadan kaldırılır. Ayrıca ülkemizde yakın zamanda kurulan iki ayrı radyoaktif ışın uygulama merkezi bildirilmektedir; bunların özellikle ambalajlı kuruyemiş alanında faaliyet gösterdiği anlatılır. Kuruyemiş için denemeniz söz konusu olmasa da, aldığınız bakliyatın çimlenebilir olması bu nedenle çok önemlidir; mercimek, kuru fasulye ıslatıldığında çimlenebilmelidir.

Tarım ilaçları neden kullanılır?

Tarım ilaçları tarım zararlısı olarak adlandırılan böcek, ot gibi aslında doğanın bir unsuru olan canlılarla mücadele edebilmek amacıyla geliştirilmiştir. Organik tarımda kullanılmaları da belli kurallar çerçevesinde kabul edilir. İlaç usulüne uygun olarak kullanılmalı ve ürünün alınmasından belli bir zaman önce kesilmelidir. Bu yapılmadığı takdirde ilaç kalıntıları bitkinin kabuğunda ve içerisinde kalır. O nedenle, ilaç kalıntılarının en vahimi "sistemik" olarak adlandırdığımız, bitkinin bünyesine geçen ilacın kullanımıyla oluşanlardır. Zaman zaman ihracat amacıyla yetiştirilen ürünlerin bile (bunlar genel üretimin yüzde 5'ini oluşturan, çok özen gösterilen tarım ürünleridir) tarım ilacı kalıntısı olduğu gerekçesiyle geri gönderildiği basına yansımaktadır. Bu ürünler de elbette iç piyasaya verilir. Çiftçi ilacı iyi bir şey zannederek bol bol kullanabilmektedir. Anadolu'dan aktarılan bilgiler, tarım ilacı satıcılarının (aslında çoğu ziraat mühendisidir) çiftçiye "kendin mi yiyeceksin, yoksa piyasaya mı vereceksin?" sorusunun cevabına göre ilaç verdikleri doğrultusundadır. Yanlış tarım ilacı kullanımının en ciddi sonuçlarından biri de toprağın verimini sağlayan solucanlar üzerindeki olumsuz etkileridir; bu etkiler ilaçtan ilaca değişkenlik gösterir.[7] Oysa toprağın verimsizleşmesi elbette endüstriyel üretim

5 Guardiola JL, Garcia-Luis A. Increasing fruit size in citrus. Thinning and stimulation of fruit growth. Plant Growth Regul 2000; 31:121-132.
6 Brummell DA, Harpster MH. Cell wall metabolism in fruit softening and quality and its manipulation in transgenic plants. Plant Mol Biol 2001; 47:311-340.
7 Dureja P, Patra D, Johnson S et al. Effect of agrochemicals on earthworms. Environ Toxicol Chem 1999; 71:397-404.

mantığının ilgi alanına girmez, sorun aslında köylünün hâlâ tarımsal alanda faaliyet göstermek isteyen çocuklarının sorunudur.

Yanlış uygulama, ticari avantaj sağlıyorsa, çok kısa sürede kolaylıkla ana yöntem halini alabilir. Üstelik bu yanlış yaklaşımın kendisi de bulaşıcıdır, çok kısa sürede birbirinden öğrenilerek yayılır. O nedenle, ilaçların meyvenin bozulmasını önlemek amacıyla kullanılabileceğine dair şüpheler haksız sayılmamalıdır. İçinde kalıntı olan ürünün tüketilmesi, ilacın da bizim vücudumuza geçmesi anlamına gelir. Aslında ilaç bitki zararlısına yönelik üretilse de, elbette insanlarda ve hayvanlarda da ciddi toksik etkileri vardır. Geçtiğimiz yıllarda Çatalca'da onlarca ineğin topluca öldüğü ifade edilmiştir. Hayvanları pirinç tarlalarının yakınında bulmuşlar; ölüm nedeninin araştırılıp araştırılmadığını, tatminkâr sonuçlara ulaşılıp ulaşılmadığını bilemiyoruz. Çiftçiler de yanlış ilaçlama yöntemleri nedeniyle zehirlenmekteler. Örneğin; Karadeniz'den aktarılanlara göre, fındık ilaçlamak isteyen çiftçi torbayı açıp, ilacı avuç avuç havaya atıyor, rüzgârın etkisiyle nereye ne kadar düşerse... Bütün bu olumsuz örnekler, tarım ilaçlarının bugün için göremediğimiz ve doğrudan saptanması mümkün olmayan bir sorun oluşturduğuna işaret eder. O nedenle taze sebze meyvenin tadının, kokusunun ve dokusunun nasıl olması gerektiği, ham-olgun ayrımının özellikle çocuklara öğretilmesi gereklidir. Dahası organik tarım yaklaşımı da kurallarına uyulmadığı sürece yeterli değildir.

Ülkemizden tarım ilacı analizleri

Yenen sebze meyvede tarım ilacı kalıntısını doğrudan saptayamasak da, hatta ülkemizde ne kadar tarım ilacı kullanıldığını bilmesek de, insan dokularında ve çevrede tarım ilacı kalıntısı olup olmadığı konusunda ülkemizden yapılmış pek çok yayın bulunmaktadır, bunların çoğuna internet arama motoruna "pesticide, tissue, Turkey" anahtar kelimeleri yazılarak erişilebilir. Üstelik bu araştırmayla erişilen sonuçlar "tahmin ya da varsayım" değil, doğrudan akademik çalışmalardır. Açığa çıkardıkları tablo ise ciddi bir felakete işaret etmektedir.

Ülkemizden yayımlanmış ilk çalışmalardan biri Dağlıoğlu ve arkadaşları tarafından Çukurova'da yapılmıştır ve dokularda tarım ilacı kalıntısına rastlandığını göstermektedir.[8] Gazi Üniversitesi'nden Burgaz ve arkadaşları tara-

8 Daglioglu N, Gulmen MK, Akcan R et al. Determination of organochlorine pesticides residues in human adipose tissue, data from Cukurova, Turkey. Bull Environ Contam Toxicol 1987; 38:941-945.

fından 1984-1985 yıllarında Ankara'da toplanan insan yağ dokusu örnekleri de tarım ilacı kalıntısının var olduğunu doğrulamaktadır. Aynı ekipten Karakaya ve arkadaşları, 1991-1992 yıllarını kapsayan bir analiz daha gerçekleştirmişler ve (aradaki süreçte bir zamanlar Nobel ödülü almış DDT, aslında ne kadar zararlı olduğu anlaşıldığından yasaklanmış olsa da) yağ dokularında hâlâ tarım ilacı kalıntıları bulunduğunu göstermişlerdir.[9] Bir diğer çalışma Çok ve arkadaşları tarafından, 1995-1996 yıllarında Manisa'da yine vatandaşlarımızın yağ dokusu örneklerinde yapılmıştır ve DDT miktarının azalmasına karşılık, tarım ilacı kalıntısının sürdüğüne işaret etmektedir.[10] Aynı ekip 1995-1996 yıllarında anne sütünde tarım ilacı düzeyine bakmış, sorunun aynen devam ettiğini, tarım ilaçlarının anne sütünde de bulunduğunu bildirmiş, makalenin yorumunu da "daha ciddi önlemler alınması gerekli" diye bağlamışlardır.[11]

Aynı yıl Hacettepe Üniversitesi'nden Ayas ve arkadaşları, Göksu deltasında tarım ilacı kalıntılarını araştırmışlardır. Bu tür çevre araştırmaları tarım ilacı ve kimyasal kullanımının düzeyini saptamak açısından çok değerlidir. Su kuşları açısından doğal rezervuar olan bu havzada başta tarım alanları olmak üzere ilaç kalıntısı tespit etmişlerdir.[12] Bundan iki yıl sonra yine Hacettepe Üniversitesi'nden Barlas, Yukarı Sakarya Havzası su sistemi ve canlılarında tarım ilacı aramış; su, zemin çökeltisi ve balık yağ dokularında bulmuş, "tarım ilaçları çevrede çok fazla olmasa da, besin zincirine girdiğinde birikici etki yapar" şeklindeki yorumunu makalesinde dile getirmiştir.[13] Barlas 2002 yılında da İç Anadolu'da aynı çalışmayı yürütmüş, balıklarda yüksek miktarda tarım ilacı depolandığını ve hastalığa neden olduğunu belirtmiştir. Yüksek miktarda DDT türevinin "hâlâ" bulunmasını ise "1980'lerde yasaklanmış olmasına rağmen olası illegal kullanımının devam ettiği" şeklinde yorumlamıştır.[14]

2003 yılında yayımlanan bir başka araştırmada ise Kahramanmaraş bölgesinde yaşayan kadınların sütlerinde tarım ilacı kalıntısına bakılmıştır. Araştırma Belçika ile yapılan ortak bir çalışmadır. Bütün anne sütü örneklerinde ol-

---

9 Burgaz S, Afkham BL, Karakaya AE. Organochlorine pesticide contaminants in human adipose tissue collected in Ankara (Turkey) 1991-1992. Bull Environ Contam Toxicol 1994; 53:501-508.
10 Cok I, Bilgili A, Yarsan E et al. Organochlorine pesticide residue levels in human adipose tissue of residences of Manisa (Turkey). Bull Environ Contam Toxicol 1998; 61:311-316.
11 Cok I, Bilgili A, Ozdemir M et al. Organochlorine pesticide residues in human breast milk from agricultural regions of Turkey, 1995-1996. Bull Environ Contam Toxicol 1997; 59:577-582.
12 Ayas Z, Barlas NE, Kolank D. Determination of organochlorine pesticide residues in various environments and organisms in Göksu Delta, Turkey. Aquatic Toxicol 1997; 39:171-181.
13 Barlas NE. Determination of organochlorine pesticide residues in aquatic systems and organisms in Upper Sakarya Basin, Türkiye. Bull Environ Contam Toxicol 1999; 62:278-285.
14 Barlas N. Determination of organochlorine pesticide residues in water and sediment samples in inner Anatolia. Bull Environ Contam Toxicol 2002; 69:236-242.

masa da üçte birinde tarım ilacı artığı saptanmıştır.[15] Yine Çok ve arkadaşları, Ankara bölgesindeki kadınların sütlerinde yaptıkları 2002 yılına ait analizde ise DDT türevi tarım ilacı miktarının azaldığını saptamışlar, ancak ilaç kalıntısının hiçbir zaman sıfıra inmediğini vurgulamışlardır.[16] Aynı yıl yayımlanan Karadeniz'deki kirlenmeyi analiz eden araştırma da Akdeniz Üniversitesi ve Ondokuz Mayıs Üniversitesi'nin ortak çalışmasıdır. Özellikle Karadeniz'e açılan nehir yataklarından alınan örneklerde tarım ilacı bulunmaktadır.[17] 2004 yılında kadın vatandaşlarımızın doku örneklerinden yapılan bir başka araştırma ise "poliklorlu bifenil" tarım ilaçlarını incelemiş ve bunun bazı türevlerinin "endüstrileşmiş ülkelerden daha yüksek miktarda" bulunduğunu saptamıştır.[18]

2005 yılında Kahramanmaraş'ta balıklarda yine tarım ilacı kalıntıları saptanmıştır.[19] Aynı yıl Uluabat Gölü'nde yapılan çalışma, 11 organoklorin tarım ilacıyla kirlenme olduğunu ortaya koymaktadır. Bu durum doğal olarak Bursa bölgesinin de kirlenmiş olduğunu göstermektedir.[20] Bir sonraki yıl erkek vatandaşlarımızın yağ dokularında yapılan bir diğer araştırma ise yine "dioksin" benzeri "poliklorlu bifenil" bulunduğunu göstermektedir.[21]

Türkiye Cumhuriyeti vatandaşlarında tarım ilacı kalıntısına yönelik erişebildiğimiz daha yeni iki çalışma ise Temmuz 2010'da yayımlanmıştır. Biri, Adana Adli Tıp Morgu'ndaki 82 vakadan alınan doku örnekleridir. Örneklerin hepsinde (yüzde 100) tarım ilacı kalıntısı vardır ve kadınlarda erkeklere göre anlamlı derecede daha yüksektir, yani kadınlar daha çok zehirlenmektedir.[22] Çok ve arkadaşları tarafından yapılan diğer çalışmada ise kısırlık sorunu olan ve olmayan erkekler karşılaştırılmış, hepsi olmasa da bazı tarım ilacı kalıntıları açısından anlamlı fark bulunmuştur.[23]

---

15 Erdogrul O, Covaci A, Kurtul N et al. Levels of organohalogenated persistent pollutants in human milk from Kahramanmaraş region, Turkey. Environ Int 2004; 30:659-666.
16 Cok I, Donmez MK ve Karakaya AE. Levels and trends of chlorinated pesticides in human breast milk from Ankara residents: comparison of concentrations in 1984 and 2002. Bull Environ Contam Toxicol 2004; 72:522-529.
17 Kurt PE, Ozkoc HB. A survey to determine levels of chlorinated pesticides and PCBs in mussels and seawater from the Mid-Black Sea Coast of Turkey. Marine Poll Bull 2004; 48:1076-1083.
18 Cok I, Satiroglu HM. Polychlorinated biphenyl levels in adipose tissue of primiparous women in Turkey. Environment International 2004; 30:7-10.
19 Erdogrul O, Covaci A, Schepens TP. Levels of organochlorine pesticides, polychlorinated biphenyls and polybrominated diphenyl ethers in fish species from Kahramanmaras, Turkey. Environment International 2005; 31:703-711.
20 Barlas N, Cok I, Akbulut N. The contamination levels of organochlorine pesticides in water and sediment samples in Uluabat Lake, Turkey. Environ Monit Assess 2006; 118:383-391.
21 Cok I, Donmez MK, Satiroglu MH et al. Levels of Dioxin-like PCB congeners in adipose tissue of Turkish men. FABAD J Pharm 2006; 31:7-14.
22 Karakaya AE, Ozalp S. Organochlorine pesticides in human adipose tissue collected in Ankara (Turkey) 1984-1985. Bull Environ Contam Toxicol 2010; 85:97-102.
23 Cok I, Durmaz TC, Durmaz E et al. Determination of organochlorine pesticide and polychlorinated biphenyl levels in adipose tissue of infertile men. Environ Monit Assess 2010; 162:301-309.

Yukarıda yeniden dile getirdiğimiz bulguları "Tarım ilaçları konusunda 'ülkemizden' tıbbi analiz sonuçları: Zehirleniyoruz!" başlıklı bir yazıda toplayarak kamuoyuna bildirdim (DÜNYA Gazetesi, 4 Ağustos 2010). Yazının yayımlandığı gün sabah onda Tarım ve Köyişleri Bakanlığı Müsteşarı Vedat Mirmahmutoğulları arayarak, çalışmalarının sürdüğü şeklinde genel bir açıklamada bulundu. Ne var ki, yazıda yer alan "ülkemizden" bildirilen araştırma sonuçları bir "son nokta analizi" özelliğini taşıdığından, yani insan dokuları ve anne sütlerini incelediğinden, açıklamanın da herhangi bir değeri yoktu. Bakanlık anlaşıldığı kadarıyla denetim görevini en az 20 yıldır layıkıyla yerine getiremiyordu. Sorunun önemli bir parçası da kuşkusuz çiftçiye yol göstermesi gereken ziraat mühendisleriydi. Nitekim tarımla ilgilenen arkadaşlarımız, ziraat mühendislerinin tarım ilacı satanlarla ortak çalıştığına dikkati çekmekteydiler. Tekrar vurgulamak gerekirse, Türkiye ölçeğinde üretim yapan bir ülkede çiftçi bilinçli değilse, işin altından denetimle kalkılamaz. Nitekim bakanlık hiçbir şey yapmıyor değildi. Mirmahmutoğulları'nın verdiği bilgilere göre, ülkemizdeki yaklaşık 6000 zirai ilaç bayiinin 2117'si sadece okur-yazar ya da ilkokul düzeyinde eğitime sahiptir. Beşeri eczacılar eğitimlerini 5 yılda tamamlarken, zirai eczacıların oluşturdukları riskin on kat daha fazla olmasına karşılık eğitimleri yetersiz görünüyor. Bakanlık bunun üzerine ziraat mühendislerinden yeterlilik istemiş, ancak Ziraat Mühendisleri Odası'nın eleştirilerine hedef olmuş. Reçetesiz ilaç alım satımını engellemek amacıyla 9000 kişi eğitilmiş, sertifikalı tarım müşavirliği kurulmuş, kurslar verilmiş. Çiftçiye de "sözleşmeli tarım"a geçmesi durumunda yeminli tarım müşavirlerinin maaşlarının bir kısmını verecekleri söylenmiş, 5000 kişiye sertifika verilmesi hedeflenmiş ve 30 trilyon bütçe ayrılmış. Kullanılan 5000 ilaç içerisinden, yasaklanmış 127'si saptanmış, ithalatı durdurulmuş. Tarlaların büyük bölümünün parçalı olmasına rağmen havadan ilaçlama yasaklanmış, yerden ilaçlama başlatılmış, pulverizörler (tozlaştırıcı) yerleştirilmiş. Bunun sonucunda daha önce kullanılan 901 ton süne ilacı 183 tona, sebzedeyse ilaç kullanımı 59.000 tondan 37.000 tona indirilmiş; ürün 38,5 milyon tondan 43 milyon tona çıkmış. Yeminli gıda kontrolörlüğü başlatılmış, 1500 olan kontrolör sayısı 5000'e çıkartılmış. Alo Gıda 174 hattı kurulmuş, 39.000 başvurunun 37.000'i sonuçlandırılmış. Cezai müeyyideler artırılmış ama, Anayasa'nın 26., 38. ve 40. maddeleri nedeniyle bunların açıklanması mahkeme kararı gerektirmekteymiş.

Ne var ki, ülkemizde yapılmış araştırmalar, geçtiğimiz 20-25 yıl içerisindeki tarım ilacı kontrolünün tamamen yetersiz olduğunu gösteriyordu. Üniversiteye hazırlanırken bir geometri hocamız vardı, soruların çözümleri konusunda sık sık tartışmaya tutuşurduk. Bize derdi ki, "Hatice'ye değil, neticeye bakın!" Tarım ve Köyişleri Bakanlığı'nın gıda denetimleri konusundaki bütün çabaları (hangi tarım ilaçlarını analiz ettiklerini bilmesek bile) bu anlamda "Hatice'ydi", araştırma sonuçları ise "netice"yi gösteriyordu. Sağlıklı ürün yetiştiremediğimiz gibi, denetimini de yapamıyorduk. Yani bakanlığın iyi niyetli gayretleri Temmuz 2010 itibarıyla amacına ulaşmamış görünüyordu.

Trakya'nın kirlenme sorunu, Ergene İnisiyatifi'nin pirinç-buğday analizi

Oysa başka örneklerin varlığından da haberdardım. Bundan birkaç ay önce de Ergene İnisiyatifi'nden bir arkadaşımız aramıştı. Ergene havzasında çok ciddi bir çevre kirliliği olduğunu orada yaşayanlar biliyordu. Konu geçen yaz sonu medyaya da taşınmıştı, bölgede çok ciddi bir kanser sorunu vardı. Ne var ki, sorun her zamanki gibi, her şeyin örtüsü sigara ve alkole bağlanmıştı. Ergene İnisiyatifi hazırlamakta oldukları bir belgesel filmin verilerini paylaştı. Bölgede faaliyet gösteren deri fabrikaları atıklarını sözüm ona bir arıtmanın arkasından dereye bırakmaktalar. Dere yaşam belirtisi olmayan zehirli bir suya dönüşmüş, ancak "hiçbir şeyde kullanılamaz" sınıfındaki bu suyla tarlalar sulanıyor. Bunun üzerine "siz en iyisi" dedim, "bölgede yetişmiş bir miktar tarım ürünü getirin", buldular getirdiler. Buğday ve pirinç örnekleri geldi; aslında çok şey bakılabilir, ancak teknik ve maddi imkânların kısıtlılığından ötürü sadece ağır metal analizi istedik. Sonuç yine bir felaket! Numunelerin bir kısmında kabul edilebilir düzeyin 6-8 katı kurşun ve kadmiyum çıktı. Zaten çalıştığımız yere gelen çiftçiler de anlatmıştı, büyükbaş hayvanlar on beşer, on beşer ölürlermiş. Ankara'dan ekip gelmiş, örnek almışlar. Nasıl saptadılarsa (ben çözemedim) "aşıya bağlı olmuştur" demişler. Konu o şekilde kapatıldı, bölgeden hasat edilen ürünün hangi markete gönderildiği elbette bir bilinmez olarak kaldı. Film ardından bir kısa versiyon halinde Marsilya çevre belgeselleri festivaline gönderildi. "Alkış almayan tek film oldu" dediler, seyircinin seyrettiği hazin tablo üzerine alkışlamaya mecali kalmamış.

Tarım ilaçlarının yanlış kullanımı bütün dünyanın sorunudur

Yapılan pek çok araştırma tarım ilacı kullanımı ve kanser arasında da açık bir ilişki olduğunu göstermektedir. Martinik'te yapılan bir çalışma prostat ve meme kanserinin tarım ilacı kullanımıyla paralel arttığını gösterir, Martinik bir ada olduğundan kapalı bir sistem oluşturuyor, çalışma bu nedenle önemlidir.[24] Brezilya'da yapılan bir araştırma ise bölgelerde kullanılan tarım ilacı miktarıyla kanser arasında kesin bir paralellik olduğu göstermiş, özellikle lenfomalarda bir artış bulunmuştur.[25] Aynı ilişki ne yazık ki çocukluk çağı kanseri için de gösterilmiş.[26]

Derken Greenpeace'in "Pestisitsiz Gıda" (Food Without Pesticides, asıl anlamı böcek ilaçsız gıda) başlığıyla yayımladığı rapor, anlattıklarımızla büyük ölçüde örtüştü. Analiz Greenpeace tarafından değil, Almanya otoriteleri tarafından yapılmış, Greenpeace sadece bu verileri ülkelere göre sınıflandırıp sunmuştu. İncelenen bazı örneklerde en fazla tarım ilacı kalıntısı Türkiye'den çıksa da, kalıntı bütün ülkelerde ortak bir sorun olarak görünmekteydi. Dahası Ziraat Mühendisleri Odası İstanbul Şube Başkanı Ahmet Atalık arkadaşımızın açıklamalarına göre, Almanya "herhangi bir üründe hangi ilacın kullanılabileceğini önceden saptamış olduğundan", az ya da çok, bulunan her şeyi "kalıntı" olarak kabul ediyordu. Bu durumda komşu bahçeden uçup konan ilaçlar da kalıntı olarak raporlanıyor, dolayısıyla "en çok kalıntı Türkiye'den" şeklinde abartılı bir değerlendirmeye gidilebiliyordu. Lakin bu durum ülkemizdeki yanlış ilaç kullanımını aklamıyordu, çünkü herkesin yağ dokusunda ve annelerin sütünde tarım ilacı artığı vardı.

Greenpeace'in raporu sadece pestisidleri kapsıyordu. Pestisidler, yani böcek ve haşere ilaçları, bitki zararlılarının kontrolünde etkililer. Bu maddeler aslında evlerde kullanılan "sinek ilaçlarının türevleridir", bitkiye de yüzeyden püskürtülerek uygulanır, aşırı miktarda kullanılmadıkları sürece bitkinin içine nüfuz etmezler, yıkayarak ya da kabuğun soyulmasıyla uzaklaştırılabilirler. Buna karşılık bitkinin içine nüfuz eden ve yıkayarak uzaklaştırılması mümkün olmayan iki farklı ilaç grubu daha var. Birinci grup, yeni terminolojide "büyüme düzenleyiciler" olarak adlandırılan hormonlar, özellikle doğal mevsimin dışında üretimde çok miktarda kullanılmak zorundalar, yoksa verim düşer. Bugün marketlerde yılın her zamanında domates, biber, salatalık bulabiliyorsak, bunun nedeni hormonların kullanılmasıdır. Oysa mevsimi dışında yetiştirilen ürünlerin besleyicilik düzeyi çok düşük, örneğin domatesin likopeni

24 Landau-Ossondo M, Rabia N, Jos-Pelage J et al. ARTAC international research group on pesticides. Why pesticides could be a common cause of prostate and breast cancers in the French Caribbean Island, Martinique. An overview on key mechanisms of pesticide-induced cancer. Biomed Pharmacother 2009; 63:383-395.
25 De Rezende Chrisman J, Koifman S, De Novaes Sarcinelli P et al. Pesticide sales and adult male cancer mortality in Brazil. Int J Hyg Environ Health 2009; 212:310-321.
26 Carozza SE, Li B, Wang et al. Agricultural pesticides and risk of childhood cancers. Int J Hyg Environ Health 2009; 212:186-195.

ancak ağustosta çoğalmaya başlar, yabanmersini için de aynı kurallar geçerli.[27] Bu tür hormon benzeri ürünlerin bir kısmı ise raf ömrünün uzatılmasında kullanılır, işte bu durumda meyveye has koku ve tat oluşmaz. Oysa koku ve tadı verenler, yani besleyicilikle bire bir ilişkili unsurlar, doğal olgunlaşmayla artar. "Eski tadı, kokusu yok" diye diye tükettiğimiz elma, armut, biber her ne ise, bütün bunların besleyicilik değerleri de limittedir. Dahası, kullanılan hormonların bizde de benzer etkileri var. Bunun klasik örneği "fitoöstrojenler" olarak adlandırılan bitki östrojenleridir.

Tarım ilaçlarının en sorunlu sınıfı ot ilaçlarıdır

Tarımda kullanılan bir üçüncü ilaç sınıfı var ki, kanser açısından göründüğü kadarıyla en büyük riski oluşturan da bunlar, yani ot ilaçları (herbisidler) olarak bilinen sınıftır. Bunların geliştirilmesi aslında çok eskidir, otların aromatik aminoasit sentezini durdurarak etki gösterirler, çünkü aromatik aminoasit sentezi daha yüksek bitkilerde farklı bir yoldan yapılmaktadır.[28] Glifosat dünyada 1970'lerden bu yana giderek artan miktarlarda kullanmıştır. Aslında bitki bünyesine geçen bir tarım ilacı düşüncesi bile yanlış, ama glifosat için durum daha da kötü, zira GDO teknolojisinin büyük bir bölümü buna dayanır, çünkü glifosat geniş etkili bir ot ilacıdır, her tür otu öldürür. O nedenle ıspanak, roka gibi bitkilere atılamaz. Endüstriyel tarımda ise özellikle soya, mısır, kanola ve pamukta kullanılır, çünkü bu bitkiler, genleriyle oynandığından glifosattan etkilenmezler. Dolayısıyla, glifosat genetiği değiştirilmiş tarımın ana girdilerinden birini oluşturur. 1996-2006 arasındaki dönemde dünya glifosat tüketimi tam 19 kat artmıştır. Glifosatın patent süresi dolduğunda ortaya yeni muadiller çıkacağından üretici şirketler başka bir uygulamaya gider, glifosata direnç sağlayan genleri tohumların içine yerleştirirler. Normal mısır ve soya üretiminde glifosat yüzeyden püskürtülerek kullanılır, bu uygulamada bile glifosat bitkinin içine geçip köküne dek taşınır.[29] Oysa genetiği değiştirilmiş mısırda ilaç bitkinin içine geçse de (geçer), bitki etkilenmez. Aynı şey glifosata dirençli soya için de söz konusudur, GDO'lu soya ilaca duyarlı değildir, ama ilacı içine alır (bunlar bizim Biyogüvenlik Kurulu kararıyla hayvanlara yem olsun diye ithal ettiğimiz soyalar). Dolayısıyla ilaç o

27 Wang SY, Chen CT, Sciarappa W et al. Fruit quality, antioxidant capacity, and flavonoid content of organically and conventionally grown blueberries. J Agric Food Chem 2008; 56:5788-5794.
28 Balinsky D, Davies DD. Aromatic biosynthesis in higher plants. 1. Preparation and properties of dehydroshikimic reductase. Biochem J 1961; 80:292-296.
29 Arregui MC, Lenardon A, Sanchez D et al. Monitoring glyphosate residues in transgenic glyphosate-resistant soybean. Pest Menag Sci 2003; 60:163-166.

soyanın yedirildiği hayvana da geçer, etine, sütüne de bulaşır.

Bugün milyonlarca ton kullanılıyor olmasına karşılık aslında glifosatın toksik etkileri çok iyi bilinmemektedir. İnsanlarda ve hayvanlarda akut (ani ortaya çıkan) bir toksik etkisi gösterilmemiştir, yanlışlıkla içilmesi durumunda bile geri dönüşlü bir ensefalopatiye neden olur.[30] Ancak ilacın olumsuz etkileri içerisinde eritildiği sürfaktan adlı maddenin özellikleriyle çok yakın ilişki gösterir. Sürfaktanlar ilacın bitki içerisine geçmesini aşırı derecede artırır. Bu nedenle çevresel etkileri ve dirençli ot soylarının gelişimi önemli bir sorundur. Bugün Arjantin'de toprakların bir kısmının dirençli ot gelişimi nedeniyle işlenemez hale geldiği bilinmektedir.[31,32]

Ne var ki glifosat, çiftçilerden aldığımız bilgilere göre meyve bahçelerindeki otları kontrol etmek için de yaygın olarak kullanılmakta. Düzenli yazıştığımız bir dostumuz ve okurumuz, çiftçinin glifosatı "ot yakıcı ilaç" olarak adlandırdığını söylüyor, bu ilacın atıldığı bahçe gerçekten kavruluyor. Özellikle gübrelemenin yapıldığı dönemlerde, otlar da coşmasın diye gübreye karıştırılarak verilir. Meyve ağaçları bitki sınıflamasında otların çok üzerinde olduklarından glifosata fazla duyarlı değiller (oysa uzun süreli kullanımda ağaçların kuruduğu da aktarılıyor). İşte sorun da tam orada ortaya çıkıyor, zira glifosat kökten ağacın dolaşımına geçer, yapraktan meyveye kadar her yerine taşınır.[33] Nitekim bu veriler TBMM Kanser Araştırma Komisyonu kuruluş toplantısında, Akdeniz Üniversitesi Tıp Fakültesi Onkoloji Bölümü tarafından da açıkça doğrulandı, "bölüme başvuran lenfoma ve multipl miyelom hastalarının (kemik iliği ve bağışıklık sistemi kanserleri) hemen hemen bütünü Türkiye'nin önemli tarım merkezlerinden biri olan Kumluca bölgesinden gelmekteydi". Çiftçi ekonomik gerekçelerle çabalamak (çapalamak) istemiyor, artık ota da ilaç kullanıyordu. Bilgi eksiğini tamamlaması beklenen ziraat mühendisleri ise (aynen doktorların çoğu gibi) mesleğin gereğini yeterince yerine getirir görünmemekteydi.

Ot ilaçları amaçları doğrultusunda çok fazla araştırılmıştır, ancak hücre içerisindeki mekanizmaları nasıl değiştirdikleri çok az çalışmada dikkate alın-

30 Malhotra RC, Cordato DJ, Beran RG. Glyphosate–surfactant herbicide-induced reversible encephalopathy. J Clin Neurosci 2010; 17:1472-1473.
31 Powles SB. Gene amplification delivers glyphosate-resistant weed evolution. PNAS 2010; 107:955-956.
32 Sullivan DS, Sullivan TP. Non-target impacts of the herbicide glyphosate. A comprendum of references and abstracts. Information report, 4th edition. Applied Mammal Research Institute. Canada, 1997.
33 Tadeo JL, Sanchez-Brunete C, Perez RA et al. Analysis of herbicide residues in cereals, fruits and vegetables. J Chromatogr A 2000; 882:175-191.

mıştır. Oysa glifosat türevi ilaçlar hücre bölünmesini genel olarak etkiler.[34]

İlacın ana maddesinin güvenliliği konusundaki araştırmalar çok ciddi bir zehirlenme yaratmadığını göstermiş. Ancak gözden kaçırılan ciddi bir durum var, o da ilacın sulandırılma biçimi. "Sürfaktan" adı verilen maddeler, ilacın otun içine işleme oranını yüzlerce kat değiştirebilir. Bu nedenle etken madde özellikle memeliler için pek zehirli görünmese bile, uygulama biçimi çok daha fazla belirleyicidir. Örneğin; Fransızların yaptığı bir araştırma, ilacın değişik formülasyonlarının insan plasenta (bebeği anneye bağlayan ara-yüz), böbrek, embriyonik ve yenidoğan göbek bağı hücreleri için zehirli olduğunu göstermiştir. Bu araştırmada kullanılan dozlar ilacın normal uygulama sonrasında bitki ve hayvan yemlerinde bulunabilecek olası kalıntı düzeylerinin de altındadır. Dolayısıyla ağızdan verildiğinde ani zehirlenme belirtileri yaratmayan bir bileşiğin farklı formülasyonlarının uygulanmasından bahseder hale geliriz. Görülen etkiler normal (nekroz) ya da programlanmış (apoptoz) hücre ölümüdür. Görünen o ki, ilaç tek başına zehirlenme yaratmasa da, vücutta parçalanması sonrasında ortaya çıkan bileşikler "birlikte" çok daha zehirli olur.[35]

Bu konuda bir diğer çok önemli çalışma ise Kanada'da yapılmıştır. Hamile ve hamile olmayan kadınların kan örnekleri ve bebekleri glifosat, glufosinat ve bunların yıkım ürünleri (metabolitler) olan AMPA ve 3-MMPA açısından araştırılmıştır. Glifosat ve glufosinat hamile olmayan kadınların kan örneklerinde saptanmıştır. Buna karşılık 3-MMPA ve bir başka GDO teknolojisi göstergesi CryAb1 ise hem hamile olmayanlarda, hem hamilelerde ve hem de bebeklerde kalıntı olarak belirlenmiştir.[36] Ot ilaçları kullanılan tarım bölgelerinde bu tür sonuçlarla karşılaşılsa "rüzgârla uçan ilaca maruz kalındığından" söz edilebilir. Ancak Kanada'nın bir şehrinde bu saptandığında olası kaynağın meyveler bile değil, GDO'lu gıdalar olduğunu kabul etmek zorundayız. Glifosat ve benzeri ot ilaçları bugün ülkemizde de meyve bahçeleri dahil yaygın olarak kullanılıyor. Tavuk üretiminde GDO'lu soyanın (tamamı) ve hayvan besiciliğinde GDO'lu mısırın (kısmen) işlenmesiyle elde edilen yemlerin giderek daha yaygın olarak kullanıldığını biliyoruz. Ancak bizim ülkemizde kan örneklerinde yapılmış bilinen bir araştırma yok, durumun vatandaşın dokusunda ne kadar yansıdığı o nedenle açıkta kalıyor.

---

34 Marc J, Mulner-Lorillon O, Belle R. Glyphosate-based pesticides affect cell cycle regulation. Biol Cell 2004; 96:245-249.
35 Benachour N, Séralini GE. Glyphosate formulations induce apoptosis and necrosis in human umbilical, embryonic, and placental cells. Chem Res Toxicol 2009; 22:97-105.
36 Aris A, Leblanc S. Maternal and fetal exposure to pesticides associated to genetically modified foods in Eastern Townships of Quebec, Canada. Reprod Toxicol 2011; 31:528-533.

Bu konuda bir başka çalışmadan da bahsetmemiz gerekir. Çünkü bu çalışma farelerde yürütülmüş olsa da, normal soya, GDO'lu soya ve kontrol yemlerinin aort üzerindeki etkilerini araştırmıştır. Soyadan hazırlanmış yemler, GDO olsun ya da olmasın, hayvanların yağ dokusu geliştirmesini önler, bunun da nedeni bilinmemektedir. Ancak bir diğer etki var ki, o da soyadan hazırlanmış yemlerin aort üzerindeki etkileridir, bu yemler aortun gelişimini zayıflatır, damar cidarında bir incelme meydana gelir.[37] Bu araştırmanın ne yazık ki bir zayıf noktası var, o da ot ilacı kalıntılarının dikkate alınmamış olması. O nedenle, bu etkilerin soyanın mı yoksa üretim sırasında içinde kalan tarım ilacı kalıntısının mı sonucu olduğu sorusu yanıtsız kalır. Hayvanlardaki etkilerin doğrudan insana atfedilmesi mümkün değildir, ancak GDO'lu tarım konusu giderek daha karmaşık bir hal almaktadır.

Ot ilaçlarının en kötü uygulama biçimi ise "bitkinin metabolizmasıyla da etkileştiklerinden" esas amaçları dışında ("off-label") kullanımlarıdır.[38] Glifosat etki mekanizması gereği pek çok mikroorganizmanın üremesini de engeller ("aşırı kullanımı toprağı öldürür" denmesinin nedeni budur). Bu ilacın etki mekanizması otsu bitkilerin gelişmesi için çok önemli olan aromatik aminoasitlerin sentezini durdurmasıdır. Bu sentez daha yüksek (meyve ağacı) gibi bitkilerde farklı bir mekanizmayla yapıldığından içine geçse de bitkiyi öldürmez. Ne var ki, otta sentez mekanizmasını durduran ilaç, ağaçta da tamamen etkisiz görünmemektedir, çünkü doğanın mantığı benzerdir.[39] Bir mısır ya da ayçiçeği tarlasında ot kontrolü yapmak zor olabilir, ama meyve bahçesinde ot kontrolünün esas yöntemi çapalayıp yolmak olmalıdır. Halbuki ilaç atmak herkesin kolayına gelir, işgücü istemez, "otlar kavrulur", çiftçi de kalan zamanını istediği gibi değerlendirebilir.

Bizdeki kuralına uygun ilaç kullanımının miktarını bile bilmezken, kural dışı kullanımı bilmek mümkün değil, sadece duyarız. Bir arkadaşımın annesi bir elmayı bir yıl sakladı, değil çürümek kabuğu bile buruşmadı. Mandalinayla ilgili bir diğer gözlem de bize aittir, Bodrum pazarından alınan tadı ve kokusu tam mandalina, dört günde yüzde elli fire vermiştir. Bitkinin bünyesine geçen ilaçlar yıkamayla çıkarılamayacağından ilaçlama sonrası bekleme süresine

37 Daleprane JB, Chagas MA, Vellarde GC et al. The impact of non- and genetically modified soybean diets in aorta wall remodeling. J Food Sci 2010; 75:T126-T131.
38 Pline-Srnic WA, Edmisten KL, Wicut JW et al. Effect of glyphosate on fruit retention, yield, and fiber quality of glyphosate resistant cotton. J Cotton Sci 2004; 8:24-32.
39 Hollander-Czytko H, Amrhein N. 5-Enolpyruvylshikimate 3-phosphate synthase, the target enzyme of the herbicide glyphosate, is synthesized as a precursor in a higher plant. Plant Physiol 1087; 83:229-231.

mutlaka uyulmak zorundadır. Çiftçi "arada narenciyenin fiyatı yükseldi" diye erken hasada gidemez. Ürünü erken toplarsa tarım ilacı artığı mutlaka vardır. İşte bu nedenle bu konuda çiftçi bilinçli davranmalıdır. Marketlerin verdikleri güvence kesinlikle yeterli olmaz.

Tarım ilaçları ve lenfoma ilişkisi, buzdağının dibiyle olan çelişkisi

Tarım ilaçları ve çevre kirliliği bütün dünyada büyük bir sorundur, ancak bizim ülkemize gelince durum çok daha farklıdır. Gelişmiş pek çok ülke ileri bir kimya endüstrisine sahip olmakla birlikte, tekstil, deri işlenmesi gibi aşırı kimyasal kullanımı söz konusu olduğunda üretime asla yanaşmıyor. Kimya ürünleri daha çok bizim gibi ülkelere satılıyor ve tekstil ürünü bini bir paraya ithal edilerek kurtarılıyor. Tarım ilacı kullanımında Avrupa çok ciddi denetimli, "kalıntı var" diyerek sınırdan çevirdikleri ürün yine bizim pazarımıza sunuluyor. İç piyasaya verilenlerin ne olduğu hiç bilinmiyor; portakal, pirinç ve buğday bunlardan sadece bilinenleri. Çünkü denetim yok, işte o yüzden ekolojik pazarlara gitmek zorundasınız. Bu konu "amaaan, organikler de ne kadar organik" şeklindeki "entel gevşekliği" sınırlarını çoktan aştı. Ben size söyleyeyim, açık ara fark var. Bir portakaldan üç kişi zehirlenebiliyorsa, marketler asla güvenli olduklarını iddia etmemeli, kendileri analiz etmedikçe bu sözü zikretmemelidir. Öte yandan ziraat mühendislerine baktığınızda, aynı mühendislerin çoğu tarım ilacı bayii olarak da hizmet vermekte. Bu konuda görüş aldığımız çiftçi dostlarımız "ziraat mühendislerinin tarım ilacı satıcılarıyla ortak çalıştıkları" şeklinde çok üzücü iddialarda bulunur. O halde nasıl olacak, tıpkı doktorlar gibi, ziraat mühendisi kefenin bir tarafına meslek onurunu, diğer tarafına da sattığı (ya da satılmasına aracılık ettiği) ilacın hanutunu koyup tartacak. Sizce hangisi ağır gelir?

Tabii durum böyle olunca insanın fizyonomisi ve beraberinde hastalıkların profili de değişiyor. Bizim tedavi etmeye çalıştığımız hastalıklar, en az elli yıl önce tanımlanmış durumlar. Tarım ilacına bandırılmış insan dokusunun ne yanıt vereceğini asla bilemezsiniz, bu ilaçlara uzun süre maruz kalmanın sonuçlarını asla tahmin edemezsiniz, sonuç açık bir bilinmezlik durumudur. Gıda Tarım ve Hayvancılık Bakanlığı'ndan analiz sonuçlarını istememin nedeni de budur, "neye bakıyorlar, neyi buluyorlar" söylemeliler ki, hastalığın doğal seyrini öngörebilelim. Ziraat Mühendisleri Odası Niğde Şube Başkanı Rasim Yılmaz arkadaşımızdan aldığımız bilgilere göre, ülkemizde kullanılan ilaç miktarını ithal ettiğimiz şirketler dışında kimse bilmez. Sadece biz tıp mensupları etkiyi dolaylı olarak görüyoruz, ama anlamlandıramıyoruz.

Kanser özellikle ülkemizde, ama genelde bütün endüstrileşen ülkelerde ciddi artış gösteriyor. Ancak bu artış bütün tümörler için geçerli değil. Özellikle artan kanser tipleri tiroid, meme, karaciğer ve böbrek tümörleri. Tiroid ve meme tümörlerinin görülme yaşları yirmilere kadar indi. Artan bir grup daha var ki o da lenfomalar (özellikle B hücreli lenfomalar). Oysa Hodgkin hastalığında böyle bir değişiklik görülmüyor. Derken Türk Hematoloji Derneği 2007 yılında bu konuda bir kampanya düzenledi. Lenfomanın tedavi edilebilir bir hastalık olduğundan dem vurarak, "ağrısız bezeler, sebebi bilinmeyen ateş, gece terlemesi, kilo kaybı, yorgunluk" durumunda lenfoma hastalığının da hatıra gelmesi gerektiğini vurgulayarak, bu tarz şikâyetleri olanların doktora başvurmasını istedi. "Dikkat lenfoma çıkabilir" başlıklı kampanya çerçevesinde gazetelere ilanlar verildi, televizyonda filmler döndü, "bill-boardlar" donatıldı. Aysun Kayacı bir polis memuresi kıyafetinde, önüne çıkan arabayı durduruyor, "Dikkat lenfoma çıkabilir!" diyor. Arabadaki iki genç boyunlarını yokluyor. Sonuçta hematologların muayenehaneleri doldu taştı. Oysa lenfoma bir tüberküloz, bir ülser gibi zaman zaman belirtiler verip, beri yanda sinsi kalmayı sürdüren bir hastalık değildir, doğal seyrinde hastayı doğrudan doktora yönlendirir. Buna karşılık, ilanlarda vurgulanan belirtilere baktığınızda, halsizlik, lenf bezlerinde büyüme, gece terlemesi gibi belirtiler son derece genel belirtilerdir ve toplumun büyük kesiminde başka nedenlerle de görülür. Dolayısıyla "bilinçlendirme-tarama-erken tanı" ekseninde düşünülecek olursa, lenfomalar bu kapsam içine girmez. Dahası hastalık bazen ele gelen lenf bezlerinden değil, karın ya da göğüs kafesi içindeki lenf bezlerinden başlar. Bu durumda söz konusu belirtiler çok daha geç ortaya çıkar. Yani lenfoma için kampanya yapmak tamamen mantıksızdı.

Ama sonra, dernek haklı çıktı. Kampanya sonrasında lenfomalar azdı, B-hücreli lenfoma ve lösemiler inanılmaz biçimde arttı. Derneğin neden böyle bir ilan verme yolunu seçtiğini doğrusunu isterseniz o zaman anlamamız mümkün olmadı. Ancak sonrasında bir şekilde kampanyanın lenfoma konusunda ilacı olan Roche firmasının Basel'deki merkezinin isteğiyle gerçekleştirildiğini öğrendik. İşte o zaman bulmacanın bileşenleri yerine oturdu, ülkemizde kullanılan tarım ilacı miktarını, ilacı ithal eden şirketler dışında kimse bilmiyordu.

Özetle

- Ülkemizde tarım ilaçlarının nasıl ve ne kadar kullanıldığını, ilaçları bize satan şirketler dışında kimse bilmemektedir.
- İnsan yağ dokusu ve anne sütünde yapılan analizler tarım ilaçlarına ciddi anlamda maruz kaldığımızı göstermektedir.
- Bu nedenle meyveler zamanında, yani en olgun döneminde tüketilmelidir.
- Mevcut kaynaklar arasında ekolojik pazarlar en güvenli yerlerdir.
- Tarım ilaçları kısırlıktan kansere kadar pek çok soruna neden olur, ilaçlar içinde en tehlikelileri bitkinin bünyesine geçen ot ilaçlarıdır.
- Bu ilaçlar meyvenin özgün kokusunu ve olgunlaşmasını da bozacağından, tadı ve kokusu yeterli olmayan meyvelerden uzak durulmalıdır.
- Marketler uzun raf ömrünü kıstas aldıklarından, ilaçların kötüye kullanımına özellikle açıktır, çünkü ilaçlar yanlış kullanıldıklarında raf ömrünü de uzatır.

Bölüm 12:

Endüstriyel gıda nasıl hasta eder?

Prof. Dr. Philipp Schwartz'ın değerli anısına...
Sadece yetiştirdiği öğrencileriyle değil, geride bıraktığı kitaplarıyla kanser hastalığının değişen yüzünü kulağımıza fısıldadığı için.

Bundan önceki bölümlerde gıdanın zaman içerisinde nasıl endüstrileştiğini, yapılan işlemlerin gıdada nasıl değişikliklere neden olduğunu inceledik. Aslında orijinalinden bu kadar uzaklaşmış bir şeye gıda denemez, ancak karın doyurmak belası söz konusu olduğunda, hele hele aşırı işlemden geçmiş gıda, özelliği gereği üretim ve dağıtım açısından da ekonomik avantaj sağlıyorsa, fiyatı da kuşkusuz düşecektir. Bu fiyat avantajı esas üretici olan köylünün üzerine ağır bir yük olarak çöker. Ama fiyatın düşmesine neden olan uzun raf ömrü dışındaki unsurlar da göz ardı edilmemektedir. Örneğin; sütün taze kaynaklar yerine, değer kaybına uğramış süttozunun sulandırılmasıyla üretilmesi de mümkündür. Bu durum yoğurdun kuru madde miktarının artırılmasında, jelatin gibi maddelerin kullanılmasında ya da "çakma" taze kaşar yapımında da ortaya çıkar. Ancak tağşiş olarak adlandırılan yaklaşımlar bu kitabın ilgi alanının dışındadır.

Endüstriyel gıda ve hastalık ilişkisi madem bu kadar açıktır, bu bölümün amacı da ortaya çıkan hastalıkları dikkate alarak biyolojik sistemin çalışma prensiplerine farklı bir yorum getirmek olacaktır. Aslında benim gıdayla bu kadar çok ilgilenmiş ve okumuş olmamın en keyifli yanı, canlı sistemin nasıl çalıştığı konusunda bilgi kazandıran bu marjinal katma değerdir. Süt ve yoğurt, insan sindirim işlevinin nasıl çalıştığına dair görüşlerimin bütünüyle değişmesine neden olmuştur. Ama piliç ve yumurta endüstrisinin üretim deneyimi, içerisinde biyolojiye dair çok fazla bilgiyi barındırır. Bu bilgi, yapılan hatalar silsilesinden yola çıkılarak açılan bambaşka bir kapıya yönlendirir, o da biyolojinin mantığıdır. Çünkü Batı bilimi, aşırı uzmanlaşma sarmalına girdiğinde bütüncül bakış açısını yitirmiş görünmektedir. Yayımlanmış milyonlarca araştırma ile aslında bugün varılan noktadan çok daha fazlasını da söylemek mümkündür. Bu düşüncelerin bir kısmının "hipotez sınanmadan" ifade edilmesi hatalıdır, o nedenle anlatılanlar mantıklı görünse de "spekülatif" olarak kabul edilmelidir. Öte yandan bütün etik kurallar ihlal edilmeden bazı hipotezlerin sınanamayacağı, ancak tümevarımla sınanabileceği akıldan uzak tutulmamalıdır. Elinizdeki hipotez, bütünü okuyarak anlam bütünlüğü oluşturmaya yarar. Çünkü biyolojik olaylar bir süreçtir. Sizin deneysel kurgunuz ise detaya inildikçe sürecin sadece bir ânını (o da bir yere kadar) ölçülebilir hale getirir. Buna fizikte "Heisenberger Belirsizlik İlkesi" adı verilir. Elektronların var olduğu bilinmektedir, ancak siz bunların yerini bilemezsiniz. Elektronları ne kadar kesin saptamaya çalışırsanız, tablo netleşeceğine o kadar flulaşır. Bu durum temel tıp bilimi araştırmaları için de geçerlidir. Okuduğunuz bölümün bir amacı da, canlılığın taşıdığı uhrevi unsuru ya da romantik öğeyi ona iade edebilmektir. Zira bazı kavramların düz mantıkla ya da matematiksel ifadelerle açıklanabilmesi mümkün görünmemektedir.

Bu kitaptaki açıklamaların çoğunun merkezine sülfür, sülfürlü aminoasitler ve bunların biyolojik sistemlerdeki işlevi oturmuştur. Söz konusu vargı her ortamda bulunan bir maya olan *Saccharomyces cerevisiae*'nın (SC) ekşime işleminde temel esansiyel aminoasit metionini kullanıyor olmasından kaynaklanır, bu kuşkusuz tesadüf değildir. Ama beri yandan baktığınızda biyolojik sistemin bütününü sülfür açısından irdeler. Bu yaklaşımın bir gerekçesi özellikle sülfürlü bileşiklerin aşırı fiziksel işleme olağanüstü duyarlı olmasıdır, ancak aynı işlemden diğer esansiyel unsurların nasıl ve ne kadar etkilendiklerini daha az dikkate alır. Buna karşılık, sülfürden gelen altın değerindeki ipucunu takip ettiğinizde, biyolojinin nasıl çalıştığına dair yeni bir görüşün kapılarını da aralar. O nedenle önceki bölümlerde anlattıklarımızın bütününden "doğanın kendi içerisinde bir mantığı var mıdır?" sorusunun yanıtının açıkça "evet" olduğu ortaya çıkmaktadır. Doğa enerjinin dönüşümünü anlaşılan sülfür üzerinden yaparken, bunun aminoasit bileşiği olan metionin "kodun başlangıcı" olarak belirlenmiştir. O nedenle histonların metillenmesinde metionin "S-adenozil" formunda kullanılmakla kalmamakta, metionin biyokimyasal metil grubu aktarımlarının genel vericisine dönüşmektedir (o halde ortaya çıkan başka bir durum da, aktarma işleminin adenozin üzerinden yapıldığıdır. Nitekim adenozin enerjinin dönüşümünde önemli rol oynayan ATP'de de kendini gösterir). Aynı kural ne ilginçtir ki, proteinin yazılımında da geçerlidir, DNA bilgisinin mRNA'ya aktarıldığı yazılım aşamasında da ilk eklenen yine metionindir ama daha sonra kesilerek çıkarılır. Bunlar metioninin işlevsel özellikleridir. Ancak metioninden elde edilebilen sistein dikkate alındığında, metionine bu kez atfedilen sabit bir yapısal özellik olmuştur. Sistein içeren bölümler, yüzeyleri oluşturan proteinlerin türler arası değişim göstermeyen korunmuş dizileridir. Bu, keratinin yapısında çok açıkça görülür. Ama bir bu kadar önemlisi, protein içi ya da proteinler arasındaki üç boyutlu yapı kurulurken aradaki sabit bağlar sülfürle sağlanmaktadır. Bu bağların kökeniyse ya metionin ya da bundan oluşan sisteindir. İşte bütün bunlardan ötürü, endüstriyel gıdanın ortaya çıkarttığı sülfür tuzağı sorununda durum ne olur, bilinmemektedir.

Eksik kaynak nasıl tamamlanır?

Canlılar her zaman istedikleri kadar bol kaynak bulamazlar, ancak kaynakların eksik olması durumunda canlılık tahmin edilenden daha fazla sürdürülebilir görünmektedir.[1,2] Ne var ki, söz konusu araştırmalar bakterilerden elde edilen verilere dayanır. Bakterilerin besi ortamına sülfür kaynağı olan metionin eksik konduğunda, DNA'dan proteine yazılım tahmin edilenden daha az etkilenir, yani yazılım durmaz. Canlılık bu durum için gereken yapıtaşına en fazla benzeyeni kullanma eğilimindedir, metionin için bu benzer molekül metil sülfondur. Benzer şekilde diğer aminoasitlerin eksikliğinde de eksik aminoaside benzer bir molekülün kullanılabilmesi mümkündür. Bu değişikliğin forma ne kadar yansıdığı bilinmemektedir. Biz de elimizdeki bilgiler ve gözlemler sayesinde ancak tahmin yürütebiliriz. İnsan ya da hayvan embriyolarının gelişimi, bütün taslağın, embriyo sadece bir santimetreyken tamamlanmasıyla başlar, yani taslağın hayli detaylı bir modeli sadece santim büyüklükteyken bile vardır. Bu durum kuşkusuz, doğacak yavrunun beslenme eksikliklerinden taslak olarak etkilenmesini engelleyen bir özelliktir. Ancak görünüşle ilişkili ana sorun daha ileride, özellikle sonradan gelişen çene ve diş yapısında belirgin hale gelir. Örneğin; zekâ geriliği ile ilişkili dış görünüş üst kesicilerin de birbirinden ayrık olmasına ve dışa doğru itilmesine neden olur. Oysa alt çenenin gelişimi daha sonra gerçekleşir, bu gelişim yetersizliği ise üst ve alt kesicilerin birbirini tam örter biçimde kapanamamasıyla sonuçlanır. Beslenme yetersizliği? durumunda yansıyan bir diğer özellik alt çene arkının genişleyememesidir. Bu, önde kalan dişlerin birbirleri üzerine binerek çarpılmasıyla sonuçlanır. Yüz daha uzun, daha nahif bir görünüm almaya başlar. Eski ku-

1 Haiwei H, Guo Jakubowski H, Goldman E. Editing of errors in selection of amino acids for protein synthesis. Microbiol Rev 1992; 56:412-429.
2 Haiwei H, Choe J, Loeb LA. Protein tolerance to random amino acid change PNAS 2004; 101:9205-9210.

şakların fotoğraflarıyla günümüz kuşağı karşılaştırıldığında, yüz hatlarındaki genel uzama açıkça görülür. Hatlardaki bu uzama, yeni jenerasyonun boyunun uzamış olmasında da karşılık bulur. Boy uzamakta ama zekâ da bir nedenle azalmaktadır. Kaidesi yere yakın olanların daha kurnaz oldukları saptaması çok hatalı görünmemektedir.

Metionin ve sistein eksikliğinin getirdiği sorunlar aslında işlevsel ve yapısal olmak üzere iki yönlüdür. Sülfürlü bileşikler (bunlardan biri de elbette taurindir, gıdadan alınabilir ama sisteinden de sentezlenir) doku dengesinin (homeostaz) sağlanması da dahil pek çok işlevde rol oynar. Kaynaklarda eksiklik olması durumunda önceliğin işleve mi yoksa yapıya mı verileceği pek açık değildir. Teorik olarak, öncelik yapıya verilmek zorundadır; yani işlev ancak yapı üzerinden gerçekleştirilir. Bunun karşıtı görüş ise bir öncelik verilmediği, her ikisinin de bozulduğu şeklinde olacaktır. Bu nedenle eksiklik bulguları sadece işlevde değil, olasılıkla dokuda da ortaya çıkar ve bir şekilde yaşa paralel gider. Bu saptamayı yapmamızın ana nedeni, dokuların sülfürlenmesi işlevinin ergenlikle gerçekleşmesidir. Önceki bölümlerde de değindiğimiz gibi, insülin benzeri büyüme faktörünün ilk adı sülfasyon faktörüdür. Sülfürlenme canlı ergenliğe girdiğinde başlar, aynı şey olgunlaşmanın belirtisi olarak vücut kokusunda da kendini gösterir, koltuk altının ekşi ter kokusu olasılıkla sülfürden kaynaklanır, zira alazlandığında benzer kokuyu oluşturur. Hızlı büyütülen ve 45 günde kesilen aslında hasta piliçler bu durumun açık göstergesidir. Hayvanın dokusu bir şekilde bozuk olduğu gibi, karakteristik tadı da eksik kalmaktadır. Bu iki kavram da aslında pilice dayalı eksik beslenmenin ciddi sorunudur, çünkü bu hayvanlar doku sülfürlenmesi açısından tavuğa göre tamamen eksik et yığınlarıdır. Ama hayvanın yetiştirilme biçimi biyolojiye de ışık tutan bazı kavramları anlamamızı sağlar. Mesela bağ dokusu gelişimi, kas yapımıyla paralel gitmemektedir. Bu durum aslında eklem kıkırdağının dejenerasyonuna bağlı eklem bozukluklarına da neden olmaktadır. Kollajenin sentezi açısından bakıldığında esansiyel aminoasit neredeyse gerekmez. Ancak mesele kollajen liflerinin diğer unsurlarla birleştirilmesine geldiğinde, yani doku artık stabilize edilmeye başlandığında sülfür içeren aminoasitler gerekir. Bu durum metioninin başlatıcı etkisinin bir şekilde aromatizasyonla dengelenmesi gerektiğine de işaret edebilir. Ama her halükârda, sağlıklı bir bedenin gelişebilmesi için sülfür içeren aminoasit kaynaklarının yeterli alınması gerektiğini ortaya koyar.

Proteinlere üç boyutlu ve sağlam yapılarının kazandırılmasında rol oynayan ara bağlar çoğunlukla sülfür içeren aminoasitlerden sağlanır. Bunun gerçekleşmemesi durumunda matriksin bulunduğu her yerde sorun ortaya çıkması beklenir, ancak sorunlar belli bir sırayı izler görünmektedir. Varoluş, sülfür içeren aminoasitleri iç ve dış yüzey bütünlüğünün korunmasını gerektiren proteinlerde açık bir şekilde kullanmaktadır. Ancak bunlardan en zengin dokular keratin içerir. Derinin ötesinde, bu dokular aslında bugüne dek deri eki başlığı altında sınıflanmış olan tırnaklar, kıllar (tüyler) ve saçlardır. Sülfür içeriği, saç ya da tırnak yandığında alınan özel kokuyu da verir. Eleştirel bakış açısından bir sorun, önceliğin neden saçlar, tüyler ve tırnaklara verildiğidir. Zira vücutta ciddi bir hastalık tablosu ortaya çıkmadan bile ilk bozulan dokular saçlar ve tırnaklardır. Sülfürlü bileşiklerin genel olarak vücudun dış yüzeylerini kaplayan ciltte, ama özellikle saç, tırnak, tüy ve hayvanlarda boynuz gibi dokularda yoğunluklu olarak bulunduğu 1930'ların sonlarından beri bilinir.[3] Ama benzer özellik vücudun iç boşlukları ve dış dünyayla temasını sağlayan yüzeyleri için de geçerlidir. Büyümek açısından elzem olan metionin yaşamın daha ileri dönemlerinde de bir gereksinim olmaya devam eder. Bunun bir nedeni daha önce değindiğimiz gibi, metioninin DNA metillenmesi, protein sentezinin başlaması ve sülfür bağlarının oluşumundaki kilit özelliği, bir diğer nedeni de olasılıkla vücudun bütünlüğünü sağlayan dokuların proteinler arasındaki sülfür bağlarına daha büyük gereksinim göstermesidir. Ancak doğanın mantığını irdelediğimizde, bu durum rastlantısal görünmemektedir. Zira iç kanalların yüzeyini kaplayan mukus sıvıları da sülfürden çok zengindir.[4] Mukus proteinleri de türler arasında korunmuş sabit sistein grupları içerir. O zaman bakış açısı metioninin, daha doğrusu sülfürün bir şekilde enerji transferinde rol oynağını gösterir. Bu aslında demir-sülfür hipotezini de doğrulamakta, sadece enerjinin değil, yaşamın aktarımı da bir yerde kullanılabilir organik sülfür kaynağının bulunmasına bağlı gibi görünmektedir. Batı bilimi yüzey dokularının böyle yapılmış olmasını hep yabancı mikroorganizmalara karşı bir savunma bariyeri olarak adlandırır. Ancak mikroorganizmaların yapısına baktığınızda da aynı katmanların bulunduğunu görürsünüz. Bu, bizim yapısal bütünlüğü ve bunun dış dünyayla ilişkisini biraz farklı bir biçimde sorgulamamızı gerektirir.

Biyolojik sistemlerin doğma ve büyüme aşamasında enerjinin dönüşümü metioninle doğrudan ilişki gösterir, metionin sülfür kaynağı olarak esansiyeldir. Ancak ortamda sistin varlığında metionin eksikliği bir yere kadar gi-

3 Wilkerson VA, Tulane VJ. The chemistry of human skin III. The occurence of methionine in human skin (stratum corneum). J Biol Chemistry 1939; 129:477-479.
4 Allen A, Snary D. Progress report. The structure and function of gastric mucus. Gut 1972; 13:666-672.

derilmektedir. Sistin iki sistein molekülünün birleşmiş halidir. Beslenme konusunda yapılan ilk araştırmalar, metionin eksikliğinin sistin tarafından bir yere kadar giderilebileceğini gösterdiğinde, bunların birbirine dönüşebileceği varsayılmıştır.[5] Ne var ki, sistein metionin açığını bir yere kadar kapatabilir, o nedenle besi endüstrisi mutlaka metionin kullanmak zorundadır. Aminoasitler, geometrik olarak D ve L (sağ ve sol) iki ayrı formda bulunabilir. Canlılar aminoasitlerin L formunu kullanır, D formu ise doğrudan kullanılamaz, ancak "rasemaz" adı verilen enzimatik süreçle D formu L formuna dönüştürülebilmektedir. Kimyasal olarak mümkün olan bu durum, besleme çalışmaları yapıldığında biyolojik olarak benzer sonuçlar vermemektedir. Örneğin; piliç besiciliğinde metioninin DL formları karışık olarak kullanıldığında hayvanın göğüs kısmının büyümesine neden olur. Bu nedenle "roaster" olarak adlandırılan, "fırınlık" olarak pazarlanan iri göğüslü hayvanlar, DL-metionin karışımıyla beslenirler. Bu durum, ticari anlamda bir avantaj gibi görünse de, saf aminoasitlerin aslında büyüme faktörü etkisi yaptıklarının bir göstergesi olarak da yorumlanabilir. Bu yaklaşım yem endüstrisinin de temelini oluşturur. Büyüme faktörü etkisi hayvanların çok daha az yiyerek et tutmasını olanaklı hale getirir. Piliç metabolik üstünlüğü nedeniyle sistemin merkezine oturur. Normalde bir yılda kesilebilecek hayvanların 45 günde kesilmeleri, 1,7 kilogram yemin 1 kilogram ete dönüştürülmesi hayvanın soyunun değil, yemin özelliğidir.

Sağlıklı kalmada dış dünya ve vücut ilişkisi

DNA, aminoasitler ve bunlardan yapılan proteinlerin anlattığı birkaç şey var. Kısaca özetlersek, DNA formun gelişimi için bir şablon sunmaktadır, ancak bu şablonun hangi kurallar çerçevesinde belirlendiğini henüz bilmiyoruz. Yeniden vurgulayalım, yapıtaşları (içerik) formun gelişimini anlatmaz. Buna karşılık, özellikle endüstriyel hayvan üretiminden öğrenilenler, saf aminoasitlerin kullanımı ile büyümenin değiştirilebileceğini göstermektedir. Yani yapıtaşının ayrı verilmesi ile proteinin içerisinde bileşik olarak alınması arasında etki açısından ciddi farklar bulunmaktadır ki bu, beslenme ile uğraşan arkadaşlarımızın "dengeli beslenelim" yaklaşımının yeterli olmadığını gösterir. Beslenme ve metabolizma uzmanları, "acıcık yağ, birazcık karbonhidrat, bi lokma da protein" derken biraz fazla basite kaçtıklarını ve bütünü yorumlamaktan giderek uzaklaştıklarını kabul etmek durumundalar. Nitekim aynı kavram şekerler için de geçerli, saf früktoz ve glikoz karışımı, aynı miktarda

5 Finkelstein JD, Martin JJ, Haris BJ. Methionine metabolism in mammals. The methionine-sparing effect of cystine. J Biol Chem 1988; 263:11750-11754.

sakaroz (pancar şekeri) ile tat açısından benzer olsa da, aynı etkiye sahip değil. Aslında tartışmamız gereken, "DNA ve onu hücre çekirdeğinde küçük bir paket haline getiren histonlar da dahil, bütün bunları dış dünyaya bağlayan başka bir bağ var mı?" sorusudur. Böyle bir bağın varlığını mekanistik düşünen arkadaşlarımız doğrudan reddedecektir. Onlara göre canlı dış dünyanın merkezindedir ve dışarıyla olan bağı da solunum ya da beslenmeye benzer biçimde mekanistiktir. Bozulmalar olursa ilaçlarla düzeltirsiniz, ilacın yetmediği mekanik sorunlar varsa, ameliyatlarla gidermeye çalışırsınız.

Ancak bu bakış açısı romatizma hastalarında neden hava döndüğü zaman eklemlerin ağrımaya başladığını, ağrıların önemli bir kısmının neden gece şiddetlendiğini, mevsim geçişlerinde dengenin neden bozulduğunu açıklamaz. Madem canlı vücudu sadece dışarıdan verilenleri öğüten bir makinedir, neden ortam koşullarından bu kadar etkilenir? Bu olası faktörleri ister biraz mistik gözle bakıp "enerji hatları" (meridyenler) olarak tanımlayın, ister beslenmeyle aldıklarınızın dolaylı etkisi olarak kabul edin, isterseniz yaşadıklarınızın psikolojik etkisi olarak kabullenin (psikosomatik kavramı buradan çıkar), sonuç değişmez. Beyin vücudun çalışmasını nasıl etkiliyorsa, dış dünya da genel sistemi bir şekilde değiştirir. Saçların ve tırnakların uzama hızının mevsimsel değişiklik göstermesi, kalp krizlerinin genellikle sabah gün aydınlanırken ortaya çıkması insanı yaşadığı kozmosa ait kılan bağların ifadesidir.

Batı bilimi DNA araştırmalarından ve moleküler biyolojiden beklediği verimi alamayınca, bunu yeni kavramlar geliştirerek örtmek zorunda kalmıştır. Her şeye DNA'nın hükmettiği şeklindeki düşünce 1950'lerde hâkim olmuş ve uzun süre varlığını korumuştur. Ne var ki, İnsan Genom Projesi'nin tahmin edilenden iki yıl önce, Mayıs 2003'te tamamlanmasının ardından beklenen gelişme elde edilemeyince, bu kez yeniden çevreye yönelmiş ve çevrenin genler konusunda belirleyici olduğu düşüncesine kapılmıştır; buna epigenetik, yani genler üzeri düzenleme adı verilmektedir. Beri yandan proteinlerle ilgili çalışmalar devam etmiş, proteomik adında ayrı bir bilim dalını geliştirmiştir. Bu yeni bilim dalları genomik, proteomik ve benzeri adlarla varlığını genişleyerek daha uzun bir süre koruyacak görünmektedir.[6] Ancak bu arada canlı organizmanın nasıl geliştiğine dair bütünü kapsar bir toparlama geliştirilemediği için bilimin kendisi bir endüstriyel alana dönüşmüştür. Bugün genler ve çevre arasındaki ilişki de net bir biçimde kurulamamaktadır. Hastalıkların, erken

6 Gilbert SF. Mechanisms for the environmental regulation of gene expression: Ecological aspects of animal development. J Biosci 2005; 30:65-74.

gelişim aşamasındaki çevresel koşullara bağlı olduğu düşüncesinin, en temel kavram olan gıda işin içine katılmadığı sürece bir yere varamayacağı açıktır.[7,8]

Aminoasitlerin şaşırtıcı dünyası

Okuduklarım çerçevesinde bugün için hâlâ aminoasitlerin ne olduğunun tam olarak anlaşıldığını söyleyebilmek mümkün görünmemektedir. Aminoasitler proteinlerin yapıtaşlarını oluşturur, ancak gıdanın içerisinde her birini tek tek artırır ya da eksiltirseniz biyolojik anlamda farklı sonuçlar elde edersiniz. Besi endüstrisinin deneyimi bazı aminoasitlerin saf verilmeleri durumunda büyüme faktörü etkisi gösterdiğini doğrulamaktadır. Buna karşılık, protein yapısı binlerce aminoasitten oluşan üç boyutlu ayrı bir sistemdir. Aminoasitlerin tek tek özelliklerinin mevcut proteinlerle ilişkilendirilmesi de pek mümkün görünmemektedir. Ancak yine de elimizde başka bir bakış açısına ışık tutabilecek veriler var. Aminoasitler aynı iskeletin farklı formlarıdır, yapısal olarak temel form olan alanin eklerle başka başka aminoasitlere dönüşür. Sülfür bu eklerin en maliyetli olanlarından biridir, benzer şey aromatik halka içeren triptofan için de söz konusudur.[9]

Enerjinin dönüşümü (konversiyon), onun aynı zamanda saklanmasını (konservasyon) da gerektirir. Mevcut sistem bunu daha çok şeker ve yağlar üzerinden yapar. Bu, özellikle şeker açısından son derece esnektir, yağlar söz konusu olduğunda ise memeliler açısından daha katıdır. Dışarından alınması bir yere kadar zorunlu olan yağ moleküllerini esansiyel yağ asitleri olarak adlandırıyoruz. Biyoloji esansiyel yağ asitlerinin hangileri olduğunu anlamıştır ama neden esansiyel olduklarını yeterince kavrayamamıştır. Bu, olasılıkla moleküle enerjinin yüklenmesiyle ilişkili bir durumdur; hayvan metabolizması böyle bir çift bağ yükleyebilecek enerjetik beceriden yoksun görünmektedir, o nedenle çift bağ içeren molekülü dışarıdan almak zorundadır. Bu zorunluluk

7 Meaney MJ. Maternal care, gene expression, and the transmission of individual differences in stress reactivity across generations. Annu Rev Neurosci 2001; 24:1161-1192.

8 Dolinoy DC, Weidman JR, Jirtle RL. Epigenetic gene regulation: Linking early developmental environment to adult disease. Reprod Toxicol 2007; 23:297-307.

9 Bu yapısal çeşitliliğin birleştirilebilmesi, yani işlevin nasıl ortaya çıktığının anlaşılabilmesi ise yeni bir paradigmayı gerektirir. Buna göre canlı sistem aslında bir örüntüdür, yani form aslında ortamda mevcut olan bir örüntüyü doldurur. Bu mantığı kertenkelenin kopan kuyruğunun rejenerasyonunda da görebilirsiniz, "yapı farklı olsa da aynı kuyruk formunu oluşturur". Aminoasitler ise buna erişmenin bir yoludur. Bu yaklaşım başta saçma gibi görünse bile yaşamın, enerjinin yoğunlaşmış bir hali olduğu şeklinde algılanırsa çok da mantıksız gelmez. Öyle ya da böyle birileri doğmakta, birileri ölmekte, ama hep bir şey belli çerçeveler içerisinde başka bir şeye dönüşmektedir. Aminoasit sistemine bağlı bu enerjetik ve yapısal dönüşüm, aslında ortamın bir fonksiyonudur. Bugün için bu önermenin sınanması mümkün görünmemektedir ama yaşam formu denen kavramın sadece aminoasitler üzerinden olması gerekmediğini anlatır.

hep mi böyleydi, yoksa sindirim sistemi florasını yeterince iyi beslesek bizde de sentezlenebilir mi, inanın bu bile tartışılır. Zira bizim için elzem olanların bütününü sağlayabilen işkembe yapısına sahip hayvanlar, ot yemelerine karşılık sentezi infüzoryaları üzerinden kendileri de gerçekleştirebilmektedir. İnsanlar için bunun en kısıtlayıcı yanı, kuşkusuz işkembelilerin önden fermente edici olmalarıdır. Yani insan kalınbağırsaklarına erişen gıdanın içeriği böyle bir fermantasyona olanak sağlayacak kadar zengin olmaktan çıkacaktır. Yine de kalınbağırsaklar birtakım vitaminlerin sentezine olanak sağlar.

O nedenle, yağlardan alınan sadece enerji değildir; ağız yoluyla beslenemeyen hastalarda bu eksiklik daha aşikârdır, çünkü içerik ağızdan beslenmede alınan gerçek gıda kadar yeterli olamayabilmektedir.[10] Batı tıbbı bize yağları aşırı kalori veren ve tamamen kaçınılması gereken unsurlar olarak anlatmıştır, halbuki yağlar başta sağlıklı beyin işlevi için gereklidir. Kolesterol bunlardan sadece biridir, beyindeki sentezi vücuttan bağımsız olarak yapılır.[11] Kolesterol yapımını bozan ilaçların gereksiz kullanılmamaları o nedenle önemlidir, zira sentez kritik eşiğin altına indiğinde beyin işlevleri de bozulmaya, donuklaşmaya başlar.[12] Bu kavramın daha iyi anlaşılabilmesi için bitkilere bakmak, sentezin bitkilerde nasıl gerçekleştiğini incelemek en doğrusudur.[13]

Gıdada endüstrileşmeyle birlikte ortaya çıkan eksikliklerin nelere yol açabileceğini aynı başarıyla irdelemek kuşkusuz kolay değildir, ana çalışmaların başladığı tarih ve günümüz arasında derin bir kopuk dönem mevcuttur.[14] Örneğin izolösinin eksik verilmesi "akrodermatitis enteropatika" denen tabloya benzer bir görünüm yaratmaktadır. Bu tabloda vücudun uç bölgelerinde dermatit denen deri reaksiyonu ortaya çıkar ve bağırsak işlevleri de bozulur.[15] Buna karşılık, genç erkeklerde lösin bile tek başına dallı aminoasit metabolizmasını etkiler görünmektedir. Aminoasitlerin serbest formları tek başına düzenleyici etki gösterir.[16] Mesela sıçanlarda yapılan bir başka araştırma da,

10 Richardson TJ, Sgoutas D. Essential fatty acid deficiency in four adult patients during total parenteral nutrition. Am J Clin Nutr 1975; 28:258-263.
11 Yehuda S, Rabinovitz S, Mostofsky DL. Essential fatty acids are mediators of brain biochemistry and cognitive functions. J Neurosci Res 1999; 56:565-570.
12 Uauy R, Dangour AD. Nutrition in brain development and aging: Role of essential fatty acids. Nutr Rev 2006; 64:S24-S33.
13 Ohlrogge JB, Jaworski JG. Regulation of fatty acid synthesis. Annu Rev Plant Physiol Plant Mol Biol 1997; 48:109-136.
14 Folin O, Ciocalteu V. On tyrosine and tryptophane determinations in proteins. J Biol Chem 1927; 73:627-650.
15 Bosch AM, Smitt JHS, Van Gennip AH et al. Iatrogenic isolated isoleucine deficiency as the cause of an acrodermatitis enteropathica-like syndrome. Br J Dermatol 1998; 139:488-491.
16 Hambraeus LA, Bilmazes C, Dippel C et al. Regulatory role of dietary leucine on plasma branched-chain amino acid levels in young men. J Nutr 1976; 106:230-240.

L-lizin eksikliğinin anksiyeteye neden olduğunu ve dışkı atılımını bozduğunu göstermektedir.[17,18] Bu tür seçilmiş eksiklikler belli hastalıkların mantığının anlaşılmasında kullanılmış deneysel yöntemlerdir, ancak gerçek yaşam koşullarını gerçekleştirmekten, dolayısıyla tıp alanında kullanılabilir bilgi üretiminden de uzaktırlar.[19] Yine de, köpeklerde görülen artritik değişiklikler daha iyi gıdanın verilmesiyle düzelme eğilimindedir.[20] Dahası, aminoasitler çok fazla alanda etkili olduğu düşünülen bileşiklerdir. Kumarbazlık gibi aşırı uç durumların bile aminoasitlerin ve ürünlerinin etkilerine bağlı olduğunu ileri süren görüşler vardır.[21] Benzer şekilde doğada özellikle aromatik (olgunlaşmayla ilişkili) moleküllerin yapımında kullanılan triptofan da, azalmasının depresyona yol açtığı iyi bilinen serotonin ve gece-gündüz (uyku) algısını yaratan melatonine dönüşür.

Bağırsaklar, enerji dengesinin kurulmasında aynen iskelet gibi henüz çok az bilinen bir rol oynar. Ortalama koşullarda ve tam bir gıda alımı söz konusu olduğunda, kalınbağırsak florası alınan enerjinin yaklaşık yüzde 25'ini kullanır. Bu durum, tam beslenme koşullarında kilo almanın neden düşük bir olasılık olduğunu gösterir.[22] Ne var ki, endüstriyel gıdanın özelliği uzun raf ömürlü ve rafine (saflaştırılmış) içeriğinin daha fazla olmasıdır. Bu özellik, kalınbağırsakların enerji kullanımına olanak tanımaz, buna karşılık alınan enerjinin bütününün vücuda emilmesini çok daha kolay hale getirir. Biz bunu daha çok kan şekerinin çabuk yükselmesi, yani yüksek glisemik indeks olarak tanımlarız (Batı biliminin konulara hâkim olmasındaki kısıtlılık, hep yeni indeksler geliştirilmesine neden olur).[23] Besicilik ve yem endüstrisi de aynı mantığı kullanır, yem bileşimleri daha çabuk büyüme, et tutma üzerine kuruludur.[24] Aslında gıdanın bütünü endüstrileşmediği sürece denge oynak da olsa kurulabilir, sorun bütün gıdanın endüstrileşmiş olmasından geçer. Beri yanda, "Karatay diyeti" gibi kilo vermede işe yarayan protein ağırlıklı diyetlerin nasıl başarılı olduğuna da bir açıklama getirir. İşlemden geçirilmemiş

17 Smriga M, Kameishi M, Uneyama H et al. Dietary L-lysine deficiency increases stress-induced anxiety and fecal excretion in rats. J Nutr 2002; 132:3744-3746.
18 McQuillen K. Lysis resulting from metabolic disturbance. J Gen Microbiol 1958; 18:498-512.
19 Viviani R, Sechi AM, Lenaz G. Lipid metabolism in fatty liver of lysine- and threonine-deficient rats. J Lipid Res 1966; 7:473-478.
20 Yamka RM, Friesen KG, Lowry SR et al. Measurement of arthritic and bone serum metabolites in arthritic, non-arthritic, and geriatric dogs fed wellness foods. Intern J Appl Res Vet Med 2006; 4:255-264.
21 Gupta RC. Amino acids in pathological gambling and in its alleviation: pharmacological approaches. Open Addict J 2010; 3:9-23.
22 McBride BW, Kelly JM. Energy cost of absorption and metabolism in the ruminant gastrointestinal tract and liver: A review. J Anim Sci 1990; 68:2997-3010.
23 Badman MK, Flier JS. The gut and energy balance: Visceral allies in the obesity wars. Science 2005; 307:1909-1914.
24 Early RJ, McBride BW, Ball RO. Growth and metabolism in somatotropin-treated steers: III. Protein synthesis and tissue energy expenditures. J Anim Sci 1990; 68:4153-4166.

et metabolizmayı dolaylı olarak da artırmaktadır.[25]

Araştırmaların ciddi bir kısıtlılığı, etik nedenlerle (ve biraz da artık meselenin anlaşıldığı varsayımıyla) insanlarda yapılmış olmamasıdır. Ama genel kural olarak, büyümenin bir parametresi vücut protein miktarının artması ise, metionin ve türevleri bu işlev için, yani azot tutulmasının sağlanması açısından, gerekli görünmektedir. Bu, metioninin biyolojik etkisi bile olmayabilir, çünkü proteinlerin yazılım kodu metioninle başlamaktadır, ortamda metionin yoksa, protein yazılımı da gerçekleştirilemez.[26,27] Metionini elzem kılan bir diğer özelliği, vücutta tek karbonlu temel molekül olan metil grubunun hemen hemen tek vericisi olmasıdır. Standart genetik kodda, bir protein yapımında ilk eklenen aminoasit her zaman metionindir. Dahası sülfür grubu aktarımı ile sistein, karnitin ve taurin yapımı da yine metionine bağlıdır. Ayrıca özellikle beyin dokusunun yapımında ve yenilenmesinde rol oynayan fosforlu yağlar da metionin aracılığıyla oluşturulur.

Metioninin diğer moleküllerle ve hastalıklarla ilişkisi

Benzer çerçeveden baktığınızda metionin kanser açısından da merkeze oturtulabilir, çünkü kanserde metionin metabolizması değişmiştir. Metionin metabolizmasının değişmesi sadece DNA metillenmesi açısından bile çok önemlidir, zira önceki bölümlerde de dile getirdiğimiz gibi, DNA yazılımının dengede tutulması metil grubu aktarılmasıyla ilişkilidir.[28,29] Metionin sadece sülfür metabolizmasında yer almaz, DNA metillenmesinde gerekli metil gruplarının aktarılmasından da S-adenozil-metionin olarak sorumludur. Klinik gözlemlere baktığınızda da bunu doğrulayan sonuçlara ulaşırsınız. Diyetle metionin ve B vitamini alınması kalınbağırsak kanserine karşı koruyucudur.[30] Üstelik bu durum kişiden kişiye de değişkenlik gösterir ve neden bazılarımızın kolon kanseri açısından daha büyük risk taşıdığını da açıklar. İnsanlarda me-

25 St. Jeor ST, Howard BV, Prewitt TE. Dietary protein and weight reduction. A statement for healthcare professionals from the Nutrition Committee of the Council on Nutrition, Physical Activity, and Metabolism of the American Heart Association. Circulation 2001; 104: 1869-1874.
26 Zezulka AY, Galloway DH. Nitrogen retention in men fed isolated soybean protein supplemented with L-methionine, D-methionine, N-acetyl-L-methionine, or inorganic sulfate. J Nutr 1976; 106:1286-1291.
27 Harrison HE, Harrison HC. Aminoaciduria in relation to deficiency diseases and kidney function. JAMA 1957; 164:1571-1577.
28 Hoffman RM. Altered methionine metabolism, DNA methylation and oncogene expression in carcinogenesis: A review and synthesis. Biochim Biophys Acta 1984; 738:49-87.
29 Breivik J, Gaudernack G. Genomic instability, DNA methylation, and natural selection in colorectal carcinogenesis. Sem Cancer Biol 1999; 9:245-254.
30 De Vogel S, Dindore V, Van Engeland M et al. Dietary folate, methionine, riboflavin, and vitamin B-6 and risk of sporadic colorectal cancer. J Nutr 2008; 138:2372-2378.

tilentetrahidrofolat redüktaz enziminin etkinliği bireysel değişiklikler gösterebilmektedir. Bu bazılarının daha az, ama bazılarının da daha çok metionin (ya da sülfürlü aminoasit) ihtiyacı gösterdiğine de işaret eder.[31] Beri yandan, metioninin insan kalınbağırsağının dairesel kaslarını etkinleştirmek gibi bir özelliği de bulunmaktadır. Bu özelliğin gerçek süt, yoğurt ve ayranın "guruldatıcı" etkisine katkıda bulunduğunu varsaymak çok yanlış görünmemektedir. Her ne mekanizmayla olursa olsun (doğrudan ya da başka ara geçiricilerin serbest bırakılması üzerinden dolaylı da olabilir) bu veriler metioninin, gıdanın insan kalınbağırsağından geçiş süresini kısalttığı, dolayısıyla zararlı maddelerin bağırsak yüzeyiyle aşırı temasını önlediği şeklinde de yorumlanabilir. Ama metioninin diğer işlevleri de değiştirmekte olabileceği olasılığını reddettirmez.[32]

Diyetle ek metionin alınması homosisteini artırmaktadır. Bu da serin ve sistin verilmesi durumunda normale dönme eğilimindedir. Metabolik bozukluğun bir şekilde merkezine oturan bu etkinin nedeni de iyi anlaşılamamıştır. Ya metioninin metabolizasyonunda sistin gerekmektedir (sistinin iki sistein molekülünden oluştuğunu hatırlayalım) ya da dikkatlerden kaçan başka bir mekanizma işin içerisine girmektedir.[33] İşin bir başka ilginç yanı, bu durumun daha önce de fark edilmiş olmasıdır. Bundan yaklaşık 40 yıl öncesinde yapılan çalışmalarda bile yulaf ağırlıklı bir beslenme biçimine metioninin farklı formlarının eklenmesinin araştırılmış olduğunu görürüz.[34]

Metionin eksikliği ya da aşırı işlemden geçmiş gıda sonucunda ortaya çıkan metabolik durumun büyük olasılıkla birden fazla açıklaması vardır. Bu varsayımın en önemli gerekçesi de gıdanın aslında bir kompozisyon olarak alınmasıdır. Metionin ve genelinde sülfürlü aminoasitler ya da bileşikler, bir şekilde vücut yüzeylerini koruyan, salgılarını oluşturan bileşiklere dönüştürülür. Ancak metioninin saf olarak verilmesi durumunda süreç farklıdır.[35,36] Metionin bu anlamda baktığınızda yüzey kalınlaşmasını yine artırır. Yüksek protein alan sıçanlara fazladan metionin verirseniz damarın iç yüzeyi olan in-

31 Kim DH. The interactive effect of methyl-group diet and polymorphism of methylenetetrahydrofolate reductase on the risk of colorectal cancer. Mut Res 2007; 622:14-18.
32 Choe EK, Moon JS, Park KJ. Methionine enhances the contractile activity of human colon circular smooth muscle in vitro. J Korean Med Sci 2012; 27:777-783.
33 Verhoef P, Steenge GR, Boelsma E et al. Dietary serine and cystine attenuate the homocysteine-raising effect of dietary methionine: a randomized crossover trial in humans. Am J Clin Nutr 2004; 80:674-679.
34 Kies C, Fox H, Aprahamian S. Comparative value of L-, DL-, and D-methionine supplementation of an oat-based diet for humans. J Nutr 1975; 105:809-814.
35 Garlick PJ. Toxicity of methionine in humans. J Nutr 2006; 136:1722S-1725S.
36 Baker DH. Comparative species utilization and toxicity of sulfur amino acids. J Nutr 2006; 136:1670S-1675S.

timanın kalınlığı artmaktadır.[37] Örneğin; diyabette de, açlık ve metionin yüklemesi sonrasında idrara geçen albümin miktarı (mikroalbüminüri) olumsuz etkilenmektedir ve damar hasarının artışıyla sonuçlanmaktadır.[38] İnsan metionin sentaz genindeki bozukluk da homosistein yükselmesi ve omurilik kapanma anomalileriyle ilişkilendirilmiştir.[39]

Bu anlamda baktığınızda nasıl metionin eksikliği yapısal nedenlerle damar bütünlüğünün bozulmasına neden olabilirse, aşırı metionin verilmesi de aterosklerozu artırır; yani aterojeniktir.[40] Bununla örtüşen biçimde sıçanlara ve kendiliğinden hipertansif bir sıçan soyuna doğrudan metionin verilmesi de olumsuz etkilere neden olur. Metionin bir şekilde mekanizmanın merkezindedir, ancak doğrudan verilmesi sorunu çözmemekte, bilakis şiddetlendirmektedir.[41] Bu durum açıklanmayı bekleyen bir paradoks gibi görünmektedir. Benzer şey elbette metionin eksikliğinde homosisteinin arttığı bulgularıyla da tamamen karşı yönden desteklenir, çünkü ateroskleroz ve kalp hastalığıyla ilişkilendirilmiş parametrelerden biri de homosisteindir.[42] Bazı bulgular yine paradoks oluşturma özelliğini sürdürmektedir. Örneğin; metionin kısıtlaması glutatyon havuzunu artırır ve bir sıçan soyunda yaşamı uzatır görünmektedir; deneysel bir hata mıdır, yaşam sağlıklı bir biçimde mi uzamaktadır, bilinmez.[43] Bütün bu çalışmalar dokuda ölçüm yapılabilmesi için yeni tekniklerin geliştirilmesini gerektirmiştir. Yeni yöntem tanımlamak çok kolay bir uğraşı değildir, ama esas sorun, bu yöntemin ne kadar kabul görüp, ne kadar kullanılabileceğidir, zira bilimin modalar çerçevesinde şekillenmeye başlaması, açılan yeni patikaların da zamanla ortadan kalkmasına neden olur.[44] Lakin hangi mekanizma ya da mekanizmalarla gerçekleşiyor olursa olsun, kronik hastalıklarda ortak bir sürecin varlığını destekler. Çünkü homosistein yüksekliği Alzheimer hastalığı gibi

37 Fau D, Peret J, Hadjjisky P. Effects of ingestion of high protein or excess methionine diets by rats for two years. J Nut 1988; 118:128-133.
38 Lanfredini M, Fiorina P, Peca MG et al. Fasting and post-methionine load homocyst(e)ine values are correlated with microalbuminuria and could contribute to worsening vascular damage in non-insulin-dependent diabetes mellitus patients. Metabolism 1998; 47:915-921.
39 Van Der Put NMJ, Van Der Molen EF, Kluijtmans LAJ et al. Sequence analysis of the coding region of human methionine synthase: relevance to hyperhomocysteinaemia in neural-tube defects and vascular disease. Q J Med 1997; 90: 511-517.
40 Troen AM, Lutgens E, Smith DE et al. The atherogenic effect of excess methionine intake. PNAS 2003; 100:15089-15094.
41 Robin S, Maupoil V, Groubatch F et al. Effect of a methionine-supplemented diet on the blood pressure of Wistar–Kyoto and spontaneously hypertensive rats. Br J Nutr 2003; 89:539-548.
42 Wang H, Tan H, Yang F. Mechanisms in homocysteine-vascular disease. Drug Discov Today 2005; 2:25-31.
43 Richie JP, Leutzinger Y, Parthasarathy S et al. Methionine restriction increases blood glutathione and longevity in F344 rats. FASEB J 1994; 8:1302-1307.
44 Eloranta TO, Kajander EO, Raina AM. A new method for the assay of tissue S-adenosylhomocysteine and S-adenosylmethionine. Effect of pyridoxine deficiency on the metabolism of S-adenosylhomocysteine, S-adenosylmethionine and polyamines in rat liver. Biochem J 1976; 160:287-294.

diğer dejeneratif durumlarla da ilişkili görünmektedir, dolayısıyla aslında artan hastalık mekanizmalarının ortak bir özellik taşıdığına işaret eder[45,46] Mesela kan homosistein düzeyi insülinin artışından etkilenir, ancak bu durum tip 2 diyabette bozulur.[47] Diyetle daha az protein alınması kan şeker seviyelerini düzenler, ancak protein metabolizmasıyla etkileşmez.[48] Bu araştırmalar bütünün çok küçük bölümlerini inceleme alanına alır, aslında aynı kavramları bütünler ama işleyişe dair genel bir önermede bulunmaktan çok uzak kalır. Ve beş benzemezin bir diğer kartını dağıtan yağ metabolizması da, S-adenozil-metionini homosisteinle ilişkilendiren bir ara basamak olarak kullanır.[49] Bu, tahmin edilenden farklı bir açıklama getirir; metionin eksik olsa bile, bunun doğrudan verilmesi ile aktif formu olan S-adenozil formunun kullanımının etkileri farklı olacaktır. Çünkü Batı'da giderek artan hastalıklardan biri olan alkolik karaciğer hastalığında da S-adenozil-metionin verilmesi esas etkili yaklaşımdır.[50,51,52] Benzer durum S-adenozil-metioninin depresyondaki kullanımı için de ileri sürülmüştür.[53] Bu çalışmalarla ilişkili ya da ilişkisiz, S-adenozil-metionin metabolik yollardaki sorunların tanısı ve tedavisi için patentlenmiştir. Bu elbette doğal bir moleküle uygulama patenti alınmasının ilk örneği değildir.[54] Metioninin ticari önem taşıyabileceği bazıları tarafından anlaşılmış görünmektedir. Örneğin; 1995 yılına ait bir patent de metioninin AIDS hastalığının tedavisindeki kullanımını konu almaktadır.[55]

Enfeksiyonlar ve metionin ilişkisi, hastalığı belirleyenin "beden" olduğu çelişkisi

Tıp alanında yapılan araştırmaların hemen hepsi, gıdanın sabit kaldığı dü-

45 Zhuo JM, Wang H, Pratico D. Is hyperhomocysteinemia an Alzheimer's disease (AD) risk factor, an AD marker, or neither? Trends Pharmacol Sci 2011; 32:562-571.
46 Shea TB, Lyons-Weiler J, Rogers E. Homocysteine, folate deprivation and Alzheimer neuropathology. J Alzheimer's Dis 2002; 4:261-267.
47 Fonseca VA, Mudaliar M, Schmidt B et al. Plasma homocysteine concentrations are regulated by acute hyperinsulinemia in nondiabetic but not type 2 diabetic subjects. Metabolism 1998; 147:686-689.
48 Hoffer LJ, Taveroff A, Hamadeh MJ. Dietary protein restriction alters glucose but not protein metabolism in non-insulin-dependent diabetes mellitus. Metabolism 1998; 47:1145-1151.
49 Obeid R, Herrmann W. Homocysteine and lipids: S-Adenosyl methionine as a key intermediate. FEBS Lett 2009; 583:1215-1225.
50 Lieber CS. Alcoholic liver disease: new insights in pathogenesis lead to new treatments. J Hepatol 2000; 32 (Suppl 1):113-128.
51 Morgan MY, Marshall AV, Milsom JP et al. Plasma amino-acid patterns in liver disease. Gut 1982; 23:362-370.
52 Mato JM, Lu SC. Role of s-adenosyl-l-methionine in liver health and injury. Hepatology 2007; 45:1306-1312.
53 Mischoulon D, Fava M. Role of S-adenosyl-L-methionine in the treatment of depression: a review of the evidence. Am J Clin Nutr 2002; 76:1158S-1161S.
54 Schwartz et al. S-adenosyl methionine regulation of metabolic pathways and its use in diagnosis and therapy. United States Patent, Patent no: 6,596,701, Date of patent Jul. 22, 2003.
55 Hirsch et al. Treating AIDS and HIV infection with methionine. United States Patent, Patent number: 5,430,064, Patent date Jul. 4, 1995.

şüncesi üzerine kuruludur. Oysa gıdanın nasıl endüstrileştiğini irdelediğimiz bölüm, bunun çok uzun bir sürede ve yavaş yavaş bütün kaynakları kapsayacak şekilde gerçekleştiğini göstermektedir. Dolayısıyla tıp alanında yapılan araştırmaların on yıllık dönemler içerisinde aslında bir geçerliliği kalmayacağı gibi, hastalıkların çehresinde de değişiklik ortaya çıkar. Kaynakların hemen hepsi önemli bir biçimde değiştiğinde, vücut döngüsü nedeniyle koşullar da en fazla birkaç yıl içerisinde değişir. Bu değişikliklerin bir kısmı zaten hastalık olarak ortaya çıkar, ama bir kısmı da görülen hastalıkların dağılımını değiştirir. Örneğin; insan papilloma virüsüne (human papilloma virus, HPV) bağlı enfeksiyonlarda bir artış görülmesi aslında rastlantı değildir. Nitekim arşiv koşulları olanak sağlayan bir yerde geçmişe ait dokular, bugünün imkânlarıyla taranacak olursa, HPV'nin 1930'a göre 2004 örneklerinde çok daha fazla görüldüğünü saptarsınız.[56] Bu değişiklik sosyal koşulların değişmesine ne kadar bağlanabilir, tartışmalıdır. Enfeksiyon sadece genital bölgede değil, nazofarenkste de artmaktadır, yani hem serviks hem de nazofarenks kanserinde paralel değişiklik söz konusudur. İşte dokuların değişmesi kavramıyla anlatmak istediğimiz de budur, çünkü enfeksiyon ve konak arasındaki ilişki, enfeksiyon etkeninin güçlenmesinden çok, konağın zayıflamasına ya da değişmesine bağlıdır. Bu durum en çok kanser hastalığının ileri dönemlerinde, tedavinin de sonucu olarak hastanın kaynaklarının yetersiz hale gelmesinde kendini gösterir. Çünkü kaynaklar mikroorganizmalar tarafından da benzer mantık içerisinde kullanılır. Sistein eksikliği klamidyalarda yaşam döngüsünü üreme yönünden enfeksiyon oluşturma yönüne kaydırır.[57] Aynı şekilde yoğun bakım gerektirecek kadar kritik hale gelmiş hastalarda bazı enfeksiyonların ölümcül seyretmesi daha büyük olasılıktır. Belirti vermeyen HIV enfeksiyonunda eritrositlerdeki glutatyon sentezi yetersizdir.[58] İlaç endüstrisi, enfeksiyon hastalıklarının ve etkenlerinin neden bu kadar değiştiğini anlayamasa da, sefalosporinler gibi yeni antibiyotikler geliştirilir, oysa tarihi yayınlara baktığınızda görürsünüz, bunlar zaten doğrudan metioninden sentezlenmektedir.[59]

Son yıllarda mide kanseri hep *Helicobacter pylori* enfeksiyonu ile birlikte anılır olmuştur. Buna karşılık mide-bağırsak hastalıklarıyla ilgilenenler bile bu bakterinin neden mi, yoksa sürecin bir parçası mı olduğundan emin değil-

---

56 Bertelsen BI, Kugarajh K, Skar R et al. HPV subtypes in cervical cancer biopsies between 1930 and 2004: detection using general primer pair PCR and sequencing. Virchows Arch 2006; 449:141-147.
57 Allan L, Hatch TP, Pearce JH. Influence of cysteine deprivation on chlamydial differentiation from reproductive to infective life-cycle forms. J Gen Microbiol 1985; 131:3171-3177.
58 Jahoor F, Jackson A, Gazzard B et al. Erythrocyte glutathione deficiency in symptom-free HIV infection is associated with decreased synthesis rate. Am J Physiol Endocrinol Metab 1999; 276:E205-E211.
59 Caltrider PG, Niss HF. Role of methionine in cephalosporin synthesis. Appl Microbiol 1966; 14:746-753.

dir. Çünkü bu bakteri zaten daha çok mide lenfoması ile birlikte anılmakta, yani midenin bağışıklık sisteminin uyarılmasına bağlı bir hastalıkla ilişkilendirilmektedir. Mide lenfomaları erken evrelerde sadece antibiyotiklerle bile tedavi edilebilecek kadar hafif tablolar olabilir ve mide kanserinin öncül bir formunu oluşturup oluşturmadıkları soru işaretidir. Gerçek mide kanserleri ise daha çok midenin işlevinin ortadan kalkması ya da bağırsağa benzeyen doku özellikleri göstermesiyle başlar.[60] Ancak burada dikkatten kaçan unsur yine aynıdır, Helicobacter de solunumla uçucu sülfür bileşiklerinin atılımını artırmakta, yani sülfür kaybına neden olmaktadır, dolayısıyla hangi sorunun hangi noktadan kaynaklandığı anlaşılamaz.[61]

Metioninin etkileri elbette ve kuşkusuz insanlarla sınırlı değildir. Metionin, *Cephalosporium acremonium* adı verilen mikroorganizmada "sefalosporinler" olarak adlandırılan antibiyotiklerin yapımını da uyarır. Bu antibiyotikler çok önemlidir, zira son yirmi yıl içerisinde geliştirilmiş olan önemli bir antibiyotik sınıfını oluşturur. Ancak endüstriyel gıdanın bağırsaklardaki yapımını önlediğini kolaylıkla varsayabileceğimiz bu madde (kalınbağırsak bakterilerinin neleri sentezleyebildiği hemen hemen hiç bilinmemektedir), gıdanın endüstrileşmesiyle birlikte ön plana çıkan bir moleküle de dönüşebilir. Malum, vücut dış dünya ile denge içerisindedir, eski beslenme sisteminin bir yan getirisi olabilecek antibiyotik madde, yeni endüstriyel beslenme sisteminde eksik kalacağından doğal olarak "yeni sanılan" bir ürüne dönüşür ("Experiments with L-methionine-S35 showed that essentially all the sulfur in the cephalosporins was derived from methionine...", yani sefalosporinlerdeki bütün sülfür radyoaktif işaretli L-metioninden kaynaklanmaktadır).[62]

Sülfür havuzunun diğer üyesi taurin

Öyle ya da böyle sülfür eksikliğinin taurin alımının eksilmesiyle dolaylı olarak derinleşeceğinden emin olabilirsiniz. Taurinin esas kaynakları sakatattan gelir, bu durum kedi ve köpeklerin sakatatı neden bu kadar çok sevdiğini de dolaylı olarak anlatır. Aynı şey sisteinden zengin kediotu için de geçerlidir. Genel gözlemimizdir, kediotunun gösterilmesi bile kedileri kaliteli bir salam görmüş kadar heyecanlandırır, hayvanlar neredeyse takla atar. Mekanizma

60 Wee A, Kang JY, Teh M. Helicobacter pylori and gastric cancer: correlation with gastritis, intestinal metaplasia, and tumour histology. Gut 1992; 33:1029-1032.
61 Lee H, Kho HS, Chung JW et al. Volatile sulfur compounds produced by Helicobacter pylori. J Clin Gastroenterol 2006; 40:421-426.
62 Caltrider PG, Niss HF. Role of methionine in cephalosporin synthesis. Appl Microbiol 1966; 14:746-753.

türler arasında çok fazla farklılık göstermemektedir. Nitekim taurin taşıyıcı sistemin genetik olarak ortadan kaldırıldığı farelerde kronik karaciğer hastalığı gelişmektedir.[63] Bu genetik eksiklik kalp kasının işlevinin bozulmasına ve kalbin küçülmesine de neden olur.[64] Üstelik taurin pankreastan insülin salınımını da etkiler.[65] Ani bir taurin eksikliği, köpeklerde safra salgısını ciddi olarak bozar, çünkü safra asitleri köpeklerde ancak taurinle bağlanabilmektedir. İnsanda da taurin safra asidi yapmanın iki mekanizmasından biridir.[66] Günümüzde taurin özellikle kedi mamalarının ayrılmaz bir parçasıdır, pişirme yöntemlerinden etkilenir.[67] Ancak insan gıdasındaki taurinin aşırı fiziksel işlem sonucunda ne olduğu çok az araştırılmıştır.[68] Halbuki taurin anne sütünün de ayrılmaz bir bileşenidir.

Bu veriler taurinin çok önemli işlevsel bir beslenme unsuru olduğunu düşündürür.[69,70] Batı bilimi taurinin önemini ancak 2000'lerde yeniden fark eder.[71] Ne var ki, Avrupa Birliği uyum süreci içerisinde, şehirlerdeki sakatatçılar kapatılmış, kokoreçin yenip yenemeyeceği bile tartışılır olmuştur. Oysa bu müktesabatı dayatan (ya da bizim gönüllü olduğumuz) Avrupa, domuz yenmemesi konusunda bir hassasiyet taşımaz.

Doku matriksi ve hücre ilişkisi, hücrelerin disipline edilmesi

Görüldüğü kadarıyla, modern tıbbın en büyük hatalarından biri, kollajen başta olmak üzere, matriks dokusunun sadece ana dokuya destek özelliği veren bir mekanik işlev üstlendiğini düşünmesidir. Oysa işlevi ne olursa olsun bütün organlar bir matriks dokusu içerisinde yer alırlar. Bu dokunun kökenine mezanşim adı verilir. Canlı vücudu gelişirken önce endoderm ve ektoderm olmak üzere iki tabaka halinde ortaya çıkar, mezanşim ise bu iki dokunun arasından ortaya çıkarak diğer dokuları sarar. Yani bu anlamda baktığınızda mezanşim

63 Warskulat U, Borsch E, Reinehr R et al. Chronic liver disease is triggered by taurine transporter knockout in the mouse. FASEB J 2006; 20:574-576.
64 Ito T, Kimura Y, Uozumi Y et al. Taurine depletion caused by knocking out the taurine transporter gene leads to cardiomyopathy with cardiac atrophy. J Mol Cell Cardiol 2008; 44:927-937.
65 L'Amoreaux WJ, Cuttitta C, Santora A et al. Taurine regulates insulin release from pancreatic beta cell lines. J Biomed Sci 2010; 17(Suppl 1):S11-S19.
66 O'Maille ERL, Richards TG, Short AH. Acute taurine depletion and maximal rates of hepatic conjugation and secretion of cholic acid in the dog. J Physiol 1965; 180:67-79.
67 Spitze AR, Wong DL, Rogers QR et al. Taurine concentrations in animal feed ingredients; cooking influences taurine content. J Anim Physiol Anim Nutr 2003; 87:251-262.
68 Manzi P, Pizzoferrato L. Taurine in milk and yoghurt marketed in Italy. Int J Food Sci Nutr 2012; 64:112-116.
69 Bouckenooghe T, Remacle C, Reusens B. Is taurine a functional nutrient? Curr Opin Clin Nutr Metab Care 2006; 9:728-733.
70 Hayes KC. Taurine nutrition. Nutr Res Rev 1988; 1:99-113.
71 Schuller-Levis GB, Park E. Taurine: new implications for an old amino acid. FEMS Microbiol Lett 2003; 226:195-202.

bir yerde dokunun neye dönüşeceğini de belirler. Biz bütün dokulara dönüşme özelliği gösteren hücrelere "kök hücre" adını veririz. Kök hücre kemik iliğinde de vardır, ama yağ dokusu hücreleri de uygun ortamda kök hücre özelliği gösterebilmektedir. Örneğin kemik iliğinden mezanşimal kök hücreleri alır ve kıkırdak matriksine koyarsanız, bunlar ilik dokusunu değil, kıkırdak dokusunu meydana getirirler.[72,73]

Çevrenin kök hücre üzerindeki bu belirleyici özelliğinin bütün dokular için geçerli olup olmadığı bügün bilinmemektedir. Ancak vücudu oluşturan matriks dokusu her organda ya da dokuda ayrı kompozisyon gösterir. Matriks dokusunu oluşturan ana molekül kollajendir, ancak elastin gibi dokuya esnekliğini veren moleküller, glikozaminoglikanlar gibi hücre-matriks ilişkisini sağlayan yüzlerce farklı molekül de bulunmaktadır. Bu moleküllerin hastalık durumunda öyle ya da böyle değiştiği gösterilmiştir. Örneğin; kanser hücrelerinin metastaz yapma becerisi matriks metalloproteinazları olarak adlandırılan enzimleri salgılayıp salgılamadıklarıyla ilişki gösterir. Ancak biyolojinin ana sorunu, bütün bu durumları, aslında uzun bir sürecin sadece bir fotoğrafı olarak saptayabilmesidir. Araştırmacılar olası bir proteinin varlığını ve miktarını ölçmeyi hedef alırlar. Bunun yapılabilmesinin en hassas metodu blot analizleri gibi yöntemleri kullanmaktır, proteinin belli bir bölgesini tanıyan monoklonal antikorlar da (savunma moleküllerinin özel amaçla üretilmiş formları) daha az sağlıklı olmakla birlikte kullanılabilir. Her ne yöntem kullanırsanız kullanın, vardığınız sonuç aslında sürecin bir anının fotoğrafının çekilmesidir. Üstelik biyolojik sistem fizik deneyi ortamına göre çok çok daha fazla değişken içeren karmaşık bir durumdur. Bu çalışmaların aslında "in vivo" adı verilen canlı sistemde uygulanması en mantıklı yaklaşımdır, ancak teknik olanaklar nedeniyle de imkânsızdır. Yani kalp konusunda bir araştırma yapan kişi, eğer bunu kandaki bir parametrenin değişimine bakmak yoluyla yapmıyorsa, kalbin herhangi bir yerinden örnek alması için yapacağı işlemler bütün deneyin geçerliliğini yitirmesine neden olur. Buna karşılık işlemin test tüpünde yapılması, değişken sayısının azaltılmasını sağlamakla birlikte, gerçek durumu taklit edemez. Dolasıyla Heisenberger Belirsizlik İlkesi belki de en çok biyolojik bilimlerde geçerlidir, siz detaya varmaya çalıştıkça durumun bütünü berraklığını yitirir.

72 Bosnakovski D, Mizuno M. Chondrogenic differentiation of bovine bone marrow mesenchymal stem cells (MSCs) in different hydrogels: influence of collagen type II extracellular matrix on MSC chondrogenesis. Biotechnol Bioengng 2006; 93:1152-1163.

73 Barry F, Boynton RE, Liu B et al. Chondrogenic differentiation of mesenchymal stem cells of bone marrow: Differentiation-dependent gene expression of matrix components. Exp Cell Res 2001; 268:189-200.

O halde bunların bütününün bir anlam içerisinde birleştirilmesi gereklidir. Aksi takdirde yapılan milyonlarca araştırma ve bunların ortaya çıkardığı verilerin birleştirilmesi söz konusu olamayacaktır. Bu kitap, sütün ve yoğurdun ekşimemesinden yola çıkarak ve bunu *Saccharomyces cerevisiae*'nın metionini kendi yapamıyor olmasını dayanak alarak varoluşun sülfürle ilişkili özelliklerine odaklanmıştır. Bu yaklaşım da aslında bir belirsizlik ortamı oluşturur, ancak gıdanın normal bozulma yolundaki değişikliğin bir bütün olarak anlaşılması çabaları, metionin başta olmak üzere sülfürlü aminoasitlerin biyolojik sistemde zorunlu olması tablonun önemli bölümünün açıklanmasını olanaklı kılar görünmektedir. Yaklaşım yaşamın "demir-sülfür çekirdekleri" etrafında yoğunlaşmış olması varsayımıyla da uyumludur.

Kollajen molekülünün özellikleri, dokuya özgü çeşitlilik

Vücudun değişik dokularının kollajen yapısı birbirinden tamamen farklı özellikler gösterir. Örneğin; kas kirişlerinde üçlü heliks yapısı bulunur ve bunlar birbirine paralel bir düzen gösterir.[74] Buna karşılık, damar yatağının kollajeni daha çok bir tela dokusu oluşturur, yani yüzeyi kaplar.[75] Kollajen yapısının bu dağılımı dokuya özeldir, ancak büyük olasılıkla doku içerisinde de değişiklikler gösterir. Kollajen denince aklımıza sadece kas kemik ve kirişler gelmemeli. Fiziksel doku özellikleri tamamen farklı olan beyin, sinirler, damarlar ve iç organlar da değişik kollajen bileşimlerinden oluşurlar.[76,77,78] Akciğer salgısını oluşturan moleküllerden tutun, kalbin mimari kuruluşunu sağlayan moleküllere dek pek çok molekül kollajenin desteği ile çalışır.[79]

Kalbin kasılan hücrelerini çevreleyen matriks düzenlemesi de fibriler kollajen ve buna ek olarak salgılanan sisteinden zengin asidik proteinle yapılır (SPARC, "secreted protein acidic and rich in cysteine").[80] SPARC da sisteinden

---

74 Huijing PA. Muscle as a collagen fiber reinforced composite: a review of force transmission in muscle and whole limb. J Biomech 1999; 32:329-345.

75 Sundaramoorthy M, Meiyappan M, Todd P et al. Crystal Structure of NC1 Domains: Structural basis for type IV collagen assembly in basement membranes. J Biol Chem 2002; 277:31142-31153.

76 Seppänena A, Suuronen T, Hofmann SC et al. Distribution of collagen XVII in the human brain. Brain Res 2007; 1158:50-56.

77 Finlay HM, Whittaker P, Canham PB. Collagen organization in the branching region of human brain arteries. Stroke 1998; 29:1595-1601.

78 Chernousov MA, Rothblum K, Stahl RC et al. Glypican-1 and alpha4(V) collagen are required for Schwann cell myelination. J Neurosci 2006; 26:508-517.

79 Brown-Augsburger P, Chang D, Rust K et al. Biosynthesis of surfactant protein D: Contributions of conserved NH2-terminal cysteine residues and collagen helix formation to assembly and secretion. J Biol Chem 1996; 31:18912-18919.

80 McCurdy S, Baicu CF, Heymans S et al. Cardiac extracellular matrix remodeling: Fibrillar collagens and secreted protein acidic and rich in cysteine (SPARC). J Mol Cell Cardiol 2010; 48:544-549.

zengin ve türler arasında korunmuş gruplar içerir. Bu anlamda baktığınızda, akciğer hücrelerinde aslında beyne özgü bir proteini ya da kanın pıhtılaşma sisteminde kollajene ait bir parçayı da bulabilirsiniz. Zira kollajen yapısal bir protein olmakla birlikte, ihtiyaca göre sentezlenen proteoglikan ve hiyalüran gibi maddelerle etkileşim halindedir. İşlevin ve yapının düzenli kalması bu ilişkinin düzenli sürmesine bağlıdır. Gerçekten de kollajen ve diğer matriks proteinlerinin yapımı pek çok hastalık halinde bozulur. Aterosklerotik plaklarda proteoglikanların dağılımı farklıdır.[81] Ya da kanser dokuları incelendiğinde de, bunlarda bir farklılık olduğu ortaya çıkar.[82,83,84] Kollajen matriksin ve diğer yapısal unsurların nasıl bir değişim gösterdiğini inceleyen araştırmalar daha çok patoloji tarafından ve immünohistokimyasal boyama teknikleri kullanılarak gerçekleştirilmiştir. Bunların ortak amacı "iyi ya da kötü huylu" ayrımının yapılabilmesidir, ancak bu yöntemle her parametreye de bakılamaz.[85,86]

Ancak burada önemli sorun, sebep-sonuç ilişkisinin iyi kurulmasıdır, zira yukarıda açıklamaya çalıştığımız Heisenberger Belirsizlik İlkesi hastalıkların ortaya çıkma mekanizmasını anlamada da geçerlidir. Sizin incelediğiniz doku uzun bir filmin bir karesi gibidir, bundan önce ve sonrasında ne olduğunu anlayabilmeniz için daha iyi ve detaylı kurgulanmış çalışmalar gerekir. Doku matriksi ve bunu dolduran proteinler normal koşullarda da bölgeden bölgeye birbirinden farklıdır. Ama mesele işleve geldiğinde bu farklılık derinleşir. Örneğin; kanserin gelişiminde önemli bir rol oynadığı kabul edilen TGF-beta'nın yapımı kollajen matriks tarafından düzenlenir.[87] Hücre dışı matriks mekanik stres karşısında gen yazılımını değiştirebilir.[88] Bunlar kuşkusuz en azından öngörülebilir değişikliklerdir, zira biyolojik sistemlerde her şey her şeyi etkiler, yani aslında "kaynatılıp içildiğinde hiçbir işe yaramayan bir bitki bulunması olasılığı yoktur". Ama örneğin, tip IX kollajen olmayan farelerin

---

81 Reissen R, Isner JM, Blessing E et al. Regional differences in the distribution of the proteoglycans biglycan and decorin in the extracellular matrix of atherosclerotic and restenotic human coronary arteries. Am J Pathol 1994; 144:962-974.

82 Wetzels RHW, Robben HCM, Leight IM et al. Distribution patterns of type VII collagen in normal and malignant human tissues. Am J Pathol 1991; 139:451-459.

83 Ortiz-Urda S, Garcia J, Green CL et al. Type VII collagen is required for ras-driven human epidermal tumorigenesis. Science 2005; 307:1773-1776.

84 Bode MK, Karttunen TJ, Makela J et al. Type I and III collagens in human colon cancer and diverticulosis. Scand J Gastroenterol 2000; 35:747-752.

85 D'Ardenne AJ, Burns J, Sykes BC et al. Fibronectin and type III collagen in epithelial neoplasms of gastrointestinal tract and salivary gland. J Clin Pathol 1983; 36:756-763.

86 Wang C, Tammi M, Guo H et al. Hyaluronan distribution in the normal epithelium of esophagus, stomach, and colon and their cancers. Am J Pathol 1996; 148:1861-1869.

87 Clark RAF, Nielsen LD, Welch MP et al. Collagen matrices attenuate the collagen-synthetic response of cultured fibroblasts to TGF-beta. J Cell Sci 1995; 108:1251-1261.

88 Chiquet M. Regulation of extracellular matrix gene expression by mechanical stres. Matrix Biol 1999; 18:417-426.

ağrı eşiğinin düşmesi önemli bir bulgudur, ağrı mekanizmasının da sinirsel ileti dışında kollajenle düzenlendiğini gösterir. Bu veri aynı zamanda, kanser ağrısının neden ciddi bir sorun yaratabileceğinin de farklı mekanizmaları olabileceğine dair ilk ipuçlarını sunar.[89] Daha önce değindiğimiz gibi, toplumda bilimsel araştırmalarla ortaya konmuş bir fıtık sorunu vardır, bunun tip I ve III kollajen sentezi dengesinin bozulmuş olmasıyla ilişkili bulunması da son derece ilginçtir. Dolayısıyla verilerin büyük kısmı aslında işlevsel değil, yapısal bir bozukluğa işaret eder hale gelir. Kollajen sentezi ve yıkılımı ("turnover") çok yavaş gerçekleştiğinden, buna neden olan durumun hızlıca saptanması da mümkün olmayacaktır.[90] Daha önce de söz ettiğimiz gibi kollajen yapımında kullanılan aminoasitlerin hemen hepsi insan vücudunda yapılabilir. Ancak bu sentezin yeterli olması için kaynak alımının ve genel sağlığın da tam olması gereklidir, aksi durumda üretim kapasitesi yetersiz kalır.[91]

Bugün tıpta kullanılan antibiyotiklerin önemli bir kısmı kollajen ve glikozaminoglikan sentezini bloke eder (bakteride de etkili olmalarının nedeni budur). Piliç endüstrisinde sık kullanılan kinolonlar idrar yolu enfeksiyonu olabileceği "varsayılan" her durumda mutlaka reçete edilir. Bunların bir kısmı sıçanlarda vücudun en sağlam kirişi olan Aşil (topuk) tendonunu bir tertip, yani beş günlük kullanımla bile kopartabilmektedir. Bir kısmı tıbbi amaçlı kullanımdan kaldırılsa da veterinerlik alanında, daha doğrusu besicilikte yaygın uygulama alanı bulur. Endüstri dokusu bozuk piliçlerden alınan kalıntıları göz ardı eder, ama tavuk gibi metabolizasyon gücü muhteşem bir hayvanın bile 20 dakikada pişmeni sağlamanın ötesinde dokusunu çözen bu ilaçlar, onu yiyen insanlarda da elbette doku çözülmesi için yeterlidir, yani pilicin son 9-10 gün antibiyotik almamış olmasının dokusunu düzeltmeye yetmediği açıktır.[92,93]

Dokunun elastikiyetini veren "elastinler"

Vücudun destek dokusunun bir diğer önemli bileşeni de elastik liflerdir.[94,95]

89 Allen KD, Griffin TM, Rodriguiz RM et al. Decreased physical function and increased pain sensitivity in mice deficient for type IX collagen. Arthritis Rheum 2009; 60:2684-2693.
90 Si Z, Rhanjit B, Rosch R et al. Impaired balance of type I and type III procollagen mRNA in cultured fibroblasts of patients with incisional hernia. Surgery 2002; 131:324-331.
91 Melendez-Hevia E, Cornish-Bowden A, Cardenas ML. A weak link in metabolism: the metabolic capacity for glycine biosynthesis does not satisfy the need for collagen synthesis. J Biosci 2009; 34:853-872.
92 Kato M, Takada S, Kashida Y et al. Histological examination on achilles tendon lesions induced by quinolone antibacterial agents in juvenile rats. Toxicol Pathol 1995; 23:385-392.
93 Rubinstein E. History of quinolones and their side effects. Chemotherapy 2001;47 (Suppl 3):3-8.
94 Anwar RA. Elastin: A brief review. Biochem Edu 1990; 18:162-166.
95 Ross R. The elastic fiber. A review. J Histochem Cytochem 1973; 21:199-208.

Elastik lifler özellikle gerilimin yoğun olduğu bölgelerde yer alır; aort gibi büyük damarların çeperleri, ama en çok da akciğerler ve dalak elastik dokudan zengindir. Bu durum bir yerde rastlantı değildir, damar cidarında elastin sentezi kalbin ritmik vurularıyla taşınan basınç dalgaları tarafından uyarılır. Akciğerlerin gelişimini özellikle elastinin varlığına dayandıran görüşler de vardır.[96] Elastik liflerin yapımı da kollajen gibi uzun bir süreç alır, aslında çok iyi araştırılmış olduğu da söylenemez, çalışmalar daha çok kalıtsal hastalıklara yöneliktir. Elastinin aminoasit dizisini belirlemeye yönelik araştırmalar 1950'lere kadar uzanır, ancak tıp normal beslenme koşullarında elastin yapımının yetersiz "kalmayacağını" kabul etmiştir.[97,98]

Kollajen sentezi açısından ortaya çıkan sorunun bir şekilde elastini de etkiliyor olması mümkündür, ancak eldeki veriler bunu açıkça ifade edebilecek kadar zengin değildir. Bugüne dek en açık ilişki damarlardaki balonlaşmalar açısından kurulmuştur. Damar yapısı özellikle çatallaşma bölgelerinde doğal bir zayıflama gösterir, bu durum balonlaşmalar için bir zemin oluşturmaktadır.[99] Bu tür balonlaşmalar bağ dokusu sentezinin bozuk olduğu durumlarda görülebilir. Günümüzdeyse sorun, böyle bir hastalığı olmayan, iyi beslendiğini düşünen kişilerde de ortaya çıkmasıdır. Elastin yapımı yaşla birlikte azalma gösterir, bunun en açık göstergesi ciltte kırışıklıklar ortaya çıkmasıdır. Benzer şekilde batının alt duvarını kapayan elastik liflerin zayıflaması da mesane ya da rahim gibi organların aşağı doğru sarkmasına neden olur.[100] Bu sarkma sadece anatomik bir değişiklik değildir, mesanenin idrarı içinde tutmasını sağlayan büzücü kasların doğru çalışmasını da engeller. Bu büzücü kasların büzme işlevinin hangi bileşiklerle oluşturulduğu netlik kazanmamıştır, ama anatomik yapının bunu karşılayamayacak kadar deforme olması "stres inkontinansı" olarak adlandırılan idrar kaçırmaya neden olur. Aslında sorunu kadınlarda doğum sonrası karın duvarı çatlakları olarak izlemek de mümkündür, aşırı gerilen karın cildi, elastik yapının yetersiz kalması durumunda çatlar, arada ortaya çıkan boşluk bağ dokusu ile doldurularak kapatılır ve striya denen çizgiler ortaya çıkar. Elastin kollajenle bir şekilde ilişki içerisindedir, bu ilişki elastik

96 Rucker RB, Dubick MA. Elastin metabolism and chemistry: Potential roles in lung development and structure. Environ Health Perspect 1984; 55:179-191.

97 Bowes JH, Kenten RH. Some observations on the amino-acid distribution of collagen, elastin and reticular tissue from different sources. Biochem J 1949; 45:281-285.

98 Helbig G, Krzemien S. Clinical significance of elastin turnover – focus on disease affecting elastic fibers. Wiad Lek 2004; 57:360-363.

99 Inci S, Spetzler RF. Intracranial aneurysms and arterial hypertension: A review and hypothesis. Surg Neurol 2000; 53:530-542.

100 Klutke J, Ji Q, Campeau J et al. Decreased endopelvic fascia elastin content in uterine prolapse. Acta Obstet Gynecol Scand 2008; 87:111-115.

işlevin sürdürülmesi için de gereklidir.[101,102] Dolayısıyla elastin hamileliğin sürdürülebilmesinde de önemli rol oynar. Sürekli düşük sorunu yaşayan kadınlarda elastine karşı antikorlar geliştiği bildirilmiştir, bunun antikora bağlı düşük mü, yoksa düşüğe bağlı antikor mu olduğu açık değildir.[103]

Ancak dokunun elastin içeriği zamanla azalmaya başlar, farklı yaşlardaki insanlardan alınan doku örneklerinde elastin azalmış bulunur.[104] Bu tür değişikliklerin damar cidarı bütünlüğünün bozulmasında etken olduğu kabul edilmiştir. Zaten kolesterole bağlı aterosklerozun olası mekanizması da budur; kolesterol neden değildir, ara basamak işlevini üstlenir. Önemli olan doku bütünlüğünün ortadan kalkmasının, yani cidarı döşeyen matriks yapısının bozulmasının önlenmesidir.[105] Bütünlüğün bozulması sadece ateroskleroz plağının oluşumuyla sınırlı kalmaz, üzeri açılmış matriks kan için pıhtılaşmayı uyarıcı etki gösterir (normalde kan dokulardan yalıtılmış olarak akar).[106]

İnsanlarda elastik dokunun bu şekilde etkilenmesinin nedeni çok açık anlaşılamamıştır, çünkü amaca yönelik çalışma planlanmasını gerektirir. Buna karşılık piliç endüstrisinden gelen araştırmalar, elastin yapısının homosisteinemi (kanda homosistein düzeyinin artışı) ile bozulduğunu açıkça göstermektedir.[107] Bu, kanatlı ve kemirgen elastin araştırmalarının genel bir modelini oluşturur ve cinsiyete de bağlı görünmektedir.[108,109]

Yüzeyin örtüsü, dokunun suyu; doku düzenlenmesinin "ihtiyaç" boyutu

Canlı vücudunun organizasyonu sadece belli moleküllerin DNA aracılığıyla sentezini içermez. Düzenli bir işlevin sürdürülmesi için glikozaminoglikan-

101 Reiser K, McCormick RJ, Rucker RB. Enzymatic and nonenzymatic cross-linking of collagen and elastin. FASEB J 1992; 6:2439-2449.
102 Oxlund H, Andreassen TT. The roles of hyaluronic acid, collagen and elastin in the mechanical properties of connective tissues. J Anat 1980; 131:611-620.
103 Konova E, Aleksovska T, Atanasova M et al. Anti-elastin antibodies and elastin turnover in normal pregnancy and recurrent pregnancy loss. Am J Reprod Immunol 2009; 61:167-174.
104 John R, Thomas J. Chemical compositions of elastins isolated from aortas and pulmonary tissues of humans of different ages. Biochem J 1972; 127:261-269.
105 Urry DW. Neutral sites for calcium ion binding to elastin and collagen: A charge neutralization theory for calcification and its relationship to atherosclerosis. PNAS 1971; 68:810-814.
106 Swedenborg J, Kazi M, Eriksson P et al. Influence of the intraluminal thrombus in abdominal aortic aneurysms. Acta Chir Belg, 2004; 104:606-608.
107 Hill CH, Mecham R, Starcher B. Fibrillin-2 defects impair elastic fiber assembly in a homocysteinemic chick model. J Nutr 2002; 132:2143-2150.
108 Starcher B, Hill CH. Elastin defects in the lungs of avian and murine models of homocysteinemia. Exp Lung Res 2005; 31:873-885.
109 Cembrano J, Lillo M, Val J et al. Influence of sex difference and hormones on elastine and collagen in the aorta of chickens. Circ Res 1960; 8:527-529.

lar (GAG) adı verilen dokular arası moleküllere de gereksinim vardır.[110,111] Bu moleküller, matriksin işlevi gören hücrelerle olan etkileşimini düzenler. Ancak diğer moleküllerin aksine farklı bir özellikleri vardır, ihtiyaca göre sentezlenirler. Organizmanın yüzey dokusunda bulunanlarının bütünü bir şekilde sülfatlanmıştır, bünyelerinde sülfür grubu barındırırlar. Kıkırdak yüzeyine katılan kondroitin sülfat, cilt yüzeyine katılan dermatan sülfat bunlar arasında en çok bilinenlerdir. İşin daha ilginç yanı, gözün önündeki saydam kornea dokusu da keratan sülfattan oluşturulur.[112,113] Ayrıca gelişmekte olan beyin dokusunda etkin görev alırlar.[114]

Bu moleküller aslında tahmin edilenin de üzerinde bir çeşitlilik gösterirler, ancak yapımda kullanılan şeker türevleri organizmada sentezlenebilir, tek sorun sülfürlenme işleminin hangi kaynaktan yapılacağıdır, zira genel sülfür kaynağı olan sülfürlü aminoasitlerin burada da rol oynadığı düşünülmelidir.[115] Üstelik sülfürlenme işlemi olasılıkla yaşa bağlı ve spesifiktir, yani organizma sülfürlenmeyi olgunlaşmanın uyarılmasıyla başlatmaktadır. İnsülin, insülin benzeri büyüme hormonu ve büyüme hormonu dokunun bir şekilde olgunlaşmayla birlikte sülfürlenmesine de neden olur.[116] İnsülin benzeri büyüme faktörünün ilk adı, daha önce de belirttiğimiz gibi, sülfasyon faktörüdür ve beslenme yetersizliği olan çocuklarda düşük olduğu gösterilmiştir.[117] Hatta büyüme hormonunun etkisi da metionin ve glutatyon metabolizmasıyla ilişkili görünmektedir.[118]

Piliç endüstrisinin 45 günlük piliçlerinin tat, koku ve besleyici değer açısından eksik olmasının nedeni hayvanların ergenliğe ulaşmadan, yani sülfürlenme reaksiyonu gelişmeden kesilmesidir. Çünkü doğanın mantığı benzerdir, hayvanda doku sülfürasyonu (daha çok sistein içeriğinin artışı olarak ortaya

---

110 Cassaro CM, Dietrich CP. Distribution of sulfated mucopolysaccharides in invertebrates. J Biol Chem 1977; 252:2254-2261.
111 Ruoslahti E. Proteoglycans in cell regulation. J Biol Chem 1989; 264:13369-13372.
112 Caterson B, Mahmoodian F, Sorrel JM et al. Modulation of native chondroitin sulphate structure in tissue development and in disease. J Cell Sci 1990; 97:411-417.
113 Silbert JE, Sugumaran G. Biosynthesis of chondroitin/dermatan sulfate. IUBMB Life 2002; 54:177-186.
114 Oohira A, Matsui F, Matsuda M et al. Occurrence of three distinct molecular species of chondroitin sulfate proteoglycan in the developing rat brain. J Biol Chem 1988; 263:10240-10246.
115 Mroz PJ, Silbert J. Use of 3H-glucosamine and 35S-sulfate with cultured human chondrocytes to determine the effect of glucosamine concentration on formation of chondroitin sulfate. Arthritis Rheum 2004; 50:3574-3579.
116 Wettenhall REH, Schwartz PL, Bornstein J. Actions of insulin and growth hormone on collagen and chondroitin sulfate synthesis in bone organ cultures. Diabetes 1969; 18:280-283.
117 Grant DB, Hambley J, Becker D et al. Reduced sulphation factor in undernourished children. Arch Dis Child 1973; 48:596-600.
118 Brown-Borg HM, Rakoczy SG, Uthus EO. Growth hormone alters methionine and glutathione metabolism in Ames dwarf mice. Mech Ageing Dev 2005; 126:389-398.

çıkacaktır) olgunlaşmaya tabidir. Kuşkusuz bu çiftlik balıklarının neden saman gibi olduğunu, dokularının arasında neden jelatin benzeri madde bulunmadığının da açıklamasıdır. Bu balıklar da yemle beslendiklerinden hızlı büyürler ve genellikle içlerinde jöle gelişemediğinden saman gibidirler. Besleme biçiminin hayvanın iskelet sisteminin gelişimini de etkileyebileceği en çok balıklardan anlaşılır. Piyasadan alınan çiftlik çupralarında kamburluk (iskeletin ön arka eksende açılanması, yerken de karşılaşabileceğimiz bir durumdur). Hayvanlar olması gerekenden hızlı büyütülmekte, eksik beslenmelerine karşılık olgunluk çağındaki büyüklüğe eriştirilmekte, ancak besleyici içerik açısından son derece fakir kalmaktadırlar.[119,120]

Glikozaminoglikanların diğerlerinden farklı sınıfını hiyalüronik asit oluşturmaktadır, farkı ise çok ilginç bir şekilde hiç sülfür grubu içermemesidir. Buna karşılık bütün vücutta yaygın olarak bulunur, vücudun gelişiminin düzenlenmesinde rol oynar.[121,122] Eklem sıvısında ihtiyaca göre yapımı uyarılır ve zincir yapısı uzar, eklem sağlığı için yeterli kaynağın dışında, düzenli egzersiz de gereklidir.[123] Yapımı gece-gündüz döngüsünden etkilenir, ancak yaşla birlikte azalma eğilimindedir.[124,125] Yaşla birlikte ortaya çıkan azalma bir nedenle fizyolojik kabul edilse de, "eklem kuruması" olarak adlandırılan bu durumda eklem kıkırdağının bütünlüğü kaybedilir. Hiyalüronik asit ilginç olarak gıdalarla alınabilmektedir. Ağızdan alınabilen ticari formlarının ekleme entegre olduğu gösterilmiştir. Bunun gıdayla alınmasının neden azalmış olduğu sorusunun yanıtıysa açıktır; yemle eksik beslenip erken kesilen piliçler ya da besi endüstrisinin hareketsiz hayvanları hiyalüronik asit ya da diğer GAG sınıfı moleküllerin sentez aşamasına zaten erişememektedir.

Bu yapısal özellikleri, hiyalüronik asidin canlılığın düzenlenmesinde farklı bir işlev üstlendiğini düşündürmektedir. Oysa hastalık durumunda işlevde değişiklikler olduğunu gösteren yayınlar mevcuttur. Meme tümörlerinde damar

119 Froesch ER, Zapft J, Audhya TK et al. Nonsuppressible insulin-like activity and thyroid hormones: Major pituitary-dependent sulfation factors for chick embryo cartilage. PNAS 1976; 73:2904-2908.
120 Duan C. Nutritional and developmental regulation of insulin-like growth factors in fish. J Nutr 1998; 128:306S-314S.
121 Necas J, Bartosikova L, Brauner P et al. Hyaluronic acid (hyaluronan): a review. Veterinarni Medicina 2008; 53:397-411.
122 Toole BP. Hyaluronan in morphogenesis. J Int Med 1997; 242:35-40.
123 Brown MP, Trumble TN, Plaas AHK et al. Exercise and injury increase chondroitin sulfate chain length and decrease hyaluronan chain length in synovial fluid. Osteoarthr Cartilage 2007; 15:1318-1325.
124 Quintana DJ, Garnero P, Huebner JL et al. PIIANP and HELIXII diurnal variation. Osteoarthr Cartilage 2008; 16:1192-1195.
125 Holmes MWA, Beyliss MT, Muir H. Hyaluronic acid in human articular cartilage. Age-related changes in content and size. Biochem J 1988; 250:435-441.

gelişimini artırıcı bir etkiye sahiptir.[126] Normal rahim dokusunda ve rahimden kaynaklanan tümörlerde farklı davranma eğilimindedir.[127] Kök hücre biyolojisi açısından da araştırılmıştır, ancak bu verilerin ne anlama geldiğinin anlaşılması mümkün olmamıştır.[128] Bununla birlikte, hiyalüronik asit bir tez çalışmasında cilt kaynaklı elektriksel enerji jeneratörü olarak nitelendirilmiştir.[129]

Früktozun proteinlerle etkileşimi, dokuların dejenerasyonu

Bu kitabı oluşturan düşünce sistematiğinin anahtar kelimesi "früktoz"dan gelmiştir. Früktoz bir meyve şekeridir, ancak içine konulduğu gıdaları bir şekilde bozulmaya karşı korumaktadır, o nedenle gıda endüstrisi tarafından tercih edilmesi aslında tatlandırıcı olmasına değil, bu konservasyon özelliğine bağlıdır.[130,131] Eğer doğanın mantığı buysa, früktoz başta olmak üzere, diğer şekerler de enerjinin konservasyonunun en yalın modeline dönüşecektir. Ancak sakaroz için ilginç olan, bu molekülün yapısında glikozun früktozla birleştirilmiş olmasıdır, yani canlı organizmaların esas şekeri olan glikoz da doğal oluşumu sırasında früktozla birleştirilir. Enerjinin konservasyonu açısından düşünürseniz, ilginç bir durum da pancar bitkisinde sakarozun oluşumunun, gece-gündüz sıcaklık farkının yüksek olduğu karasal iklimde artmasıdır (Doğu Anadolu'da yetiştirilen pancar bu nedenle şeker açısından daha zengindir).

Ne var ki, früktoz insan organizması için doğru bir seçim değildir. Bunu hücre içine şeker taşıyan 13 sistemden sadece birinin früktoza özgü olmasından çıkarıyoruz. Bugüne dek früktoz daha çok kan şekeri gibi metabolik süreçlerle ilişkilendirilmiştir. Örneğin "früktoz kan basıncının yükselmesine de neden olur; bu da, metabolik sendromu tetikleyici olası etkilerinden ya da yan etkilerinden birisidir" denir.[132] Oysa früktozun esas sorunu, taşıyıcısının olmaması nedeniyle kandan temizlenememesi ya da doğrudan yağa dönüştürülmesi değildir. Früktoz, sakarozun aksine kimyasal açıdan aktif bir moleküldür.

126 Koyama H, Hibi T, Isogai Z et al. Hyperproduction of hyaluronan in neu-induced mammary tumor accelerates angiogenesis through stromal cell recruitment. Possible involvement of versican/PG-M. Am J Pathol 2007; 170:1086-1099.
127 Afify AM, Craig S, Paulino AFG et al. Expression of hyaluronic acid and its receptors, CD44s and CD44v6, in normal, hyperplastic, and neoplastic endometrium. Ann Diag Pathol 2005; 9:312-318.
128 Haylock DN, Nilsson SK. The role of hyaluronic acid in hemopoietic stem cell biology. Regen Med 2006; 1:437-445.
129 Motoyama H. Electrical energy generator in dermal connective tissues and equivalent circuit of epidermis and dermis. A Thesis. California Institute for Human Science, 2006.
130 Vijn I, Smeekens S. Fructan: More than a reserve carbohydrate? Plant Physiol 1999; 120:351-359.
131 David P, Livingston DP, Hincha DK, Heyer AG. Fructan and its relationship to abiotic stress tolerance in plants. Cell Mol Life Sci 2009; 66:2007-2023.
132 Vasdev S, Ford CA, Longerich L et al. Role of aldehydes in fructose induced hypertension. Mol Cell Biochem 1998; 181:1-9.

Hızla proteinlere bağlanır ve onları früktozlar. Aslında bu durum, glikozun kontrolsüz yükseldiği diyabette kırmızı kan hücrelerine (alyuvarlar) rengini veren hemoglobine bağlanmasından da bilinmektedir (glikozile hemoglobin, HbA1c). Glikoz hemoglobine bağlanarak onu glikoziller, früktoz da früktoziller. Bu değişiklik kuşkusuz hemoglobine özgü değildir, diğer proteinleri de kapsar.[133] Hemoglobinin sürekli anılıyor olmasının nedeni, kanın alınması kolay bir doku örneği olması nedeniyle, test sisteminin buna yönelik geliştirilmesidir. Buna karşılık, früktozun bağlanma ve hastalık oluşturma gücü en azından kemirgen sisteminde çok belirgindir. Sıçanlara bir hafta gibi kısa bir süre früktoz verilse bile kalıcı diyabet gelişir, bunun nedeni çok açık değildir.

Proteinlerin indirgeyici şekerlerle reaksiyona girme olayına Maillard reaksiyonu adı verilir, kimyacı Louise Camille Maillard tarafından 1912'de tanımlanmıştır. Bunun iyi bilinen bir örneği akrilamid gelişimidir.[134] Maillard reaksiyonu sadece sıcaklık altında gelişmez, sıvı sistemlerde oda scaklığında da gelişmektedir, sadece bağlanma kinetiği daha yavaştır.[135] Bu aslında çikolatalı süt gibi önceden şekerlendirilmiş UHT süt ürünleri için çok iyi bilinen bir durumdur. Oda sıcaklığında da zamanla gelişebildiğinden, raf ömrü uzun sütün, çocukta oluşturduğu yalancı haz duygusu bir tarafa, aslında besleyici değeri çok zayıftır. Oysa yem endüstrisi Maillard reaksiyonunun beslenme açısından bir avantaj oluşturabileceğinin farkına varmış, hatta piliç (tavuk) gibi yüksek metabolizma hızlı hayvanlarda beslenmeye ek bir katkısı olup olamayacağını bile araştırmıştır.[136]

Ne var ki, früktozun özellikle ilgi gösterdiği moleküllerden olan kollajenin özel bir önemi vardır; kollajen dokunun desteklenmesini değil, normal işlevini sürdürmesini sağlar. Früktoz hemoglobine bağlandığında, eritrositlerin 120 günlük ömrü dikkate alınırsa, aslında vücuttan bir şekilde uzaklaştırılması olasılığı vardır. Fakat kollajenin yıkılıp yeniden yapılması çok yavaş bir süreçtir (piliç endüstrisinden anladığımız kadarıyla, piliçler 45 günde kesimlik aşamaya geldiklerinde bile henüz ya yeterince yapılamamıştır ya da antibiyotiklerin etkisiyle parçalanmıştır). Nitekim diyetle aşırı miktarda früktoz alın-

133 Jakas A, Horvat S. Reactivity and oxidative potential of fructose and glucose in enkephalin-sugar model systems. Amino Acids 2008; 34:329-332.
134 Dills Jr WL. Protein fructosylation: fructose and the Maillard reaction. Am J Clin Nutr 1993; 58 (5 Suppl): 779S-787S.
135 Ajandouz EH, Desseaux V, Tazi S et al. Effects of temperature and pH on the kinetics of caramelisation, protein cross-linking and Maillard reactions in aqueous model systems. Food Chem 2008; 107:1244-1252.
136 Johnson GH, Baker DH, Perkins AG. Nutritional implications of the Maillard reaction: the availability of fructose-phenylalanine to the chick. J Nutr 1977; 107:1659-1664.

ması cilt kollajeninde değişikliklere neden olur. Uzun süreli früktoz tüketimi proteinlerin dejenerasyonunu hızlandırır ve yaşla ilgili değişkenleri kemirgen modellerinde de bozar.[137] Bu özellik, aslında saf karbonhidratların çoğu için geçerlidir ve birikicidir. Yani aşırı saf karbonhidratla beslenme doku proteinlerinin şekerlenme miktarını da artırır.[138] Şekerlenme, olasılıkla kan şekerini hızlı artıran glisemik indeksi yüksek besinler için daha fazla geçerlidir. İnsanda ateroskleroz plakları zaman içerisinde kendiliğinden şekerle bağlanır ve yapısal değişikliğe uğrar, yani yaşa bağlı bir birikim burada da söz konusudur.[139]

Kollajenin şekerlenmesi ise düz bir yapısal değişiklik değildir. Kollajen ve diğer matriks proteinlerinin ana dokunun işlevini nasıl düzenlediği zaten bilinmemektedir. Ancak bu konuda yapılan kısıtlı çalışmalar şekerle bağlanmanın yük değişikliğine neden olduğunu ortaya koymuştur. Elektriksel yük özelliği bir proteinin üç boyutlu yapısını ve işlevini belirleyen ana unsurdur. Aminoasitlerin protein içindeki dağılımları üç boyutlu yapıyı bir yere kadar saptayabilir, ancak işlevsel katlanmalar elektriksel yükteki değişikliklere bağlı gerçekleşir.[140]

Früktozun, proteinlerin hangi reaktif gruplarına ilgi gösterdiği de açık değildir, ama sülfür gruplarının bunda da rol oynayacağını öngörmek yanlış olmayacaktır. Çünkü yapısal olarak bakıldığında, sistein içeren bölgeler bütün canlıların proteinlerinde benzer yerleşimlidir. Diğer bölgelerdeki aminoasitlerin değişkenlik gösterebilmesine karşılık, sistein içeren bölgeler değişmeden korunmuştur. Kollajen ve diğer matriks proteinleri açısından çok önemli bir diğer özellik, protein arası bağlantıların da sülfür gruplarıyla kuruluyor olmasıdır. Metionin bu sülfür grupları için genel vericidir, dolayısıyla vücudun metionin başta olmak üzere sülfür içeren aminoasit ihtiyacının azalması doğal olarak kollajen bütünlüğünü ("assembly") bozacaktır. Çünkü vücudun sülfürleme kapasitesi metionin-sistein ile sağlanır. Kediler ve bebekler için esansiyel olan taurin sisteinden sentezlenebilir. Ancak aşırı fiziksel işlemle ortadan kalkan (bloke olan) sülfürlü aminoasit kaynakları bu dönüşüm için gereken sülfür havuzunu yetersiz hale getirir. Nitekim metioninden eksik beslenen hayvanlara diyetle ayrıca früktoz verilmesi karaciğer toksisitesini anlamlı öl-

137 Levi B, Werman MJ. Long-term fructose consumption accelerates glycation and several age-related variables in male rats. J Nutr 1998; 128:1442-1449.
138 Lingelbach LB, Mitchell AE, Rucker RB et al. Accumulation of advanced glycation endproducts in aging male fischer 344 rats during long-term feeding of various dietary carbohydrates. J Nutr 2000; 130:1247-1255.
139 Sakata N, Meng J, Jimi S et al. Nonenzymatic glycation and extractability of collagen in human atherosclerotic plaques. Atherosclerosis 1995; 116:63-75.
140 Hadley JC, Meek KM, Malik NS. Glycation changes the charge distribution of type I collagen fibrils. Glycoconjugate J 1998; 15:835-840.

çüde artırmaktadır.[141] Früktozdan zengin beslenmek, karbon tetraklorür ya da tiyoasetamid gibi karaciğer toksisitesine neden olan maddelerin etkisini zaten artırır.[142,143] Bunu destekler biçimde, sülfürlü aminoasit havuzunun bir şekilde düzeltilmesi früktoza bağlı kollajen hasarını da giderebilir görünmektedir. Örneğin; taurin, yüksek früktozla beslenmiş sıçanlarda ortaya çıkan kollajen anormalliklerini önleyebilmektedir.[144] Benzer şey lipoik asit için de söz konusudur. Lipoik asit vücut sıvılarının ana sülfür kaynağı olan glutatyonu çok güçlü bir biçimde yenileyebilmektedir. Lipoik asit benzer şekilde sıçan kuyruğunda früktoza bağlı kollajen anormalliklerini engeller.[145,146] Bu, lipoik asidin daha önce ileri sürülmüş diğer etki mekanizmalarından olasılıkla farklı bir durumdur.[147] Yine de, yukarıda anlatılanlar früktozun beslenme açısından toksik etkilere neden olduğunu ama bunu, dokunun işlevinden çok, ölçülmesi daha zor olan matriks proteinleri üzerinden de gerçekleştirebildiğine işaret eder. Ne var ki, ilişki sadece früktoza değil, sülfür içeren kaynakların eksilmesine de bağlıdır. Nitekim artan hastalık tablosunun ortak noktası, matriks dokusunun bozulmasıdır.

Endüstriyel gıda ve doku bütünlüğü açısından kanser hastalığının değişen yüzü

Hastalıkları anlamadaki mevcut kısıtlılığımız, aslında kanser gibi giderek artan bir hastalıkta nedense doruğa çıkar. Bugün için kanserin arttığı herkes tarafından çok iyi bilinmektedir, ancak kansere bağlı ölümlerde buna paralel bir artış ortaya çıkmamıştır. Amerikan Ulusal Kanser Enstitüsü'nün web sayfasından istediğiniz kanserin artış hızını hesaplatabilirsiniz ve buna paralel olarak ölüm düzeylerini de inceleyebilirsiniz. Meme ve prostat kanserleri artıyor görünse de, hastalığa bağlı ölüm oranlarında hemen hemen hiç değişiklik yoktur. Bunun nedeni tıp camiası tarafından "daha iyi tedavi ediyoruz" şeklinde açıklanır, oysa bir hastalığı anlamayı ve önlemeyi beceremeyen bilimsel

141 Pickens MK, Ogata H, Soon RK et al. Dietary fructose exacerbates hepatocellular injury when incorporated into amethionine-choline-deficient diet. Liver Int 2010; 30:1229-1239.
142 Pooranaperundevi M, Sumiyabanu MS, Viswanathan P et al. Insulin resistance induced by high-fructose diet potentiates carbon tetrachloride hepatotoxicity. Toxicol Ind Health 2010; 26:89-104.
143 Pooranaperundevi M, Sumiyabanu M S, Viswanathan P et al. Insulin resistance induced by a high- fructose diet potentiates thioacetamide hepatotoxicity. Singapore Med J 2010; 51:389-398.
144 Nandhini ATA, Thirunavukkarasu V, Anuradha CV. Taurine prevents collagen abnormalities in high fructose-fed rats. Indian J Med Res 2005; 122:171-177.
145 Thirunavukkarasu V, Nandhini ATA, Anuradha CV. Lipoic acid prevents collagen abnormalities in tail tendon of high-fructose-fed rats. Diabetes Obes Metab 2005; 7:294-297.
146 Thirunavukkarasu V, Anitha Nandhini AT, Anuradha CV. Fructose diet-induced skin collagen abnormalities are prevented by lipoic acid. Exp Diabesity Res 2004; 5:237-244.
147 Cameron NE, Cotter MA, Horrobin DH et al. Effects of a-lipoic acid on neurovascular function in diabetic rats: interaction with essential fatty acids. Diabetologia 1998; 41:390-399.

tutukluğun onu daha iyi tedavi ettiğini düşünmesi bile kendi içinde bir çelişkidir. Birleşik Devletler kanser istatistiklerini 1975'ten bu yana düzenli tutar. Grafiklerden ufak tefek hataları fark etseniz bile, istatistik verileri yeterince güvenilir görünmektedir. Kanser hastalığı ABD'de İkinci Dünya Savaşı'nın hemen ertesinde artmaya başlar. Hastanelere başvuran çok miktarda hastaya rağmen, tedavi konusundaki gelişmeler hayli cılız kalır. Kemoterapi denen kimyasal ilaçlarla tedavi yaklaşımı da tamamen deneme yanılma yöntemiyle bulunmuş ve sadece matematiksel farklar üzerinden doğrulanmıştır. Kanser hastalığının geçmişini inceleyen en iyi kitap, kendisi de bir onkolog olan Siddhartha Mukherjee'nin Tüm Hastalıkların Şahı, Kanserin Biyografisi adlı eseridir.[148] Kitap, hastalık karşısında çaresiz kalan onkologların kemoterapiyi nasıl el yordamıyla ve deneye yanıla geliştirdiklerini de anlatır. Kemoterapi hastalığın bazı türlerinde başarı kazanmıştır, ama bunun anlamlandırılarak (ya da hâlâ anlamlandırılamadan) bir endüstriye dönüştürülmesi gecikmez.

Bugün bile kemoterapide kullanılan ilaçların doğrudan hücrenin DNA senteziyle etkileştiği düşünülmektedir. Bu yaklaşımın hâkim kalmasının nedeni, söz konusu ilaçların DNA eşlenmesinin ve protein sentezinin işleyiş mekanizmasının yeni anlaşıldığı ve bunda büyük heyecan duyulduğu zamana denk gelmesidir. DNA ve moleküler biyoloji de o zamandan beri bilimsel araştırmanın merkezine oturmuş, araştırma metodolojisi bile ayrı bir endüstriye dönüşmüştür ama kurulan bütün internet kütüphanelerine karşılık anlaşılamamış bir serüven olma özelliğini halen sürdürmektedir. Bu yaklaşımın en önemli sıkıntısı ise, tüp ortamında alınan sonuçların hastalara bir türlü yansıtılamamasıdır. Tümör hücrelerinin genleri bile incelenmiştir, ama bu hücrelerin hangi ilaçlara karşı hassasiyet gösterdiğini belirleyen çalışmalar verimli sonuçlar doğurmamıştır. Tüp ortamına alınan hücre, vücutta bulunan halinden farklı davranır. İşte bu durum da başa dönüp paradigmanın yeniden sorgulanmasını gerektirir (Çapa-Dirvana Prensibi). Kanser hastalığının bugüne dek sadece DNA ile ilişkilendirilmiş olması, yapılan milyonlarca araştırmaya karşılık sadece çok kısıtlı bir alanda elle tutulur tedavi başarısı elde edilmesi, en çok müstakbel hastalar açısından sorgulanmalıdır. "DNA'ya saldıran kimyasallar" savı aslında geçerliliğini çoktan yitirmiş olmalıdır, zira sigara gibi kanserojen açısından çok zengin bir kötü alışkanlığın kansere neden olması bile, yapılan hesaplamalara göre 40 paket-yıl (günde içilen paket sayısı x içilen yıl sayısı) sigara tüketimini gerektirmektedir. Sigara ve kanser arasındaki ilişki akciğer

148 Mukherjee S. Tüm Hastalıkların Şahı. Kanserin Biyografisi. Domingo Yayınları, 2012.

ve idrar yollarına özeldir, ancak yirmi küsur yaşında bir kadının neden meme kanseri olduğunu açıklayamaz. Nitekim babamın kütüphanesinden devraldığım İstanbul Tıp Fakültesi Patoloji Anabilim Dalı öğretim üyesi Prof. Dr. Philipp Schwartz'ın "Tümörlerin Muhtelif Nevileri" adlı kitabında, bugün ciltlerce kitap yazılan meme kanserleri ciddi bir yer bile tutmaz; içerikten anlaşılan, o dönemde daha çok yumuşak doku tümörlerinin görüldüğüdür.

Ne var ki, sorun kanser tanısını veren patologların mikroskopik bakış açısından daha farklıdır. Patolog önüne gelen materyalin ne olduğunu inceler, hafızasında yer alan önceki verilerle karşılaştırır ve uygunsa, kanser raporunu verir. Günümüzde patologların en büyük kısıtlılıkları da laboratuvar ortamına tıkılı kalmış olmalarıdır. Çünkü patoloji aslında bir laboratuvar bilimi değildir, klinikten türemiştir, hastalık tablosunun dokunun mikroskopisinde ne gibi değişikliklere neden olduğunu anlamaya çalışarak yola çıkmıştır. Deneysel patoloji ise çok daha dar bir tabana oturur ve genellikle hiç uygulanmaz. Buna karşılık moleküler patoloji adında bir başka alan, hastalıklara moleküllere bakarak tanı konabileceğini ileri sürer hale gelir. Moleküler biyolojinin genleri açıklamasıyla, gende olan değişikliklerin de hastalığın tek nedeni olabileceğini varsaymak ciddi saflıktır. Dolayısıyla bir inceleme bir sonuç bulurken, diğer dokunun incelenmesi tam tersi yönde sonuçlar verebilmektedir.[149,150]

Ancak gıda ve hastalık ilişkisinin tek açıklaması kollajen ve benzeri doku matriks proteinleri değildir. Tümör, yapısı itibarıyla bir yeni doku oluşumudur (neoplazi), aslında adı üzerinde, matriks dokusunun denetiminin ya da ıslah edici işlevinin ortadan kalkmış olması şeklinde yorumlanabilir. Ancak metioninden gelen sülfür eksikliğinin neden olduğu başka durumlar da söz konusu olsa gerek. Dokuda DNA/histon metillenmesinin azalması, kansere yönlendiren mekanizmalardan bir diğeridir. Örneğin; kalınbağırsakların normal dokusunda DNA metillenmesi tümör bölgesindekine göre daha yüksektir.[151] Folik asit (bir tür B vitamini) yetersizliği de deneysel ortamda DNA hipometilasyonuna neden olarak normal kalınbağırsak hücrelerini ölümsüz hale getirebilmektedir.[152]

---

149 Soreide K, Janssen EAM, Soiland H et al. Microsatellite instability in colorectal cancer. Br J Surg 2006; 93:395-406.
150 Katabuchi H, Van Rees B, Lambers AR et al. Mutations in DNA mismatch repair genes are not responsible for microsatellite instability in most sporadic endometrial carcinomas. Cancer Res 1995; 55:5556-5560.
151 Kawakami K, Ruszkiewicz A, Bennett G et al. DNA hypermethylation in the normal colonic mucosa of patients with colorectal cancer. Br J Cancer 2006; 94:593-598.
152 Duthie SJ, Narayanan S, Blum S et al. Folate deficiency in vitro induces uracil misincorporation and DNA hypomethylation and inhibits DNA excision repair in immortalized normal human colon epithelial cells. Nutr Cancer 37:245-251.

Kemoterapi ve matriks organizasyonu, kemoterapinin esas etki mekanizması bu mu?

Kemoterapide kullanılan ilaçların doku iyileşmesini geciktirdiği bütün cerrahlar tarafından iyi bilinmektedir, benzer durum radyoterapi için de geçerlidir. Buna karşılık, radyoterapi sonrası çok uzun zaman geçmesi durumunda, kemoterapinin aksine doku artık kesilemeyecek kadar sertleşir. Bu, cerrahın işinin ciddi anlamda zorlaşması demektir, o nedenle ışın tedavisinin üzerinden belli bir süre geçmiş ve yüksek doz uygulanmışsa cerrah ameliyata girmek istemez. Bu aslında belki de doğal bir mekanizmadır, zira organizma kozmik radyasyonu zaten algılar, radyasyonla uyarılan "rad" genleri SC'de de vardır. Ancak bu algılama kemoterapi uygulamalarında bulantı ve kusma olarak ortaya çıkar.

Kemoterapinin bu kadar sık uygulanıyor olmasına karşılık, matriks dokusuyla ilişkisi çok az araştırılmıştır. Bu konuda bilinen gözlem, yara iyileşmesinin gecikmesidir. Bundan, matriksi sentezleyen fibroblastların kemoterapiden etkilendiği şeklinde bir sonuç çıkartılmıştır. Örneğin; adriamisin doku iyileşmesini geciktirir, en önemli yan etkisi de kalp kasılmasını bozmasıdır ve bu, doz kısıtlayıcı bir etkidir.[153,154] Benzer gözlemler 5-florourasil ve halofuginon ile gerçekleştirilmiştir. Sayıca çok az olan bu araştırmalardan ortaya çıkan ortak sonuç, yoğun kemoterapinin kollajen sentezini bozduğu şeklindedir.[155]

Bu sentezin bozulması kemik dokusunun yıkım ürünlerinin artmasına neden olmakla kalmayıp, çocukların büyüme kapasitesini de zayıflatmaktadır.[156] İşin ilginç yanı, ortaya çıkan etkiler aslında kemoterapinin hipotetik etki mekanizması olan "kanser hücrelerinin seçici olarak öldürülmesi" mantığıyla çok da uyum içerisinde değildir. Zira genele bakıldığında, sadece hücre ölümü ortaya çıkmamakta, buna karşı elbette bir yenilenme (rejenerasyon) yanıtı gelişmektedir. Bu yanıt sadece kollajenin kendi yapısıyla ilişkili değildir, onun

153 Devereux DF, Thibault L, Boretos J et al. The quantitative and qualitative impairment of wound healing by adriamycin. Cancer 1979; 43:932-938.
154 Devereux D, Triche TJ, Webber BL et al. A study of adriamycin-reduced wound breaking strength in rats. An evaluation by light and electron microscopy, induction of collagen maturation, and hydroxyproline content. Cancer 1980; 45:2811-2815.
155 Beyhan GŞ. Kollajen sentezi inhibitörlerinden 5-florourasil ve halofuginon'un yara iyileşmesi üzerindeki etkilerinin değerlendirilmesi. Uzmanlık Tezi, Sağlık Bakanlığı, Haydarpaşa Numune Eğitim ve Araştırma Hastanesi, Plastik ve Rekonstrüktif Cerrahi Kliniği, İstanbul, 2008.
156 Crofton PM, Ahmed SF, Wade JC et al. Effects of intensive chemotherapy on bone and collagen turnover and the growth hormone axis in children with acute lymphoblastic leukemia. J Clin Endocrinol Metab 1998; 83:3121-3129.

hücreler üzerindeki düzenleyici özelliğini de kapsar.[157,158] Yani doğanın mantığıyla baktığımızda, vücut için zararlı bir etki söz konusudur, bu etki daha sonrasında "yeniden yapım" uyarısının verilmesiyle karşılanır; 5-florourasil örneği dikkate alındığında ise hayli seçici sonuçlara yol açar.[159]

İşte bu bakış açısı ciddi bir değişikliği beraberinde getirir. Kemoterapinin etki mekanizmasının hücreleri öldürmek yerine, matriks yapılanmasını yeniden düzenlemek olduğu görüşü de savunulabilir hale gelir. 5-florourasil kollajen sentezini seçici olarak durdurmaktadır, hangi kollajen tipinin (en az 20 çeşit olduğunu hatırlayın) bundan ne kadar etkilendiği zaten bilinmemektedir. O zaman sitotoksik (hücre öldürücü) kemoterapiden öte, kollajen matriksin yeniden modellenmesi şeklinde bir başka etkiden söz etmek olasıdır.[160] Ancak dikkate alınması gereken durum, bu etkinin bile yeterli ve gerçek kaynak varlığında sürdürülebilir olacağıdır. Her kemoterapi kürü yeni bir modelleme ise, kaynak (besin) yeterli olmadığında modelleme yapılamayacaktır. Eğer kemoterapinin bu modelleme etkisi hücreleri bir nevi disiplin altına sokuyorsa (öldürmesine gerek yoktur, çünkü hücrenin işlevi zaten matriksin varlığıyla kontrol edilir), kaynak yetersiz kaldığında da bozulacaktır. Kemoterapistler ilaçların toksik etkileriyle bazen bir panzehir vererek baş ederler, bunlardan biri folik asidin indirgenmiş halidir. Ancak daha sonra geliştirilmiş olan ilaçlar doğrudan büyüme faktörleriyle etkileşime girer. Örneğin; damar gelişimini önleyerek etkili olduğu kabul edilen ilaçlar da geliştirilmiştir. Halbuki bu ilacı geliştirenlerin araştırması, damar gelişiminin aslında kollajen matrikse bağlı olduğunu göstermektedir.[161] Yine de bazı kemoterapötiklerin etkisi ilginç ilişkilere işaret eder, mesela kapesitabin kullanımı el-ayak sendromuna neden olur. Yukarıda anlattıklarımız bu yan etkilerin rastlantısal olmadığını, kollajen başta olmak üzere, doku kompozisyonuyla ilişkili olduğunu, akral bölgelerin etkilendiğini (uçların katma değeri) göstermektedir.[162] Benzer durum kuşkusuz saçlar ve tırnaklar için de söz konusudur. Kemoterapi ilaçlarının çoğu as-

157 Crofton PM, Ahmed SF, Wade JC et al. Effects of a third intensification block of chemotherapy on bone and collagen turnover, insulin-like growth factor I, its binding proteins and short-term growth in children with acute lymphoblastic leukaemia. Eur J Cancer 1999; 35:960-967.

158 Crofton PM, Ahmed SF, Wade JC et al. Bone turnover and growth during and after continuing chemotherapy in children with acute lymphoblastic leukemia. Pediatr Res 2000; 48:490-496.

159 Wendling J, Marchand A, Mauviel A et al. 5-Fluorouracil blocks transforming growth factor-beta–induced alfa2 type I collagen gene (COL1A2) expression in human fibroblasts via c-Jun NH2-terminal kinase/activator protein-1 activation. Mol Pharmacol 2003; 64:707-713.

160 Bulstrode NW, Mudera V, McGrouther DA et al. 5-Fluorouracil selectively inhibits collagen synthesis. Plast Reconstr Surg 2005; 116:209-221.

161 Ingber D, Folkman J. Inhibition of angiogenesis through modulation of collagen metabolism. Lab Invest 1988; 59:44-51.

162 Sehe-Dong L, Hye-Jeong K, Seung-Jae H et al. Hand-foot syndrome with scleroderma-like change induced by the oral capecitabine: A case report. Korean J Int Med 2007; 22:109-112.

lında temel olarak keratin senteziyle ilişkili olan saçları döker, tırnaklar genellikle etkilenmez, ancak her bir kemoterapi kürünün etkisi daha sonra saçların kıvırcık çıkmasında ya da tırnaklardaki dalgalanmalarda kendini gösterir. Kemoterapi aşırı uzatılır ve kaynaklar sağlanamazsa, bu kez dişler de sallanarak dökülür. Tedavinin ileri dönemlerinde ortaya çıkan pıhtılaşma eğilimi olasılıkla damar yatağının etkilenmesine bağlıdır, ancak fibrinin içerisindeki kollajen parçaları da göz ardı edilmemelidir.[163] Öte yandan daha yeni kuşak büyüme faktörü karşıtı ilaçların etkisinin, ishal ve sivilce yan etkisinin ortaya çıkmasıyla ilişkili olduğu da yaygın gözlemdir. Bu ilaçlar da dokunun adaptasyon sistemini bir şekilde değiştirmektedir.

Organizma sülfürü nasıl temin eder?

Bu kitabın ana temasını endüstriyel gıdanın aşırı fiziksel işlemle neden olduğu sülfür eksikliği oluşturmaktadır. Taranıp okunan binlerce yayın arasında, hastalıkların ortak mekanizmasının sülfür olabileceğini belirten çok az yayın vardır, konuyu anlatsalar da ilişkinin ne olduğunu söyleyemezler.[164,165]

Sülfürün canlı sistem tarafından kullanılması aslında bitkilere ve mikroorganizmalara özgüdür. Hatta şöyle söyleyelim, bitkilerin sülfürü yapılarının içine katmaları da aslında mikroorganizmaların hücre içerisinde yaşayan formları olduğu düşünülen plastidlerde gerçekleştirilir.[166,167,168] İnsanlar ve hayvanlar bunu sülfürlü aminoasitler olarak gıdalarla alır.[169] Metionin ve sisteinin gıdalardan ne kadar alınabildiğini saptamak çok kolay değildir. Bu kısıtlılık yine "biyolojik etkinin saptanmasında" ortaya çıkar. Hangi gıdanın ne kadar metionin içerdiği bundan elli yıl önce bile araştırılmıştır, gıdanın endüstrileşmesi sürecinin çok öncesinde kalır.[170] Sülfür kaynaklarının varlığı değil, kullanılabilir olması önemlidir, bu ise ancak biyolojik yöntemlerle saptanabilir. Süt ve yoğurt ekşiyerek biyolojik rüştünü ispat eder; yumurtada bunun göstergesi

163 Pulani D, Rudan I. The past decade: Fibrinogen. Coll Antropol 2005; 29:341-349.
164 Hartzell S, Seneff S. Impaired sulfate metabolism and epigenetics: Is there a link in autism? Entropy 2012; 14:1953-1977.
165 Seneff S, Wainwright G, Mascitelli L. Is the metabolic syndrome caused by a high fructose, and relatively low fat, low cholesterol diet? Arch Med Sci 2011; 7:8-20.
166 Salem AR, Foster MA. The microbial biosynthesis of methionine. Biochem J 1972; 127:845-853.
167 Saito K. Regulation of sulfate transport and synthesis of sulfur-containing amino acids. Curr Opin Plant Biol 2000; 3:188-195.
168 Wirtz M, Droux M. Synthesis of the sulfur amino acids: cysteine and methionine. Photosyn Res 2005; 86:345-362.
169 Brosnan JT, Brosnan ME. The sulfur-containing amino acids: an overview. J Nutr 2006; 136: 1636S-1640S.
170 Cummins AJ. Absorption of glucose and methionine from human intestine; the influence of the glucose contentration in the blood and in the intestinal lumen. J Clin Invest 1952; 31:928-937.

kokuşmadır. Olgun peynir ise tadından da anlaşılabilir. Hayvanların özel yetenekleri bir başka kriter olarak kullanılabilir. Ancak gıdanın biyolojik anlamda tam olduğunu ispatlayabilmek için besleme deneyi yapılması gerekir.[171] Yani endüstriyel gıdanın hammaddesinde (örneğin çiğ süt) bol olan kaynaklar, işlenmiş üründe de aynı kalır diye bir güvence yoktur.

Bitki sülfürü aslında topraktan alarak bünyesine katar. Bu, büyümesi için son derece gerekli bir işlemdir. Sentez tohum aşamasında da güvence altına alınır. Mercimeğin çimlenmesi sistein sentezinin başlamasıyla ilişkilidir. Buna karşılık toprağın sülfür kaynakları açısından yeterliliği tamamen ayrı bir konudur. Zira Kaliforniya Tarım Dergisi'nde 1957 yılında yayımlanmış olan bir çalışmada bile sülfür eksikliğinin çok yaygın olduğu anlatılmaktadır.[172] Bitkinin bünyesinde sentezlenen sülfürlü bileşiklerin başlıcası metionindir ve işlem daha kökten alınır alınmaz başlar. Ortamdaki sülfür eksikse bitki buna bir şekilde adapte olur.[173,174] Ne var ki, sülfür olgunlaşmanın nihayetinde yine gereklidir, meyvenin rengini döndürecek, yeşili kızartacak olan etilen yine metionin döngüsünden çıkar.[175] Ancak bu döngü tamamen bağımsız değildir, mesela ortamın azot içeriği de önemli bir unsurdur, çünkü azot örneğin soyada sülfür içeren aminoasit yapımını azaltmaktadır.[176] Bu durumda nihai üründeki sülfür içeriği de ayrı bir merak konusu olmaktadır. Üstelik başta yem endüstrisi olmak üzere, temel azot kaynağı (kaba protein) olarak küspe kullanılır, metionin eksikliği ise ayrıca eklenen sentetik metioninle kapatılmaya çalışılır. Bu durumda belirleyici olan, hayvana verilen enerji değil, işkembedeki metabolit içeriğidir.[177]

İnsanlarda diyetle alınan sülfat, bunun emilimi ve atılımı bir yere kadar araştırılmıştır, ancak sülfatın organik sülfür bileşimine dönüştürülmesi insanda ve hayvanda gerçekleştirilemez.[178] Yapılan kontrollü besleme çalışmaları diyetle

171 Pieniazek D, Rakowska M, Szkieeadziowa W et al. Estimation of available methionine and cysteine in proteins of food products by in vivo and in vitro methods. Br J Nutr 1975; 34:175-190.
172 Martin WE. Sulfur deficiency widespread. California Agri 1958; 12:10-12.
173 Macnicol PK. Differential effect of sulphur deficiency on the composition of the aminoacyl-tRNA and free amino acid pools of the developing pea seed. FEBS Lett 1983; 156:55-57.
174 Ravanel S, Gakiere B, Job D et al. The specific features of methionine biosynthesis and metabolism in plants. PNAS 1998; 95:7805-7812.
175 Burstenbinder K, Rzewuski G, Wirtz M et al. The role of methionine recycling for ethylene synthesis in Arabidopsis. Plant J 2007; 49:238-249.
176 HARI B. Krishnan HB, Bennet JO, Kim WS et al. Nitrogen lowers the sulfur amino acid content of soybean (Glycine max [L.] Merr.) by regulating the accumulation of Bowman-Birk protease inhibitor. J Agric Food Chem 2005; 53:6347-6354.
177 Moloney AP. Growth and carcass composition in sheep offered isoenergetic rations which resulted in different concentrations of ruminal metabolites. Livest Prod Sci 1998; 56:157-164.
178 Florin T, Neale G, Gibson GR et al. Metabolism of dietary sulphate: absorption and excretion in humans. Gut 1991; 32:766-773.

alınan proteinlerin kalınbağırsaklarda sülfid üretimini etkilediğini gösterir; bu, olasılıkla kalınbağırsak bakterlerinin gerçekleştirdiği üretimdir.[179] Hindistan gibi ekonomik olarak sıkıntılı bölgelerde sülfür içeren aminoasitlerin toplam günlük gereksiniminin araştırılması bile son on yılın gerisine geçmez.[180]

İnsan beyninde metionini aktive eden enzim sabit bir özellik gösterir, karaciğerdeki enzim ise yaşla birlikte artma eğilimindedir. Dolayısıyla metioninin işlenememesi çocuklarda daha farklı sorunlara neden olur.[181] Gereksinimler yaşla birlikte değişiklik gösterir, yani her yaş benzer kabul edilemez.[182] Oysa sülfür içeren bileşik alımı yine de düzenli olmalıdır, nitekim yapılan araştırmalar insanlarda redoks (yükseltgeme-indirgeme) reaksiyonlarının yenen yemeğin sülfürlü aminoasit içeriğine göre bile değiştiğini göstermektedir.[183]

Genel olarak bakıldığında, çocuk ve erişkinin sülfürlü aminoasit ihtiyacının benzer olduğu hesaplanmıştır. Ne var ki, çocuk büyümekte olan bir organizmadır ve ihtiyaç da elbet değişkenlik gösterir.[184] Hastalık durumunda ise farklı bir denge ortaya çıkar, gereksinim artar; bu, çocukken hasta olduğumda annemin tavuk alma gerekçesiyle babamdan istediği ek paranın da nedenidir. İnsanlarda enfeksiyona neden olan çoğu etken aynı sülfür havuzunu kullanır. Bunu destekler biçimde, biyolojik sülfürün bir ara formu olan metilsülfonilmetan mevsimsel alerjik nezlede işe yarayabilmektedir.[185] Aynı madde osteoartritte ağrıyı da geçirmektedir. Dolayısıya gıda endüstrisinin uzun raf ömrü sevdasıyla eksilttiği öğe ilaç endüstrisi açısından yeni bir tedavi yaklaşımına dönüştürülür.[186] Ama beri yandan her iki örnek de önemli başka bir sorunun yanıtını verebilmektedir. Mevsimsel nezlenin en sık görüldüğü ilkbahar doğa açısından bir uyanış demektir, bu da metionin gibi enerjinin dönüşümünden sorumlu bir molekülün yapımını azaltır, hastalık ve mevsim ilişkisi pek de rastlantısal gö-

---

179 Magee EA, Richardson CJ, Hughes R et al. Contribution of dietary protein to sulfide production in the large intestine: an in vitro and a controlled feeding study in humans. Am J Clin Nutr 2000; 72:1488-1494.
180 Kurpad AV, Regan MM, Varalakshmi S et al. Daily requirement for total sulfur amino acids of chronically undernourished Indian men. Am J Clin Nutr 2004; 80:95-100
181 Gaull G, Sturman JA, Raiha NCR. Development of mammalian sulfur metabolism: Absence of cystathionase in human fetal tissues. Pediat Res 1972; 6:538-547.
182 Tuttle SG, Bassett SH, Griffith WH et al. Further observations on the amino acid requirements of older men. II. Methionine and lysine. Am J Clin Nutr 1965; 16:229-231.
183 Park Y, Ziegler TR, Gletsu-Miller N et al. Postprandial cysteine/cystine redox potential in human plasma varies with meal content of sulfur amino acids. J Nutr 2010; 140:760-765.
184 Turne JM, Humayun MA, Elango R et al. Total sulfur amino acid requirement of healthy school-age children as determined by indicator amino acid oxidation technique. Am J Clin Nutr 2006; 83:619-623.
185 Barrager E, Veltmann JR Jr, Schauss AG et al. A multicentered, open-label trial on the safety and efficacy of methylsulfonylmethane in the treatment of seasonal allergic rhinitis. J Altern Complement Med 2002; 8:167-173.
186 Kim LS, Axelrod LJ, Howard P et al. Efficacy of methylsulfonylmethane (MSM) in osteoarthritis pain of the knee: a pilot clinical trial. Osteoarthr Cartilage 2006; 14:286-294.

rünmemektedir. Üstüne üstlük virüsler de metionine gereksinim duyar, enfeksiyon durumu bu nedenle başka bir koşulu anlatır. Daha önce de değinmiştik, sistem sadece metionin ya da sisteinin varlığına değil, bunların düzenleyici etkisine de gereksinim gösterir.[187] Belki de bu yüzden, sülfürlü aminoasitlerle beslemek "bağışıklığı güçlendirici besleme" olarak adlandırılmaktadır.[188] Aşırı fiziksel işlemle ortadan kalkan sülfür grupları, aslında yükseltgenip indirgenerek, yani redoksla canlı sistemde gen yazılımını değiştirir.[189] Bunu ölçmeye yönelik pek çok yöntem geliştirilmiştir, ancak Heisenberger Belirsizlik İlkesi, böyle bir ölçümün yapılmasına yine olanak sağlamaz.[190]

Metionin ve sülfürlü bileşiklerin temel kaynakları nelerdir?

Bütün bu anlattıklarımız şu açıdan ayrıca önemlidir: Genele bakıldığında en azından metionin, sistein ve taurin ortak sülfür havuzunu oluşturur. Biyokimyanın sağladığı esneklik içerisinde taurin sisteinden elde edilebilir. Sistein de sistin ve glutatyondan tekrar kazanılabilir, yeter ki kaynağın toplamı yeterli olsun. Metioninin ana kaynağı tohumlar, süt ve ettir. Sütün metionin kaynağı hayvanın beslenmesine bağlıdır, piliçte ise 45 günde kesim (doku sülfürlenmesinin gerçekleşememesi) nedeniyle sülfür zaten azdır. Endüstriyel süt ve ürünleri (yoğurt, ayran, kefir) ciddi sülfür kaybına neden olan aşırı fiziksel işlemden geçer. Bu durumda bira gibi diğer kaynaklar da az tüketildiğinde vatandaşın yeterli sülfür alması olanaksızdır.

Metionin eksikliğinin sıçanlarda aminoasit metabolizmasını değiştirdiği 1950'lerde de bilinmekteydi.[191] Piliç besiciliği metioninin hayvanlarda enerjinin kullanımını bozduğunu zaten anlamıştır.[192] Benzer durum süt besiciliği için de geçerlidir, yemle verilen metioninin biçimi, işkembedeki mikroorganizma kompozisyonunu etkiler.[193] Et besiciliği açısındansa, peptide bağlı metionin iskelet kasında hücre çoğalmasını ve protein yapımını uyarır, yani

187 Toohay JI. Sulphane sulphur in biological systems: a possible regulatory role. Biochem J 1989; 264:625-632.
188 Grimble RF, Grimble GK. Immunonutrition: Role of sulfur amino acids, related amino acids, and polyamines. Nutrition 1998; 14:605-610.
189 Arrigo AP. Gene expression and the thiol redox state. Free Radic Biol Med 1999; 27:936-944.
190 Rompel A, Cinco RM, Latimer MJ et al. Sulfur K-edge x-ray absorption spectroscopy: A spectroscopic tool to examine the redox state of S-containing metabolites in vivo. PNAS 1998; 95:6122-6127.
191 Denton AE, Williams Jr JN, Elvehjem CA. The influence of methionine deficiency on amino acid metabolism in the rat. J Biol Chem 1950; 186:377-385.
192 Carew Jr LB, Hill FW. Effect of methionine deficiency on the utilization of energy by the chick. J Nutr 1961; 74:185-190.
193 Karnati SKR, Sylvester JT, Noftsger SM et al. Asessment of ruminal bacterial populations and protozoal generations in cows fed different methionine sources. J Dairy Sci 2007; 90:798-809.

her endüstri dünyaya kendi penceresinden bakar.[194] Planktonlar dimetilsülfoniopropiyonat ve metanetiol gibi maddeleri, metionin ve sülfür bileşiklerinin sentezlenmesinde kullanabilir. Bu durum belki Japonların yosun ağırlıklı beslenmesi için de bir ipucu sunar.[195] Dünyanın protein eksikliğini ortadan kaldırmayı misyon edinmiş beslenme camiası, maya ekstrelerinin protein kaynağı olarak kullanımını da araştırmıştır. Ne var ki, küf proteinlerinde de sistin ve metionin miktarı kısıtlıdır.[196]

Gelenekle örtüşür biçimde, metionin için esas kaynak hayvansal proteinler değil, bakliyat sınıfı tohumlar gibi görünmektedir.[197] Klasik kabule göre (gıdanın endüstrileşmediği dönem) metionin içeren başlıca yiyecekler, meyveler, et, sebzeler, fındık ve baklagiller, ıspanak, yeşil bezelye, sarımsak, bazı peynirler, mısır, antep fıstığı, mahun cevizidir; fasulye ve tofu metioninden zengindir. O nedenle mercimek, kuru fasulye, bezelye ya da nohut gibi proteinden zengin bitki tohumları (bakliyat) ön plana çıkar. Hububat kaynak olarak daha kısıtlıdır, ancak mayalanmayla kullanılabilir sülfür içeriği değişebilir. Burada dikkate alınması gereken unsur, bitkinin doğal soy olmasıdır. Zira genetiği değiştirilmiş soylarda, miktar önem kazandığı için, bunlarda metionin içeriği yetersizdir.[198]

Özetle

- Endüstriyel gıda ve hastalık ilişkisi, sülfür kaynaklarının yok edilmesine bağlı ortak bir mekanizmanın aşırı fiziksel işleme bağlı değer kaybı ya da zaten eksik üretim çerçevesinde kesişimine bağlıdır.

- Bunda en büyük sorumluluk "raf ömrü kaygısıyla mevcut kaynakların bozulmasına yol açtığından" süt endüstrisine aittir. Onu, 45 günde yetiştirilen endüstriyel piliçle beslenme, klorla yıkanmış yumurta üretimi ve protein dejenerasyonuna neden olan şekerli mamuller izler.

---

194 Pan Y, Webb KE. Peptide-bound methionine as methionine sources for protein accretion and cell proliferation in primary cultures of bovine skeletal muscle. J Nutr 1998; 128:251-256.
195 Kiene RP, Linn LJ, González J et al. Dimethylsulfoniopropionate and methanethiol are important precursors of methionine and protein-sulfur in marine bacterioplankton. Appl Environ Microbiol 1999; 65:4549-4558.
196 Skinner CE, Muller AE. Cystine and methionine deficiency in mold proteins. J Nutr 1940; 19:333-344.
197 VanEtten CH, Kwolek WF, Peters JE et al. Plant seeds as protein sources for food or feed. Evaluation based on amino acid composition of 379 species. J Agr Food Chem 1967; 15:1077-1089.
198 Evans RJ, Bandemer SL. Nutritive value of legume seed proteins. J Agr Food Chem 1967; 15:439-443.

- Genel sorun sadece işlev kaybı gibi görünmemektedir, daha çok destek dokusunun uzun zaman içerisinde bozulmasının neden olduğu genel bir dejenerasyon tablosu vardır.

- Bu tablodan sadece ilaç alınarak çıkılamaz, kaynak temini büyük şehirlerde neredeyse tamamen marketlere bağlı olduğundan, sorun bir kısır döngüye dönüşür.

- Vücudun sülfür kaynakları özellikle metionin, sistein ve taurinden sağlandığı için bunlarla ilgili yapısal ya da işlevsel kusurlar ortaya çıkar. Ancak diğer kaynakların ne kadar etkilendiği de sorgulanmak durumundadır.

- Tablo karmaşık ve iç içe geçmiş bileşenlerden oluştuğundan, sadece beslenme yetersizliğine bağlı hastalıklara neden olmaz, koşullar tümüyle değiştiği için tıbbı da bir tanımsızlık dönemine sürükler.

Bölüm 13:
Çıkarımlar

Prof. Dr. Sami Zan'ın değerli anısına...
Tıbbı ve anatomiyi öğrencilerine sevdirdiği, sadece iyi bir hekim değil, iyi birer insan olmayı da öğrettiği için.

Bu kitapta anlatılan bütün bilgiler Batı akademisinin "bilimsel yayın" olarak sunduğu "yayımlanmış" çalışmaların verilerine dayandırılmıştır. Bilimsel yayınlar, kısa bir girişin ardından, çalışmanın amacını belirtir. Daha sonra gelen "gereçler, yöntem ve bulgular" sadece yapılanı ve bulunanı anlatır, yorum içermez. Dolayısıyla aynı konu üzerinde çalışan diğer bilim insanları ya da okuyucular, aslında sadece bu kısma dayanarak araştırmanın bütününden tamamen bağımsız başka çıkarımlara da varabilir, kendi düşüncelerindeki karşılık bulmamış soruları yöntem ve bulgular üzerinden sınayabilir. Örneğin; araştırmacılar fazla kalori ve kilo alımını araştırdıkları bir araştırmanın yöntemini yeterince detaylı anlattıklarında, siz hangi gıdadan gelen kalorinin nasıl bir etkiye neden olduğunu da aynı verilerden yararlanarak irdeleyebilirsiniz; sonuçta araştırmacıların bakış alanının tamamen dışında başka yorumlara da varabilirsiniz. Bu yaklaşıma aslında "yeniden bakış" anlamında "review" adı verilir. Ne var ki, günümüzde bu yöntemin "yeniden" bileşeni ortadan kalkmış, o alanda yapılmış araştırmaların bir genel derlemesine, potpurisine dönüşmüştür. Çok sayıda yazarın bu tür potpurilerinden oluşan kitaplar da "textbook" olarak adlandırılır ve bu kitaplar, yazıldıkları konunun "her şeyi" olarak benimsenme eğilimdedir. Oysa "textbook"lar bir görüş bildirmez; okusanız bile bir çıkarıma gidemez, sadece o alanda neler yapılmış olduğunun genel fikrine sahip olursunuz. Günümüzde yazılan bilimsel makaleler ya da kitaplar, yazarın görüşlerinin ve yorumlarının yansıtılmasından çok uzaktır.

Doğanın mantığının Batıni (içrek) yorumu

Oysa bütün bunların ötesinde, her şeyin bir görünür olan, yani bilimsel araştırmada tezahür ettiği gibi algılanan, bir de "anlamların içindeki anlamlar" olarak kabul edebileceğiniz iki yönü bulunur. Görünür olanın açıklanması da aslında kolay değildir; biz onu bildiklerimiz çerçevesinde bir şeylere dayandırarak ve daha çok "basitleştirerek" açıklamaya çalışırız. Basitleştirerek açıklama mantığı sadece küçük olayları kapsamaz, aslında genel kavramları daha çok içerir. Mesela doğanın ilkbahardaki canlanması dünyanın eksenine, dolayısıyla mevsimlere dayandırılır. Peki mevsimler dediğiniz sadece sıcaklık değişimleri midir? Sahil kasabalarındaki kediler kışın tüyleri kabardığından mı daha tombul görünür, peki olası besine daha fazla erişebileceklerini düşündüğümüz yaz aylarında sadece sıcaktan mı çiroz gibi süzülür? Aynı paradoks balıklar için de geçerlidir, balıklar yazı değil, kışı semirerek geçirir; soğuktan tüketeceklerini varsaydığımız yağ dokuları, daha çok aralık ve ocak aylarında doruğa erişir. Garip değil midir, insanlar da kış aylarından daha çok kilo alıp çıkar. Soğuğun etkisiyle daha çok yediklerinden mi yağ dokuları artar, yoksa yağ dokusunun artışı mevsimsel bir değişkenin mi etkisidir, bu bilinmez. Benzer durum yün battaniyeler ve kazakların daha iyi ısıtıyor olması için de geçerlidir. Ne kadar iyi dokumalar yapsak da, herkesin ortak algısı olan bu gerçeğin nedenini bilmeyiz.[1]

O halde okunanın ya da görünenin düz haliyle (zahiri) anlaşılması başkadır, ardında yatan diğer anlamların (Batıni, içrek, ezoterik) anlaşılması bambaşkadır. Batıni kapsam düz bir gizlilik anlamına gelmez, hele şifre anlamını hiç taşımaz. Batıni daha çok "başka bilgilerle anlaşılabilecek" bilgileri kapsar. Bilgi vardır, aslında aşikârdır. Ancak onu anlamlandırmak bambaşka bilgilerin varlığına bağlıdır. Harfleri herkes bilir, bu Mısır hiyeroglif alfabesinden, Latin biçimine kadar kavramlar bütünü olarak farklı değildir, ancak o harfin hangi sese karşılık geldiğini, o sesin ne anlam verdiğini kimse bilmez. Çünkü insanın doğuştan gelme zaafıdır, öğrense de unutur ya da kanıksar. Oysa çekilip bir kenara biraz kendi başınıza kaldığınızda ve hâlâ mecaliniz varsa, olanın bitenin ne olduğundan öte, nereden gelip de nereye gittiğinizi anlamaksa emeliniz, âlemlerin içinde bambaşka âlemler olduğunu kavrarsınız. Garip bir duygudur bu, her ne olursa olsun anlamak istediğinizde nasıl var olduğunuzu, tıpkı üstünde yaşadığınız dünya gibi döner dolaşır yine aynı noktaya varırsı-

1 Akşam eve dönünce beni iki kedi karşılar, aylardır görmemişler gibi sürtünür kucaklar. Bu karşılıklı bir ihtiyaç giderme ilişkisi değildir. Tamam, yemek veririm, kumu temizlerim, ama anlamanın ötesinde, bilirim, onların istedikleri de aslında doğrudan benim. Yalnızlığın paylaşılması da değildir bu. Belki geçmişin kutsanması, anneleri verdiğinden ve sonra öldüğünden beri birlikteyiz. Bir ev, iki kedi, ölmeye hâlâ direnen bir bitki, ana caddeden Haliç'e bakan mekânın, ikişer metrekare mutfak ve banyoyla antreye bağlanan arka odasında otururuz. Eve her geldiğimde, gözünden uyku akan Tekir sanırım "arka odayı yemeye çalışan kuşlara karşı evi nasıl kahramanca savunduğunu" anlatır. Oysa kırpıştırdığı gözüne atfen ben, nerede yattığına bakarım. Ve hiç sekmez, yırtık yün kazağın sıcaklığından yünün üstünde uyuduğunu anlarım.

nız. Gözlerinizin önünde apaçık uzanan ovalar ve nehirler, sadece siz tırmandığınızda birbirlerine göre konumlanır ve şekillenir. Ya da geçin bir mikroskobun başına, çıplak gözle göremediklerinizi koyun merceğin altına, büyütün de büyütün. Bu kez bambaşka bir dünyaya dalarsınız. Yükseklerden gördükleriniz size sunulmuş olan dünyanızdır, büyüterek görebileceğiniz sizi var eden detaylarınızdır. Bu anlattıklarım yeni bir şey değil, bilgiye bağlı yükselmedir. Amerika keşfedilmeden önce de vardı, mikroplar mikroskop bulunmadan önce de yaşardı. İş ki, merak edin, sebat edin, öğrenin, birleştirin öğrendiklerinizi, nedensiz sandığınız ya da nedenini asla aramadığınız ipuçlarını birbirine bağlayın. Mesele derinleşmek olduğunda durum farklıdır. Ne yükselerek gördükleriniz, ne büyüterek bildikleriniz yetmez. Muhtelif bin bir kimya, cihazlar, alet edevat; hülasa sadece düşündükleriniz hâkimdir. Ama hükmetmek değil, hükme varmak olmalıdır amacınız. İşte o zaman ne söz, ne göz, ama töz (temel, taban, kurucu öz) açılır. On yıldır bakıp gördükleriniz, dahası bildiğinizi zannettikleriniz yerinden fırlar ve bambaşka bir anlama oturur.

Mikroorganizmalar, bitkiler, hayvanlar ve biz; varoluşumuzu açıklayan iki temel kavram vardır. Bunlardan birincisi yaradılış, diğeri ise evrim, yani yapıtaşı dediğimiz maddelerin rastlantı sonucu bir araya gelerek bu düzeni oluşturdukları düşüncesidir. Birinci görüşün kendini ispat gibi bir kaygısı doğal olarak olamaz; yaratılmış olanların yaratıcının düşüncesini algılaması bile mümkün değildir, "İrade'nin vücuda getirdikleri, nedenlerini idrak edemezler". Evrimciler açısından ise açıklama daha kolaydır; "rastlantılarla ortaya çıkan yaşam, koşullar karşısında üstünlük gösterenlerin sağ kalmasını olanaklı kılar" (Dünya'nın oluşumu sırasında karbon, azot ve oksijen, düşen yıldırımların etkisiyle birleşmiş, derken yaşam oluşmuştur). Bu yaklaşım biçimi olayların açıklanmasında yaradılıştan çok daha kullanışlıdır, çünkü "faydacılık" prensibi üzerine kurulmuştur ve kavramı milyonlarca yılın olasılıklar denizine bağlar. Basit bir örnekle açıklamaya çalışalım: "Gözünün üstünde neden kaş var?", "çünkü terin göze girmesi görmeyi bulandıracağından iyi görenler üstünlük sağlamıştır, kaşı olanlar sağ kalmıştır". Mantıklı görünüyor, üstelik güzel olabilecek kadar da basit (basit güzeldir ilkesi, ama her zaman geçerli değildir). Fakat fazla kolay bir açıklama, çünkü "tezahür edeni ilk göründüğü haliyle açıklamak" sığlığına düşüyor. Tekir'in yırtık yün kazağa yatmasının "babası olarak kabul ettiği benim kokumla ilişkili" olduğunu sanmak kadar basit (ama derin dostluğumuz açısından bir o kadar da güzel). Ne var ki kaş, ter bezi olmayan kedilerde de vardır. Velhasıl, biz varoluşumuz hakkında aslında çok az şey biliyoruz, bunun nedeni bilgi eksiği değil, aklın anlamlandırmaktaki kısıtlılığıdır.

Düz mantığın her zaman geçerli olmadığını açıklamak amacıyla (rasyonalizmin üzerine kurulduğu) matematikten bir örnek vererek devam edeyim: "İki boyutlu ortamın bir deseni olan kare, matematiksel olarak daireye dönüştürülemez." Yani bir kare alın, bunun alanına sahip bir daire oluşturmaya çalışın, bu durumun matematik olarak tam bir karşılığı yoktur, alan kesin olarak hesaplanamaz, aslında tanımsızdır (gönye ile çizilen, pergel ile oluşturulamaz ilkesi, başka bir geometriye geçtiğinizi anlatır). Oysa düz bakış açısıyla ikisi de iki boyutlu evrene ait iki şekildir. Pi sayısının da kesin bir karşılığı yoktur, hesaplar, hesaplar, hesaplarsınız, sadece virgülden sonra daha çok hane elde edersiniz, hiçbir düzenli tekrarı yoktur, üstelik kesinliği de yoktur. Benzer şekilde, bugün varılan genel bilim anlayışında biyoloji, daha çok kimyanın bir türevine oturtulmaya çalışılmaktadır. Oysa kimyanın kökeni bile simyaya dayalıdır. Sülfür ve en önemli bileşenlerinden sülfürik asit konusundaki kısa bir araştırmadan edindiğim bilgi, bugünkü üretim metodunun 1830'lara dayandığı ve bir ya da iki aşama ötesinin de simya olarak algılandığı oldu. Sülfürik asit simyada "vitriol yağı" ("oil of vitriol") olarak da geçer, bunun ne olduğunu anlamaya çalıştığınızda ise "tamamen mistik" bir algıya erişirsiniz; romantizmin bugünden ne zaman koptuğunu tarihlendirebiliyorsunuz.

Romantik rasyonalizm, tezahürün anlamla harmanlanması

Ancak doğanın ve biyolojinin anlamlandırılmasında yine de başvurabileceğimiz genel kurallar vardır. Bu kurallar matematiksel değildir, herhangi bir yerden yazılı olarak erişilemez, sadece akla dayanır. Dahası kurallar değişenlik de göstermez, istisnaları yoktur. Bunlardan ilki "yukarıda ne varsa, aşağıda da o vardır" ilkesidir, yani olaylar aslında birbirlerinin tezahürüdür (tarihin tekerrür etmesi de aynı kavram içerisindedir). Bu durumda biyolojik bir sistemin genel prensibini, sosyolojik olaylarda da bulursunuz. İkinci kural "en içte olan en basittir" şeklindedir. DNA, onu oluşturan bazlar, proteinleri meydana getiren aminoasitler, elbette müziği oluşturan notalar, binayı kurduğunuz taşlar hep bu ilkenin tekrarıdır. Karmaşıklık bütüne varmaya çalıştığınızda ortaya çıkar, eğer bütüne bir anlam çerçevesinde varabiliyorsanız (mesela bir mimari yapının yarattığı duygu), mimar amacına erişmiş demektir. Bunlara bir ilke daha eklenebilir mi, elbette: "İlk gelen başlatır." Herhangi bir şeyin (olay ya da madde) başlangıcını düşünün. Maddenin oluşumunda önce enerji gerekir ($E=mc^2$). Önce sağlık şarttır, sonrakiler (uygarlık, kazanç, ihtişam vb.) sağlık üzerine kurulur. Bina kurarken en önemlisi de temeldir, bina bunun üzerine oturur. Devam ettirelim, bir diğer ilke, "vazgeçilmez olan tektir". Bunun anlamı daha açıktır, çünkü iki benzer şey varsa birinden vazgeçilebilir. Ya da tam tersinden, bir şey iki ayrı ifadeye sahipse, tek ifadeye sahip olandan daha az önemlidir. Ve elbette (doğru ya da yanlış önemli değil) "son konuşan en yetkilidir". En yetkili olanın sözü her zaman doğru olmayabilir, daha iyi bir durumun kapısını aralamayabilir. Sadece, son konuşan en yetkilidir. Ölüm, istemeseniz de, yaşamdan daha gerçektir, zira olmasa yaşadığınızı bile bilemezsiniz.

Bu ilkeler başlangıç ve sonuçla ilişkilidir, madde veya olaydan bağımsızdır, ama süreci kapsamaz (bizim genel sorunumuz da sürecin ne olduğunu öngörebilmek, açıklayabilmektir). Süreci etkileyen değişkenleri, gözle görülemeseler ve hatta ölçülemeseler bile anlamlandırabilirsek, buna ilim denir. Değişkenler anlamlandırılıp belirgin hale geldikten sonra zaten gerçekliğimiz olur, yani "Arşimet kaldırma gücünü anlamadan önce de bu güç vardı", onu anlamlandırması bununla ilgili kanunların da yazılabilmesini sağladı. Benzer şekilde, bu ilkeler biçim, boyut gibi özellikleri dışlamaz, ancak işlevi, daha doğrusu anlamı (mana) esas alır. İlkelerin manayı esas alması yaklaşımı çok önemlidir, çünkü tezahür eden (desen, müzik örneklerinde olduğu üzere) onu oluşturan (çizgi, nota gibi) yapıtaşlarıyla değil, manayla açıklanabilmektedir. Bu yaklaşımda prensipleri nereye koyarsanız yapıtaşından bağımsız olarak oturur, dolayısıyla Descartes'ın (karmaşık olayları basite indirgeyip tüme varabileceğinizi söyleyen) kartezyen düşüncesinin kısıtlayıcılığından kurtulursunuz, ama rasyonalizminiz hâlâ geçerlidir. Üstelik elinizde şahane bir romantizm unsurunu da korursunuz, "ben senin beni sevebilme ihtimalini sevdim" gibi bir durum, aşkın öğesi olan sevgili yoktur, dolayısıyla âşık olduğunuza söylemenize bile gerek yoktur; yani aşka âşıksınızdır (kaymaklı ekmek kadayıfı).

Romantizm sonrasındaki dönemde ortaya çıkan bilgi birikiminden başka genel prensipler çıkarmak da mümkündür ve akılcıdır. Örneğin maddenin pozitif ve negatif olmak üzere iki farklı yüzü vardır (elektrikteki pozitif ve negatifle karıştırmayalım); pozitif negatifle birleşirse, enerjiye dönüşerek yok olur (hiçlikten ortaya çıkan iki farklı yüz gibidir). Doğadaki moleküllerin sol (L) ve sağ (D) iki ayrı simetrisi vardır, bizim biyolojik sistemimizde L formu geçerlidir. Işığın ve elektromanyetizmanın birbiriyle ilişkili olduğunu gösteren ve sıvılarda bile geçerli olan Faraday etkisi aslında vücut kimyasından öte elektrofizyo-kimyasının varlığına işaret eder. İki mıknatıs birbirini kutuplarına göre çeker ya da iter, manyetik bilyeler de bu çerçevede mıknatısa yapışır. Ama iki mıknatısı birbirine yapıştırıp ya da yan yana getirip iki misli bilye çekemezsiniz. Demek ki manyetik kuvvet söz konusu olduğunda 1+1=2 prensibi geçerli değildir, 1 olarak kalır.

Varoluşun Batıni yorumu

Bilim camiası insanı ayrı bir varlık olarak görme eğiliminde olsa da, bu kitabın ortaya çıkışındaki gibi biraz okumayla farkına varılan sonuç, insanın biyolojik varlığının diğer canlılarla tamamen benzer olduğudur. Pek çok protein tamamen benzer yapı özelliği gösterir, moleküler biyolojinin "korunmuş bölgeler" tanımlamaları aslında yapının belli kısımlarının "aynı" olduğunu anlatır. Dolayısıyla gelişim mantığı açısından civciv ve insan embriyoları farklı değildir. Nitekim canlılar benzer gelişim gösterir, anne karnındaki ya da yumurta içindeki sıcaklığın da benzer olduğunu düşünürseniz, büyük farklar yaratmaz.

İnsanın öyküsü anadan doğma, ama babadan olma bir tek hücreyle başlar. Her ikisi de aslında yarımdır. Babadan gelen sadece bir çekirdek (sperm hücresinde çekirdek dışında bir şey yoktur), anadan gelen ise hem çekirdek hem de birleşince onu sürdürecek olanakları taşır (yumurta hücrenin diğer parçalarını da içerir). İşte buna "germ" (Latince, tohum, tomurcuk, ruşeym) denir, lakin o sadece bir "manadır". Hücreler çoğalır, büyük bir küre oluşturur. Sonra bu küre ortasından (ekvator gibi) çöker, iki yarı küreyi ayıran bir yüzey oluşur ('Suların ortasında bir kubbe olsun, suları birbirinden ayırsın'). Ve derken yarım küreleri ayıran yüzey de ortadan yarılır ('Göğün altındaki sular bir yana toplansın, kuru toprak görünsün', embriyonal disk), işte o yarığın çukurlu tarafı sırtınız, karşılığındaki kanatları (kaburgaların göğsü sarması gibi) batınınızdır. Ama bu birleşme sadece başlangıçtır, onu yeşertecek verimli topraklara gereksinim duyar (Rahim, esirgeyen, koruyan, acıyan; 'Akşam oldu, sabah oldu ve altıncı gün oluştu', rahme ekilme 6. günde olur).[2] Bu aşamada ne damar vardır ne kalp, ne de onları oluşturacak bir taslak, kürenin ekvatorundan kaynaklanan iki plaka kapandığında kaba haliyle iki tüpe dönüşür. Nihayetinde sırt, karın ve arasında kalan üçüncü plaka gelişir; sırtta kalandan sinir sistemi, arada kalandan kaslar ve ekleri ve en içte kalandan da yuvarlanıp kapanınca batın, bir ucu kapalı solunum ve iki ucu açık sindirim sistemleri oluşur. Ne kalbin önceliği vardır ne de beynin, öncelik üreme hücrelerine -yeni germi oluştururlar- ardından da kana aittir. Cenin genin işi değildir, ama hepsi "zarlarla sarılıdır".[3]

2 Tek tırnak içindeki alıntılar Eski Ahit'in Yaratılış bölümündendir.
3 Drews U. Renkli Embriyoloji Atlası, Nobel Tıp Kitabevleri ve Yüce Yayıncılık, 2000.

Gelişim vücudun eksenlerinde sağdan sola ve baştan ayağa bir yön izler; bunu, kemik kırıklarının kemik zarının (periost) reaksiyonu ile iyileşmesinde de görürüz, tamir baştan ayak (kuyruk) yönünedir.[4]

Gelişimin devamında ise ceninin boyun bölgesindeki kavislerden tiroid, hipofiz gibi dokular ortaya çıkar. Yüz şekillenir ve aslında iki taraftan oluşan bu dokular nihayetinde ortada kapanır. Orta hatta kapanma kusuru varsa, yarık damak ya da yarık dudak denen anomaliler gelişir; ortadaki kapanma kusurları karında ve sırtta da nadiren görülebilir. Yani gelişim, aslında iki yarımın ortada kavuşması demektir. Bu süreç simetrik başlar, karaciğerin sağda, dalağın solda olmasını belirleyen tüysü uzantılardır (primer silia). Moleküler biyoloji yön kavramını primer silia adı verilen ve kırmızı kan hücreleri dışında bütün hücrelerde bulunan tüysü organelin uyarılmasına bağlar. Birkaç milimetrelik embriyoda bu uyarının kısa mesafeler için yeterli olduğu düşünülür. Bunun mekanizması bilinmez, aynen bir "yaşam suyu" gibidir (kitabın sağdan ya da soldan verilmesine benzer), suyu tersten üflerseniz, karaciğer sola değil, sağa yerleşir.[5,6,7,8,9,10]

Sölom (Latince gök, sema, gök kubbe anlamında) adı verilen doku bütün iç organların kaynağıdır. Sadece göğüs kafesi içinde bulunan akciğerler değil, karın içerisinde bulunan bütün organlar da (bağırsaklar, karaciğer, pankreas, üreme organları) sölomdan gelişir, o nedenle bu yapıyı içeren canlılara "sölenteratlar" adı verilir. Kalbin taslağı ve ana damarlara paralel olarak sölom içinde kalan diğer organlar oluşmaya başlar. Batının içi sölomla döşelidir (dış periton), bu zar aynı zamanda iç organların neredeyse tamamını sarar (iç periton). Midenin alt kenarından bir dantel örtü gibi uzanır, kubbede sancak gibi serbestçe salınır. Bu dantel (omentum, om: kehanet, işaret) öyle görünse de aslında gelişimden kalan bir artık değildir. Daha çok sarıp sarmalamak, haber vermek eğilimindedir. Nerede bir sorun olsa gider oraya sarılır; mesela sorun apandisitse, patlamasın diye üstüne kapanır. Cerrahlar onu düz bir zar

4 Claes LE, Heigele CA. Magnitudes of local stress and strain along bony surfaces predict the course and type of fracture healing. J Biomech 1999; 32:255-266.
5 Davenport JR, Yoder BK. An incredible decade for the primary cilium: a look at a once-forgotten organelle. Am J Physiol Renal Physiol 2005; 289:F1159-F1169.
6 Schweickert A, Weber T, Beyer T et al. Cilia-driven leftward flow determines laterality in Xenopus. Curr Biol 2007; 17:60-66.
7 Blum M, Weber T, Beyer T et al. Evolution of leftward flow. Sem Cell Dev Biol 2009; 20:464-471.
8 Schweickert A, Walentek P, Thumberger T et al. Linking early determinants and cilia-driven leftward flow in left–right axis specification of Xenopus laevis: A theoretical approach. Differentiation 2012; 83:S67-S77.
9 Dizdar Y. Varoluşun temel ilkeleri, görünenin anlamla birleştirilmesi (Bu bir anahtar yazıdır). DÜNYA Gazetesi, 13.6.2012.
10 Satir P, Christensen ST. Structure and function of mammalian cilia. Histochem Cell Biol 2008; 129:687-693.

sanırlar, ameliyatları kolaylaştırmasıyla tanırlar. Bu adın nereden çıktığı bilinmez ama sölom bizim coğrafyada "sela" olarak bilinir. Nasıl kaftan üstlük demekse, Almancada Koffer (sandık, bavul) olur. Dillerin karıştırılmadığı dönemden kalmış olsa gerek, izini sürerseniz bizde de belki bir karşılığı bulunur. Mevtayı (ölüler) yıkarsınız, kılıfa (kefen) sararsınız, yani yeniden tohum olur. Topraktan gelmiş olanın toprağa döndürülmesidir, tohumun yeniden ekilmesidir, yeşermesi için uygun zaman gelene dek. Ardından okuduğunuz yine aynı söloma göndermedir, belki de bu yüzden "sala" verilir (Osmanlıca, sala: cenazeye çağırmak için okunan salavat; sela: cenin torbası), geldiği toprağa geri gönderilir.[11]

Genel olarak baktığınızda sindirim sisteminin büyümesi de aslında baştan kuyruğa doğrudur. Hatta sindirim sisteminin bağırsaklar olarak adlandırdığımız bölümünün gelişimi doğumdan sonra da sürer, kalınbağırsaklar alınan gıdaların içeriğine bağlı olarak da gelişir. Sölomdan gelişen zar sistemi sonunda akciğerleri saran plevraya ve batın organlarını saran peritona dönüşür. Organların işlevsel dokusunu oluşturan parankim yapı olarak hassas değildir, hassas olan onları çevreleyen bu zarlardır. Testislerin etrafını kaplayan zar da aslında batının bir uzantısıdır, testisler batında meydana gelir, sonradan skrotum denen torbaya inerler. Zatürree akciğer zarına erişmeden keskin bir ağrı yapmaz. Apandisit de zara erişmediği sürece müphem bir sancısı vardır, ne zaman ki delinir, hasta o zaman yerini ayan beyan bilir, kıvranır. Bu gözle bakıldığında sölom (sela zarı) hem batını içten kuşatan, hem de organları koruyan ayrı bir organ özelliği gösterir.[12] Karındaki bütün organları besleyen tek ana atardamara da "sölom (sela) kütüğü" manasında "truncus coeliacus" (trunkus çöliyakus) adı verilir. Diyaframın hemen altından çıkar, karaciğer, dalak, mide ve bağırsak bu ana arterden beslenir.[13]

Sonuç olarak sindirim ve sinir sistemi dürülür (tüpler oluşur), arada kalan tabakalarla "ete kemiğe bürünür" (deyim tamamen doğrudur, kaslar öne ve arkaya doğru gelişerek karın boşluğunu kapatır). Bu gelişimin belli bir aşamasın-

---

11 Kelime anlamları Ferit Devellioğlu'nun Osmanlıca-Türkçe Ansiklopedik Lugat (Aydın Kitabevi Yayınları, 2008) ve Dr. Sina Kabaağaç ve Erdal Alova'nın Latince Türkçe Sözlük (Sosyal Yayınları, 1995) adlı eserlerinden alınmıştır.

12 Funayama N, Sato Y, Matsumoto K et al. Coelom formation: binary decision of the lateral plate mesoderm is controlled by the ectoderm. Development 1999; 126:4129-4138.

13 Bu durum Kuran'da Tarık Suresi'nde "yaşam pınarınız bel ile kaburga kemikleri arasındaki bir yerden fışkırır" sözünde belirtilir: "Göğe ve tarıka andolsun. Tarıkın ne olduğunu bilir misin sen? O karanlığı delen yıldızdır. Hiçbir can yoktur ki başında bir koruyucu olmasın. Öyleyse insan neden yaratıldığına bir baksın. Fışkıran su damlacığından yaratıldı. Bel ile kaburga kemikleri arasından çıkan. Allah onu tekrar yaratmaya kadirdir. Gizli işlerin ortaya çıkarıldığı günde. Onun hiçbir gücü ve hiçbir yardımcısı olmaz." O sizin yaşam pınarınızdır, dahili topraklarınızı sulayan kaynağınızdır.

dan sonra kol ve bacaklar bir uzantı olarak büyümeye başlar. Bunların çıkmaya başladıkları bölge, gelişim aşamasında vücudun geneline göre kollar için daha aşağıda, bacaklar içinse daha yukarıdadır. Buna bağlı olarak kol kalbin yansımasını alır. Bacakların çıktıkları bölge aslında kertenkele gibi, iki yandandır, böbreği geliştiren dokunun bile üzerindedir, uzamanın sonrasında aşağıda kalırlar. Kök doku yukarıda olduğundan, bacaklar batın alt kısmı ve böbreklerle "ilişkili" olma durumunu sürdürür. Bu durum tıp açısından önemlidir, çünkü pek çok hastalığın belirtisi bacaklarda kendini gösterir. Öte yandan, tabanlarda batın içindeki organların izdüşümleri bulunduğu şeklindeki Uzakdoğu tıp yaklaşımının da aslında mantıklı bir nedeni olduğuna işaret eder.

Yumurtanın gelişiminin nasıl olduğuna dair okuduklarım canlı gelişimine ilişkin pek çok noktaya da dolaylı olarak ışık tutmuştur. Batı bilimi yumurta kabuğunu her ne kadar içeriğin mikroorganizmalara karşı korunması olarak anlatırsa da, süreç o kadar basit görünmemektedir.[14,15,16,17] Çünkü kabuğun gelişimi de kollajen ve glikozaminoglikan sentezine bağlıdır, kalsiyum ancak bu matriks üzerine çökebilir. Bu anlamda baktığınızda aslında yumurta kabuğu, tamamen kemiğin lamellar, endosteal gelişimine benzer bir özellik gösterir. Dolayısıyla matrikse kalsiyum yerleştirilmesinin amacı aslında zararlı etkenlerden daha başka bir şeye karşı korumak ya da olanak sağlamak gibi görünmektedir, çünkü kemik içeride olduğundan bakterilerle zaten teması yoktur. Benzer durum kafatası kemiklerinin kalsifikasyonunda da görülür. Bunlar membranöz kemik olarak adlandırılırlar ve kafa kaidesinin gelişiminden farklı bir özellik gösterirler. Yüzün gelişimi de kıkırdak kökenlidir, bu da olasılıkla yüz naklini mümkün hale getirir.[18] Beri yanda, tavuğun yumurtlamasının mutlaka güneş ışığına bağlı olması, hastalıklar ve yarattığı sorunlar açısından gece-gündüz kavramını da çağrıştırır. Mesela ateş gece artma eğilimindedir, hastaların ağrıları da gece şiddetlenir. Canlı besbelli ki kozmik başka bir kavrama bağlıdır, kemiklerin gece uzaması ve bağ dokusunun özellikle gece yapılması, tıbbın girdiği akıl tutulmasında bu doğal kavramlardan uzaklaşmasının mantıksızın ötesinde, hatalı olduğuna işaret eder.

---

14 Yves Nys Y, Gautron J, Garcia-Ruiz JM et al. Avian eggshell mineralization: biochemical and functional characterization of matrix proteins. Comptes Rendus Palevol 2004; 3:549-562.
15 Nakano T, Ikawa NI, Ozimek L. Chemical composition of chicken eggshell and shell membranes. Poultry Science 2003; 82:510-514.
16 Mann K, Olsen JV, Macek B et al. Phosphoproteins of the chicken eggshell calcified layer. Proteomics 2007; 7:106-115.
17 Mann K, Macek B, Olsen JV. Proteomic analysis of the acid-soluble organic matrix of the chicken calcified eggshell layer. Proteomics 2006; 6:3801-3810.
18 Stern CD. Common molecular pathways for patterning of the body axis, limbs, central nervous system, and face during embryonic development. Cleft Palate Craniofac J 1995; 32:525-526.

Varoluşun ara-yüzleri

Ana gelişim kademelerinin bütünü yavru doğmadan tamamlanır. Ama yavrunun esas bundan sonra başlayacak macerası bir adaptasyon öyküsüdür. Biz bu adaptasyon öyküsünü "bağışıklık sistemi" mantığına indirgeyerek, yani "vücudun yabancı mikroplara karşı korunması" yanılsamasına kapılarak biraz fazla basitleştiriyoruz. Oysa sistem korunma mantığıyla değil, adapte olmak amacıyla çalışmaktadır. Anne karnındaki doğuma yakın bebeğin sistemleri aslında dış ortamda yaşayabilmesi açısından yeterlidir. Ancak anne karnında bebek steril ortamdadır, ana sorun dış ortamla karşılaştığında geliştireceği adaptasyondur. Bebek bu adaptasyonu kendi olanaklarıyla sağlamaz, sağlayamaz. Adaptasyon onu dışarıya bağlayan yüzlerin mikroorganizmalarla kolonize olması sayesinde gerçekleşir. İlk bölümlerde detaylı anlattığımız gibi, sindirim sisteminin adaptasyonu ve işlevini yerine getirebilmesi, mikroorganizmaların oluşturduğu floraya (mikrobiota) bağlıdır.

İnsan vücudunun üçü fiziksel, biri soyut dört tane ara-yüzü vardır. Fiziksel olanlar sindirim kanalı, cilt (deri), akciğerler ve soyut olan ise dış dünyayla aklını kullanarak etkileşime girdiği bilincidir. Doğumla birlikte vücudun başlıca ara-yüzleri de hızla adaptasyona uğrar. Bu durum Antik Çağ'ın dört elementiyle garip bir benzerlik gösterir. Doğum kanalından geçerken çocuğa geçen bakteri kolonileri, daha sonra emilen sütle bağırsaklardaki ilk bakteri florasını oluşturur. Bağırsaklar ve florası insanın dahili toprakları, alınan gıdaların işlenip hazırlandığı toprak yüzüdür, tam ve katışıksız ürünler ister. Sağlıklı beslenen bir annenin sütü ve onunla gelişmeye başlayan bağırsak florası, çocuğun ileride sağlıklı bir yaşam sürdürmesinin anahtarlarlarıdır. Bebek dış dünyayla ikinci tanışmasını aldığı ilk nefesle yapar, aslında ağlamaktadır ama nefes de bu sayede ciğerlerine dolar. Akciğer vücudun hava yüzüdür, bakteriler bulunmaz, ama neye adapte olduğu henüz bilinmemektedir (belki de adapte olmadığından sürekli nefes alıp vermek zorundayızdır). Bu nedenle akciğerlere giren hava temiz olmalıdır. Bir üçüncü ara-yüz de tendir, ten bedenin kabı değil, adaptasyonun bir şeklidir. Tende bulunan bağışıklık/adaptasyon sistemi hücreleri, sindirim ve solunumun ardından dış dünyayla olan diğer tanışmayı sağlar. Cilt anne rahminde bulunduğu ortam nedeniyle su yüzüdür, bakterilerle kolonize edilerek adapte olur.[19] Bebeklerde ten erişkine göre dış dünyaya çok daha geçirgendir. Bu nedenle bebeklerde cilde temas eden her şey doğal

19 Fredricks DN. Microbial ecology of human skin in health and disease. J Invest Dermatol 2001; 6:167-169.

olmalıdır, dahası aşırı hijyen saplantısı da tanışmayı engeller. Evin "steril" ortamında yetiştirilenler, alerjik durumlara çok daha açıktır, bunun gelecekteki muhasebesi aşırı duyarlılığa zemin hazırlamasıdır. Yaşamla birlikte aslında bir yerde kirlenen vücut, düzenli olarak arındırılmalıdır. Cilt suyla temizlenir, ama sindirimi temizlemenin yolu, toprakları nadasa bırakmaktır, bunun karşılığı bütün öğretilerde oruç olarak adlandırılır. Nefesi temizlemenin ise alıp-vermek dışında bir yolu yoktur, işte o yüzden "Olmaya devlet cihanda 'bir nefes sıhhat' gibi" deyişiyle karşılığını bulur.

Yaşamın bütün ara-yüzleri bir şekilde içeriyle bağlantılıdır. Bu bağlantı, yağların emilimi hariç doğrudan yapılmaz. Vücuda alınan yabancı unsurlar da bir şekilde ara işlemden geçirilir, biz bunları işleyen hücreleri "antijen sunan hücreler" ("antigen presenting cells") olarak tanıyoruz. Ciltteki dendritik hücreler, yardımcı T hücreleri gibi bağışıklık sisteminin hücreleri yabancı olanı vücuda tanıtır.[20,21,22] Bu şekilde baktığınızda dışarıdan içeriye bir "denetim" söz konusudur, her şeye göre en içte olan kana geçiş, nöbetçilerin denetimine tabidir. Nöbetçilere de lenfatik sistem adı verilir (meme cerrahisinde son yıllarda giderek fazla uygulama alanı bulunan "sentinel nod" örneklemesi de bu özelliğin bir sonucudur). Lenfatikler vücudun özellikle dıştan giriş olan bölgelerinde yoğunlaşır. Ağız bölgesi (yutak), akciğerlerin kökü (mediasten) genel olarak sindirim sisteminin bütünü ve genital bölge lenf düğümleri açısından zengindir (bu yaklaşımın uymadığı durum kolların vücuda kavuştuğu koltuk altı ve bacakların kök bölgeleridir). Sadece karaciğer, beyin ya da timus gibi çevirmenler nöbetçiden muaf tutulur, çünkü onların görevi "işleyip iletmektir".

Canlının kendine özgü geometrisi, adaptasyon ve lenfatikler

Ancak canlı vücudunun kendine özgü geometrisinde ilk başta fark edilmeyen, ancak belli sistematik içerisinde bakıldığında anlaşılan yapısal özellikler de vardır. Bunlardan bazıları kalınbağırsakların boğumlanmaları (haustralar), nefes borusunun halkaları ve omurganın segmentleridir (omurga kemikleri ve diskler). Kalınbağırsak boğumları "sistemik skleroz" denen hastalıkta

20 Kripke ML, Munn CG, Jeevan A et al. Evidence that cutaneous antigen-presenting cells migrate to regional lymph nodes during contact sensitization. J Immunol 1990; 145:2833-2838.
21 Celia M, Sallusto F, Lanzavecchia A. Origin, maturation and antigen presenting function of dendritic cells. Curr Opin Immunol 1997; 9:10-16.
22 Porcelli SA, Modlin RL. The CD1 system: Antigen-presenting molecules for T cell recognition of lipids and glycolipids. Annu Rev Immunol 1999; 17:297-329.

kaybolur.[23] Bu yapılar bugüne dek sadece "faydacı" yaklaşımla değerlendirilmiş ve her birine sadece işlevleri yüklenerek başka olasılıklar göz ardı edilmiştir. Nitekim sindirim sisteminin kas yapısı kalınbağırsakta tamamen değişir, çeperi saran kaslara tenia adı verilen üç tane boylamına kas eşlik eder. İlgi çekici olan nokta boylamına olan kas değil, bunun üç tane olmasıdır, çünkü beden genel olarak duplikatif özellik gösterir (iki göz, iki böbrek vb.), o zaman tenianın da prensip olarak iki tane olması gerekir. Bu durum apendiks anomalilerinde de kendini gösterir, apendiks nadiren çift olabilir, ama üç tenia olmasına rağmen üç apendiks bildirilmemiştir.[24] Nitekim kollar ve bacaklar da vücuttan tek kemikle çıkar, ön kol iki kemiklidir ama sonra elde beşe ayrılır. Bu beşe ayrılmanın botanikteki karşılığı ise karpellerdir ve bitkilerde de benzer özellik gösterir.[25]

Kendine özgü geometri lenfatik sistemde de kendini gösterir. Lenfatiklere ilişkin en erken erişebildiğimiz kaynak balık lenfatiklerini kapsar.[26] Lenf düğümüne dokudan gelen toplayıcı kanal bir uçtan girerken, getiren ve götüren kan damarları (arter ve ven) ortasından (hilus) girer.[27,28] Bu kendine özgü yapı bütün lenf düğümlerinin ortak özelliğidir. Buna karşılık lenfatik yapılar özellikle vücudun dış yüzeylerinin ya üzerinde yoğunlaşır (cilt, bağırsaklar ve ağızgeniz girişi) ya da bunların kökünde yığılım gösterirler (boyun, mediasten, çölyak bölge).[29] Yapı ortaktır, ama bir istisnası dalaktır. Dalağın arter ve ven girişi vardır, ama lenf düğümlerine özel kapsül girişi yoktur. Bu durum dalağı lenfatik olmaktan çıkarmaz, ama periton boşluğunu dalağın taşıyıcı sistemi haline getirir. Yapısal özelliğe bakıldığında lenfatikler hep dıştaki "hastalık yapan" etkenlere (patojenler) karşı savunma olarak algılandıysa da, içte böyle bir ayrımın olması "art arda koruyucu bariyer" mantığından "vücudun farklı dokularının kana adaptasyonu"na kayar. Dalak kanın değil, periton boşluğunun, yani sölomun lenfatiğidir.

Yüzeylerin beslenme yolu olarak "içerik"

Sistem gelişirken olgunlaşmayla birlikte bir şekilde sülfürlenmek duru-

23 Martel W, Chang SF, Abell MR. Loss of colonic haustration in progressive systemic sclerosis. Am J Roentgenol 1976; 126:704-713.
24 Yanar H, Ertekin C, Unal ES et al. The case of acute appendicitis and appendiceal duplication. Acta Chir Belg 2004; 104:736-738.
25 Ferrándiz C, Fourquin C, Prunet N et al. Carpel development. Adv Bot Res 2010; 5:1-73.
26 Hunter W. An account of the lymphatic system in fish. Phil Trans (1683-1775), 1769-01-01. 59:204-215.
27 Butler MG, Isogai S, Weinstein BM. Lymphatic development. Birth Defects Res C Embryo Today 2009; 87:222-231.
28 Swartz MA. The physiology of the lymphatic system. Advanced Drug Delivery Reviews 2001; 50:3-20.
29 Skandalakis JE, Skandalakis LJ, Skandalakis PN. Anatomy of the lymphatics. Surg Oncol Clin N Am 2007; 16:1-16.

mundadır. Sülfürün neden olgunluk derecesine bağlı bu kadar özel bir önem gösterdiği belli değildir. Ama genel olarak bakıldığında sülfür hep dış dünyayla temas alanlarında ya doğrudan doku içerisinde ya da salgılarda yoğunlaştırılır. Bu aslında yumurtanın kabuğu mantığını güder görünmektedir. Çünkü mesele kemik olduğunda sterilite diye bir sorun söz konusu değildir. Dahası kemiğin iskeletin oluşturulmasını sağladığı ya da dik durmaya yaradığı bizim basitleştirilmiş kabullenmemizdir.

Ancak sorgulamanın eksik kaldığı alanlar aslında tahmin edilenden çok daha fazladır. Bağırsak gibi sindirim sisteminin en önemli bölümü kendi yüzey beslenmesini aldığı besin içeriğinden yapar. Aynı kavram peki neden mide için söz konusu olmasın? Peki ya kan damarları, onların iç tabakalarının da doğrudan kandan beslendiği bilinir, zira damar duvarını besleyen kapillerlere ancak aort gibi büyük damarlarda rastlarsınız. O halde idrar yolları gibi dokuların iç yüzeyinin idrar içeriğinden besleniyor olması olasılığını da göz ardı edemezsiniz. Aynı yaklaşım beyin omurilik sıvısı (BOS) için daha fazla geçerlidir, iç yüzeyi kaplayan epandim dokusu doğrudan BOS'tan beslenir. Peki ama bu durum eklemin iç yüzeyini dolduran sıvı için neden geçerli olmasın, elbette geçerlidir. Çünkü kıkırdak dokusuna bakıldığında durum daha karışıktır, kıkırdak dokusu ve omurgaların arasını dolduran diskler fazlasıyla kalın olmalarına rağmen kandan tamamen ayrıştırılmıştır. Buralarda beslemenin sızma (difüzyon) ile olduğu varsayılır. Oysa bu açıklama bile yeterli görünmemektedir, zira ciddi fiziksel yük taşıyan bu dokuların ihtiyacı da metabolizması yüksek diğer dokulardan az olmamalıdır. Vücudun geneline bakıldığında aslında kandan bütünüyle ayrıştırılmış bir sistem söz konusudur. Kan her ne kadar kapiller damarlar aracılığıyla aslında dokunun içinde akarmış gibi görünse de doku ve kan arasında ihtiyaç durumunda makrofajların geçişi dışında büyük molekül alışverişi bile olmaz. Bu hatta olasılıkla damar ve içinde akan kan için de geçerlidir. Damar duvarı özel bir kollajen matriksle döşelidir. Kan için bu matriks her an kurulmaya hazır olarak akışkan varlığını sürdürür, kurulduğunda ise pıhtı adını alır.

Matriks degradasyon sendromu

Bu okuduklarımızdan çıkan sonuç ve hastalıkların seyri işte bu yüzden organik bir bozukluktan çok, matriks dokusu sentezinin bozulmuş olmasına işaret etmektedir. Kollajen matriks dokusu farklı organlarda farklı özellik gösterir, bunu sakatat yiyenler bile deneme şansına sahiptir. Karaciğerin matriks dokusu zayıftır, ancak organın metabolik işlevini de sağlayan yenilenme özelliği yüksek olduğundan işleve yönelik sorun ortaya çıkması beklenmez. Dahası karaciğer sindirim sisteminden gelen kanı ilk alan organdır, o nedenle beslenmenin rezervleri karaciğerde tutulur. Buna karşılık tiroidin, böbreküstü bezinin matriksi de zayıftır. Bu durum kadınlarda tiroid nodüllerinin erken gelişmesini, Hashimato tiroiditi gibi otoimmün hastalıkların ve meme tümörlerinin erken yaşa kaymasının neden gıdanın endüstrileşmesine paralel daha hızlı arttığını açıklayabilir. Matriks dokusunun yapım bozukluğu kanla tiroid arasındaki etkileşimi kolaylaştırır, üstelik tiroid iç salgı sisteminin en önemli organlarından biri olduğundan çok fazla kanlanır. Bu durum elbette bağ dokusu gevşek olan pankreas için de geçerlidir, nitekim diyabetin gıdanın endüstrileşmesiyle katlanması rastlantısal değildir. Oysa dalak da çok kan alır, ancak matriks dokusu özellikle elastinden zengindir, primer ya da metastatik dalak tümörleri nadirdir.

Matriksin kurulumu fibroblastlar tarafından yapılır, ancak belli bir döngüye tabidir. Kanser olduğu söylenen hücrelerin invazyon yetenekleri de, matriksi yıkan matriks metalloproteinazlarına bağlıdır. Ancak bu durumun hücrenin becerisi mi, yoksa matriksin yapısal bozukluğu mu olduğu hiç sorgulanmamıştır. Benzer şekilde hücre-matriks etkileşimini sağlayan proteoglikanlar gibi maddelerin yapımının da kanser hastalığında değişmiş olduğu görülür, ama neyin neden neyin sonuç olduğu sorgulamaya açıktır. Dolayısıyla endüstriyel gıdanın yarattığı dokunun işlevine yönelik bir kusur değil, matriksin degradasyonudur, o nedenle gıdanın endüstrileşmesinin meydana getirdiği bu hastalıklara "matriks degradasyon sendromu" adını veriyorum. Ancak ana sorunlardan biri, bu hastalıkların en azından bir kısmının ne tür bir hastalık olduğu, bilinen yöntemlerle tedavi edilip edilemeyeceğidir. Örneğin kanser "marker"ı olarak adlandırılan belirteçler, romatizmal hastalıklarda da yükselir.[30]

Kanser tedavisinde kullanılan çoğu ilaç zaten kollajen yapımını bozarak matriksi yıkar. Bu ilaçların bir kısmının başarısı olasılıkla sadece tümör hücrelerini öldürmeleri değil, matriksin yapımını dolaylı olarak değiştirmeleridir; romatizmal hastalıklardaki kullanımları da bağışıklık sisteminin baskılanmasından öte, bu etkileri sayesinde ortaya çıkabilir. Ne var ki, bu özellik kanserde kemoterapinin aşırı kullanılması durumunda hastaların olumsuz etkilenme-

30 Szekanecz E, Andor ZS, Antal-Szalmas P et al. Increased production of the soluble tumor-associated antigens CA19-9, CA125, and CA15-3 in rheumatoid arthritis. Potential adhesion molecules in synovial inflammation? Ann NY Acad Sci 2007; 1408:359-371.

lerine de yol açar. Kemoterapi uygulansa da hastanın sağlığına kavuşabilmesi için gereken esas unsur gerçek gıdanın, kaynakların teminidir. Günümüzde büyük şehirlerin hastalar açısından açmazı, hastanın tedavi gördüğü bu merkezlerde beslenme olasılığının da giderek azalmasıdır, ilaç endüstrisinin mamaları bu ihtiyacı karşılayamaz. Nitekim kimi hastaların "artık yapacak bir şey yok, köyüne dönsün" tavsiyesi üzerine şifayı köyünde yakalayabilmesi de kaynak temini görüşünü desteklemektedir.

Bölüm 14:
Beslenmenin ekonomisi, uluslararası boyutta derin ticaret zinciri

Nezih Demirkent'in değerli anısına...

Gösterdiği baba şefkati, kazandırdığı gazetecilik ahlakı ve "itibarın satın alınamayacağı" felsefesi için.

Ülkemizde gıdanın hızla endüstrileşmesi aynı hızla ortaya çıkan çok ciddi bir sorun oluşturur. Ancak aşağıda olabildiğince detaylı anlatacağımız düzenlemeler gıdanın içerik kaybına neden olmakla kalmayıp, endüstriyel gıda üretimini doğrudan ya da dolaylı desteklerken, Türkiye'nin tarımsal üretimine de kalıcı hasar bırakabilen çok hatalı yaklaşımlardır. Fakat Avrupa Birliği (AB) ülkelerine baktığınızda da durum çok iç açıcı görünmemektedir. Türkiye Gıda ve İçecek Dernekleri Sanayii Federasyonu'nun (TGDF) daveti sayesinde görme şansına eriştiğimiz tablo, Avrupa'da da gıdanın hızla endüstrileşmekte olduğudur. Ancak işin ilginç yanı, Türkiye siyasi alanda giremediği AB'ye gıda alanında çoktan girmiş görünmektedir. Türkiye AB'ye resmen üye olmasa da, 2006 senesinde özel davetle gözlemci üye olarak konfederasyona katılmıştır ve tam üye muamelesi görmekte, o statüde değerlendirilmektedir. TGFD Başkan Vekili Rint Akyüz bunun sebebinin Türkiye gıda ve içecek sanayisinin gücü olduğunu, şu anda Türkiye'nin ikinci büyük sektörü olmasına karşılık bir kaç sene sonra zirveye tırmanacağını belirtmiştir. Bu ekonomik açıdan doğrudur. Yıllardır izlediğimiz sektörel toplantıları dikkate aldığımızda, TGDF en donanımlı ve konuya Avrupa ve olasılıkla dünya çerçevesinde hâkim insan gücünden oluşur. TGDF özellikle ihracatta geçen sene Cumhuriyet tarihinin rekorunu kırarak işlenmiş gıda ürünleri ihracatında 10 milyar dolar sınırına dayanmış, sektör yüzde 181 dış ticaret fazlası vermiştir. Gümrük Birliği'ne rağmen AB ile yapılan dış ticarette ihracat ithalatın iki misli üzerinde gerçekleşmiş ve aynı oran tüm dış ticarete de aynen yansımıştır. Akyüz'e göre Türkiye'nin bulunduğu coğrafyada 600 milyon insan yaşamaktadır ve aynı bölgede gerçekleşen 1,5 trilyon dolar civarındaki gıda ticaretinde Türkiye'nin payı yüzde 1'in biraz üstündedir. TGDF bunun yüzde 2-3'lere taşınması için çalışmakta ve bu başarıyı elde etmemek için herhangi bir sebep bulunmamaktadır.

Avrupa gıda ve içecek endüstrisi de bir trilyon avroya yaklaşan iş hacmiyle (956,2 milyar avro) Avrupa'nın en önemli imalat endüstrisini oluşturur. Bu nedenle 2020 AB Stratejisi doğrultusunda sürdürülebilir büyümenin ve ekonomik iyileşmenin desteklenmesinde çok önemli bir role sahiptir. Ancak mesele gıda ve sağlık olduğunda bu düzeye varmış bir endüstriyel mantık pek sürdürülebilir görünmemektedir. Çünkü Avrupa Gıda Güvenliği Otoritesi (EFSA) de konuya sağlık tarafından değil, daha çok düzenlemelerin uygulanması açısından yaklaşmaktadır. Bu durumda Avrupa'da endüstriyel gıdanın geleceğini bizim ülkemiz için pek geçerli olmayan üretici kooperatiflerinin belirleyeceğini varsayabiliriz. Zira toplumun ne yediğinin farkında olmaması durumunda, endüstriyel gıdanın tehdit edeceği ikinci unsur küçük ve orta boy işletmelerdir (KOBİ). Oysa bu kadar donanımlı ve düzenli bir endüstri için KOBİ'lerin de ciddi sorun yaratacağını sanmıyoruz. Toplantıya İtalya Parma'dan katılan bir küçük üreticinin sorusu da bu kırgınlığı dile getirdi, ancak "Parma salamının yerel marka sayılamayacağı" yanıtını aldı. Bu aynen Van peynirinin isminin tescilli olmaması gibi bir durumdur, o peyniri üreten, adıyla anılmasını sağlayan geleneğe derin bir haksızlık oluşturur. Endüstrilerin hedeflerinin tümüyle gerçekleştirilmesi güce güç katsa da, sürdürülebilir ekonomik iyileşme ve vatandaş (hem üreten, hem tüketen; "sadece tüketici" değil) refahı açısından uygulanabilir değildir. Toplantıda da endüstriyel gıdanın sağlık etkileri açısından Avrupa'nın da kafasının karışık olduğu sonucuna vardık.

Avrupa'nın tarımsal üretim anlayışının istisnası İngiltere

Bu yaklaşımın bir istisnası belki İngiltere'dir. İngiltere daha önce yaşadığı deli dana krizi nedeniyle üretimini bütünüyle doğala çevirmekte, özellikle hayvansal üretimde yem kavramından olabildiğince uzaklaşmaktadır. Bundan yaklaşık 25 yıl önce ortaya çıkan deli dana hastalığı yaklaşık 4,5 milyon sığırın itlaf edilmesiyle sonuçlandı. Hastalığın ortaya çıkışı özellikle büyükbaş hayvanlara bir önceki jenerasyondan kalan kan, kemik, sakatat gibi artıkların yem olarak yedirilmesine bağlandı, oysa düz mantıkla böyle bir sorun yaşanabileceği öngörülememişti. "Prion hastalıkları" olarak da adlandırılan bu nadir tablo insanlara da bulaştı. Aradan geçen zaman zarfında hastalığın insanlarda tekrar görüldüğü bildirilmedi. Ülke geneline bakıldığında bütün arazinin serbestçe dolanan, daha doğrusu başlarında ne çoban ne köpek bulunan koyun ve ineklerle dolu olduğunu görüyorsunuz. İngilizlerin bu kadar doğal bir üretim modelini benimsenmiş olması bu nedenle şaşırtıcı değil.

Biz de konuya önem veren arkadaşlarımız aracılığıyla market ve üretim sistemini görmek amacıyla İngiltere'ye üç günlük bir gezi gerçekleştirdik. İngiltere AB üyesi olmasına rağmen, aslında pek çok alanda dışında kalmış görünüyordu. Daha doğrusu İngiltere'de, bizim AB'ye girebilmek adına yaptığımız değişikliklerin pek azı gerçekleşmişti. Öyle ki para birimleri bile değişmemişti, tarımsal faaliyetlerde de endüstriyel üretim modelinden çok, köylüyü koruyan bir yaklaşım kendini açıkça hissettirmekteydi. Marketlerde satılan ürünlerin çoğu "Co-operative" (kooperatif) markasını taşıyor. Tüketmeye hazır sebze karışımları, salatalar vb. ürünler bir kaç günlük kısa raf ömrüne sahip, arkadaşımız tüketilmediği takdirde bozulduklarını açıkça ifade etti. Konserve ürün miktarı çok kısıtlı, daha çok geleneksel olarak tükettikleri fasulye vb. ürünlerin konserveleri var. Bütün marketlerde ağır bir "doğal/organik" hassasiyeti hâkim. İngiltere adası ürünlerin bir kısmını ister istemez uzak coğrafyalardan alıyor (mesele İspanya'dan karpuz, Türkiye'den kiraz, incir), ancak ithalat kuralları gereği organik olmak zorunda.

Bulunduğumuz süre içerisinde çok sayıda market gezdik, gördüğümüz kadarıyla İngiltere'de UHT kutu süt denen bir mevhum yok. Homojenize edilmiş olmasına rağmen bütün sütler birkaç günlük kısa raf ömrüne sahip. Kutuların bazılarında "hafifçe homojenize" ibaresi bulunması, İngilizlerin homojenizasyon basıncının yol açtığı değişikliklerden haberdar olduğuna işaret ediyor. Bir önemli farklılık da, İngilizlerin sütten elde edilen kremayı ayrıca ciddi miktarda tüketiyor olmaları. Benzer durum raf ömrü kısa meyve suları için de geçerli, uzun ömürlü kutu meyve suyu diye bir kavram yok. Bizdeki karton ambalaj sistemi birkaç ürün dışında (örneğin soya sütü) bizim gördüğümüz marketlerde hiç, ama hiç bulunmamakta. Dolayısıyla açıkça söylenebilir ki, İngiltere'de marketlerde satılan kısa raf ömürlü ürünlerin genele oranı ülkemize göre çok fazla. Mesele peynir olduğunda, öyle bizdeki gibi çeşit çeşit taze kaşar markası yok. Ama bizim ülkemizde hiç vaki olmadığı üzere, satılan peynirin üzerinde "olgunlaşma derecesi" açık bir biçimde yazıyor. Malum bizde peynir ya tazedir ya da eski. Oysa daha önce çok sınırlı da olsa değinmiştik, mayalanmış ürünlerde içerik olgunlaşmayla birlikte değişir; bu, mikroorganizmaların katkısıdır.

İngiltere bu olgunlaşma durumunu beş dereceye ayırmış, "1" hafif (mild) aroma anlamına geliyor, "5" ise iyice olgunlaşmış anlamında, arada da elbette ciddi bir fiyat farkı bulunmakta. Bizim peynir üreticilerinin yolunun oradan geçtiğini zannetmiyoruz, gerekli de değil. Ama gıda işini kendine meslek edinmiş mühendislerin de bu konuda bugüne dek bir şey söylediklerini hiç duymadık.

Organik üretimin felsefesi "küçük işletmelerin desteklenmesi"

Tıpkı süt için söz konusu olduğu üzere, İngiltere'de bizdeki gibi çok sayıda piliç markası da bulunmamakta. Üstelik onlarda satılan daha çok tavuğa benziyor. Çünkü pişme süreleri ambalajların üzerinde "1 saat 40 dakikada pişer" şeklinde açıkça yazmakta. Yani İngilizler tavuğun pişme süresinin bir anlam taşıdığının da farkındalar, oysa biz memleketimizde "tavuk 20 dakikada pişemez" sözünü anlatmakta zorlanmıştık. Üstüne üstlük yumurtaların hemen hemen bütünü "serbest dolaşan tavuk yumurtası" ("free range") ibaresini taşıyor. Bu kavramda samimiler, bizdeki gibi fabrika ortamında daracık alanda voltaya çıkarılmış kafes mahkûmu tavuklar söz konusu değil. Gezdiğimiz çiftlikten aldığımız bilgi, İngiltere'de yumurta tavuklarının kafeste tutulması yaklaşımından üç yıl önce tamamen vazgeçildiği oldu. Altılık yumurta kutularının bizdekinden bir farkı yok, buzdolabında saklanmaları da kural değil. Ancak öyle omegalı, selenyumlu yumurta gibi bir çeşitlilik görmedik. Ayrıca şu açıkça yazıyordu: "Taze eriştirebilmek, dağıtımdaki enerji harcamasını azaltmak amacıyla yerel çiftliklerden temin edilmiştir."

Bizim üretime yönelik gördüğümüz örnek yer tamamen doğal üretim yapan bir küçük çiftlik olan Low Sizergh Barn'dı (www.lowsizerghbarn.co.uk). İngilizler yeme dayalı besiciliği terk etmiş görünüyor. Ülke coğrafyası gereği zaten yeşil, otlak bol. Ziyaret ettiğimiz Low Sizergh Barn'da da bir ahırda olması gereken "rumen" (işkembe) kokusunu (ahırın kendine özel rayihası) en saf haliyle bulabiliyoruz. Yumurtalık tavuklar gerçekten serbest dolaşıyorlar, konuştuğumuz çalışan da 500 tavuğun günde 350 civarında yumurta verdiğini tahmin etti. Ancak asıl şaşırtıcı olan şu ki, bu küçük çiftlik yerleşim bölgesinin hayli dışında olmasına rağmen, ürünlerini sadece kendi satış bölümünden aracısız pazarlayarak rahatlıkla ayakta kalabilmekte, yani gerçek bir talep söz konusu. "Küçük, ama kendini geçindiren" çiftlik modeli, ülkemizde desteklenen ve özendirilmeye çalışılan "büyük üretim birimleriyle" tamamen çelişmekte. Üstelik İngiltere'de marketler sattıkları ürünleri küçük çiftliklerden yerel olarak temin ediyor. Bu yaklaşım yerel üretimi teşvik etmekle kalmıyor, işleme ve dağıtımda ortaya çıkan raf ömrü ve lojistik maliyeti de asgari düzeye indiriyor. Oysa daha geçen aylarda Güneydoğu Anadolu'da yerel üretim yapan iki süt tesisinin büyük endüstrinin alana girmesiyle nasıl kapandığını bizatihi işin sahibinden dinledik. Bir ülkede insanların barış ve refah içerisinde yaşayabilmesi devletin sorumluluğuysa, Türkiye'nin bu özelliğini artık kaybettiğini hepimiz biliyoruz. Serbest rekabet ticaretin önemli bir parçasıdır ama bozulmaz süt, yoğurt ve ayran benzeri şeyler "kanunen" üretilebiliyorsa, yıkanıp temizlenebilen cam ambalaj kanunen yasaklandıysa, rekabet diye bir kavramın kalamayacağını, büyük endüstri ve marketlerin küçük üreticiyi, köylü ve esnafı silindir gibi ezebileceğini artık anlamak zorundayız.

Ülkemizde büyük çaplı organik üretim tesisi pek bulunmamaktadır. Bunun bir istisnası Kelkit Organik Tarım ve Hayvancılığı Geliştirme Projesi, bölgede eskimiş yöntemlerle yeterli gelir elde edemeyen hayvancılık sisteminin yapısının değiştirilip, modern hayvansal üretim yöntemlerinin kullanıldığı, organik süt-besi hayvancılığına dönüşümün sağlanmasına yönelik yürütülmektedir. Bir yandan Avrupa Birliği normlarına uygun olarak hayvansal üretim miktarı artırılırken, diğer yandan da bölgedeki sürdürülebilir üretimin artırılması ve beraberinde gelir artışı hedeflenmiştir. Örneğin; bu mantıkla çalışan Doğan Organik İşletmesi'nde yılda üretilen 6 bin 500 ton süte ek olarak, bölgedeki çiftçilerle sözleşmeli olarak 30 bin ton organik süt üretiminin gerçekleşeceği yapının kurulması amaçlanmış. Bunun için de 180-200 köylü işletmesinin, organik süt sığırcılığı yapacak duruma getirilmesine çalışılıyor, üretimin kendi bünyelerinde değil de, çiftçiye yaptırılmasının ayrı bir önem taşıdığına inanılıyor. Zira bu tür işletmelerde çiftçi, hayvanlarını her birinin adını ayrı ayrı bilecek kadar iyi tanıyor ve takip edebiliyor. Bu da üretime hem sosyolojik açıdan, hem de kalite temelinde apayrı bir avantaj sağlıyor. Bölgede henüz sözleşmeyle çalışan 19 çiftçi, bin civarında hayvanı barındırıyor. Sistemi destekleyebilmek amacıyla Kelkit'te 4 bin dekar da organik yem bitkisi ekim alanı oluşturulmuş. Kelkit Organik Süt Sığırcılığı İşletmesi projesi 2004 yılında Avrupa Birliği İşletmeler Genel Müdürlüğü tarafından "Avrupa Çapında Kurumsal Sosyal Sorumluluk Bilincini Artırma Kampanyası" için düzenlenen yarışmada Türkiye ve Avrupa'dan katılan yüzün üzerinde benzeri arasından en iyi 10 projeden biri seçilmiş.

Tarımda dışa bağımlılığın dönüm noktası tohumdur

Biz lise yıllarındayken Türkiye'nin en büyük övünç kaynağı, beslenmede kendine tamamen yetebilir olmasıydı. Tohum olarak "ata tohumu" da denen geleneksel soylar kullanılırdı. Ne var ki, yakın zamanda bütün tartışmalara rağmen hazırlanıp yürürlüğe konan tohum yasası, akıl almayacak bir hatanın devlet eliyle yapılmasına neden oldu. Bu kanunla, bugüne kadar Tarımsal Araştırmalar Genel Müdürlüğü'ne (TAGEM) bağlı enstitüler aracılığıyla tarımsal araştırma-geliştirme sonucu üretilip üreticilere dağıtılan tarımsal sistem büyük ölçüde ortadan kaldırıldı. Ekoloji Kolektifi'nin uyarılarına göre, önce kendi yerel tohumunu ve çeşitliliğini giderek kaybeden çiftçilerimiz bir kilo domates tohumunu 18-20 bin dolar fiyatla almak zorunda bırakıldı. Tohum da dahil her türlü girdinin giderek uluslararası şirketlerin eline geçtiği bu sistemde üretici sözleşmeli üreticilikle yetiştirdiği ürününü maliyetine ve maliyetinin altına satmak zorunda kaldı. Çünkü yeni kanun tohumda çeşit kavramını "geleneksel ve/veya biyoteknolojik yöntemlerle geliştirilmiş olan genetik yapı" olarak tanımladı ve tescile tabi kıldı. Yasanın bu maddesiyle, çok uluslu şirketler, bu topraklarda yüzyıllardır, doğanın ve insan emeğinin oluşturduğu tohumları, neye yarayacağını bilmediğimiz biyoteknolojik yöntemle kazandırdıklarını iddia ettikleri "sözde yeni" özellik ile patent altına almaya başladılar. Bir zamanlar Anadolu'nun bütün dünyayı besleyecek tahıl ambarı olduğuyla gurur duyar, hayvancılığımızla övünürdük. Bu gururun yüzde ellisinin abartı olduğunu varsayın, hatta isterseniz Yerli Malı Haftası'nı da o dönemin romantizmi olarak algılayın; yine de açık olan bir şey vardı: "Biz kendi ürettiklerimizle bu ülkeyi besler durumdaydık." Devlet büyükleri tarım toplumundan sanayi toplumuna geçemediğimizden yakınırlardı ama bu ülkede eksik beslenen yoktu, çiftçi de ne ekeceği konusunda hür iradeye sahipti. Bugün geldiğimiz nokta, "nasıl olsa daha ucuz" diye dışarıdan alarak başladı. Önce et konusunda dışa bağlandık, ardından buğday konusunda çıkmaza girdik. Pancar işlemek üzere kurulmuş şeker fabrikalarımız, kapanma aşamasına geldi. Bütün bunların üzerine genetiği değiştirilmiş (GDO) tohumlarla tanıştık. Bu tohumlar önce "pilot üretim" olarak denenmeye çalışıldı, ardından gelen toplumsal itirazlar üzerine Tarım Bakanlığı yetkilileri sadece "görmedik, duymadık, bilmiyoruz" dediler.

Ancak tohumculuk kurallarını düzenlemeye yönelik bu son yasa olanı biteni "cehaletlerindendir" aşamasından çıkarttı. Ülkemizde ekilecek tohumları "standardizasyon" makyajıyla yok etmeye çalışan yasa tasarısı, aslında tohumların denetimini doğrudan tekele bağlamayı amaçlamaktaydı. Bu tekelin sahibi de ister istemez yabancı şirketler olacaktı. Zira AB uyum paketi içerisinde görüşülen bu yasanın çıkması halinde devlet tohumculuğun her alanından çekilecek, kontrolü şirketler alacaktı. Yasa taslağının 15. maddesinde bahsedilen yetki devriyle birlikte kamu üretim, sertifikalandırma, ticaret ve denetimi uluslararası tarım şirketlerine bırakılacaktı. Böylelikle de ülkemizin tarım politikaları uluslararası şirketlerin ya da onların kuracakları (kurdurtacakları) birliklerin kontrolüne terk edilecekti. İnsanlar binlerce yıldır bu coğrafyanın sunduklarıyla mükemmelen beslenirken, birileri çıkacak ve diyecek ki, "bundan sonra yiyeceğiniz tohumlar patentli olacak". Buna kimse inanmadı, ama daha önemlisi bu yasa tasarısını teklif edenlerin bu toprakları ve bu insanları sevdiğine kimsenin güveni kalmadı.

Yasanın getirdiği önemli değişikliklerden biri kuşkusuz çiftçinin danışmanla çalışması zorunluluğuydu. Bu sayede on bin veteriner ve mühendise istihdam sağlanacağı beklentisi de vardı. Söz konusu kadronun nereden bulunacağı bile başlı başına ciddi tartışma konusu oldu. Zira çiftçi işi pratik olarak yapan "alaylı" kişidir, mühendislerle yani "mektepliler" ile verimli bir işbirliği yaratılması sanıldığı kadar kolay olmayacaktır. Dahası mühendislerin ve veterinerlerin pratik yeterlilikleri de başka tartışma konusudur (benzer durum doktorlar için de geçerlidir). Bu durumda danışmanlık sistemi, bir grup insana iş olanağı yaratan ama etkisiz kalan bir girişime dönüşebilir. Öte yandan gıdalarda kalıntı olması durumunda getirilecek cezalar için danışmanlık sisteminin başlatılmasını beklemenin de zaten gereği yok; her üretici ürününden doğal olarak sorumlu olmak zorundadır. Bu sistemin getireceği en önemli fayda ürünün pazardan tarlaya kadar geriye takip edilebilir olmasıydı.

Sertifikalı tarım gerçekten son derece cazip bir yaklaşım olarak görülmektedir. Ancak söz konusu sertifikaların gerçeği yansıtıp yansıtmayacağı kuşkuluydu. Kâğıt üzerinde sertifikalandırılmış olmak ürünün güvenliği açısından yeterli değildi. Sertifikalandırmanın özellikle ihracattaki bütün sorunları çözeceğini beklemek ise fazlasıyla iyimserlik olacaktı. Ancak daha ciddi bir sorun, çiftçinin ekeceği tohumun sertifikasındaki ısrardan kaynaklanmaktaydı. Bu ısrarın sonucunda tohumun alınacağı yer olarak çokuluslu şirketler adres gösterilmekteydi, fiyatı da onlar belirleyecekti. Çiftçi sertifika nedeniyle kendi ürettiği ürünü tohum olarak kullanamayacağından söz konusu şirketlere bağımlı hale gelecekti. İşin kötü yanı, sertifikalı ürünlerin de uygulama hataları yüzünden sorunlu olması durumunda, tüketiciye kendini güvende hissettirebilecek başka yöntem kalmayacaktı.

Yasanın getirdiği kısıtlılıklardan biri de 20 hektarın altında tarım arazisi olanlara destek verilmemesi yaklaşımıydı. Desteğin arazinin boyutuna göre verilmesi küçük üreticilerin dışlanması, büyüklerinin gözetilmesi anlamına gelmekteydi. Bu durum zaman içerisinde monopoller oluşmasını destekler, küçük çiftçi birleşmeye gidemezse toprağını kaybeder ki bu, Anayasa'daki sosyal devlet tanımıyla taban tabana zıttır. Benzer özellik bu yasayla getirilen "miras yoluyla edinilen arazilerin bölüşülemezlik durumu" için de geçerlidir. Araziyi bölüşemeyen ortaklar çözümü topyekûn satmakta bulacak, bu da tarımda tekelleşmeyi artıracaktır. Bizim öngörümüz, yasanın bu maddesinde ısrar edilirse 10 yıl içerisinde küçük üreticinin ortadan kalkacağıydı. Benzer şartlar küçük ölçekli hayvan üreticileri için de geçerliydi. Yasa 100 büyükbaş hayvandan daha azına sahip olanların desteklenmeyeceğini belirtmekteydi; bu ısrar küçük ölçekli işletmelerin birkaç yıl içerisinde tasfiyesi edileceği anlamına geliyordu. SEK'in bile süt üretiminden çekildiği bir ortamda, birkaç hayvanı olan üretici varlığını nasıl sürdürecekti? Avrupa Birliği'nin istediği ürünleri yetiştirmemiz kararı ticari açıdan çok olumlu olsa da, AB'nin ve Dünya Bankası'nın yaratacağı fonların cazibesine kapılıp tarım politikamızı onların seçimleri doğrultusunda yapılandırmamız sakıncalıydı. Bu yaklaşımda tek kriter çiftçinin cebine girecek para olmamalıydı. Parayı veren, "neyin (hangi şirketlerin tohumlarının) nereye ekileceğini" de dikte ettiriyorsa iki kere düşünmek gerekiyordu. Piyasanın istediğini üretmek, Türkiye'nin topraktan sahip olduğu zenginliği ve çeşitliliği ortadan kaldıracaksa, yine temkinli yaklaşmak zorundaydık. Ne de olsa, toprak ne ekersen onu verecek bir fabrika bandı değildi, yaşayan bir çevrenin parçasıydı.

Bugün bu kaygıların önemli bir bölümü zaten gerçekleşti. Tohum Yasası çıktı, piyasa hâkimiyeti yabancı şirketlerin sertifikalı tohumlarına geçti. Mevcut düzen sertifikasız tohumların pazarda pay bulmasını engellediğinden, yerel pazarlar dışında Türkiye'ye özgü ürün bulma olanağı ortadan kalktı. Örneğin; eski Maliye Bakanı Zekeriya Temizel ve arkadaşlarının kurduğu Ülke Politikaları Vakfı'nın aktardığı deneyim bunu açıkça anlatmakta. Vakıf meyvelerin hiç kullanılmayan çekirdeklerinin içeriğini insanlara ve ekonomiye hiçbir kayıp olmaksızın kazandırmak amacıyla Söke'de bir tesis kurdu. Meyve suyu fabrikalarından gelen vişne çekirdeklerinden tutun, çörekotu tohumu ve ruşeyme varana dek bütün çekirdeklerin son derece değerli yağları çıkartılıyor. Ürünün saf olması amacıyla "sıvı (süperkritik) karbondioksit ekstraksiyonu" kullanan özel bir sistem geliştirmişler. Çekirdekler önce kırılıyor, sonra eleklerden geçirilerek kabuk içindeki kısım ayrıştırılıyor. Daha sonra yağ elde ediliyor. Karbon dioksit herhangi bir reaksiyona girmediğinden ve uçtuğundan ürün saf kalıyor. Vişne, kiraz çekirdeklerinin kabukları zemin kaplamasında kullanılabilecek kompozit bir bileşene dönüştürülüyor. Bu, ahşap türevi tik ağacı benzeri, dönme (işleme) özelliği olmayan bir materyal ve doğada tamamen geri dönüşebiliyor. İç çekirdeklerden yağ elde edilmesinden sonra kalan küspe ise çok güçlü bir gübreye dönüşüyor. Böylelikle meyve çekirdekleri tümüyle işlenmiş oluyor. Yağların bir kısmından ise geleneksel yöntemlerle (külden geçirilerek) doğal sabun hazırlanıyor. Dışarıdan en büyük talep ise domates çekirdeği yağı için geliyor, hatta "hemen peşinat ödeyelim" diyorlar. Domates çekirdekleri salça üreten fabrikalardan temin ediliyor, lakin çarşıdaki talep evdeki hesaba uymuyor. Çünkü salça fabrikalarına giren domateslerde ya çekirdek yok ya da çekirdeğin içi tamamen boş; yani Türkiye yaşayan, soy veren domates tohumlarını büyük ölçüde yitirmiş görünüyor. Mevcut geleneksel tohumların satışı yasak olduğundan, tohum alışverişi de ekolojik üreticilerin düzenlediği tohum takas şenlikleriyle yapılmaktadır.

Ancak devlet sadece tohuma müdahale etmekle kalmadı, süt fiyatları üzerinden besi hayvanı üretimine de müdahale etti. 2009 yılında süt destek fiyatını ortadan kaldırdı. Süt piyasalarının özelleşmesi ile endüstriye teslim edilen süt işleme ve dağıtımı, uzun ömürlü süt kavramı nedeniyle üretici üzerinde zaten çok büyük bir baskı oluşturmaktaydı. Üretici kazandığı parayla aslında hayvanın bakımını sağlayabilir durumda bile değildi. Sütün litresi başına verilen desteğin ortadan kalkması ve süt fiyatlarının daha da aşağı çekilmesi, buzağılar dahil milyonlarca hayvanın kesime gönderilmesine neden oldu. Üretim destekleri zaten en az bin hayvanlık büyük boy işletmelere verildiğinden, AB'nin hibe fonlarından da sadece onlar kısmen faydalanabildiler. Geriye kalan milyonlarca avro fon ise geri iade edildi. Bugün bu durum hâlâ değişmiş görünmemektedir. İstanbul Ticaret Odası'nın fonların kullanımıyla ilgili toplantılarında da hep aynı kaygılar dile getirilir.

Şekerin ekonomisi

Ülkemizde şeker üretimi pancardan elde edilen sakaroza dayalıdır ve oturmuş bir sistemdir. Çünkü şeker fabrikaları Cumhuriyet'in kuruluş yıllarında sadece ekonomik değil, kültürel yapılanmanın da merkezleri olarak düşünülmüştür. Şeker üretiminin nasıl gerçekleştirildiğini daha iyi anlayabilmek içine pancar işleyen bir şeker fabrikasını anlatmak en doğrusudur. Bu amaçla gezdiğimiz Susurluk Fabrikası 1954'teki girişimlerle kurulmuş olmasına karşılık çalışmasını tıkır tıkır sürdüren bir entegre üretim sistemidir. Fabrika 2010-2011 döneminde 248 bin ton pancar işleyip, 18 bin 710 ton şeker üretmiştir. Oysa aynı fabrikanın 2000-2001 dönemi üretimi 101 bin 940 tondur, yani ne kadar müsaade edilirse o kadar üretebilir. Dahası pancar işleyen şeker fabrikasının "eski model, yeni model" diye bir sınıflaması yoktur. Zira pancar şekerini elde etmenin yöntemi aynıdır; modern fabrika dediğinizde kumanda sistemi elektronik, tek odadan yönetilebilir şekilde yapılandırılır. Buna karşılık difüzyon kulesi, tephir tankları ya da rafinasyon yöntemi arasında herhangi bir fark yoktur. Dolayısıyla özelleştirme kapsamına alınan fabrikaların demode olduğuna ilişkin varsayımlar mantıksızdır. Ekonomik anlamda baktığınızda pancar işleyen şeker fabrikaları altın değerinde üretim yapan sıra dışı kuruluşlardır. Fabrikaları planlayan Alman teknolojisi, üretimin bağımsız sürdürülmesine ve yeni fabrikalar kurulabilmesine de olanak sağlar. Bir fabrikanın başlıca üç girdisi bulunur, pancar (ekilmesine izin verirseniz zaten var), enerjiyi sağlayan kömür ve üçüncüsü de su. Fabrika "kampanya dönemi" olarak adlandırılan şeker üretim sezonunda 2-3 ay süreyle çalıştırılır; bu, pancar tarımıyla ilişkili olduğundan değiştirilemez bir durumdur, ama özellikle Doğu'daki ekim alanları artırılırsa uzayabilir. Yani "bu fabrikalar zaten yılda 2-3 ay çalışıyor" demenin herhangi bir mantığı, tutarlılığı yoktur, zaten öyle olmak durumundadır.

Buna karşılık 2001 yılında yapılan bir kanun değişikliğiyle pancara dayanan şeker üretimine kısıtlama getirildi, mısır şurubuna (nişasta bazlı şeker, NBŞ) bağlı üretim yüzde 15'e çıkarıldı. Bu değişiklik ülkemizde meşrubat ve bisküvi sanayisinin de daha tatlı, koruyucu (konservan) özellik gösteren, ucuz mısır şurubuna yönelmesine neden oldu ya da amaçlanan zaten buydu. 29 Haziran 2011 tarihli Resmi Gazete'de yayımlanan kararla, 2010-2011 yılında nişasta bazlı şeker için 244.400 ton olarak belirlenen kota, Şeker Kurumu tarafından yüzde 50 oranında artırılmıştır. Kota artışları her yıl yeni bir tartışma konusu olur. Pancar şekeri üretenlerle, NBŞ üreticileri ve endüstri arasındaki bu çekişme, aslında bir mücadeleden çok, bir cilveleşme görüntüsü verir.

Şeker endüstrisinde hammaddeler ve mısır şurubu kotasının arka planı

Ben bu ilişkiler yumağına, Ocak 2011'de NBŞ'nin sağlık açısından zararları konusunda bir rapor hazırlayarak ilgili bakanlıklara ve Şeker Kurumu'na gönderdikten sonra dahil oldum. Sonrasında zorunlu olarak şeker kotalarının nasıl düzenlendiği konusunda bilgi edindim. Şeker meselesi dönüp dolaşıp 2001'de yurdumuzda IMF zoruyla çıkarılan Şeker Kanunu'na dayanmaktadır. Cargill'in 90'lı yılların sonunda şekerin ikamesi olan früktozu sırf içecek sanayisi kullansın diye, Bursa'da kurduğu fabrikası, ülkemizdeki pancar şekeri sektörünü ciddi anlamda tehdit etmiştir. Bugün bile şeker kotaları gıda endüstrisinin en sık tartıştığı konulardan biridir. Pancar şekeri kotası giderek azaltılırken, NBŞ kotası Bakanlar Kurulu kararıyla artırılma eğilimindedir.

Anlaşılan şeker konusundaki tartışmaların sağlık yönü kimsenin pek de umurunda değildi. Früktoz konusunda yazdığım yazılara nişasta bazlı şeker üreten beş firmanın çatısını oluşturan Nişasta Üreticileri Derneği'nden sürekli tekzip geldi. Buna karşılık gıda ve içecek üretenlerle arka planda elbette bir dostluk da oluşmaya başladı. Sektörün ne kadar donanımlı olduğunu, ama beri yandan gıdanın endüstrileşmesinin dünya çapındaki derinliğini de bu sayede öğrenebildim. Örneğin Uluslararası Şeker Organizasyonu'nun (International Sugar Organization, ISO) artık gelenekselleşmiş kasım ayı toplantısının yirmi birincisini izlemek üzere Londra'ya gittik. ISO, Dr. Peter Baron tarafından geliştirilmiş bir birlik; özellikle şeker kamışı ve artık ciddi bir yan ürünü haline gelmiş olan biyoetanol konusunda görüş alışverişinde bulunulan bir topluluk. Baron topluluğu ilk oluşturduğunda 33 katılımcıyla başlamış, bugün 70 ülkeden 420'nin üzerinde katılımcıya ulaşmışlar. Toplantıya Şeker Kurumu'nun davetlisi olarak katıldık; Türkiye Şeker Fabrikaları, Pankobirlik ve nişasta bazlı şeker üreticileri Pendik, Cargill, Amylum, Sunar ve Tat da toplantıda yer aldılar. Edindiğimiz izlenim şudur ki, Avrupa Birliği'nin 2006 şeker düzenlemesinin ardından durumdan memnun olan ve olmayan iki ayrı grup ortaya çıkmış. Kota ticari anlamda bakıldığında istenen bir şey değil, ancak devletlerin kendi üreticisini ve üretimini korumaya yönelik bir düzenleyici yaklaşım. Kota karşıtı olanlar, kotaların endüstrinin rekabet gücünü sınırladığını söylüyor, "Avrupa'da şeker var, ama biz buna ulaşamıyoruz. 'Kotalar kalkarsa Brezilya bizi şekerde boğar' düşüncesi endüstriye zarar veren bir yaklaşım" diyorlar. Buna karşılık kotayı savunanlar "Avrupa'da kapanan 83 fabrikanın ardından 150 bin çiftçinin pancar ekiminden çıktığını, kamış şekeri girişinin yüzde 75 arttığını" ileri sürerek daha korumacı bir tutumu savunuyorlar. Bu iki uç, insanların genel dünya yaklaşımı çatışmasının standart örnekleri, her biri içinde "kendi doğrularını" barındırıyor. Avrupa'nın 2015'te kotaları kaldırma hedefi kimine göre cennet, kimine göre yıkım getirecek.

Şekerin baştan çıkarıcı "biyoetanol" boyutu

Biz her ne kadar şekeri bir tat unsuru olarak bellemiş olsak da şeker meselesinin diğer ucunda esas enerji piyasası bulunur. Bu alan Avrupa Birliği'nin kapısını açtığı biyoetanol üretimi, pek çok ülke benzine etanol karıştırılmasını küresel ısınmayı engellemek amacıyla benimsemiş durumda. Yapılabildi mi bilinmez, Enerji Piyasasını Düzenleme Kurumu'nun kararları gereğince benzine 1 Ocak 2013'ten itibaren en az yüzde 2, 1 Ocak 2014 tarihinden sonra ise en az yüzde 3 olmak üzere biyoetanol katılması gerekiyor. Motorin için ise bu zorunluluk 1 Ocak 2014 tarihi itibariyle en az yüzde 1, 1 Ocak 2015 tarihi itibariyle en az yüzde 2, 1 Ocak 2016 tarihi itibariyle en az yüzde 3 olacak. Yani tartışmanın çerçevesinin biyoetanole doğru genişletilmesinde ayrı bir yarar var. İşte bu düzenleme şekerin tadını çekici olmaktan çıkarıp "karşı konulamaz" hale getiriyor, böylelikle şeker endüstrisinin ikizi biyoetanol doğuyor, şekerin yapışkanlığını da biyoetanol siliyor. Görünen şu ki, aslında mesele küresel ısınmanın ve fosil yakıt kaynaklarının tükenmesinin ötesinde, piyasaların gıda eki olarak şekere artık doymuş olması (satürasyon, Afrika'nın durumu ayrı) ve biyoetanolün petrol fiyatlarındaki dalgalanmayı dizginleyebilme kapasitesine sahip olması. Çünkü kamış uzadıkça uzuyor ve çok tatlı. Dönüştürülebildiği biyoetanol benzin kadar güçlü bir enerji kaynağı olmasa da, kamışın uzaması yeni bir ekonomiyi besleyebilecek kadar hızlı. Biyoetanol ise şehir içi ulaşımda olası bir seçenek haline geliyor. Ana sorun üretim alanlarının genişletilmesinin gerekli olması, mevcut üretim alanları endüstriyel amaçlar açısından yetmiyor. Şeker kamışı sıcak ortamın bitkisi, kıtanın gelişmiş, enerjiye ihtiyaç duyan bölgeleri kuzeyde yer alıyor. Oysa yetiştirmeye olanak sağlayan topraklar güneyde, Orta Amerika, Afrika ya da Ön Asya'nın fakir halkı barındıran bakir toprakları. Bu durum ister istemez yeni bir sömürgeci tutumu beraberinde taşımak zorunda.

Toplantıda Afrika'nın 9 milyon ton şeker açığı olduğunu telaffuz eden uluslararası zihniyet, karnını doyurmaya olanak bulamayan bir kıtanın şeker yemesinden ziyade, biyoetanol yetiştirilebilecek yeni alanlardan söz etmekteydi. Bu Afrika için yeni bir kalkınma modeli olabilir mi, hiç sanmıyoruz. Afrika topraklarının şeker kamışı tarımına açılması demek daha derin bir susuzluk ve daha çok açlık demektir, yani bir "çocuklar ölmesinler, şeker de yiyebilsinler" durumu. Benzer bir sorun Brezilya'nın Amazon ormanlarının kesilerek şeker kamışı tarımına açılması için de geçerli. Türkiye'den katılan NBŞ endüstrisi mensubu arkadaşlarımızdan aldığımız bu bilgiyi toplantıda doğrudan Brezilya hükümet görevlisine sorduk, "hayır o alanlar farklı" yanıtını aldık ama gerçeklik payı ne kadardı, tartışılır. Zira oturum sonrasında gelen açıklamalar bile o noktada birtakım sorunlar olduğunu gösterdi. Yanımıza gelen bir katılımcı o günkü bir Brezilya gazetesini tabletinden göstererek, yağmur ormanı kesiminin tarihin en az düzeyine indiğini söylerken, aslında tahribatın sürmekte olduğunu ifade ediyordu. Fransa'dan bir başka katılımcı ise kartını uzatarak daha detaylı bilgi de aktarabileceğini söyledi. Bu durum önemli, çünkü kendi içerisinde derin bir çelişki, daha doğrusu kara mizah barındırıyor. Bir yandan sera gazı etkisini bahane ederek biyoetanole yöneliyorsunuz, diğer yandan bunun elde edildiği şeker kamışını dikmek için dünyanın akciğerleri konumundaki yağmur ormanlarını kesiyorsunuz. Nitekim Doğa Derneği'nin aktardığı bilgilere göre "Brezilya hükümeti, önümüzdeki 20 yıl içinde Amazon'daki nehirlerde toplam 60 dev baraj inşa etmeyi planlıyor. Bunlardan biri olan Belo Monte, bugüne kadar Amazon'da yapılması planlanan en büyük, dolayısıyla bölge doğasına en fazla zarar verecek olan baraj projesi. Belo Monte barajı, tamamlandığı takdirde yağmur ormanlarının önemli bir kısmını yok edecek, en az 20 bin insanın göç etmesine ve özellikle Amazon'daki yerlilerinin geleneksel yaşamının yok olmasına neden olacak". Oysa yağmur ormanları dünyanın malıdır, Brezilya sınırlarında olması bir şeyi değiştirmez, ama ne gam, biz de Hasankeyf'e baraj yaptık.

Ülkemizde süt, yoğurt ve ayranın değişiminin yakın tarihi

Gıdanın ülkemizdeki endüstrileşmesi de aslında Amerika'yı bir kırk yıl geriden izler. Bunun başlangıcı olasılıkla Marshall yardımlarıdır. Süt yerine süttozu, zeytinyağı ya da tereyağı yerine margarin teşvik edilir. Tüketici alışkanlıklarının değiştirilmesine yönelik bu uygulamanın nedeni açık değildir. Sağlık alanında bir manipülasyondan çok, "uydulaştırma" çabası ağır basar görünür. Ne var ki ülkemizde gıda alanındaki köklü değişiklik 1980 sonrasında başlar. Bu değişimin ilk adımı özel et kombinalarının kurulmasıdır, zira teknolojideki değişiklikler etin geleneksel yöntem dışında enzimatik olarak işlenmesine de olanak sağlamaktadır. Böylelikle Koç Holdinge ait Maret, Yaşar Holding'e ait Pınar gibi et kombinaları kurularak, üretim yöntemi gelenekselden kimyasala doğru kaydırılır. Artık sucuklar membran içindedir, sosisler ise "soyulmuştur", daha doğrusu plastiğe doldurularak yapıldıklarından ancak soyulmuş olarak satılmaları mümkündür. Bu değişikliklerin ardından Et Balık Kurumu özelleştirme kapsamına alınır, 15 et kombinasından 11'i ve bir iştirak satılır.

Ülkemizde sütteki değişiklik de Süt Endüstrisi Kurumu'nun özelleştirilmesiyle başlar. Süt Endüstrisi Kurumu (SEK), tanım itibarıyla "süt sanayisini geliştirmek, bu konuda özel kesime örnek ve öğretici olmak, sütçülük bölgelerinde gerekli süt işleme tesislerini kurmak, tarım kooperatifleriyle ilgili teşebbüslerde bulunmak üzere 1963'te kurulmuştur. Kurum Tarım Bakanlığı'na bağlı olarak ve sermayesinin tamamı devlet tarafından karşılanan özel hukuk hükümlerine tabi bir iktisadi devlet teşekkülüdür". Süt Endüstrisi Kurumu 1968 yılından itibaren Kamu İktisadi Teşebbüsü (KİT) olarak faaliyetlerini sürdürür. Adana, İstanbul, İzmir ve Kars'ta süt ve süt ürünleri fabrikaları bulunan kurum Eylül 1995'te özelleştirilir. SEK İstanbul işletmesi, aynı sektörde faaliyet gösteren küçük ve orta büyüklükteki sanayici ve gıda toptancılarından oluşan 164 kişilik bir grup tarafından satın alınır, Koç Holding de 1997 yılında SEK hisselerinin yüzde 68'ini satın alır. Kırmızı kapaklı şişelerde, üzerinde mutlaka kaymağı da olan süt, özelleştirme sonrasında ciddi değişikliğe uğrar, öncelikle kaymak tabakası ortadan kalkar. Bu, sütte homojenizasyon işleminin ta o zamanlardan başladığını gösterir. SEK'in özelleştirilmesinin yanı sıra süt piyasasına başka firmalar da girer, bugün hangi markete giderseniz gidin, bu firmaların ürünleriyle karşılaşırsınız.

Oysa mesele yoğurda gelince durum farklıdır. Avrupa'da tüketimin en yoğun olduğu Almanya, Fransa, Hollanda'da yoğurt daha çok endüstriyel meyveli yoğurt olarak tüketilir. Yıllık 2,2 milyon ton üretimi olan Türkiye'de ise yoğurdun yüzde 95'i "sek" yani sade yoğurt olarak tüketilmektedir (bu rakam kişi başı 40 kilogramın üzerine işaret eder, ayran bu hesaplamanın dışındadır). Öyle ki, Türkiye süt üretiminin üçte birini yoğurt imalatında kullanılır. Yoğurt üretiminin 2009 verilerine göre 400 bin tonu sanayi tipidir. Ambalajlı ve kutulu olarak piyasaya sunulur. 3 Eylül 2001 tarihli tebliğ, yoğurtun yanı sıra *Lactobacillus delbrueckii subsp. Bulgaricus* "dışındaki" laktobasil ve *Streptococcus thermophilus* bakterileriyle yapılabilecek düşük asitli yoğurt diye bir başka kavramı da tanımlarken olasılıkla ithal mayaya gönderme yapmaktadır. Süt bazlı fermente ürünler olarak meyve ya da kakao ile tatlandırılabilecek konsantre ürünlerden de bahsedilmektedir. Bunlar da olasılıkla daha sonra "büyüme takviyeleri" olarak pazarlanacak küçük ambalajdaki tatlı ürün gamını oluşturur. Bugün bakıldığında, değişiklik süt ve yoğurt piyasalarındaki yeni aktörlerin habercisi gibidir. Tebliğ 16.02.2009 tarihinde yeniden değiştirilir. DÜNYA Gazetesi tarım yazarı Ali Ekber Yıldırım'ın aktardığı bilgilere göre "yoğurt sütünde bulunması gereken en az protein oranı yüzde 4'ten yüzde 3'e iner, yüzde 12 katı madde bulundurulması şartı kaldırılır. Bu değişikliğin anlamı, yoğurtların daha az protein içereceği, sütün içinde bulunan yararlı minerallerin yoğurtta bulunmayabileceğidir".

Yoğurdun geleneksel özelliğini yitirmesindeki süreç Fransız süt devi Danone'nin Sabancı Holding ile ortaklık kurup Türkiye'ye girişiyle başlar. Bu konuda anlatılanlar cidden şaşırtıcıdır. Bir arkadaşımızdan aldığımız bilgiye göre, Danone Türkiye'ye girerken ilk sene olan 2001'de ülkemizde üretim yapmamıştır ve yoğurt sıcaklık kontrollü TIR'larla doğrudan Fransa'dan getirilmiştir. Bu tarih fermente süt ürünleri tebliğinin de değiştirildiği, sütün kuru maddesi ve yağ içeriğinin resmen düzenlendiği zamana denk düşer. Danone'nin Türkiye'deki ilk üretimi 2002'de gerçekleşir. Bu sırada en iyi tanınan yoğurt markalarından biri olan Tikveşli de Sabancı Holding bünyesindedir ve sonrasında bu da Danone'ye satılır. Ne var ki mevcut geleneksel yoğurdun aksine Danone'nin ürettiği yoğurt çok daha nötr bir tada sahiptir ve kaymaksızdır. Danone ülkemizde yoğurt kavramını değiştirmekle birlikte, aslında ürettiği yoğurt benzeri ürünlerin kaymak tutamayacağı konusunda da samimidir. Ancak bu samimiyeti Tikveşli'de geçerli olmaz. Bugün üzerindeki yapım tekniğini okuduğunuzda aslında Tikveşli de homojenize yoğurt üretmektedir, üzerindeki kalın kaymak tabakasıysa üretim yöntemiyle taban tabana zıttır.

Danone'nin Türkiye'ye girişi sadece ticari bir firma olarak kalmaz. Danone Süt Enstitüsü adında bir enstitü oluşturulur ve bunun da başına ülkemizin beslenme alanında en çok bilinen akademisyenlerinden biri geçer. Danone reklamlarında sadece ürünü tanıtmakla da kalmaz, aslında reklamın ötesinde, toplum tarafından güvenilir olduğu düşünülen "Ayşe Teyze" gibi simalarla, ürünler için özel güvence verilmektedir. Hatta ürünün tanıtımı doğrudan ilaç etkili besleyici özelliğe dönüşür. Bunlardan en çok bilinenleri kemikleri kalsiyumla doldurduğu iddia edilen büyüme sütleri ve tüketimi ailecek artırılmaya çalışılan şekerle tatlandırılmış küçük ambalajlı bir nevi süt tatlılarıdır ve hala televizyonlarda gösterilen "Kamu Spotları"nda ayrı bir sınıf olarak tanımlanır. İşin üzücü yanı, diğer endüstriler de bu yaklaşıma adapte olur ve benzer ürünleri çıkarmaya başlar. Bunların en çok bilinenleri ülkemizde aslında pek tutmayan meyveli yoğurtlardır. Ne var ki internet üzerinden geçmişi taradığınızda Danone'nin bu yaklaşımının başka ülkelerde de benzer olduğunu görürsünüz. Örneğin; yoğurdun nispeten bilindiği Macaristan'da da Danone piyasaya en çok bilinen yoğurt markasını satın alarak girer. Sonrasında ürün gamları üç aşağı beş yukarı ülkemizdeki gibi gelişir.

Esas tezat olan, aslında yoğurdun Avrupa'ya ve olasılıkla dünyaya Danone tarafından tanıtılmış olmasıdır. Danone'nin kuruluş öyküsü de çok ilginçtir, Selanikli bir Osmanlı vatandaşı olan Isaac Carasso (İshak Karasu) İspanya'ya yerleşir. Yoğurdun sağlığın sürdürülmesi açısından sıra dışı etkileri olduğunu bilmektedir. Böylelikle yoğurt, bizim bugün muhallebicilerde gördüğümüz ambalaj boyutunda İspanya'da eczanelerde satılmaya başlar. Çok kısa bir süre içerisinde de yayılır, artık markalaşma söz konusu olduğunda, Carasso firmaya oğlunun adı Danon'a atfen Danone adını koyar. Bugün Danone beslenme alanında bir dünya devine dönüşmüştür ve artık uluslararası bir şirket özelliği göstermektedir. Şirket dört ana koldan oluşur, en çok Milupa markasıyla tanınan çocuk maması üreten kol, Avrupa'da Evian, ülkemizde ise yine Sabancı Holding'ten satın aldıkları Hayat markasıyla bilinen su grubu, erişkin ve hasta beslenme ürünlerine odaklanmış Nutricia ve süt alanında faaliyet göstermeye devam eden Danone.

Yoğurdun üretim yöntemi ve içeriğinin değiştirilmesi sonrasında bu yaklaşımı ambalajlı süt endüstrisinin diğer firmaları da izler. Bugün her biri anlı şanlı marka olarak tanınan bu firmaların hepsi ekşime özelliği olmayan homojenize yoğurt üretmektedir. Süt konusundaki uyarılar üretimde bir miktar karşılık bulmuş ve günlük pastörize süt üretimi artmış olsa da, bunların hemen hepsi homojenize edildiğinden değer kayıpları yine de çok fazladır. Ancak üretim yöntemi bir şekilde ayrana da bulaşır. Kapalı ambalajda satılan markalı ayranlar homojenize sütten "ayran mayası" ile üretilirler, daha doğrusu kutuların üzerinde böyle yazmaktadır. Bu ayranların da besleyici değer açısından bileşimi değişmiştir.

Ne var ki, yukarıda özetlemeye çalıştığımız değişiklikler Fransa ile gerçekleşen tek taraflı (ya da bizim karşılığını bulamadığımız) ticaretin aslında sadece bir kısmını oluşturmaktadır. Önemli değişikliklerden biri de et alanında ortaya çıkmıştır. 2009 yılında devlet birden süt üretimine verdiği teşviki keser, aslında sadece bu teşviki kesmekle kalmaz, çiğ süt fiyatını çiftçinin hayvanını besleyebilir düzeyin çok altına çeker. İşte bu yaklaşım Türkiye'de çiftçi eliyle yürütülen büyükbaş hayvancılığa büyük bir darbe vurur. Bize aktarıldığı kadarıyla, çiftçi annesini emmekte olan buzağıları bile mecburen kasaba gönderir ve büyükbaş hayvan sayısında ciddi bir düşüş meydana gelir. Ülkemizin Fransa'yla asimetrik yürüyen tarım alışverişi 2009'da alınan bu karara bağlıdır. Bugün Türkiye Fransa'nın et ihracatında birinci sırada yer almaktadır. Danone'nin Türkiye'ye girişi, hayvancılık politikalarındaki bu tutum pek ülkemiz yararına olmasa da Gıda Tarım ve Hayvancılık Bakanı Mehdi Eker 2012'de tarım alanında Fransız Légion d'Honneur nişanına layık bulunmuştur (Fransız bağlılık nişanı). Gıda Tarım ve Hayvancılık Bakanlığı, nişanın "Türkiye'nin G-20 zirvesine tam ekip olarak katılması" nedeniyle verildiğini açıklar. Ancak bir şövalyelik nişanı olan Légion d'Honneur'ün verilme kuralları ilgili internet başlıklarında bile açıkça belirtilmektedir: Tarım alanında Fransız topraklarına hizmet etmiş olmak...

Özetle

- Sağlık açısından eksikleri giderilecek olursa, Türkiye gıda endüstrisi yapısı açısından çok donanımlı ve güçlüdür; buna karşılık sergilediği merkezi yapı yerel üretime Avrupa'daki gibi derin bir baskı oluşturur.

- Endüstri "uzun raf ömrü"nün sağlık sonuçlarının sürdürülemez olduğunu kabullenmeli ve yerel kaynaklarla işbirliğine gitmeli, küçük üreticileri destekleyerek yerelleşmelidir.

- Tohum yasasının yeniden gözden geçirilerek, ülke kaynaklarına göre düzenlenmesi gereklidir. Yerel tohumların sertifikalandırılması bir seçenek olabilir, ancak daha önemlisi köylü kendi tohumunu ekmekte serbest bırakılmalıdır.

- Et Balık ve Süt Endüstrisi Kurumu gibi kamu teşekküllerinin ortadan kaldırılması ya da küçültülmesi, özellikle kırmızı ette üretimi olumsuz etkilemiş, piyasaların tekelleşmesine neden olmuştur. Bugün benzer sorun süt fiyatlarına da esas üretici açısından sürdürülemez biçimde yansımıştır.

- Bir ülkenin beslenmesi geleneğe bağlıdır, tebliğ gibi yöntemlerle yapılan değişiklikler bugünkü beslenme ve hastalık sorununun kaynağını oluşturmuştur. Yoğurt, ayran, peynir gibi ürünler geleneksel biçimin ötesine geçemezler.

- Fermente süt ürünlerindeki değişiklikler şekerle birleştirilirse, olumsuz etki katlanarak ortaya çıkar. Oysa esas amaç sağlıklı sürdürülebilirliktir.